*Den Mitarbeiterinnen und Mitarbeitern
der Kinder- und Jugendpsychiatrie Viersen,
mit denen gemeinsam dieses Konzept
entwickelt wurde*

Wilhelm Rotthaus

**Stationäre systemische Kinder-
und Jugendpsychiatrie**

Wilhelm Rotthaus

Stationäre systemische Kinder- und Jugendpsychiatrie

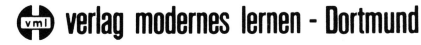 verlag modernes lernen - Dortmund

© 1990 verlag modernes lernen, Borgmann KG, D - 44139 Dortmund

2., unveränd. Aufl. 1998

Herstellung: Löer Druck GmbH, 44139 Dortmund

  Bestell-Nr. 1457   ISBN 3-8080-0407-X

Inhalt

Geleitwort von Reinhard LEMPP

Die Psychiatrie, die Wissenschaft von der seelischen und geistigen Gestörtheit, suchte schon immer, auch schon in den Zeiten, als gestörtes, unverständliches Verhalten als Besessenheit von bösen oder guten Geistern, als „von allen guten Geistern verlassen" angesehen wurde, die Ursache für diese Gestörtheit in der betroffenen Person selbst, sei es, daß sie sich schuldig gemacht habe, sei es, daß sie ohne eigenes Verschulden befallen worden sei, gewissermaßen wie von einem Unwetter betroffen. Diese Betrachtungsweise verschaffte den anderen, nicht betroffenen Mitmenschen eine schützende Distanz zu diesem unerklärbaren und bedrohlich erlebten Geschehen beim Betroffenen. Betroffenheit macht dies schon als Wort deutlich: Er oder sie wurde von irgend etwas getroffen, wie von einem Blitz oder einem Schicksal. Der Danebenstehende ist dabei unbeteiligt, jedenfalls hat er nicht ursächlich dazu beigetragen, trägt keine Mitschuld an dieser Veränderung im Verhalten, Erleben und Empfinden des andern.

Als die Psychiatrie zur medizinischen Wissenschaft wurde, schien sich dies auch wissenschaftlich zu bestätigen. Geisteskrankheiten sind Gehirnkrankheiten, sagte GRIESINGER, und dies wurde und wird bis heute gerne zum Axiom dieses Wissenschaftszweigs erhoben. Man könnte annehmen, daß die Psychiatrie, ja die Humanmedizin überhaupt sich vor allem deshalb der Naturwissenschaft verschrieben habe, weil dann jede Krankheit auf den Betroffenen, den Patienten beschränkt bleibt. Ist die Krankheit Folge eines Unfalles, einer Vergiftung, einer Ansteckung, dann gibt es einen eindeutig Schuldigen, sei es der Verursacher, sei es, daß er selbst unvorsichtig war oder gegen Verhaltensregeln verstoßen hat. Jedenfalls sind die Mitmenschen nur zur Hilfe aufgefordert, und der Arzt ist derjenige, der selbst vom Krankheitsgeschehen völlig unberührt über der Sache steht und für diese Hilfe das Monopol hat.

Daß die Psychiatrie über Jahrzehnte, ja Jahrhunderte so unnachgiebig festhält an der Anschauung, daß allein im Patienten etwas gestört sein müsse, das es chemisch, physikalisch oder morphologisch zu suchen und zu finden gilt, obwohl doch offensichtlich sein müßte, daß manche — nicht alle — Störungen des Geistes und der Seele gar nicht ohne die Mitmenschen um den Betroffenen herum vorstellbar sind, ist ein erstaunliches Phänomen.

Die Schizophrenie als die wichtigste und augenfälligste aller psychischen Gestörtheiten ist eine Störung der Mitmenschlichkeit, sagte der japanische Psychiater KIMURA. Robinson hätte, bevor Freitag auf die Insel kam, niemals eine Schizophrenie bekommen und unter ihr leiden können.

Depressiv hätte er sein können, aber nicht schizophren oder auch nur neurotisch. Dazu hätte er Mitmenschen gebraucht. Das aber müßte doch deutlich machen, daß die zwischenmenschliche Beziehung des Individuums bei der Entstehung einer solchen seelischen Störung von Bedeutung ist, nicht im Sinne einer verursachenden Schuld, sondern als eine conditio sine qua non.

Die systemische Theorie, hervorgegangen aus dem familientheoretischen Ansatz, der die Familie als ein System erkennt, in das der Betroffene einbezogen ist und in dem er nicht allein gestört sein kann, ohne daß das System mitbetroffen ist, oder noch weitergehend es gar nicht mehr unterscheidbar wird, welches Glied im System sich verändert hat und damit das, was als Krankheit beschrieben wird, nur noch Symptom einer Systemstörung ist, deren Beginn gar nicht mehr erkennbar und auch im Hinblick auf die Therapie gar nicht mehr von Interesse ist, diese systemische Theorie führt über die Vorstellung einer an die Person gebundenen Veränderung, die stofflich nachweisbar sein könnte, hinaus. Sie befreit den Betroffenen von Schuld — allerdings nicht von Verantwortung —, beteiligt aber die Mitmenschen, die Familienmitglieder, aber darüber hinaus auch die Berufskollegen, Freunde, Vorgesetzte und Nachbarn an dieser Verantwortung. Der Arzt — oder Psychologe, ja jeder Therapeut — ist nicht mehr der allein kompetente Fachmann, sondern gewissermaßen nur noch der nicht unmittelbar beteiligte Systemberater, sozusagen der Supervisor.

Das ist der Ansatz dieses Buches von W. ROTTHAUS. Es zeigt aber, daß sich mit diesem Ansatz nicht nur die Betrachtungsweise von seelischer Gestörtheit ändert, sondern daß sich dann die herkömmlichen Strukturen unserer Therapieangebote ändern müssen. Solange eine solche veränderte Therapie, erwachsen aus der Erkenntnis vom System, in das sie eingebunden ist, sich als ambulante Behandlungsform im abgegrenzten Dialog zwischen dem Klienten — nicht mehr Patient, der sich als Leidender passiv in die Hände des Therapeuten begibt — und seinen Systemgenossen einereits und dem Berater abspielt, solange bedarf es dazu keiner großen Veränderungen außerhalb dieses gerade angesprochenen Systems. Wenn dieser Prozeß aber in einer traditionellen Institution stattfinden soll, wie sie eine Klinik, dazuhin eine psychiatrische Klinik darstellt, dann zeigt sich schnell, daß deren Strukturen dafür nicht nur ungeeignet, sondern hinderlich, sogar schädlich sind.

Es wird deutlich, daß unsere Kliniken ganz auf der Vorgabe der Krankheit, und zwar der körperlichen Krankheit, aufgebaut sind. In diesen Krankenhäusern liefert sich der Patient passiv den Helfern aus, um zu warten, bis Fachleute einen Mechanismus repariert haben, von dessen Funktionie-

10

ren er selbst nichts zu verstehen braucht. Am besten wäre es, er gäbe seinen kranken Körperteil an der Pforte ab, um ihn nach angemessener Zeit wiederhergestellt abzuholen. Dieses Modell hat auch, das wird allmählich immer deutlicher, die Struktur der psychiatrischen Kliniken geprägt und hat wohl damit den Fortschritt in der psychiatrischen Wissenschaft selbst blockiert.

Diese Art Krankenhaus taugt nicht für die Therapie eines gestörten Systems zwischen miteinander lebenden Menschen, von denen nur ein einzelner, der gerade das Symptom trägt, dorthin gebracht wird. Nun ist es aber zweifellos manchmal unumgänglich, diesen Symptomträger aus dem ständigen Kontakt mit seinem Umfeld, seinem System, herauszunehmen, und es ist ebenso zweifellos unmöglich, alle Beteiligten stationär aufzunehmen.

ROTTHAUS macht aus reicher eigener Erfahrung an einer großen kinder- und jugendpsychiatrischen Klinik deutlich, wie eine solche Umstrukturierung aussehen muß. Das hierarchisch geordnete Mitarbeiterteam muß ebenfalls als System erkannt und gestaltet werden. Und so, wie in jedem System jeder seine eigene Verantwortung nicht nur für sich, sondern für das Ganze trägt, so muß auch jeder therapeutische Mitarbeiter seine eigene Verantwortung für das eigene System wie auch für die Beteiligten, also auch für den Patienten oder Klienten, übernehmen und dazu auch instand gesetzt werden. Dazu sind die vielen wechselseitigen Beziehungen zwischen Mitarbeiter und Patient, wie zwischen den Mitarbeitern untereinander bewußt zu machen und gegenseitig zu kontrollieren und zu supervidieren. Das kostet Zeit, die aber allein den Erfolg ermöglicht.

Eine solche Umstrukturierung und veränderte Betrachtungsweise der Psychiatrie führt aber zwangsläufig weiter. Der Krankheitsbegriff, der im Grunde fest an die somatische Krankheitsvorstellung gebunden ist, taugt für das, was unter dem Begriff der psychiatrischen Krankheiten von den sogenannten endogenen Psychosen bis zu den Neurosen erfaßt wird, nicht mehr, schon gar nicht für das, was Verhaltensstörung genannt wird, eben weil er die Störung allein am Betroffenen festmacht und bei ihm festschreibt, ihn damit aber auch ausgrenzt solange, bis er wieder „gesund" ist. Psychische Gesundheit und Krankheit sind aber Beschreibungen von Beziehungen, die nicht erkranken, sondern nur gestört sein und werden können.

Insofern hat Kurt SCHNEIDER doch recht — wenn auch auf ganz andere Art, als er es gemeint hat —, wenn er sagte, daß es Krankheit nur im körperlichen Bereich geben könne. Er folgerte daraus, daß auch den Geisteskrankheiten ein körperliches Substrat zugrunde liegen müsse, und sprach von „körperlich nicht begründbaren Psychosen". Inzwischen wird immer deutlicher, daß Psychosen — wenn man von den exogenen Psychosen absieht — ebenso wie Neurosen Reaktionen auf nicht bewältigbare Anforderungen der Mitwelt sind, zu denen grundsätzlich jeder Mensch fähig ist. Der systemische Ansatz bezieht gerade die nicht mehr zu bewältigende Belastung mit ein, denen nicht nur der einzelne Mensch, sondern sein ganzes Bezugssystem ausgesetzt ist. Das System wehrt sich dagegen ebenso wie der Betroffene. So ist es eigentlich keine Frage mehr, daß die Schizophrenie beispielsweise etwas völlig und grundsätzlich anderes ist als etwa eine Vergiftung oder eine Infektionskrankheit. Es wäre dann sinnvoller und hilfreicher, man würde vom subjektiven Leiden des Betroffenen oder seiner Mitmenschen ausgehen, das es zu lindern und zu heilen gilt und das man objektiv nachzuweisen sich nicht vergeblich bemühen müßte.

Der Verzicht auf eine Objektivität, der hier gefordert wird, findet in diesem Buch von ROTTHAUS seine auch philosophisch-erkenntnistheoretische Begründung durch einen konsequent vertretenen Konstruktivismus, der nach Ernst VON GLASERSFELD und nach Heinz VON FOERSTER davon ausgeht, daß wir die Realität um uns herum aus unseren eigenen Voraussetzungen und Vorgaben selbst konstruieren. Eine Objektivität im Sinne einer außerhalb von uns existierenden Realität kann es danach gar nicht geben. Die Realität, die wir uns übrigens schon als Kind aufbauen, ist eine Leistung des Kindes, die es in der Wechselbeziehung mit seinen Mitmenschen und Bezugspersonen erbringt, wobei es erst seine eigene Realitätsbeziehung entwickelt und erst später diese als „Nebenrealität" dem gemeinsamen Realitätsbezug, der „Hauptrealität", unterordnet. Die Auseinandersetzung zwischen diesen beiden stets rivalisierenden Formen des Realitätsbezugs ist dabei der Inhalt jeder zwischenmenschlichen Beziehung und ebenso ihrer Störung. Hier geht es nie um Objektivität, sondern nur um Kompatibilität und Inkompatibilität unterschiedlicher subjektiver Erlebnis- und Erfahrungsweisen.

ROTTHAUS hat mit diesem Buch vier Säulen zum Wanken gebracht, auf die die Psychiatrie bisher meinte nicht verzichten zu können, ohne das mühsam aufgebaute Theoriengebäude einstürzen zu lassen:
— die psychische Störung als nur persönliches Betroffensein,
— die hierarchische Struktur unseres Krankenhauswesens,
— den somatisch orientierten Krankheitsbegriff und
— die Suche nach Objektivität psychischen Erlebens.

Daß diese Schritte — echte Fortschritte — von einem Kinder- und Jugendpsychiater vorgemacht werden, zeigt wieder einmal mehr, daß ein neuer, unvoreingenommener Aufbau unserer Vorstellungen von der Psy-

12

che und ihren Störungen aus der Erfahrung an Kindern unter Berücksichtigung der Entwicklungspsychologie möglich ist. Es wird aber auch deutlich, daß diese Fortschritte nicht nur auf die Psychiatrie und ihre Teilgebiete beschränkt zu werden brauchen, sondern daß sie der Humanmedizin insgesamt weiterhelfen könnten.

Geleitwort von Helm STIERLIN

Mit diesem Buch hat sich der Verfasser viel vorgenommen. Er möchte Anwendungsmöglichkeiten der systemischen Therapie in einem Bereich aufzeigen, der sich besonders komplex darstellt: Dem der stationären Kinder- und Jugendpsychiatrie. Hier begegnen und durchdringen sich mehrere Systeme, deren jedes an sich schon komplex genug ist.

Auf der einen Seite das des psychiatrischen Spitals mit seiner (offenen oder verdeckten) Hierarchie, seinen verschiedenen Aufgabenbereichen und Bedürfnislagen und den sich daraus ergebenden Konfliktpotentialen; auf der anderen Seite das Familiensystem, das, steht erst einmal die stationäre Aufnahme eines oder einer Jugendlichen an, zumeist kritisch belastet ist. Daneben spielen oft noch andere Systeme, wie das der Schule und der Gruppe der Gleichaltrigen (Peers) eine wichtige Rolle. Und im Zentrum dieses durch die unterschiedlichen Systeme gestalteten und komplex vernetzten Spannungsfeldes findet sich nun ein junger Mensch, der, selbst noch in einem oft rasanten körperlichen wie psychischen Entwicklungsprozeß begriffen, seinen Weg zu finden sucht.

Der Verfasser stellt diese Komplexität dar und reflektiert sie in einer Weise, die uns sowohl für deren kreative (therapeutische) wie auch Gefahrenpotentiale sensibilisiert. So verdeutlicht er sowohl die möglichen entwicklungsfördernden wie auch entwicklungsgefährdenden Aspekte einer stationären Aufnahme jugendlicher Patienten. Auf der Plusseite vermag etwa der Spitalsaufenthalt sowohl dem Jugendlichen als auch der Familie eine Atempause zu verschaffen. Der Druck, der zur Eskalation und Polarisierung der Positionen führte, läßt nach. Neue Lernschritte werden möglich, neue Modelle werden verfügbar, neue Optionen tun sich auf. Auf der Minusseite dagegen zeigt sich häufig ein vom Stationsmilieu ausgehender regressiver Druck, zeigt sich auch die Gefahr einer Weichenstellung in Richtung einer Dauerbetreuung als Behinderte(r), eines Abdriftens in eine stigmatisierte Randexistenz. Dies ist jedoch nur einer der vielen von Wilhelm ROTTHAUS sorgfältig thematisierten Problembereiche.

Ich darf dem Verfasser bescheinigen, daß er ein wichtiges, ja überfälliges und dazu noch gut lesbares Buch geschrieben hat, das in der Kinder- und Jugendpsychiatrie, aber nicht nur in dieser, ein neues Problembewußtsein anzuregen, wie auch den Ausblick auf neue vielfältige Handlungsmöglichkeiten zu eröffnen vermag. Ich wünsche es mir in die Hände all derer, die in unserer immer komplexer werdenden Gesellschaft an der Betreuung psychiatrisch auffälliger Jugendlicher Anteil haben.

14

1. Einleitung

Das hier vorgelegte Buch ist der Versuch, ein Konzept stationärer kinder- und jugendpsychiatrischer Therapie darzustellen. Dieses Konzept wurde von den Mitarbeitern* der Kinder- und Jugendpsychiatrie Viersen in den letzten 10 Jahren gemeinsam entwickelt und ist systemtherapeutisch fundiert. Keineswegs verbindet sich damit der Anspruch, nur so könne stationäres kinder- und jugendpsychiatrisches Arbeiten organisiert und praktiziert werden. Gerade systemisches Denken steht der Verlockung entgegen zu glauben, die einzig richtige Art und Weise des Handelns, den einzig richtigen Weg und die Wahrheit gefunden zu haben. Diesem Konzept liegt das Bemühen zugrunde, familientherapeutisches respektive systemtherapeutisches Denken und Handeln nicht nur auf die Sitzungen mit der Familie zu beschränken, sondern es möglichst das gesamte therapeutische Feld vom ersten Anmelderkontakt bis zur Entlassung bzw. ambulanten Nachbetreuung durchdringen zu lassen.

Angefangen hat alles damit, daß sich die meisten Psychologen und Ärzte der Viersener Kinder- und Jugendpsychiatrie nach einigen orientierenden Veranstaltungen 1979/80 entschlossen, ihre bisherige psychotherapeutische Ausbildung zu erweitern und eine familientherapeutische Weiterbildung an der Klinik selbst in mehreren Gruppen zu absolvieren. Wir hatten bis zu diesem Zeitpunkt in der unterschiedlichsten Weise versucht, Elternarbeit durchzuführen. Wir hatten die Ansätze von INNERHOFER (INNERHOFER, MÜLLER 1974) übernommen und dadurch weiterzuentwickeln versucht, daß wir die emotionalen Blockaden gegenüber neuem Verhalten stärker berücksichtigten, wir hatten das Erzieherverhalten der Eltern in standardisierten Situationen erfaßt, über Video gespiegelt und besprochen, und wir hatten mit Elterngruppen gearbeitet. Trotz einiger Erfolge waren wir aber noch unzufrieden und suchten weiter nach anderen erfolgversprechenden Wegen.

Im Verlaufe unserer dann einsetzenden Fortbildung festigte sich zunehmend die Überzeugung, daß das familientherapeutische Konzept ein gerade in der Kinder- und Jugendpsychiatrie ungemein fruchtbarer Ansatz ist. Unsere holländischen Trainer Jos VAN DIJK und Frans BOECKHORST hatten viel Erfahrung mit ambulanter familientherapeutischer Praxis. Uns stellte sich jedoch bald die Aufgabe, das neue Denken auf unser stationäres Setting anzuwenden, was für uns Ärzte und Psychologen und im weiteren Verlauf dann besonders auch für die Mitarbeiter des Pflege- und Erziehungsdienstes zu weitreichenden Änderungen in unserem beruflichen Selbstverständnis führte.

---

* Mit den grammatikalischen Formen „Mitarbeiter", „Betreuer" u.ä. sind in diesem Buch immer sowohl Frauen als auch Männer gemeint!

Ein wichtiger Umstand in dieser Entwicklung war, daß es etwa zur gleichen Zeit im Jahre 1980 gelang, an der Klinik eine Institutsambulanz einzurichten, die mit Hilfe der Förderung durch das Modellprogramm Psychiatrie personell ausreichend ausgestattet werden konnte. Dies war insofern bedeutsam, als sich uns die Integration der Ambulanz in die Klinik als notwendiger Bestandteil unseres Arbeitens erwies. Dabei ging es zunächst vor allem um die Möglichkeit regelmäßiger Vorschaltambulanz-Kontakte, im weiteren aber auch darum, gerade in besonders schwierigen Fällen stationäres Arbeiten auszusetzen und ambulant weiterarbeiten zu können, um möglicherweise später noch einmal einen stationären Aufenthalt anzuschließen. Umgekehrt erwies sich die Klinik als Hintergrund für ambulantes Arbeiten oft als sehr nützlich.

Zu erwähnen ist noch, daß die Viersener Kinder- und Jugendpsychiatrie eine Klinik mit großem Einzugsbereich und vollem Versorgungsauftrag ist. Auch wenn wir ein Verständnis von kinder- und jugendpsychiatrischer Therapie als in erster Linie psychotherapeutischem Arbeiten haben*), ist es uns deshalb nur in sehr geringem Maße möglich, die Gruppenzusammensetzung unter therapeutischen Gesichtspunkten vorzunehmen. Aus äußeren Gründen müssen wir immer wieder Abstriche vom „idealen" Vorgehen machen. So sind Notaufnahmen ohne vorherige ambulante Vorgespräche nicht ganz zu vermeiden, obwohl sich ein solches Vorgehen immer wieder als therapeutisch ungünstig erweist. Andererseits hat die Fülle der unterschiedlichen Eingangssituationen wohl auch unsere Kreativität gefördert und ein allzu starres Festhalten an einmal gefundenen Regelungen verhindert.

Flexibilität und Kreativität war auch notwendig angesichts der Tatsache, daß die Viersener Kinder- und Jugendpsychiatrie mit ihren zunächst 280, heute noch 236 Plätzen ein sehr breites Aufgabenspektrum versieht. Außer den Stationen für kurz- bis mittelfristige Therapie sowohl für normal intelligente bis lernbehinderte als auch für lernbehinderte bis geistig behinderte Kinder, Jugendliche und Heranwachsende gibt es eine Reihe von Stationen für die längerfristige Betreuung von verhaltensgestörten lern- und geistigbehinderten Jugendlichen mit neuropsychiatrischen Komplikationen wie auch für leicht intelligenzgeminderte seelisch behinderte Kinder, Ju-

---

* Unseres Erachtens ist eine Trennung von psychiatrischen und psychotherapeutischen Kliniken und Stationen, wie in der Therapie Erwachsener üblich, bei der Behandlung von Kindern, Jugendlichen und Heranwachsenden keineswegs sinnvoll.

gendliche und Heranwachsende. Dies hat dazu geführt, daß einige im Detail unterschiedliche Modelle entstanden, die jedoch alle auf gleiche Grundüberzeugungen zurückgreifen.

Die Entwicklung von der Familientherapie zur Systemtherapie haben wir ein gutes Stück mitvollzogen, trotzdem jedoch an einigen Grundsätzen aus den ersten Jahren festgehalten. Natürlich stellt es ein besonderes Wagnis dar, ein Konzept systemtherapeutischen Arbeitens zum heutigen Zeitpunkt, d.h. im Augenblick einer noch recht stürmisch verlaufenden Entwicklung vorzulegen. Schon bald nach Erscheinen dieses Buches mag das eine oder andere revisionsbedürftig und neu zu durchdenken sein. Es scheint aber, als sei ein erster Entwurf möglich, der sich der Diskussion stellen kann. Vielleicht auch hat sich unsere Arbeit soweit konsolidiert, daß Kritik von außen nicht mehr als gefährdend erlebt, vielmehr als nützliche und notwendige Anregung für die künftige Entwicklung gesehen wird.

Dem Verfasser erschien es notwendig, zumindest in gedrängter Form einige Entwicklungslinien von den Anfängen der Familientherapie bis zur Systemtherapie aufzuzeigen und den Versuch einer kurzen systemtheoretischen Standortbestimmung zu machen. Damit soll die erkenntnistheoretische Basis des hier vorgestellten Konzeptes skizziert werden. Allerdings mag dieser theoretische Teil für die mit Systemtheorie noch weitgehend unvertrauten Praktiker in der Kürze der Darstellung nicht ganz einfach zu lesen sein, während der Theoretiker sich im praktischen Teil vielleicht eine knappere Darstellung wünschen wird. Beide Aspekte – Theorie und Praxis – müssen jedoch in einer solchen Darstellung Berücksichtigung finden, idealerweise auf einem für beide Seiten lohnenden Mittelweg.

Die Konzeptdarstellung wird verbunden mit einer umfangreichen Literaturübersicht. Dadurch soll es ermöglicht werden, das vorgestellte Modell in den Kontext anderer konzeptueller Ansätze stationären Arbeitens einzuordnen. Zahlreiche, teils ausführlichere Zitate und Verweisungen sollen dem Leser „Material" liefern und Anregungen bieten für eigenes Weiterdenken und Weiterentwickeln mit persönlichen Schwerpunktsetzungen.

Erfahrungen aus Seminaren, in denen wir über unsere Arbeit berichteten, veranlassen zu einem Hinweis: Das hier vorgestellte Konzept erwuchs aus dem Versuch, Probleme zu lösen, mit denen wir uns konfrontiert sahen. Jede Lösung aber läßt neue Probleme entstehen, die neue Lösungen erfordern, die wieder Probleme aufkommen lassen, die . . . etc. etc. Dieser nie endende Prozeß wird in einer Konzeptdarstellung zwangsläufig auf eine einfache Problem-Lösung-Ebene reduziert. Auch ist von den in jedem Einzelfall therapeutischen Arbeitens jeweils notwendigen Anpassungen und Änderungen, häufigen Umwegen und Sonderlösungen abzusehen. Eine solche idealtypische Darstellung mag manchmal zu glatt erscheinen, bietet aber dem mit dem Konzept noch nicht Vertrauten den Vorteil der Klarheit und dem, der damit arbeitet, die Chance, sich gerade in schwierigen Situationen auf die Grundlinien als Richtschnur zur eigenen Orientierung zu besinnen.

Noch eine Hoffnung verbindet sich mit diesem Buch: Die Andersartigkeit unseres Denkens hat immer wieder zu Verständigungsschwierigkeiten mit Kollegen unterschiedlichster Professionen in den verschiedenen Positionen und Einrichtungen des psychosozialen Feldes geführt und führt auch heute noch dazu. Dies hat wohl vor allem mit unserer Sicht von Krankheit, Störung oder Verhaltensauffälligkeit in der Kinder- und Jugendpsychiatrie zu tun, die in starkem Maße abweicht von dem heute noch besonders in den somatischen Disziplinen geläufigen Krankheitsverständnis. Zum anderen dürfte es aber auch zu tun haben mit anfänglichen Unsicherheiten unsererseits im Umgang mit dem neuen Modell sowie mit unserer Ungeschicklichkeit, uns auszudrücken und verständlich zu machen. So möge dieses Buch den eigenen Klärungsprozeß fördern und zur besseren Verständigung nach draußen beitragen.

2. Vorüberlegungen zu einem Konzept stationärer Kinder- und Jugendpsychiatrie

Obwohl in der Bundesrepublik Deutschland – anders als in vergleichbaren europäischen Ländern wie z.B. der Schweiz – Kinder- und Jugendpsychiatrie vorwiegend stationär betrieben wird, liegt unseres Wissens bisher kein geschlossenes Konzept stationärer kinder- und jugendpsychiatrischer Therapie vor. Auch wer die wichtigsten Lehrbücher unseres Fachgebietes durchsieht, wird vergeblich nach Hilfen für die Gestaltung der stationären Arbeit suchen. Dabei sieht sich jeder angehende Kinder- und Jugendpsychiater, ebenso wie der erfahrene Facharzt, in seiner täglichen stationären Arbeit großen Schwierigkeiten und Problemen gegenüber, die nicht nur aus der Umsetzung therapeutischer Konzepte in die tägliche Praxis erwachsen, sondern zudem auch eng verwoben sind mit der gesamten Struktur der Abteilung, des Fachbereichs oder der Klinik. Alle stationären Einrichtungen – Heime ebenso wie Kliniken – sind hochkomplexe Gebilde. Aufgrund des Zusammenspiels von Kostenträgerstrukturen, Organisation und Verwaltung, der Stärken und Schwächen von Mitarbeitern der verschiedensten Berufsgruppen bzw. ihren bewußten und unbewußten Bedürfnissen und Wünschen und schließlich auch aufgrund des Erwartungsdrucks der Gesellschaft ensteht eine sehr eigenständige Dynamik, die den Interessen und Bedürfnissen der Patienten nicht notwendigerweise förderlich ist, die andererseits aber nur schwer korrigierend beeinflußt werden kann.

Aus ähnlichen Überlegungen heraus leitet HILPERT den von ihm mitherausgegebenen Band „Psychotherapie in der Klinik" mit den Worten ein: „Es wird wohl niemand bestreiten wollen, daß der oberste Grundsatz therapeutischen Handelns, nämlich dem Patienten nicht zu schaden, auch für die Behandlung im Krankenhaus gilt. Doch fällt auf, wie wenig oft gerade die im Krankenhaus tätigen sich darüber im klaren sind, welche Konsequenzen es hätte, wenn dieser Grundsatz ernstgenommen würde." ... „Niemand kann Machtverhältnisse und Gruppenprozesse in klinischen Institutionen aus dem therapeutischen Prozeß ausklammern. Ihre Einflüsse auf das therapeutische Geschehen sind vielleicht sogar entscheidender als die angewandten therapeutischen Verfahren selbst. In besonderer Weise gilt das wiederum für psychiatrische und psychotherapeutisch-psychosomatische Kliniken, die vielleicht nach außen hin das Ziel verfolgen, Patienten zu größerer Autonomie und sozialer Kompetenz zu verhelfen, deren Struktur und Atmosphäre aber dies gerade unmöglich machen." ... „Gerade beim therapeutischen Umgang mit Menschen, die psychische Störungen haben und im Krankenhaus behandelt werden, stehen uns kaum Mittel pharmakologischer oder physikalischer Art zur Verfügung, um ihre Schwierigkeiten zu beheben. Wir sind daher ganz besonders auf Überlegungen angewiesen, wie das Krankenhaus als eine Gemeinschaft von Menschen, die in kommunikativer Verflochtenheit zusammenwirken und therapeutische Ziele verfolgen, stärker in die Behandlungsplanung einbezogen werden kann." (HILPERT 1981: 2 f).

Obwohl also ein systematisches Durchdenken dessen, was in stationären kinder- und jugendpsychiatrischen Einrichtungen abläuft, dringend geboten erscheint, ist das weitgehende Fehlen entsprechender Konzepte durchaus verständlich. Das medizinische Fachgebiet Kinder- und Jugendpsychiatrie ist noch jung, und das Augenmerk ihrer Fachvertreter galt bis heute in erster Linie dem Aufbau eines kinder- und jugendpsychiatrischen Lehrgebäudes. Zudem definierte die Kinder- und Jugendpsychiatrie anfänglich ihre Aufgabe vornehmlich als diagnostische, und auch der Schwerpunkt der meisten kinder- und jugendpsychiatrischen Abteilungen und Kliniken war diagnostischer Art (LEMPP 1983: 162, KÖGLER, LEIPERSBERGER 1985: 9).

Erst im Laufe der letzten zehn Jahre ist in Viersen, wie wohl in den meisten kinder- und jugendpsychiatrischen Einrichtungen, eine Schwerpunktverlagerung von der Diagnostik zur Therapie erfolgt. Ähnliches gilt für die allmählich wachsende Zahl der niedergelassenen Kinder- und Jugendpsychiater. So ist es nicht verwunderlich, daß — ausgelöst durch die Verhandlungen um die kinder- und jugendpsychiatrischen Ziffern im neuen EBM — auf dem Symposium des Berufsverbandes der Kinder- und Jugendpsychiater in Aachen 1988 ein Nachmittag allein der Frage gewidmet wurde: Was ist kinder- und jugendpsychiatrische Therapie?

Wie damals dargelegt (ROTTHAUS 1988), muß sich kinder- und jugendpsychiatrische Therapie, sei sie nun ambulanter oder stationärer Art, definieren durch die Besonderheit der Patienten des Kinder- und Jugendpsychiaters. Diese läßt sich beschreiben durch den – statisch gesehen – jeweils sehr unterschiedlichen Entwicklungsstand von Kindern und Jugendlichen und ihren – dynamisch gesehen – jeweils sehr unterschiedlichen Entwicklungsaufgaben. Hinzu tritt die je nach Entwicklungsstand mehr oder weniger große Abhängigkeit des Kindes oder Jugendlichen von seinen Eltern bzw. von seiner Familie. Wenn es also schon bei Erwachsenen als therapeutisch vorteilhaft erscheint, sie in ihren sozialen Bezügen zu therapieren, so gilt das uneingeschränkt für Kinder und Jugendliche und Heranwachsende. Entsprechend hat die Einbeziehung der Eltern in die Arbeit des Kinder- und Jugendpsychiaters auch immer schon eine große Rolle gespielt und gilt unbestrittenermaßen als unverzichtbar. Doch ist das

20

u.E. nicht ausreichend. Vielmehr ist es von großem therapeutischem Nutzen, die rein individuumzentrierte Sichtweise – wenn auch bei Berücksichtigung familiendynamischer Gesichtspunkte und unter Einbezug der Eltern – zu verlassen zugunsten einer systemischen Perspektive, d.h. zugunsten einer Ausrichtung auf die Beziehungsmuster innerhalb des primären Bezugsfeldes, auf die gemeinsamen geteilten Bewertungen und Werthierarchien.

Für die stationäre Psychotherapie Erwachsener existieren unterschiedliche Konzepte, die vorwiegend in psychoanalytisch orientierten Einrichtungen entwickelt worden sind. In Anlehnung an JANSSEN (1987) lassen sich im wesentlichen drei Modelle unterscheiden:

1. In Modell 1 – man könnte es das „Ambulanzmodell" nennen – wird „stationäre Therapie lediglich als eine Verlagerung der ambulanten Psychotherapieform in den klinischen Bereich verstanden . . .". „Der Einfluß der klinischen Situation auf das Therapiekonzept und die daraus sich ergebenden Folgen für ambulante und stationäre Therapie bleiben unberücksichtigt." (JANSSEN 1987: 13 f) Die stationäre Aufnahme hat allenfalls Schutzcharakter bei Suizidhandlungen, schwer destruktiven Tendenzen, Alkohol- und Medikamentenmißbrauch etc. Sie stellt eine Strukturierung der Lebensumstände dar. „Die eigentliche Behandlung besteht aber in einer ‚ambulanten' psychoanalytischen Psychotherapie, die während des stationären Aufenthaltes fortgeführt wird." (JANSSEN 1987: 38)

In diesem Modell spiegelt sich wohl einmal die Tatsache, daß die psychoanalytische Behandlungstechnik in der ambulanten Praxis entwickelt worden ist. Das „Ambulanzmodell" mag aber auch in der Entwicklung stationärer Therapiekonzepte der logisch erste Schritt sein. So legte Thea SCHÖNFELDER zwar bereits 1979 und 1981 Konzepte und Erfahrungen über den Einbezug und die Nutzung familientherapeutischer Aspekte in die Arbeit der Stationsmitarbeiter in der Kinder- und Jugendpsychiatrie Hamburg-Eppendorf vor. Doch urteilt KOWERK (1986), daß die Anfangszeit doch eher durch ein Nebeneinander ambulanter Familientherapie einerseits und stationärer Betreuung und Behandlung andererseits geprägt gewesen sei, ohne daß die jeweils praktizierten Konzepte miteinander verbunden worden wären.

2. Bei den sogenannten „bioplaren Modellen" stationärer Therapie werden der analytisch-therapeutische Raum und der soziotherapeutische Raum unterschieden. Als analytisch-therapeutischer Raum wird die vorwiegend einzel- oder auch gruppentherapeutische Arbeit der Psycho-

analytiker mit dem Patienten beschrieben. Demgegenüber gestalten die Schwestern und Stationsärzte – möglicherweise im Sinne einer therapeutischen Gemeinschaft – den soziotherapeutischen Raum gemeinsam mit Gestaltungs-, Musik- und Bewegungstherapeuten.

Im therapeutischen Raum wird mit unbewußtem Material und mit Deutungen gearbeitet, während im sozialtherapeutischen Raum grundsätzlich nur die dem Bewußtsein zugängigen Konflikte angesprochen werden sollen, Deutungen jedoch keinen Platz haben. Der Informationsstrom verläuft in der Regel einseitig von den Mitarbeitern des sozialtherapeutischen Raums (Schwestern, Bewegungstherapeuten etc.) zu den Psychoanalytikern. ENKE (1964, 1965) unterschied in diesem Sinne erstmalig den Therapieraum und den Realitätsraum. ZAUNER (1972, 1978) griff diese Begriffe auf und betonte 1978 aus seiner Erfahrung in der Arbeit mit Jugendlichen die Wichtigkeit des Realitätsraumes, um der Regressionsneigung des Jugendlichen in der Klinik gegensteuern zu können.

3. Eine erste Darstellung eines *„integrativen Modells"*, in dem die Patientengruppe von einer im Prinzip homogenen Therapeutengruppe aus Psychoanalytikern, Schwestern, Gestaltungstherapeuten etc. behandelt wird, findet sich in der Darstellung des „Münchner Kooperationsmodells" durch POHLEN (1972; 1973). Die jüngste und wohl auch ausgereifteste Darstellung erfolgte durch JANSSEN (1987). Bei diesem Modell sind alle Berufsgruppen „in einer Behandlergruppe integriert. Jedem in dieser Gruppe sollte ein spezielles therapeutisches Interaktionsfeld zur Verfügung stehen. Das Team insgesamt und jeder in seinem Interaktionsfeld sollte für die Aufrechterhaltung der haltenden und grenzsetzenden Rahmenbedingungen wie auch für den therapeutischen Prozeß, d.h. die Entfaltung des Übertragungsgeschehens, verantwortlich sein." (JANSSEN 1987: 98) Wichtigster Grund für die Entwicklung integrativer Modelle war die Erfahrung, daß Patienten in bipolar organisierten Kliniken sehr rasch Spaltungen zwischen den Mitarbeitern des sozialtherapeutischen Raumes und den Psychoanalytikern provozieren, die sich auf die gesamte Arbeit höchst nachteilig auswirken. Darüber hinaus bleiben offensichtlich therapeutische Möglichkeiten ungenützt, wenn beispielsweise der Realitätsraum innerhalb des bifokalen Modells als grundsätzlich therapiefrei definiert wird. So referiert JANSSEN denn auch NOWOTNY, der aufgrund einer Analyse verschiedener Behandlungskonzeptionen amerikanischer psychiatrischer Kliniken, die psychoanalytisch arbeiten, resümiert: „Unabdingbar für die Entwicklung eines gedeihlichen therapeutischen Prozesses ist daher die Einbeziehung des gesamten klinischen Behandlungsrahmens in eine von allen getragene Behandlungskonzeption." (JANSSEN 1987: 65 f)

Unsere konzeptionellen Bemühungen in Viersen sind von Anfang an in Richtung auf ein integratives Modell gegangen. Dabei haben wir – wie andere vor uns auch – die Erfahrung gemacht, daß die personale Gleichwertigkeit aller an der Therapie Beteiligten nicht zu einem Verwischen unterschiedlicher Aufgaben und Rollen führen darf. Die Unterschiedlichkeit der einzelnen Mitarbeiter hinsichtlich ihres Ausbildungsstandes, ihrer hierarchischen Position, ihrer therapeutischen Erfahrungen und ihrer Lebenserfahrungen sowie ihrer ganz persönlichen Besonderheiten suchen wir heute gemeinsam in Verfolgung eines von allen gemeinsam getragenen Konzeptes für die Therapie der Kinder und Jugendlichen zu nutzen.

3. Von der Familientherapie zur Systemtherapie

Es kann nicht Sinn und Aufgabe dieses Buches sein, die verschiedenen Richtungen der Familientherapie darzustellen und die neueren Entwicklungen unter dem Einfluß von Forschern konstruktivistischer Denkrichtung hin zur Systemtherapie zu beschreiben. Dazu sei insbesondere auf Lynn HOFFMANs Buch (1982) „Grundlagen der Familientherapie" und seine – so könnte man sagen – Fortschreibung in ihrem Artikel (1987) „Jenseits von Macht und Kontrolle: Auf dem Wege zu einer systemischen Familientherapie ‚zweiter Ordnung'" verwiesen. Jedoch ist es im Augenblick auch noch nicht möglich, darauf zu vertrauen, daß mit Begriffen wie Familientherapie oder Systemtherapie eine auch nur annähernd eindeutige kommunikative Beschreibung eines Phänomenbereiches gelingen könnte. Das Wort „Familientherapie" wird heute fast inflationär verwandt und zumindest teilweise nur noch im wörtlichen Sinne verstanden (sich mit einer Familie zusammensetzen in der Absicht einer irgendwie gearteten Einwirkung auf die Beteiligten), ohne daß die ursprünglich damit angesprochenen Ideen zwingend damit verknüpft werden. Aber auch der Begriff „systemisch" subsumiert inzwischen unterschiedliche Vorstellungen, sei es eine Beschreibung der Mailänder Schule oder aber einen Oberbegriff für verschiedene Familientherapie-Richtungen (wie die analytische, die strukturelle, die strategische Familientherapie u.a.), sei es ein Verständnis von Therapie als geplanter und gezielter Veränderung von „dysfunktionalen" Kommunikationsmustern und Strukturen des Patienten-/Klientensystems hin zu „funktionalen" oder als letztlich nur bedingt spezifischer Anregung von Umorientierungsprozessen bei den Gesprächspartnern.

Im folgenden soll deshalb die Entwicklung von den Anfängen der Familientherapie bis zur Systemtherapie skizziert werden, um deutlich zu machen, auf welchen allgemeinen Theorien und Vorstellungen die hier vorgelegten Konzepte für die stationäre Arbeit aufbauten und in Reflexion der Entwicklung der Familientherapie/Systemtherapie eine Weiterentwicklung erfuhren und – so steht zu hoffen – erfahren. In einem kurzen historischen Überblick (3.1) wird zunächst versucht, zwei Entwicklungslinien zu verdeutlichen, die es zu beachten gilt: einmal die Entwicklung von einem geradlinig-kausalen Ursache-Wirkungs-Modell, das der Familientherapie zu Recht den Vorwurf des Beschuldigens von Familien eingetragen hat (in der USA in seinen negativen Auswirkungen heute noch von großer Bedeutung), hin zu einer Beobachtung zirkulärer Rückkoppelungsprozesse; zum anderen – in Abhängigkeit davon – die Entwicklung von einem Therapieverständnis als „Reparatur" von „gestörten" Familienbeziehungen zu einem solchen von Anregungen zu Selbstheilungsprozessen und zu einem Wieder-in-Gang-Setzen der familiären Koevolution.

In dem anschließenden Kapitel (3.2) werden einige Aspekte einer konstruktivistischen Systemtheorie skizziert, aus der sich derzeit die vielfältigsten Anregungen ableiten und die die neueren Entwicklungen am stärksten beeinflußt hat. Dem folgt ein Exkurs (3.3), der den auf den Systemwissenschaften aufbauenden Wandel des Denkens verdeutlichen soll dadurch, daß auf ähnliche Entwicklungen in anderen Wissenschaftszweigen verwiesen wird.

Psychotherapeutisches Handeln basiert auf den Vorstellungen, die der Therapeut vom Mensch-Sein hat, auf dem Bild, das er sich von sich und seinen Patienten/Partnern macht und von den Möglichkeiten ihrer Interaktion. Deshalb wird dieses Kapitel fortgesetzt mit dem Versuch, eine Anregung SCHIEPEKs (1988) aufzugreifen und einen Beitrag zu einem systemischen Menschenbild zu skizzieren. (3.4) Wenn abschließend über Systemtherapie gesprochen wird (3.5), ist damit selbstverständlich kein Abriß über systemtherapeutisches Arbeiten gemeint. Es werden lediglich einige Grundgedanken zur Systemtherapie formuliert, die für das Verständnis der weiteren Darstellung wichtig erscheinen.

3.1 Familentherapie – ein kurzer historischer Überblick

„Es gibt keinen Vater und keine Mutter der Familientherapie und kein erstes Familientherapiegespräch. Die Bewegung ‚wuchs einfach'." (HOFFMAN 1982: 15) In den 50er Jahren entstand in den USA mehr oder weniger gleichzeitig eine neue Therapieform, ohne daß die Begründer voneinander wußten oder einander beeinflußten. „Die ersten Familientherapeuten waren starke, kreative Persönlichkeiten, die gegen die Macht des psychoanalytischen Establishments ankämpfen mußten und dabei oft in professionelle Isolation gerieten, ihren Arbeitsplatz verloren oder andere Benachteiligungen in Kauf nehmen mußten." (TEXTOR 1985: 12)

Als Familientherapeuten der ersten Stunde zu erwähnen sind: WHITAKER in Atlanta, ACKERMAN in New York sowie BELL, der 1953 den ersten Vortrag über Familientherapie vor der Eastern Psychological Association hielt. Murray BOWEN war wohl der erste Psychiater, der – ab 1954 – ganze Familien zur Behandlung im Krankenhaus unterbrachte. Er entwickelte in der Folgezeit eine Drei-Generationen-Hypothese für die Schizophrenie. Sie besagt, daß der Entwicklung dieser schweren Störung ein Prozeß über drei Generationen zugrunde liege, daß eine Gestörtheit oder Unreife in der zweiten Generation zumeist schon sehr auffällig sei und eine entsprechen-

26

de Partnerwahl bedinge. Aus dieser durch kombinierte Unreife gekennzeichneten Ehe gehe dann ein Kind hervor, das so symbiotisch gebunden
sei, daß es schizophren werde.

Später (BOWEN 1966) richtete er seine Aufmerksamkeit auf die Dreierbe-
ziehung in Familien, die er allerdings weniger statisch als später HALEY
und MINUCHIN beschrieb, sondern vielmehr als einen „Prozeß der Drei-
ecksbildung nach einer . . . festgelegten Kettenreaktion" (HOFFMAN 1982:
29). Zu erwähnen ist noch BOWENs Beobachtung der unzureichenden Differenzierung in Familien mit einem psychotischen Mitglied, die ihn von der
„undifferenzierten Familien-Ego-Masse" sprechen ließ bzw. später von der
„praeexistenten emotionalen Verkettung".

Lyman WYNNE arbeitete ebenfalls vorwiegend mit Familien schizophrener Patienten und beobachtete, daß sich in diesen Familien Bündnisbildun-
gen in verwirrender Geschwindigkeit immer wieder verschieben, ohne daß
die Bedeutung eines Bündnisses deutlich zutage träte. Er sprach in diesem
Fall von „Pseudogegenseitigkeit", da die Bündnisse keine echte Nähe zu
bieten schienen, und umgekehrt von „Pseudofeindlichkeit", da Zerwürfnisse nie wie wirkliche Distanzierungen und Feindseligkeiten wirkten. WYNNE
versuchte darauf aufbauend zu erklären, wie solche Familienmuster bei einem Kind zu den für die später schizophren Erkrankten typischen Denkstö-
rungen führen könnten (WYNNE 1961).

Auslöser für die neuen Behandlungsinitiativen der ersten Familientherapeuten war fast durchweg ein Erleben der Ohnmacht in der Behandlung
psychotischer Patienten, insbesondere psychotischer Jugendlicher, angesichts hoher Rezidivraten. Zugleich gelang es kaum bzw. war es sehr
schwierig, in Verfolgung des einzeltherapeutischen Settings die Familienangehörigen aus der Therapie herauszuhalten. Je weniger dies aber möglich war, je häufiger man in Kontakt kam zu den Angehörigen, um so mehr
verdichtete sich die Einschätzung, das Verhalten der Angehörigen wirke
vielfach ebenso „verrückt", ebenso „eigenartig" und „gestört" wie das des
eigentlichen Patienten (eine Beobachtung, zu der jeder Therapeut neigt,
wenn er sich – wie in einem dyadischen Therapie-Setting üblich – in hohem Maße mit seinen Patienten identifiziert). Zudem gewann man den Eindruck, daß die Familienangehörigen die Patienten gerade dann aus der
Therapie herausnahmen, wenn endlich erste Fortschritte festzustellen waren.

So ergab sich, daß die Therapeuten ihre Aufmerksamkeit zunehmend
den Familien ihrer Patienten zuwandten und – in Anwendung des damals
selbstverständlichen Modells geradlinigen Ursache-Wirkungs-Denkens –
die Ursache und damit die Schuld für das „kranke" Verhalten ihres Patienten in dem „gestörten" Verhalten der Familienmitglieder fanden. Resultate
dieser Forschung waren beispielsweise das Konzept der „schizophrenoge-

nen Mutter", im weiteren Verlauf unterschiedliche Konzepte über „schizophrenogene Familien". In all diesen Fällen wurde zwar eine Ausweitung des Beobachtungsfeldes vom Individuum auf andere Familienmitglieder und auf deren Interaktion vorgenommen. Die Beibehaltung des geradlinigen Ursache-Wirkungs-Denkens – eng verbunden mit der weiteren Konzentrierung auf dyadische Prozesse – führte aber lediglich zu einer Verschiebung der Ursache und damit der Schuld vom „kranken" Individuum auf die „krankmachende" Mutter bzw. die „krankmachende" Familie.

Die ersten Anstöße zu einer ganz neuen Sichtweise gingen von der Gruppe um Gregory BATESON (mit HALEY, WEAKLAND und FREY) aus. Diese Forscher arbeiteten damals am Veterance Administration Hospital in Palo Alto und beschäftigten sich zunächst mit allgemeinen Fragen der Kommunikationsforschung. Eher durch Zufall – die Lage der Arbeitsräume in einem Krankenhaus mit schizophrenen Patienten – entstand die Idee, sich auch mit der Kommunikation von Schizophrenen zu beschäftigen. Ein erstes Ergebnis war 1956 die Publikation der double-bind-Hypothese gemeinsam mit dem Psychiater JACKSON (BATESON u.a. 1956). Sie versuchte, das schizophrene Verhalten des Patienten im Zusammenhang des Verhaltens der übrigen Familienmitglieder als sinnhaft und in sich schlüssig zu erklären. Der Patient befindet sich nämlich in einer „Zwickmühle" bzw. einer „Beziehungsfalle" (STIERLIN), da ihm auf der Inhaltsebene und auf der Beziehungsebene der Kommunikation zwei einander widersprechende Aufträge gegeben werden. Auf welchen Auftrag er auch reagiert, er macht es immer falsch. Zugleich ist es für ihn aber subjektiv elementar bedeutsam, die Aufträge richtig zu entschlüsseln und zu befolgen. Er gerät also durch die double-bind-Botschaft in eine ausweglose Situation, aus der er sich nur durch einen dritten Weg – das „verrückte" Verhalten – retten kann.

Die double-bind-Hypothese erbrachte zweifellos nicht „die" Erklärung schizophrenen Verhaltens. Sie wurde auch schon bald als ein ebenfalls bei anderen Symptomen auftretendes Kommunikationsmuster erkannt. Auch verbinden sich mit ihr noch implizit Ursache-Wirkungs-Zuschreibungen (wie mit vielen anderen Theorien und Beobachtungen, die nach ihr von anderen Therapeuten entwickelt wurden). Doch kann sie als Ausgangspunkt für eine neue Sicht psychischer Krankheit angesehen werden. „Der wesentliche Unterschied zwischen der Art, wie die BATESON-Gruppe bzw. die in ihrer Nachfolge entstandene systemische Familienforschung und die . . . eher psychoanalytisch ausgerichteten Forscher die Familie betrachteten, lag in der Anwendung eines Systemmodells. Die Kybernetik hatte in den letzten Jahren erhebliche Fortschritte gemacht, was in den verschiedensten Wissenschaftsgebieten zu einem veränderten Verständnis von Regelungs- und Informationsverarbeitungsprozessen führte. Ihre Konsequenz war eine radikale Absage an ein geradlinig-kausales Modell.

Statt dessen wurden zirkuläre Rückkoppelungsprozesse beobachtet. Für die systemische Familienforschung hatte dies weitgehende Konsequenzen. Sie mußte Kategorien entwickeln, die Eigenschaften von Beziehungen, abstrakte Muster, dynamische Prozesse und Interdependenzen innerhalb von Systemen bzw. in der System-Umwelt-Beziehung erfassen." (SIMON 1988: 137)

BATESON beendete 1962 seine Arbeit in Palo Alto. Eine Fortsetzung erfuhr sie jedoch durch das Mental Research Institut, das JACKSON am selben Ort gründete. JACKSON hatte zuvor 1957 die Starrheit beschrieben, mit der sich Familien mit einem schizophrenen Mitglied gegen Änderungen wehrten, selbst wenn es sich um die herbeigewünschte Besserung im Zustandsbild eines erkrankten Mitgliedes handelte. Er beobachtete, wie es normalerweise einem anderen schlechter ging, wenn der Zustand des Patienten sich besserte, und prägte den Begriff der Familienhomöostase. HALEY führte diese Idee fort und präzisierte die Vorstellung über den kybernetischen Prozeß der Gleichgewichtssteuerung in der Familie. Als therapeutische Konsequenz wurden schon damals im MRI-Institut Techniken wie die Symptomverschreibung oder die Verstärkung des Verhaltens eines anderen Familienmitglieds entwickelt, um das Familienspiel aus dem Gleichgewicht zu bringen und neue Organisationsprozesse zu ermöglichen.

Wie Gregory BATESON selbst die Entwicklung der Familientherapie und eben auch der Systemtherapie beeinflußt hat, ist in wenigen Sätzen schwer zu beschreiben. Seine Impulse wirkten – wie gesagt – fort in der Arbeit des MRI-Instituts in Palo Alto, heute repräsentiert durch Paul WATZLAWICK, John WEAKLAND, Richard FISCH und andere, und durch ihre wegweisenden Bücher: „Menschliche Kommunikation" (WATZLAWICK, BEAVIN, JACKSON 1969), „Lösungen" (WATZLAWICK, WEAKLAND, FISCH 1974) bis hin zu „Die erfundene Wirklichkeit" (WATZLAWICK 1984). BATESON hat HALEY angeregt, die Arbeit des Therapie-Genies Milton ERICKSON zu studieren, — Ausgangspunkt für eine intensive Rezeption und Auseinandersetzung mit hypnotherapeutischen Techniken. Auf BATESON und die Forschung seiner Arbeitsgruppe hat sich in bewundernswert systematischer Weise die Mailänder Gruppe um Mara SELVINI-PALAZZOLI bezogen. Schließlich bestanden auch schon Kontakte zu MATURANA, dessen Bedeutung für die Entwicklung der Systemtherapie und einer sie tragenden Erkenntnistheorie heute noch gar nicht abzuschätzen ist.

Familientherapeutische Schulen

Im folgenden soll eine kurze Skizzierung der sich in den 60er und 70er Jahren entwickelnden unterschiedlichen familientherapeutischen Richtungen erfolgen. Dabei sei nicht verschwiegen, daß die getroffenen Unterscheidungen von einer gewissen Willkürlichkeit sind und nur ein grobes Raster anzubieten vermögen.

Zu den Vertretern der *historischen Familientherapie* ist neben Murray BOWEN, der oben bereits erwähnt wurde, vor allem Ivan BOSZORMENYI-NAGY zu zählen, der 1957 das Family Therapy-Projekt in Philadelphia begann. Mitarbeiter waren u.a. FRAMO, RUBINSTEIN und SPECK. Der psychodynamischen Perspektive und psychoanalytischem Gedankengut verpfichtet, entwickelte BOSZORMENYI-NAGY die Idee des Familienhauptbuches oder des Multigenerations-Kontobuches, das eine Metapher für möglicherweise über Generationen hinweg ungetilgte und unvergoltene Ungerechtigkeit darstellt. Symptome entstehen demnach, wenn Gerechtigkeit zu lang nicht oder unzureichend wiederhergestellt wird und es zu einer Kette von „verlagerter Vergeltung" kommt. Dementsprechend muß in der Therapie der Blick der Vergangenheit zugewandt werden, damit durch einen „Zahlungsausgleich" Rollenfixierungen abgebaut werden können. (BOSZORMENYI-NAGY, SPARK 1973).

Die entwicklungs- oder wachstumsorientierte Familientherapie wird insbesondere repräsentiert durch Virginia SATIR, die allerdings für jeden, der sie erlebt hat, vor allem durch ihre persönliche Ausstrahlung in Erinnerung ist. SATIR betonte die Einengung, die Menschen durch die unhinterfragte Übernahme von Prämissen sich selbst auferlegen. Sie richtete ihr Augenmerk auf familiäre Strukturen und das, was *zwischen* den Menschen ist, verband dies aber mit dem Blick auf das, was *im* Menschen ist, was ein Wachstum und die Entwicklung befriedigender Beziehungen hemmt. Wie LUTHMAN und KIRSCHENBAUM (1977) unterstrich sie die Bedeutung der Selbsterfahrung des Therapeuten, der sein Erleben der Beziehung als wichtiges therapeutisches Mittel versteht. In Deutschland wurde diese Richtung vor allem durch Maria BOSCH bekannt gemacht und weiterentwickelt.

Die *strukturelle Familientherapie* wurde von Salvador MINUCHIN entwickelt und ist auch weiterhin mit seinem Namen und seiner Forschungsgruppe an der Child Guidance Clinic in Philadelphia verbunden. Die Grundprinzipien seiner Arbeit sind anschaulich und klar in seinem Buch „Familien und Familientherapie" (1977) beschrieben. MINUCHIN wendet seine Aufmerksamkeit nicht mehr auf die individuellen Realitäten, sondern vielmehr auf die Beziehungsrealitäten, die sich zu einer Struktur der Familie verbinden. Diese familiäre Struktur ist sozusagen das formale Gerüst, an dem die kommunizierten Inhalte aufgehängt sind. Der Therapeut forscht nach den Regeln, die sich hinter den Inhalten verbergen, und sucht dann die gefundenen Muster im Sinne größerer Funktionalität zu beeinflussen. MINUCHIN geht dabei von einem normativen Modell einer gut funktionierenden Familie aus, die ihren Mitgliedern in hinreichendem Maße Schutz und Sicherheit bietet, aber gleichzeitig Raum und Freiheit für die Entwicklungsmöglichkeiten des einzelnen offen läßt. In ihr gibt es flexible und klare (weder diffuse / verwischte, noch rigide / undurchlässige) Grenzen zwischen den Generationen, ebenso zwischen den einzelnen Mitgliedern als auch zwischen Familie und Außenwelt. Übermäßig rigide Grenzen zwischen den Familienmitgliedern führen zum Typ der losgelösten (isolierten) oder Streusand-Familie mit diffusen Grenzen nach außen. Diffuse Grenzen innerhalb der Familie bedingen demgegenüber den Typ der verstrickten oder Knäuel-Familie mit rigiden Grenzen nach außen. Diese Verstrickung ist charakteristisch für psychosomatische Familien, die im übrigen durch Überfürsorglichkeit, Starrheit oder Konfliktvermeidung gekennzeichnet sind.

Besondere Aufmerksamkeit wird den triadischen Mustern in den Familien geschenkt, die durch eine Koalition zweier Familienmitglieder gegen einen Dritten entstehen. Der Therapeut entwickelt einen Strukturplan der Familie, eine „Landkarte", indem er Hypothesen aufstellt, sie überprüft und gegebenenfalls verwirft. Dabei ist er sich bewußt, daß sein eigenes Verhalten Teil des familiären Kontextes ist und er bestenfalls Einblick in das Familien-Therapeut-System erhält. Weitere Vertreter der strukturellen Familientherapie sind u.a. Braulio MONTALVO und MINUCHINs Nachfolger an der Child Guidance Clinic Harry APONTE.

Jay HALEY gilt als Erfinder des Begriffes *strategische Familientherapie*. Wie bereits erwähnt, war er zunächst Mitglied der Palo-Alto-Gruppe um BATESON; später arbeitete er eine Zeitlang mit MINUCHIN. Als strategisch bezeichnete er das aktive, problemlösende Vorgehen des Therapeuten, wie es im MRI-Institut in Palo Alto entwickelt wurde. Die Aufmerksamkeit wird auf die Funktion bzw. den Sinn des Symptoms im familiären Kontext gelegt. Alle Fragen nach dem „Warum" werden abgelehnt zugunsten der Frage nach dem „Wozu"; denn das Symptom wird genau durch die Verhaltensweisen am Leben gehalten, die es unterdrücken soll – durch die Lösung, die oft vom Typ des unendlichen „Mehr-Desselben" ist. Verschreibungen dienen dann dazu, die Lösung des „Mehr-Desselben" zu blockieren und auf diese Weise neue und effektivere Lösungswege zu eröffnen. Es werden im übrigen möglichst kleine Therapieziele definiert, weil davon ausgegangen wird, daß kleine Veränderungen im Sinne eines Domino-Effektes große Wirkungen haben.

HALEY selbst muß wohl eher auf der Mitte zwischen strategischen und strukturellen Ansätzen eingeordnet werden. Auf ihn geht nicht zuletzt die Darstellung der „pervertierten Triade" (1977) zurück, mit der er ein sowohl für Familien als auch für andere Organisationen typisches pathologisches Muster zu beschreiben suchte. Es handelt sich dabei um Hierarchiegrenzen überschreitende Koalitionen, die vor den jeweils dritten Personen geheimgehalten werden. HALEY führte damit – ohne sie zu kennen – die

Forschungsergebnisse von STANTON und SCHWARTZ (1964) fort, die als Organisationsforscher bei Untersuchungen über unerklärliche Verhaltensprobleme auf psychiatrischen Stationen die Gesetzmäßigkeiten des „besonderen Falles" entwickelt hatten, ohne offensichtlich die Bedeutsamkeit ihrer Forschungsergebnisse voll zu erkennen (HOFFMAN 1982, ROTTHAUS 1989 d)

1968 gründete Mara SELVINI-PALAZZOLI das Institut für Familienstudien in Mailand, wo sie mit Luigi BOSCOLO, Guiliana PRATA und Gianfranco CECCHIN die Ideen entwickelte, die später in Europa zumeist als *systemische Familientherapie* oder aber weltweit als das *Mailänder Modell* bezeichnet wurden. Der Druchbruch gelang 1975 (deutsch: 1977) mit „Paradoxon und Gegenparadoxon". Im Zentrum ihres Bemühens stand der Versuch, BATESONs Idee der zirkulären Kausalität in der Therapie nutzbar zu machen, woraus die Interviewtechnik des „zirkulären Fragens" entstand. Hierbei werden – BATESON darin folgend, daß Information ein „Unterschied ist, der einen Unterschied macht" – die Familienmitglieder nacheinander über ihre Annahmen bezüglich der Unterschiede und Beziehungen zwischen den anderen Familienmitgliedern befragt sowie über ihre Annahmen bezüglich der Annahmen der anderen. Der Diskurs verläuft damit auf der Meta-Ebene und ermöglicht das Entstehen eines zirkulär-kausalen Familienprozesses. Die Therapeuten entwickeln zugleich Hypothesen über die Art des Familienspieles, verifizieren oder falsifizieren sie. Eine Veränderung der familiären Struktur und der familiären Epistemologie, d.h. der Glaubenssätze der Familie, wird im Sinne eines Wandels zweiter Ordnung durch Umdeutung (die „Hans-im-Glück"-Methode des Herstellens eines anderen Bezugsrahmens), positive Konnotation (Bewertung einzelner Verhaltensweisen in einer für die Familie neuen, überraschenden, positiven Art und Weise) und Symptomverschreibung zu erreichen gesucht.

In Deutschland wurde die Methode des zirkulären hypothetisierenden Fragens vor allem von der Heidelberger Gruppe um Helm STIERLIN (mit Fritz SIMON, Gunter SCHMIDT und Gunthard WEBER) aufgegriffen und zur zentralen therapeutischen Technik weiterentwickelt. In Kontakten zu Forschern konstruktivistischer Ausrichtung wie von FOERSTER und MATURANA gelingt in zunehmendem Maße der Entwurf einer Erkenntnistheorie, die die Ergebnisse der Systemwissenschaften aus unterschiedlichen Forschungsbereichen integriert. Um die Rezeption der Arbeiten von MATURANA und VARELA und ihre Anwendung auf Therapie hat sich zudem besonders Kurt LUDEWIG in Hamburg verdient gemacht.

32

Kontrollmodell oder Autonomiemodell

Um die unterschiedlichen Strömungen im Feld der Familien- bzw. Systemtherapie zu verdeutlichen und Zuordnungen von Ideen und Techniken zu erleichtern, sei abschließend in Anlehnung an REITER und STEINER (1986) und STEINER (1987) eine Anregung von VARELA aufgegriffen. Dieser hat bereits 1979 vorgeschlagen, zwei Hauptströmungen in der Familientherapie zu unterscheiden: Die eine kennzeichnet er durch den Begriff Kontrolle (Fremdsteuerung), die andere durch den Begriff Autonomie (Selbststeuerung). Systeme nach dem Kontrollparadigma werden idealtypisch in Computern verkörpert und sind nach dem Prinzip Input-Transformation-Output konstruiert. Die Art der Interaktion dieser Systeme mit ihrer Umwelt wird am besten durch den Begriff Instruktion gekennzeichnet. Demgegenüber sind autonome Systeme autopoietisch und nicht instruierbar. Das Eigenverhalten des Systems legt fest, was aus der Umwelt Bedeutung für das System erlangt.

Anhänger von Kontrollmodellen sehen familiäre Probleme als Defizite, Fehler, Störungen des Systems. Der Fehler hat jedoch eine Funktion, er dient der Aufrechterhaltung der spezifischen Struktur des Systems. Problematisches Verhalten von Mitgliedern eines Systems resultiert dementsprechend aus der gestörten Organisation des Systems bzw. aus einer Störung in der Entwicklung einer „normalen" Struktur. Das Therapieziel besteht deshalb in der Korrektur eines fehlgelaufenen Entwicklungsprozesses, um damit dem System wieder zu einer angemessenen Organisation zu verhelfen. Der Therapeut arbeitet nach einem normativen Modell der Familie. Er soll die Familie anleilten und lehren, sich angemessen zu verhalten; er weiß, wohin es zu gehen hat.

Anhänger des Autonomiemodells halten demgegenüber diese Planbarkeit und Machbarkeit für eine Illusion. Sie sind der Überzeugung, daß der Therapeut zwar möglichst günstige Bedingungen für eine Veränderung des Systems schaffen kann und soll, daß er aber weder die Art noch den Zeitpunkt seiner Veränderung festlegen und kontrollieren kann. Therapeutische Interventionen stellen also im Rahmen dieses Ansatzes Verstörungen (LUDEWIG) bzw. Anregungen des Systems Familie dar, auf die diese in einer nicht eindeutig vorhersehbaren Weise mit einer Strukturänderung antwortet.

REITER und STEINER resümieren ihre Darstellung beider Modelle folgendermaßen (1986: 246 f): „Im Falle der Beobachtung und der Veränderung (Therapie) sozialer Systeme (Familien) besteht die Wahl des Beobachtungs- und Handlungskonzeptes zwischen Input-Output-Modell und Autonomie-Modell der sozialen Einheit. Letzteres lenkt den Blick des Beobachters (Therapeuten) mehr auf die inneren Zusammenhänge sowie auf wiederkehrende Konstellationen (Strukturen) des Systems. Ersteres bietet ein System von Transformationsregeln an, wie bei bestimmten Inputs (Interventionen) die gewünschten Outputs (therapeutische Veränderungen) erreicht werden können. Welches Modell nun in bestimmten Fällen im familientherapeutischen Setting vorzuziehen ist, bedarf noch systematischer Forschung sowie praktischer Erfahrung. Insbesondere ist es das Autonomie-Modell, das in seiner konsequenten Anwendung in der Familientherapie noch am Anfang steht. Das Input-Output-Modell, als elaboriertes theoretisches Konstrukt und dank seiner materiellen Realisierung als Computer Metaphern bildend, hat bisher unzweifelhaft die weitere Verbreitung im familientherapeutischen Denken gefunden. Dies hat nicht nur historische Gründe, sondern es liegt auch daran, daß therapeutisches Handeln zielgerichtetes Handeln, d.h. Technologie, ist und Input-Output-Modelle somit oft handlungsnäher und damit auch erfolgversprechender erscheinen. Ob sie es auch sind, ist eine offene Frage."

Auch wenn es für die weitere Entwicklung der Familien- bzw. Systemtherapie wichtig erscheint, solche Unterschiede zwischen den einzelnen Richtungen herauszuarbeiten und die eigene Position zu klären, sollten damit die Gemeinsamkeiten nicht verkannt werden: Durch die Entscheidung, ein Interaktionssystem zu therapieren statt eines Individuums, wird es möglich, die Interaktionsregeln des Systems direkt zu beobachten. Die intrapsychischen Vorgänge eines Individuums, seine Gedanken und Gefühle sind lediglich der Selbstbeobachtung dieses psychischen Systems zugänglich und vom beobachtenden Therapeuten nur mit Hilfe sehr unsicherer hypothetischer Konstrukte zu erschließen. Demgegenüber lassen sich sehr viel direkter und weniger spekulativ Hypothesen über die Regeln eines Interaktionssystems aufstellen. Diese Komplexitätsreduktion erleichtert therapeutische Interventionen, die die Möglichkeiten zu Veränderungen zweiter Ordnung im Sinne von ASHBY und damit zu überraschenden therapeutischen Erfolgen eröffnen.

Als Veränderungen zweiter Ordnung hatte ASHBY (1952) Mechanismen des Wandels beschrieben, bei denen dynamische Systeme ihre Struktur sprunghaft verändern.

Als Veränderung erster Ordnung hat man sich demnach geringfügige Schwankungen zwischen verschiedenen Zuständen innerhalb der Grenzen des bereits vorgegebenen Verhaltens vorzustellen, während es sich bei Veränderungen zweiter Ordnung um Umformungen jener Regeln handelt, die diese Grenzen setzen. Veränderungen zweiter Ordnung haben diskontinuierlichen Charakter, während Änderungen erster Ordnung kontinuierlich verlaufen. Bei den den Therapeuten präsentierten Problemen

34

handelt es sich meist um Situationen, bei denen ein Wandel zweiter Ordnung (z.B. eine Änderung der Beziehungsdefinition zwischen Eltern und heranwachsendem Jugendlichen in eine solche zwischen Erwachsenen) ansteht, die Familie jedoch eine Veränderung erster Ordnung (beispielsweise Änderung der Ausgangszeit am Abend) anstrebt. Auf diese Weise entsteht ein Spiel ohne Ende und die Lösung des Problems wird das Problem (siehe WATZLAWICK, WEAKLAND, FISCH 1974).

3.2 Aspekte einer konstruktivistischen Systemtheorie

Es sollen nun einige Aspekte einer „konstruktivistischen" Systemtheorie dargestellt werden, d.h. einer sich neu entwickelnden Systemtheorie, die von Forschern konstruktivistischer Ausrichtung stark beeinflußt wurde. Diese Entwicklung ist deshalb so faszinierend, weil sie als der fruchtbarste Versuch erscheint, die Kluft zwischen Geistes- und Naturwissenschaften zu überbrücken und die Trennung von Körper und Geist, von Soma und Psyche mit einem umfassenden, die Grenzen einzelner wissenschaftlicher Disziplinen übergreifenden Konzept aufzuheben. Wesentlicher Anreger war auch hier wieder Gregory BATESON. Zu den wichtigsten Vertretern zählen der Kybernetiker und Biomathematiker Heinz von FOERSTER, der unter anderm bereits in den 60er Jahren das Prinzip der Selbstorganisation als ein über seine Wissenschaft weit hinausgreifendes Prinzip erkannte, die Biologen Humberto MATURANA und Francisco VARELA, darüber hinaus der Sprachwissenschaftler Ernst von GLASERSFELD, der in seinen eigenen Werken immer wieder auf die wichtigsten „konstruktivistischen" Erkenntnisse Jean PIAGETs zurückgegriffen hat, und schließlich Niklas LUHMANN, der diese Ansätze in der Soziologie weiterdenkt, sowie Paul WATZLAWICK.

Eine solche konstruktivistische Systemtheorie dient nicht nur der Erklärung von Regeln eines Interaktionssystems. Vielmehr wird der Frage der Entstehung von Verhaltensweisen – und damit von Symptomen – nachgegangen. Um zu verstehen, was das Verhalten des anderen für den einzelnen bedeutet, muß dieser – wie jedes andere Familienmitglied – als Beobachter eines Systems gesehen werden, dem er selbst angehört. In diesem Augenblick aber läßt sich die alte philosophische Frage nach dem Verhältnis von Wirklichkeit und Erkenntnis angesichts der Selbstbezüglichkeit von Erkenntnis nicht mehr ignorieren. Die Frage nach der Entstehung und Veränderung von Verhaltensweisen – „normalen", „gestörten", „verrückten" – läuft dann hinaus auf die Frage nach der Entstehung, Aufrechterhaltung und Veränderung von subjektiven und intersubjektiven Realitäten.

Zur Erläuterung dieses Gedankengangs sei etwas weiter ausgeholt: MATURANA und VARELA behaupten, daß das Gemeinsame aller Lebewesen darin bestehe, daß sie sich ständig selbst erzeugen. Sie schreiben ihnen deshalb eine autopoietische Organisation zu (autos = selbst, poiein = machen, schaffen). Autopoietische Lebewesen sind Erzeuger und Erzeugnis zugleich und müssen als autonome Einheiten angesehen werden in dem Sinne, daß ihre Ziele systemintern festgelegt sind. Demgegenüber unterscheiden sich die – in ihrer Organisation alle gleichermaßen autopoietischen – Lebewesen in ihrer Struktur. Sie kennzeichnet die Bestandteile des Lebewesens und ihre Beziehungen zueinander, wie sie die Einheit des jeweiligen Lebewesens verwirklichen.

Ein autopoietisches System ist energetisch offen, operational geschlossen. Das bedeutet, daß Interaktionen mit seinem Medium nicht bestimmte Strukturveränderungen festlegen, sondern lediglich Strukturveränderungen auslösen. Welcher Art diese sind, wird weniger durch den Einfluß von außen bestimmt, sondern in sehr viel stärkerem Maße durch die Struktur des autopoietischen Systems. Autopoietische Systeme werden deshalb als strukturdeterminierte Systeme bezeichnet, wenn auch als strukturell plastische. Denn die Struktur ist im Laufe des Lebens ständigen Änderungen unterworfen und verwirklicht zum jeweiligen Zeitpunkt die evolutionäre und individuelle Geschichte dieses Individuums, das durch den Erhalt seiner autopoietischen Organisation seine Identität wahrt.

Die Strukturdeterminiertheit autopoietischer Lebewesen macht den entscheidenden Unterschied zu einem Computer aus. Es ist nicht möglich, in ein Lebewesen wie in einen Computer – den RAM (random access memory) oder den ROM (read only memory) – Informationen einzugeben und festzulegen. Vielmehr bedingt die Strukturdetermination, daß eine instruktive Interaktion mit einem Lebewesen unmöglich ist. Das bedeutet beispielsweise für die Erziehung: Die erzieherische Intervention bestimmt nicht, was das Kind lernt; es ist vielmehr die Struktur des Kindes, die das Schicksal der erzieherischen Intervention determiniert. Der Erzieher kann also nicht einseitig das Verhalten des Kindes bestimmen. Entsprechendes gilt selbstverständlich für Therapie.

Für ein abgeschlossenes System nun gibt es kein Innen und Außen. Dies kann nur aus der Sicht des Beobachters gesagt werden; Angaben über sensorische und effektorische Nervenendpunkte sind seine Beschreibungen, die eine willkürliche Öffnung des abgeschlossenen Systems vollziehen. Theoretisch könnte der Beobachter einen solchen künstlichen Akt an jedem synaptischen Spalt durchführen, an dem er sich aufstellt.

MATURANA und VARELA (1987: 149/150) veranschaulichen die Situation des operational abgeschlossenen Systems an folgendem Beispiel: „Stellen wir uns jemanden vor, der sein ganzes Leben in einem Unterseeboot

36

verbracht hat, ohne es je zu verlassen, und der in dem Umgang damit ausgebildet wurde. Nun sind wir (als Beobachter; der Verf.) am Strand und sehen, daß das Unterseeboot sich nähert und sanft an der Oberfläche auftaucht. Über Funk sagen wir dann dem Steuermann: ,Glückwunsch, du hast alle Riffe vermieden und du bist elegant aufgetaucht; du hast das Unterseeboot perfekt manövriert.' Der Steuermann im Inneren des Bootes ist jedoch erstaunt: ,Was heißt denn Riffe und auftauchen? Alles, was ich getan habe, war Hebel zu betätigen und Knöpfe zu drehen und bestimmte Relationen zwischen den Anzeigen der Geräte beim Betätigen der Hebel und Knöpfe herzustellen – und zwar in einer vorgeschriebenen Reihenfolge, an die ich gewöhnt bin. Ich habe kein Manöver durchgeführt, und was soll das Gerede von einem Unterseeboot?'"

Die beiden Autoren kommentieren dieses Beispiel: „Für den Fahrer im Inneren des Unterseebootes gibt es nur die Anzeigen der Instrumente, ihre Übergänge und die Art, wie zwischen ihnen bestimmte Relationen hergestellt werden können. Nur für uns draußen, die wir sehen können, wie sich die Relationen zwischen dem Unterseeboot und seiner Umgebung verändern, gibt es das Verhalten, das je nach seinen Konsequenzen mehr oder weniger angemessen erscheint. Wenn wir bei der logischen Vorgehensweise bleiben wollen, dürfen wir die Arbeitsweise des Unterseebootes selbst und die Dynamik seiner Zustände nicht mit dessen Verlagerungen und Bewegungen im Milieu verwechseln", die eben nur dem Beobachter zugänglich sind.

Dementsprechend definieren MATURANA und VARELA Verhalten: „Unter Verhalten verstehen wir die Haltungs- und Standortveränderungen eines Lebewesens, die ein Beobachter als Bewegungen oder Handlungen in bezug auf eine bestimmte Umgebung (Milieu) beschreibt." Das bedeutet, Verhalten ist eine reine Beobachterkategorie. Aus der Sicht des autopoietischen Systems ist jedes Verhalten angemessen, gut, richtig etc., wenn es seiner Autopoiese dient und nicht zur Auflösung seiner Organisation, d.h. zum Tode führt. Wertungen von Verhalten als pathologisch, abnorm, verrückt etc. sind demgegenüber Beschreibungen des Beobachters. (siehe dazu auch: ROTTHAUS 1987a: 88).

In der Dynamik seiner Zustandsveränderung gibt es für ein abgeschlossenes System kein Merkmal, das ihm erlauben würde, zwischen externen und internen Ursachen für diese Zustandsveränderung zu unterscheiden. Insofern gibt es auch keinen Unterschied zwischen Wahrnehmungen, Illusionen und Halluzinationen. Diese Unterscheidungen können nur von einem Beobachter getroffen werden. Erst dadurch, daß das Individuum Beobachter seiner selbst sein kann, d.h. die Fähigkeit besitzt, in rekursiver

Weise mit seinen eigenen internen Zuständen zu interagieren, als ob diese internen Zustände unabhängige Gegenstände wären, kann es als interner Beobachter seine intern erzeugten Aktivitätszustände als verschieden von seinen extern erzeugten Aktivitätszuständen unterscheiden. (siehe dazu: SCHWARZ 1989) Als Beobachter seiner selbst kann es zudem – wie ein externer Beobachter – das eigene Verhalten bewerten – mit der gleichen, ausschließlich subjektiven Gültigkeit.

Da für ein System Einflüsse aus der Umwelt „nur" Auslöser für interne Veränderungen sind, ist das, was dieses System für Umwelt hält, nicht „Abbildung", sondern „Vorstellung". Wahrnehmen und Erkennen ist demnach nicht das mehr oder weniger richtige Erfassen einer objektiven Außenwelt, sondern die mehr oder weniger passende bzw. brauchbare, „viable" (von GLASERSFELD) Konstruktion einer Wirklichkeit, die uns zielstrebiges Handeln im Bereich der Erlebniswelt erlaubt. Ernst von GLASERSFELD hat dies an einem Beispiel sehr schön verdeutlicht: „Ein blinder Wanderer, der den Fluß jenseits eines nicht allzu dichten Waldes erreichen möchte, kann zwischen den Bäumen viele Wege finden, die ihn an sein Ziel bringen. Selbst wenn er 1000mal liefe und alle die gewählten Wege in seinem Gedächtnis aufzeichnete, hätte er nicht ein Bild des Waldes, sondern ein Netz von Wegen, die zum gewünschten Ziel führen, eben weil sie die Bäume des Waldes erfolgreich vermeiden. Aus der Perspektive des Wanderers betrachtet, dessen einzige Erfahrung im Gehen und zeitweiligen Anstoßen besteht, wäre dieses Netz nicht mehr und nicht weniger als eine Darstellung der bisher verwirklichten Möglichkeiten, an den Fluß zu gelangen. Angenommen, der Wald verändert sich nicht zu schnell, so zeigt das Netz dem Waldläufer, wo er laufen kann; doch von den Hindernissen, zwischen denen all diese erfolgreichen Wege liegen, sagte sie nichts, als daß sie eben sein Laufen hier und dort behindert haben. In diesem Sinne „paßt" das Netz in den „wirklichen" Wald, doch die Umwelt, die der blinde Wanderer erlebt, enthält weder Wald noch Bäume, wie ein außenstehender Beobachter sie sehen könnte. Sie besteht lediglich aus Schritten, die der Wanderer erfolgreich gemacht hat, und Schritten, die von Hindernissen vereitelt wurden." (1985: 9)

Es geht beim Wahrnehmen also nicht darum, die „Wirklichkeit" möglichst wahrheitsgetreu abzubilden, sondern darum, eine Vorstellung zu entwickeln, die passend, brauchbar, „viabel" ist, die es erlaubt, Zusammenstöße mit dem, was entgegensteht (den Gegenständen), zu vermeiden und ans Ziel zu kommen. Jean RICHARDS und Ernst VON GLASERSFELD definieren dementsprechend Wahrnehmung an anderer Stelle: „Es handelt sich dabei nicht um eine Aufnahme oder Wiedergabe von Information, die von außen hereinkommt, sondern um die Konstruktion von Invarianten, mit deren Hilfe der Organismus seine Erfahrungen assimilieren und organisieren kann." (1984: 6) (Es wird deutlich, daß VON GLASERSFELD als Schüler PIAGETs auf dessen entwicklungspsychologischen Erkenntnissen aufbaut.)

Der Konstruktivismus verweist also die Idee einer absoluten Objektivität, die immer besser zu erkennen uns aufgegeben sei, in den Bereich unreflektierter Illusionen. Heinz von FOERSTER formuliert: „Objectivity is a subjects delusion that observing could be done without him." (Objektivität ist die Wahnvorstellung eines Subjekts, daß man beobachten könnte, ohne selbst beteiligt zu sein.) – (zitiert nach Ernst von GLASERSFELD 1985: 19)

Nun gibt es zweifellos eine Welt, die uns als „Realität" erscheint. Dies wird möglich durch die Herstellung eines konsensuellen Bereichs über strukturelle Koppelung. Diese strukturelle Koppelung ergibt sich, wenn zwei autopoietische Systeme in rekursiver Weise miteinander interagieren und jeder Organismus zum Medium des anderen wird und Verstörungen (LUDEWIG) bei ihm bewirkt. Für den Beobachter sieht es dann so aus, als ob System A das Verhalten von System B bestimmen würde, wie das bei zwei miteinander verbundenen Computern der Fall ist. Tatsächlich erfolgt jede Veränderung von B nur aufgrund einer Verstörung seiner Struktur durch das Verhalten von A; die Art der Veränderung wird jedoch durch die Struktur von B bestimmt.

Der Bereich, in dem beide miteinander interagieren, wird als konsensueller Bereich bezeichnet. Er ist der Bereich gemeinsamer Beschreibungen mit einem oder mehreren anderen Systemen. In diesem Bereich wird – bei gelingender Interaktion, beispielsweise über Sprache – konsensuelle Realität erzeugt, eine überindividuelle Wirklichkeit, die dadurch jedoch nicht an Objektivität gewinnt. Diese Ausbildung eines konsensuellen Bereiches, einer gemeinsamen Wirklichkeit, wird in einem mühevollen Prozeß über Sozialisation und Erziehung vollzogen, bis wir diese gemeinsame soziale Realität für die „wirkliche Wirklichkeit" halten (siehe auch: ROTTHAUS 1987a: 87).

Dem Menschen steht also eine absolute Wahrheit und eine absolute Wirklichkeit nicht zur Verfügung. Alles, was er für Wahrheit und Wirklichkeit hält, sind gemeinsame Konstruktionen, die dann angemessen und nützlich sind, wenn sie – wie im obigen Beispiel die Navigation des U-Bootes – Orientierung ermöglichen. In der Physik ist das lange bekannt. Wissenschaftliche Modelle und Theorien sind nicht „wahr", sondern nur mehr oder weniger „zweckmäßig" und „denkökonomisch" einfach (KUHN 1980: 133).

Hinzu kommt, daß jede Beschreibung von einem Beobachter stammt („Alles, was gesagt wird, wird von einem Beobachter gesagt." – MATU-

RANA 1982: 34) und damit zwangsläufig subjektiv ist. Da Beschreibungen aber nur in der Folge einer strukturellen Koppelung von Beobachter und Beobachtetem möglich sind, ist eine isolierte Beschreibung des Beobachteten nicht denkbar; der Beobachter bestimmt, was ihm vom Beobachteten sichtbar wird, und bewirkt sofort Verstörungen, die Anpassungsleistungen bewirken. Beobachter und beobachtetes Objekt hängen also wechselseitig voneinander ab (ebenfalls eine Erfahrung, die die Physiker bereits in den 20er Jahren machen mußten). Entsprechend kann man einem System nicht losgelöst von den Bedingungen des Beobachters und der Beobachtung irgendwelche Eigenschaften zuschreiben.

Der Mensch bringt also im Prozeß seines Interagierens innerhalb eines sozialen Systems die Welt kommunikativ hervor, in der er lebt. Er ist dabei sowohl Subjekt als auch Objekt des Geschehens. Er ist in seinen Aktionen Element des übergeordneten Interaktionssystems und damit abhängig; gleichzeitig bestimmt er die Lebensbedingungen der anderen. Dies geschieht in rekursiver Form so, daß das Verhalten des einen auf alle anderen wirkt, deren Verhalten dann wieder auf ihn selbst einwirkt, wodurch er wieder auf die anderen zurückwirkt . . . ein unendlicher Prozeß von wiederholt auf sich selbst angewandten, also rekursiven Operationen, deren Ergebnisse – wie Heinz von FOERSTER es ausdrückt – Eigenwerte (Eigenverhalten, Eigenstrukturen) sowohl des Interaktionssystems, z.B. der Familie, als auch des Individuums sind.

Das Verhalten eines Menschen läßt sich also erklären, wenn man erkennt, welches der für ihn wichtige Interaktionsbereich ist, in dem er zur Aufrechterhaltung seiner Eigenwerte handelt. Es ist nie losgelöst von seinem aktuellen Interaktionsbereich zu verstehen, d.h. von dem Bereich, in dem ein Mensch seine Welt durch sein Verhalten beschreibt und in Abhängigkeit von den Partnern seiner Interaktion verändert oder beibehält. (siehe auch: SIMON 1988: 128 ff)

Fruchtbare Impulse sind von dem Soziologen Niclas LUHMANN ausgegangen, der nicht Individuen als Elemente der von ihm untersuchten Systeme sieht, sondern soziale Systeme als durch Sinn definierte kommunikative Handlungssysteme auffaßt, für die die einzelnen Menschen Umwelt darstellen (LUHMANN 1984). Soziale Systeme werden demnach durch Sinngrenzen beschrieben.

Eine solche Konzeptualisierung eines sozialen Systems hat den Vorteil, daß die „logische Buchhaltung" (MATURANA, VARELA 1987) gewahrt bleibt. Denn wenn man ein soziales System als Produkt struktureller Koppelung in Kommunikation zwischen Individuen betrachtet, so muß diesem System eine andere Qualität zugeschrieben werden, als sie seinen Erzeugern, den Individuen zukommt. „Anders als materiell verkörperte Systeme wie Zellen und Organismen existiert ein soziales System in einer Wirklichkeit, die vom Beobachter durch nichts anderes bestimmt werden kann, als durch seine Interaktionen mit den Mitgliedern des Systems in ihrer Eigenschaft als Mitglieder, z.b. durch Befragung. Es kann keine allgemeingültigen Kriterien geben, anhand derer ein Beobachter in problemloser Einigung mit anderen Beobachtern bestimmen könnte, welches Gebilde für ein soziales System gehalten werden kann bzw. ob das, was er als ein solches identifiziert hat, auch von den tatsächlichen Beteiligten bestätigt wird. So mag beispielsweise eine zufällige Ansammlung von Menschen einem Beobachter durchaus als ein strukturiertes soziales System vorkommen, ohne daß dies von den Beobachteten selbst bestätigt wird." (LUDEWIG 1987a)

LUDEWIG prägte den Begriff des Mitglieds, um zwei Gesichtspunkte zu verdeutlichen: Zum einen die Kennzeichnung eines Mitglieds durch eine Reihe von Handlungen, die von ihm im Rahmen der Definition des jeweiligen sozialen Systems erwartet werden (z.B. Mitgliedsbeitrag zahlen); das Mitglied ist dadurch als Bestandteil des Systems durch die Eigenart des Systems definiert. Zum anderen verleiht die Ausführung eben jener erwarteten Handlungen wiederum dem System seine spezifische Wirklichkeit. „Mitgliedschaft impliziert also den rekursiven Zusammenhang zwischen der gleichzeitigen Erzeugung des Systems und dem Erzeugtwerden durch das System."

Diese Konzipierung von sozialen Systemen macht es möglich, Symptome oder Probleme nicht mehr als Bestandteile eines „natürlichen" Systems (der Familie) anzusehen, sondern als Thema oder Sinn eines eigenständigen Systems, des „Problemsystems" (ANDERSON u.a. 1986, LUDEWIG 1987a, 1988b); die Familie wird dadurch noch deutlicher entpathologisiert. Ein solches „Problemsystem" ist ein System, das einzig und allein durch die Handlungen gebildet wird, die um ein Thema zentriert sind, das als negativ bewertet und für veränderungsbedürftig gehalten wird, nämlich das Problem. Kommt es dann zu einem „Therapiesystem", das Mitglieder des Problemsystems mit einem Therapeuten um die Lösung des Problems erschaffen, kann es nicht um eine Transformation des Problemsystems in ein „gesundes System" gehen, sondern schlicht um die Auflösung des Problemsystems. Dieses kann sowohl dadurch geschehen, daß das Problem verschwindet, beispielsweise indem es seinen interaktionellen Sinn verliert, als auch dadurch, daß es fortbesteht, aber keine negative Bewertung mehr erfährt. Therapie ist also nicht primär auf die irgendwie geartete Veränderung von Menschen ausgerichtet, auch wenn die Auflösung eines Problemsystems sekundär dazu führen mag.

3.3 Systemdenken – ein Paradigmawechsel?

Handelt es sich nun bei der Anwendung des systemtheoretischen Denkmodells auf Therapie um eine „kopernikanische Revolution in der Psychotherapie" (GUNTERN 1980) und um einen „Paradigma-Wechsel" (SIMON, STIERLIN 1984, SIMON 1985 u.a.) im Sinne von KUHN (1962), also um einen grundlegenden Wandel in den Regeln und Standards wissenschaftlichen Denkens und Handelns – und das nicht nur im Bereich der Sozialwissenschaften (CAPRA 1983, 1987, VESTER 1988 u.a.)? Der Leser möge sich diese Frage selbst beantworten. Hier soll nur kurz versucht werden, den Wandel deutlich zu machen, der sich mit der systemischen Perspektive verbindet.

Philippe CAILLÉ (1976: 22) schreibt dazu: „Die Konzeption des psychiatrischen Syndroms als ein individuelles Phänomen hat in unserer Kultur eine sehr lange Tradition. Sie geht zurück ins Mittelalter mit der Aussonderung der Irren und setzt sich fort in den klassischen psychiatrischen Anstalten, wo die Kommunikation des Verrückten avisiert wird als Symptom, gleichsam als Beweis seiner Verrücktheit und Nichtkommunikation. Sicherlich haben die Entwicklung der Psychiatrie im letzten Jahrhundert und die Psychoanalyse diesen Denktyp erheblich verändert. Die epidemiologischen und soziologischen Studien, die Forschungen über die Rolle der Vererbung und des Milieus haben die wichtige Bedeutung der Außenfaktoren auf die Entwicklung des Individuums gezeigt. Dennoch ist der entscheidende Punkt, daß das psychiatrische Syndrom derartig konzipiert bleibt, nämlich in seiner Bindung und Bestimmung durch das Individuum."

Tatsächlich gibt es eine Reihe von Hinweisen darauf, daß die individuumzentrierte Sichtweise von psychischer Auffälligkeit und psychischen Störungen gegen Ende des Hochmittelalters, d.h. mit dem Aufkommen der vom Individualismus gekennzeichneten mental-rationalen Bewußtseinsstufe sich zu entwickeln begann (siehe dazu: GEBSER1949, 1953). Diese individuumzentrierte Sichtweise besagt, daß die Ursache eines Verhaltens im Individuum begründet sei und eine Erklärung für dieses Verhalten nur aus einem Verständnis der Persönlichkeitsmerkmale, der verschiedenen Persönlichkeitsdimensionen des Individuums gewonnen werden könne. Nur dieses Individuum ist verhaltensgestört oder verhaltensauffällig und die Ursache liegt in seinen Gedanken und Gefühlen, seinen intrapsychischen Konflikten, in seinem Unbewußten oder in seiner Lerngeschichte. Die Diagnose konzentriert sich auf das Verhalten und Erleben des Individuums, ist darauf ausgerichtet, die unterschiedlichen Aspekte der Persönlichkeit des Individuums zu erfassen, um therapeutisch durch Veränderungen im Individuum Verhaltensänderungen zu bewirken.

Das Erforschen der Ursache gilt als Voraussetzung für eine gezielte Therapie. Dieser Blickwinkel impliziert immer auch die Frage nach der Schuld.

Allerdings wird von Philippe CAILLÉ in dem obigen Zitat mit Recht darauf hingewiesen, daß in der ersten Hälfte dieses Jahrhunderts eine familiendynamische Sichtweise zu einer wesentlichen Erweiterung des Blickwinkels führte und letztlich zum Beispiel auch die Möglichkeit eröffnete, über die Beratung bzw. Behandlung der Eltern oder eines Elternteiles das Verhalten eines Kindes zu beeinflussen (z.B. die Behandlung des „Kleinen Hans" über den Vater durch FREUD). Die Ursachen für das Persönlichkeitsbild des Individuums wurden nun beispielsweise in den familiären und sonstigen sozialen Einflüssen geortet, denen das Individuum ausgesetzt war. Entsprechend verschob sich die Zuschreibung von Schuld. An der prinzipiell individuumzentrierten Bedingung des aktuellen Verhaltens des einzelnen änderte sich aber dadurch nichts.*

Erst der Systemansatz hat eine grundsätzliche Änderung der Erklärungsmodelle für individuelles Verhalten bewirkt. Dieses bestimmt sich nicht mehr unabhängig von den Bedingungen der Umwelt aufgrund intrapsychischer Abläufe und Motive, sondern ist nur durch die rekursive Wechselbeziehung mit dem Verhalten der Interaktionspartner erklärbar.

Logischerweise zwingt eine solche systemische Sicht dazu, das Beschuldigen – beispielsweise auch das des „identifizierten Patienten" oder seiner Familie – aufzugeben. Systemisches Denken sieht, so schreibt KEENEY (1983), „Symptome als Metapher für eine ganze Ökologie und führt zu einem Bewußtseinszustand, den BATESON als ‚Bescheidenheit und Einsamkeit' beschreibt. Diese Einsamkeit der Befreiung . . . entsteht, wenn es kein Gen, keine Chemie, kein Individuum, keine Gruppe oder keine Kultur mehr gibt, die man beschuldigen oder auf die man wütend sein kann." (Siehe auch ROTTHAUS 1985: 52)

Interessant ist es nun, daß heute – aber eben erst heute – „systemisches" Gedankengut in den Arbeiten von Carl ROGERS als sehr zentral entdeckt wird. So schreiben HÖHNER und BRÖSEKE in ihrem Vorwort zur deutschen Übersetzung von Carl ROGERS 1959 verfaßten grundlegenden Aufsatz „Eine Theorie der Psychotherapie, der Persönlichkeit und der zwischenmenschlichen Beziehungen" (1987: 7):

---

*) Einen Schritt weiter ging ADLER 1930 in seinen kleinen Publikationen „Bettnässer" und „Enuresis als Bindemittel" (1974: 150 ff), in denen er auf die Funktion des Bettnässens für den Zusammenhalt der Familie verwies und den Versuch beschrieb, über eine Veränderung des familiären Musters das Symptom zum Verschwinden zu bringen. Jedoch wurde dieser Ansatz damals nicht weiter verfolgt.

„Rogers konzipierte in mehr als 30 Jahren eine Theorie der Psychotherapie, der Persönlichkeit und der menschlichen Entwicklung, die uns heute in Sprache und Konzepten der systemischen Ansätze wieder begegnet. Er formulierte so die zwischenmenschliche Dynamik als den eigentlichen Gegenstand der psychotherapeutischen Theorie und Praxis. Er verzichtete . . . auf die Entwicklung einer individuellen Psychopathologie, die das Gestörtsein des Menschen in das fehlerhafte Funktionieren des Individuums zurückverlegt. Er entwarf auf diese Weise die Grundrisse einer anderen, eben dynamischen Geschichtlichkeit der menschlichen Entwicklung, deren eigentliche Qualität in der aktuellen Veränderbarkeit des Individuums durch die Dynamik der zwischenmenschlichen Interaktion besteht und die so eine Psychologie der Entwicklung der Persönlichkeit ohne den Rekurs auf unbekannte, individuelle, innere Gesetzmäßigkeit des Individuums ermöglicht."

Tatsächlich spricht einiges dafür, daß wir – im Sinne von GEBSER (1949, 1953) – Zeugen eines säkularen Wandels der Bewußtseinsebenen sind, d.h. daß das Ende der individualistisch orientierten mental-rationalen Bewußtseinsebene sich abzeichnet und sich ein Wechsel zu einer integrativen Bewußtseinsebene erahnen läßt, in der Schuld als individuelle Kategorie unangemessen ist, in hohem Maße jedoch persönliche Verantwortung gefordert wird (ROTTHAUS 1985).

Natürlich haben solche Überlegungen notgedrungen spekulativen Charakter, weil wir Teil (Beweger und Bewegte) dieses angenommenen Prozesses sind und deshalb zur distanzierten Beobachtung unfähig. Das schließt jedoch nicht aus, daß es nützlich ist, sich einem solchen prospektiven Hypothetisieren zu stellen; denn letztlich ist ein derartiges „Feedforward" die für den Menschen einzigartige Form, Entwicklung zu fördern und zu beeinflussen.

Systemisches Denken heißt aber auch, die Ein-Sinnigkeit aller Dichotomien zu erkennen, wie sie die lineale Logik nahelegt, das letztlich so bequeme Entweder-Oder-Schema aufzulösen und das Sowohl-als-auch-Schema der Komplementarität zu erlernen, das in unserer westlichen Welt verlorengegangen ist. Damit verbindet sich die systemische Erkenntnis, daß ein dynamisches Pendeln zwischen den Extremen als anzustrebendes Ziel anzusehen ist. D. h.: Wenn man etwas tut, das gut ist, wird es nicht zwangsläufig besser, wenn man mehr davon tut. Im Gegenteil: Es gibt optimale Maße, optimale Größen für jede Struktur, Organisation und Institution.

Auffallend ist nun, daß systemisches Denken in den verschiedenen Wissenschaftsbereichen Einzug gehalten hat und Medizin wie Sozialwissenschaften eher als Nachzügler anzusehen sind. Es ist vielfach beschrieben worden (GUNTERN 1980, 1984, HEISENBERG 1984, CAPRA 1983, 1987, Duss-von WERDT 1987, ROTTHAUS 1985, 1989a u.v.a.), wie die Physiker in den 20er Jahren dieses Jahrhunderts eine existentielle Bedrohung erlebt haben, als sie sich vor die Notwendigkeit gestellt sahen, die von DESCARTES begründete und von NEWTON vollendete klassische wissenschaftliche – und bis dahin so ungemein erfolgreiche – Denkweise aufzugeben. Ihr Prinzip besteht darin, komplexe Phänomene und Probleme in ihre Teile zu zerlegen, diese dann zu behandeln oder zu lösen und anschließend wieder zu einem Ganzen zusammenzusetzen. Diese analytische Methode ermöglichte eine ungeheure Entwicklung in allen Wissenschaftsbereichen. Andererseits brachte sie jedoch jene Zersplitterung mit sich, die für unser Denken und für die heutige Wissenschaft so typisch ist. Ähnlich wie bei den Physikern in den 20er Jahren ist auch in den übrigen Wissenschaftsbereichen heute die Überzeugung stark erschüttert worden, alle komplexen Phänomene könnten verstanden werden, wenn man sie auf ihre Bestandteile reduziert.

Ebenso wurde von den Physikern in den 20er Jahren erkannt, daß eine prinzipielle Trennung von Beobachter und beobachtetem Objekt nicht möglich sei. HEISENBERG formulierte „als die neue Situation" in der modernen Naturwissenschaft, „daß wir die Bausteine der Materie, die ursprünglich als die letzte objektive Realität gedacht waren, überhaupt nicht mehr ‚an sich' betrachten können, daß sie sich irgendeiner objektiven Festlegung in Raum und Zeit entziehen und daß wir im Grunde immer nur unsere Kenntnis dieser Teilchen zum Gegenstand der Wissenschaft machen können. Das Ziel der Forschung ist also nicht mehr die Erkenntnis der Atome und ihrer Bewegung ‚an sich', d.h. abgelöst von unserer experimentellen Fragestellung, vielmehr stehen wir von Anfang an in der Mitte der Auseinandersetzung zwischen Natur und Mensch, von der die Naturwissenschaft ja nur ein Teil ist, so daß die üblichen Einteilungen der Welt in Subjekt und Objekt, Innenwelt und Außenwelt, Körper und Seele nicht mehr recht passen wollen und zu Schwierigkeiten führen. Auch in der Naturwissenschaft ist also der Gegenstand der Forschung nicht mehr die Natur an sich, sondern die der menschlichen Fragestellung ausgesetzte Natur, und insofern begegnet der Mensch auch hier wieder sich selbst." (HEISENBERG 1984: 107 f).

Unter anderen Aspekten schildert CAPRA (1987: 571 f) das „neue Denken" in der Physik: „Das materielle Universium ist gemäß der modernen Physik kein mechanisches, aus getrennten Objekten bestehendes System, sondern erscheint als ein komplexes Gewebe von Beziehungen. Subato-mare Teilchen werden nicht als isolierte Einheiten verstanden, sondern müssen als Verknüpfungen in einem Netzwerk von Vorgängen angesehen werden. Der Begriff eines getrennten Gegenstandes ist in unserem tägli-chen Leben, in unserer makroskopischen Umwelt äußerst nützlich und not-wendig, verliert jedoch seine fundamentale Gültigkeit, ist also nur noch ei-ne Näherung oder eine Idealisierung. Alle solche Gegenstände sind Mu-ster in einem untrennbaren kosmischen Prozeß, und diese Muster sind in sich selbst dynamisch. Elementarteilchen, die die Atome aufbauen, beste-hen ihrerseits nicht aus irgendwelcher materiellen Substanz. Sie besitzen eine gewisse Masse, doch diese Masse ist eine Form von Energie, und Energie gilt immer als ein Maß der Aktivität, wird immer mit Prozessen assoziiert. Daher sind diese subatomaren Teilchen Energiebündel oder Ak-tivitätsmuster. Sie bilden die stabilen Atome, Moleküle und dann Festkör-per, Flüssigkeiten und Gase, also unsere stabile Materie und lassen uns so glauben, daß diese Materie aus einer materiellen Substanz besteht. Im täglichen Leben erweist sich dieser Substanzbegriff wieder als äußerst nützlich. Er verliert jedoch seine Gültigkeit, wenn wir zu kleineren und klei-neren Dimensionen gehen. Die Strukturen in unserer Umwelt bestehen aus Atomen, die Atome aus Teilchen, aber diese Teilchen bestehen nicht nur aus irgendwelchem materiellen Stoff. Wenn wir sie beobachten, sehen wir nie eine materielle Substanz. Was wir beobachten, sind dynamische Muster, die sich sich ständig ineinander verwandeln. Ein ständiger Tanz der Energie.

Daraus sehen wir, daß das Weltbild der modernen Physik ganzheitlich und ökologisch ist. Es betont die grundlegende Verknüpftheit und gegen-seitige Abhängigkeit aller Phänomene und auch die innerlich dynamische Natur der physikalischen Wirklichkeit. Um dieses Bild auf die Beschrei-bung von lebenden Organismen auszudehnen, müssen wir über die Physik hinausgehen. Es gibt ein Gedankengebäude, das mehr als die ideale Aus-dehnung und Verallgemeinerung dieser Begriffe der Physik erscheint, das Gedankengebäude, das unter dem Namen Systemtheorie oder allgemeine Systemtheorie bekannt ist."

Daß die Systemtheorie möglicherweise in allen Wissenschaften und al-len Lebensbereichen – in der Medizin u.a.: TRETTER 1989 – von zu-kunftsentscheidender Bedeutung ist, klingt in den folgenden Zitaten des deutschen Biochemikers VESTER (1988: 563-566) an: "Die größeren Risi-ken sind demnach darin zu sehen, daß wir den Systemcharakter unserer Unternehmungen und Volkswirtschaften ignorieren und die Welt weiterhin als ein mit fachblindem Expertentum zu eroberndes Spielfeld sehen, jedes Projekt für sich angehen und uns lediglich dabei auf die Perfektion von

Details, von Einzelabläufen konzentrieren, ohne die Gesamtzusammenhänge und damit die Gesetzmäßigkeiten einer lebensfähigen Systemstruktur zu beachten. Allein der schon damit zwangsläufig verbundene Zerfall des Zusammenspieles vieler kostenloser Regulations- und Selbstregulationsvorgänge in unserer Natur, also von Wasser, Luft, Boden, Pflanzenwelt und Tierwelt sowie Mikroorganismen, auf deren Leistung wir auch mit einer noch so hoch entwickelten Technik auf Gedeih und Verderb angewiesen sind, dürfte zu einer galoppierenden wirtschaftlichen Belastung führen ... Leider zeigt aber die Praxis, daß wir auch aus der genauesten Datenerfassung von Einzelfaktoren nicht das geringste über ihre Rolle im System erfahren und damit auch nichts darüber, wo dessen Möglichkeiten und Gefahren wirklich liegen ... Wenn wir brauchbare Zukunftprognosen und entsprechende Strategien entwickeln wollen, so ist das nur möglich, wenn es gelingt, in der besonderen Selbstregulation und spontanen Ordnungsbildung komplexer Systeme und in all den damit verbundenen Vorteilen eines kybernetischen Wirtschaftens den tieferen Sinn unserer Zielvorstellungen zu sehen und damit weit bessere Orientierungsgrößen zur Hand zu haben. Man darf vermuten, daß mit einem Denken, das sich in dieser Weise von den Zwängen einer unangebrachten mechanistischen Vorstellung befreit hat, viele technische und Umweltprobleme unserer Gesellschaft ebenso rasch in sich zusammenfallen, wie die sich häufenden Fehlentscheidungen in unseren großen Unternehmungen, über die ja die Wirtschaftspresse laufend berichtet ... Auf dieser Grundlinie eines systemorientierten, evolutionären Managements zeigt sich dann sehr rasch, daß Überleben weit mehr bedeutet als Fortschreiben des Bestehenden oder gar bloßes Vegetieren. Es schließt spontane Weiterentwicklung, Entfaltung und Evolution eines Systems wie auch seiner Glieder mit ein."

3.4 Notizen zu einem systemischen Menschenbild

Therapie unterscheidet sich von anderen Formen menschlicher Begegnung dadurch, daß einer der beiden Partner aufgefordert ist – und sich dafür auch kompetent hält –, den anderen – sein Verhalten, sein Erleben, sein Selbstbild oder seine Annahmen und Wertvorstellungen – in irgendeiner Weise, ob nun gezielt oder im Sinne einer Anregung zu eigenen Lösungsprozessen, zu beeinflussen, so daß dieser Partner sich anschließend besser fühlt, zufriedener mit seinen Verhaltensweisen oder seinen Bewertungen o.ä. ist. Ein derartiges Handeln setzt eine Auseinandersetzung mit Fragen voraus: „Wie sehe ich den anderen? Wie sehe ich mich? Wie verstehe ich unsere Begegnung?" u.a. Man wird davon ausgehen dürfen, daß dem therapeutischen Handeln immer – ob nun bewußt oder unbewußt – ein bestimmtes Bild vom Menschen zugrunde liegt.

Es soll deshalb im folgenden versucht werden, einige Notizen zu einem systemischen Menschenbild zu formulieren im vollen Bewußtsein ihres vorläufigen und unvollständigen Charakters. Wie im Vorausgesagten bereits angeklungen ist, muß es ein Menschenbild der Komplementarität, des Sowohl-als-Auch sein. Eine Beschreibung scheint nur in Form von Polaritäten möglich, zwischen denen die „Wahrheit" auf einem nicht zu fixierenden Punkte liegt. Daraus folgert, daß es niemals eine Maximierung des angeblich guten oder eine Minimierung des angeblich schlechten Handelns und niemals eine Maximierung des angenehmen oder Minimierung des unangenehmen Zustandes geben kann (was auch Gültigkeit hat für Gesundheit und Krankheit – ROTTHAUS 1985). Erstrebenswert erscheint der unsichere Standpunkt in der Mitte bzw. das Suchen danach. Das bedeutet auch, daß aus einem solchen Menschenbild keine Rezepte und keine einfachen Handlungsanweisungen abgeleitet werden können.

– *Verhaltensdeterminiertheit vs. Verhaltensfreiheit*

Der Mensch ist einerseits ein autopoietisches, struktur-determiniertes System, dessen jeweiliges Verhalten bzw. dessen jeweiliger Verhaltensbereich durch die augenblickliche Struktur des Systems bestimmt wird. Insofern gibt es für ihn keine Möglichkeit zu eigengelenkter Entwicklung.

Andererseits kann er aber als Beobachter „im Prinzip immer einen metadeskriptiven Bereich im Bezug auf seine gegenwärtigen Umstände definieren und so operieren, als wenn er im Verhältnis dazu extern wäre" (MATURANA 1987: 111). Als Beobachter seiner selbst und seiner Umstände, über Operationen im sprachlichen Bereich, die ihm die Erzeugung eines Metabereiches von Beschreibungen erlauben, ist der Mensch also in der Lage, in rekursiver Weise selbst Einfluß auf sein strukturelles Driften zu nehmen.

Dieses ist das Problem der Freiheit bzw. der Unfreiheit des Menschen, das eben keine Entweder-oder-Antwort finden kann, sondern nur die des Sowohl-als-Auch. Diese Erkenntnis dürfte der persönlichen Erfahrung eines jeden mit sich selbst und auch der Erfahrung als Therapeut entsprechen, daß Handeln nur sinnvoll zwischen den Polen von Freiheit und Unfreiheit erfolgt und sinnvoll nur in diesem Kontext verstanden werden kann.

– *Vereinzelung vs. Gemeinschaftsgebundenheit*

Eng verbunden mit der Fähigkeit zur Selbstbeschreibung ist die Geworfenheit des Menschen in ein Spannungsfeld zwischen Einsamkeit und Gemeinsamkeit. Dazu schreibt MATURANA (1987: 117): „Als lebende Systeme existieren wir in vollständiger Einsamkeit innerhalb der Grenzen unserer individuellen Autopoiese. Nur dadurch, daß wir mit anderen durch konsensuelle Bereiche Welten schaffen, schaffen wir uns eine Existenz, die unsere fundamentale Einsamkeit übersteigt, ohne sie jedoch aufheben zu können. Nur dadurch können wir darüber hinaus einen Bereich von Selbst-Erkenntnis durch Selbst-Beschreibung in einem metadeskriptiven Bereich bestimmen, indem wir Objekte unserer Beschreibungen sind. Dazu brauchen wir den anderen, denn wir können uns selbst nur in den Spiegelungen eines konsensuellen Bereiches sehen. Wir können uns nicht sehen, wenn wir uns nicht in unseren Interaktionen mit anderen sehen lernen und dadurch, daß wir die anderen als Spiegelungen unserer selbst sehen, auch uns selbst als Spiegelung der anderen sehen."

Und an anderer Stelle (MATURANA 1982: 271): „Jeder Mensch steht als autopoietisches System allein auf der Welt. Wir wollen jedoch nicht beklagen, daß wir in einer subjektabhängigen Realität existieren müssen. Auf diese Weise ist das Leben interessanter, denn die einzige Transzendenz unserer individuellen Einsamkeit, die wir erfahren können, entsteht durch die konsensuelle Realität, die wir mit anderen schaffen, d.h. durch die Liebe zueinander."

– Berechenbarkeit vs. Unberechenbarkeit

Einerseits – und dieser Aspekt wird in der augenblicklichen Diskussion relativ stark akzentuiert – ist der Mensch aufgrund seiner Strukturdeterminiertheit nicht instruierbar, also grundsätzlich nicht gezielt zu beeinflussen. Seine Reaktionen auf ein bestimmtes Verhalten beispielsweise sind prinzipiell nicht vorhersehbar.

Andererseits jedoch ist seine Struktur Ergebnis seiner evolutionären und individuellen Entwicklung. In ihr ist also seine Geschichtlichkeit und seine Gesellschaftsgebundenheit codiert. Anders wäre der Mensch nicht lebensfähig. Das bedeutet in Berücksichtigung der Tatsache, daß Geschichte eine Geschichte der Koevolution ist, eine Strukturverwandtschaft oder Strukturähnlichkeit zwischen den Menschen als Voraussetzung und Ergebnis konsensueller Bereiche. Deshalb – und das entspricht schießlich alltäglicher Erfahrung – sind Voraussagen über das Verhalten andererseits doch auch mit relativ hohem Wahrscheinlichkeitsgrad möglich und Voraussetzung für Zusammenleben. In diesem Sinne argumentiert KRIZ (1987: 55) gegenüber einer allzu einseitigen und absoluten Betonung des Strukturdeterminismus bei DELL (z.B. 1986), daß das, „was in einem Individuum entsteht, eben nur relativ zur (bereits vor ihm existierenden) Familie bzw. Gesellschaft entstehen konnte". Er betont, daß die soziologisch-historische Perspektive nicht vergessen werden dürfe, die sinnvolle Vorhersagen durchaus möglich mache: „Es lassen sich recht brauchbare Vorhersagen machen, worin sich die Welten des heute geborenen Hopis, eines

Eskimos und eines Deutschen in – sagen wir – 15 Jahren unterscheiden werden, – jedenfalls, sofern diese Gesellschaftsstrukturen und die Spezies Mensch so lange überlebt . . ."

– Offenheit vs. Abkapselung

Auch operational abgeschlossene lebende Systeme reagieren auf ihren jeweiligen Kontext, indem sie strukturelle Änderungen auf Verstörungen hin vollziehen. Sie bilden also Grenzen; je vollständiger diese sind, um so weniger werden die Operationen, die die Eigenstruktur, die Eigenwerte aufrechterhalten, durch Umweltänderungen beeinträchtigt. In einem solchen Fall bewahren lebende Systeme ihre Identität dadurch, daß sie ihre Strukturen und Verhaltensweisen im wesentlichen so belassen, wie sie immer waren. Sie sind damit aber darauf angewiesen, daß sich ihre Umwelt wenig ändert.

Sind die Grenzen eines lebenden Systems weniger geschlossen, passen sich die Opterationsmuster in höherem Maße an die verstörenden Umwelteinflüsse an. Diese Systeme bewahren ihre Identität durch Veränderung ihrer inneren Strukturen und Verhaltensweisen. Sie können eine Vielzahl unterschiedlicher System-Umwelt-Bezüge realisieren.

Das Ergebnis ist in beiden Fällen paradox: Das stark abgegrenzte, abgekapselte, von seiner Umwelt weitestgehend unabhängige System ist vollkommen abhängig von ihr (d.h. von ihrer Nichtveränderung). Demgegenüber schafft Offenheit, also Sich-abhängig-Machen Unabhängigkeit. „Zum (Über-)leben wird langfristig beides benötigt: eine Offenheit, durch welche die Grenzenbildung nicht gefährdet wird, und eine Geschlossenheit, die durchlässig bleibt und nicht erstarrt. Zwischen den Extremen, der vollkommenen Geschlossenheit, die jegliche „Störung" abwehrt (damit ist auch der psychoanalytische Sinn des Begriffs umfaßt), und der vollkommenen Offenheit, die zur Auflösung der Kohärenz des Systems führt (d.h. die rekursiven, die Organisation des Systems aufrechterhaltenden Prozesse brechen zusammen), ist ein breites Spektrum spezifscher Formen der Grenzenbildung möglich." (Simon 1988a: 151/152)

– Emotionale Abhängigkeit vs. emotionale Unabhängigkeit

Ein ähnliches Paradox zeigt sich beim Problem der Individualität. Wenn in einer Familie die Überzeugung geteilt wird, jeder einzelne könne nur innerhalb dieses Interaktionssystems zufrieden leben, kann keiner der Beteiligten die Familie verlassen. Als individuelles System ist er nach subjektiver Überzeugung nur in dieser Umwelt überlebensfähig. Der Eigenwert des einzelnen wird zur direkten Abhängigen von dem Eigenwert der Familie. Die Stärke der emotionalen Bindung sichert einen vertrauten Lebensraum.

Andererseits verhindert eine hohe emotionale Bindung die Chance des Lernens und der individuellen Entwicklung, die ohne Krisen nicht stattfindet. In einem anderen interaktionellen Kontext wird dieses lebende System deshalb in eine heftige Krise geraten. Mit den bislang bewährten Verhaltensmustern gelingt es nicht oder kaum, die Bedrohung der Eigenstruktur abzuwehren.

Aber es gibt noch andere Ambivalenzen: „Emotionale Bindung kann auch als ein Maß der Nichtaustauschbarkeit des Individuums angesehen werden. Das Paradox der Bindung ist, daß die Aufgabe von Individualität (indviduller Ziele, individueller Strukturen) ein hohes Maß an Individualität (Nichtaustauschbarkeit) gewährt. Die Kehrseite, die mangelnde Bindung, und die durch sie gekennzeichneten Interaktionsmuster sind nicht minder ambivalent. Ein hohes Maß an individueller Abgrenzung schafft einerseits die Voraussetzung dafür, in unterschiedlichen Kontexten überleben zu können, andererseits ist damit aber auch die eigene Austauschbarkeit und Heimatlosigkeit verbunden." (SIMON 1988a: 154)

– Denken vs. Fühlen

Ein weiterer Aspekt eines systemischen Menschenbildes muß in einem ganzheitlichen Funktionieren des Menschen als zugleich denkende und fühlende Einheit gesehen werden, wobei Denken und Fühlen wiederum als Pole eines Kontinuums gesehen werden können. Nach MATURANA sind beides gleichermaßen Kognitionen, da sie Reaktionen auf Deformationen des Systems sind. CIOMPI schreibt beiden komplementäre Funktionen bei der Erfassung von „Wirklichkeit" zu: „Das phylogenetisch ältere, körpernahe, deutlich trägere und unschärfere, aber viel umfassendere Fühlsystem auf der einen Seite verleiht dem entsprechenden operationalen „Bild" der Wirklichkeit gewissermaßen Tiefe und Ganzheitlichkeit, während das phylogenetisch jüngere, körperferne, abstraktere, präzisere, aber auch viel punktuellere „Denksystem" zu seiner Schärfe beiträgt." (1985: 17) Die Ganzheit und Unteilbarkeit versucht CIOMPI zu betonen durch seinen Begriff der „Affektlogik". Andererseits beschreibt er sozusagen polare Aufgaben von Affekt und Intellekt: „Es sind letztlich Gefühle, die gleich einem inneren Kompaß das Denken immerzu auf ‚Stimmigkeiten', d.h. auf Gleichgewichtigkeiten bis hin zur vollen PIAGETschen Reversibilität des Denkens hinleiten; umgekehrt besteht die Logik der Affekte – und damit eigentlich des Körpererlebens! – gerade darin, daß das Gefühl auf kognitive Unstimmigkeiten sehr empflindlich reagiert." (1985: 36) SCHMIDT (1987: 63) resümiert dazu: „Affekt und Intellekt äquilibrieren sich also gegenseitig und bilden damit, nach CIOMPI, eine faszinierende Manifestation der Selbstorganisation der Psyche."

– Gestalter vs. Gestalteter seiner (sozialen) Umwelt

Aus systemisch-konstruktivistischer Sicht erschafft der Mensch die Welt, in der er lebt. Er ist Gestalter seiner Umwelt, indem er sie – wie Heinz von FOERSTER sagt – erfindet. Auf der anderen Seite ist er aber auch „Gestalteter". Er ist angewiesen auf strukturelle Koppelung mit anderen und ökologischen Passungen, welche Co-Driften ermöglichen. Duss-von WERDT (1987: 128) formuliert: „Das Individuum ist für sich keine Lebenseinheit, sondern theoretisch nur ein Abstraktum, existentiell lebensunfähig, nicht nur lebensuntüchtig." GUNTERN sagt dazu entsprechend (1984: 305): „Die systemische Öko-Anthropologie stellt die Hypothese auf, daß die Person ein integrierter Bestandteil des Öko-Systems ist, daß das Öko-System ein Prozeß ist und keine statische Einheit und daß das Öko-System – und nicht der individuelle Organismus – die kleinste lebens- und entwicklungsfähige Einheit des Lebens ist." Entsprechend beschreibt von SCHLIPPE (1988: 83/84) „den Menschen als erlebende und bewältigende Person . . . die ständig in kreativer Auseinandersetzung mit der Umgebung – und dazu gehört auch die Gesellschaft – begriffen ist, die es genauso mitgestaltet, wie es auf sie reagiert."

– Erfinder vs. Entdecker seiner (dinglichen) Umwelt

Als bedeutsam erscheint noch eine weitere Polarität, die oft vergessen, zumindest aber selten hervorgehoben wird: Zwar schaffen die Menschen in ihrer strukturellen Koppelung in dem Prozeß des Co-Driftens eine gemeinsame Wirklicheitskonstruktion, ohne daß die Umwelt vorschreibt, was richtig sei. Jedoch ist es kaum sinnvoll und angemessen, die Existenz einer Umwelt überhaupt zu negieren, deren Einflüsse eben auch nicht beliebig sind. Wenn das aber so ist, dürfte es auch nicht möglich sein, auf die soziale und materielle Umwelt in beliebiger Weise mit Wirklichkeitskonstruktionen zu antworten. „Angemessenheit ergibt sich vielmehr aus der wechselseitigen Korrektur: Die Wahrnehmung der ‚Objekte' unterliegt den Konstruktionsmechanismen des ‚Subjektes' (Assimilation im Sinne PIAGET's); der Willkürlichkeit und Beliebigkeit dieser Konstruktionsprozesse sind aber durch die Qualität der Objektwelt Grenzen gesetzt (Akkomodationen im Sinne von PIAGET). Welche Kognitionen und Handlungsstrategien des Individuums angemessen sind, wird dabei in einem laufenden Rekursionsprozeß ersichtlich, in dem ‚Subjekt' und ‚Objekt' quasi durch einen wechselseitigen Korrekturprozeß eine relative Wirklichkeitsauffassung ermöglichen." (BRUNNER 1988: 155/156)

Das bisher Gesagte läuft auf zwei weitere Punkte heraus, die meines Erachtens als die wichtigsten Aussagen über ein systemisches Menschenbild anzusehen sind:

– *Täter vs. Opfer*

Wenn es richtig ist, daß der Mensch seine Umwelt entscheidend mitgestaltet, ebenso wie er selbst durch die Umwelt „geformt" wird, kann er sich weder als wehrloses Opfer noch als allmächtigen Täter sehen. Sein Handlungsspielraum liegt zwischen diesen Polen; der Vorstellung des unbegrenzt Machbaren einerseits und der Idee des den Umständen Ausgeliefertseins andererseits sind gleichermaßen Grenzen gesetzt. „In dieser Sicht", so schreibt GUNTERN (1984: 324), „ist die Person weder ein passives Opfer der Umstände noch ein aktiver Täter, der sich die Welt ‚untertan macht'. Die Person ist teilweise autonomer, teilweise heteronomer Tänzer im Ballett des kosmischen Tanzes, dessen Choreographie durch die Zufälle und Gesetzmäßigkeiten des Öko-Systems bestimmt wird. Diese Sicht der Person beinhaltet Hoffnung und Realitätssinn, Freiheit und Verantwortung, Rechte und Pflichten, aktive Gestaltung und passive Betroffenheit zugleich." Für den Raum eigenständigen Handelns aber trägt der Mensch Verantwortung, die eine Verantwortung für sich und für die anderen gleichzeitig ist. Wir müssen Verantwortung für unsere individuelle und soziale Wirklichkeit übernehmen. Wir können nicht mehr sagen: „Die Welt ist eben so", sondern wir müssen sagen: „Wir machen – mit den anderen – die Welt so."

MATURANA und VARELA (1987: 263/264) schreiben dazu: „Die Erkenntnis der Erkenntnis verpflichtet. Sie verpflichtet uns zu einer Haltung ständiger Wachsamkeit gegenüber der Versuchung der Gewißheit. Sie verpflichtet uns dazu einzusehen, daß unsere Gewißheiten keine Beweise der Wahrheit sind, daß die Welt, die jedermann sieht, nicht *die* Welt ist, sondern *eine* Welt, die wir mit anderen hervorbringen. Sie verpflichtet uns dazu zu sehen, daß die Welt sich nur ändern wird, wenn wir anders leben. Sie verpflichtet uns, da wir, wenn wir wissen, daß wir wissen, uns selbst und anderen gegenüber nicht mehr so tun können, als wüßten wir nicht."

Wie auch schon oben ausgeführt, ist dies ein Menschenbild der Bescheidenheit, des Nicht-Beschuldigens und der Verantwortungsübernahme.

– *Gleichgültigkeit vs. Fanatismus*

Als letztes: Der Mensch hat keine Erkenntnismöglichkeiten über „richtig" oder „falsch". Eine objektive Welt ist uns nicht zugänglich, und es sind keine objektiven Maßstäbe erkennbar, aus denen ich ableiten könnte, daß ich einen höheren Anspruch auf Wahrheit habe als der andere. Dies sollte uns bewahren vor Fanatismus und muß uns zwingen zu Toleranz und Respekt vor anderen, Respekt auch vor des anderen Meinung.

Toleranz hat aber nichts zu tun mit Gleichgültigkeit und Beliebigkeit. Wie oben gezeigt, ist jeder Mensch aufgerufen, Verantwortung für seine „Wirklichkeit" zu übernehmen, kann daraus jedoch keinerlei Recht ableiten, den Anders-Denkenden totzuschlagen oder mit Krieg zu überziehen. Aber auch das Sendungsbewußtsein derer, die Frieden bringen wollen, kann eine gefährliche Maximierung auf dem Kontinuum zwischen Gleichgültigkeit und Fanatismus sein, in deren Mitte vielleicht die Kombination aus überzeugter Standpunkthaftigkeit und Toleranz anzusiedeln ist. PLEYER(1987: 112) schreibt dazu unter der Fragestellung, ob wir eine neue Ethik brauchen: „Früher war ich überzeugt, daß eine systemisch-ganzheitliche Sicht, wie ich sie durch die Familientherapie kennengelernt hatte, wirkliche Chancen hat, Frieden zu erzeugen in Familien und Arbeitsteams. Indem ich aber daraus das Ziel abgeleitet habe, daß man alle Kraft aufwenden müsse, um das Team, ja die ganze Institution zu einem stringent systemischen Konzept zu führen, habe ich, so meine ich heute, genau jenes Konzept verraten. Wahrheit und Frieden sind für mich inzwischen sehr individuelle Konstrukte. Es kann sie nur für mich alleine geben. Anderen Frieden bringen zu wollen, birgt die Gefahr in sich, Krieg zu erzeugen. Frieden zu haben, heißt für mich, andere auch dann zu akzeptieren, wenn sie meine Wahrheit und meinen Frieden nicht wollen bzw. wenn sie mit irgendwem im Kampf liegen um die richtige Wahrheit."

MATURANA und VARELA meinen, daß zur Toleranz auch das Auf-den-anderen-Zugehen gehört (1987: 264/265): „Wenn wir wissen, daß unsere Welt notwendig eine Welt ist, die wir zusammen mit anderen hervorbringen, dann können wir im Falle eines Konfliktes mit einem anderen menschlichen Wesen, *mit dem wir weiterhin koexistieren wollen,* nicht auf dem beharren, was für uns gewiß ist (auf einer absoluten Wahrheit), weil das die andere Person negieren würde. Wollen wir mit der anderen Person koexistieren, müssen wir sehen, daß ihre Gewißheit – so wenig wünschenswert sie uns auch erscheinen mag – *genauso legitim und gültig ist wie unsere.* Wie unsere Gewißheit ist auch die Gewißheit des anderen Ausdruck einer Bewahrung der Strukturkoppelung in einem Existenzbereich – so wenig verlockend uns dieser Bereich auch erscheinen mag. Die einzige Chance für die Ko-Existenz ist also die Suche nach einer umfassenderen Perspektive, einem Existenzbereich, in dem beide Parteien in der Hervorbringung einer gemeinsamen Welt zusammenfinden. Ein Konflikt ist immer eine gegenseitige Negation. Er läßt sich niemals in dem Bereich lösen, in dem er stattfindet, wenn die beiden Parteien sich ihrer Sache „sicher" sind. Ein

Konflikt ist nur zu überwinden, wenn wir uns in einen anderen Bereich bewegen, in dem Koexistenz stattfindet. Das Wissen um dieses Wissen ist der soziale Imperativ jeder auf dem Menschlichen basierenden Ethik."

Abschließend noch ein Zitat von KAIMER (1988: 118) mit einer Mahnung an die „Systemiker" selbst: Ein systemisches Denken „hat Folgen und m. E. vor allem ethische sowie politische. Einerseits können wir für unsere Entwürfe plädieren, versuchen, andere zu überzeugen, und von anderen überzeugt werden, um bestimmte Ideen auch handlungswirksam werden zu lassen. Andererseits gebietet uns die Annahme der Möglichkeit des Irrtums, andere Ideen und Entwürfe zuzulassen, als Möglichkeit in Erwägung zu ziehen (was sicherlich irgendwo Grenzen haben wird und muß; vergleiche auch FEYERABEND 1979, WHORF 1963) und jeglichen ideellen Vernichtungsfeldzug zu unterlassen. In diesem Zusammenhang ist das hochmütige Gerede von Systemikern, eine bestimmte Epistemologie sei falsch oder irrig, ein Beleg für die Schwierigkeit der Anwendung bzw. des Lebens bestimmter Theorien durch ihre Propagandisten selbst . . ."

3.5 Systemische Therapie

3.5.1 Systemische Therapie statt Familientherapie

Systemische Therapie ist die Anwendung systemischen Denkens, einer systemischen Sichtweise respektive einer systemischen Perspektive auf den sozialen Vorgang Therapie. Dies gilt unabhängig davon, ob der Therapeut sich mit einem einzelnen, mit einer Familie oder einer sonstigen sozialen Gruppe zusammensetzt. Auch wenn heute diese Art therapeutischen Handelns häufig noch mit dem Begriff „Familientherapie" gekennzeichnet wird, ist „systemische Therapie" oder „Systemtherapie" der begrifflichen Klarheit und kommunikativen Eindeutigkeit wegen vorzuziehen. Familientherapie besagt ja zunächst nichts anderes, als daß der Therapeut sich (auch) mit der Familie zusammensetzt. Welche Perspektive er dabei wählt, eine individuumzentrierte oder eine systemische, ist völlig offen.

Thea SCHÖNFELDER hat – unter Beibehaltung des Begriffs Familientherapie – bereits 1979 sehr eindeutig auf diese Zusammenhänge hingewiesen: „Wenn unter psychodynamischen und soziodynamischen Aspekten bedingende und unterhaltende Faktoren für kinderpsychiatrisch relevante Symptome stärker umweltabhängig gesehen und somit ärztliche Interventionen direkt auch auf Repräsentanten dieser Umwelt gerichtet werden, so läßt sich dieser auf die psychosoziale Abhängigkeit von Verhalten stützende Ansatz immer dann noch individualtherapeutisch verstehen, solange die Bemühungen an Einzelpersonen ansetzen und nicht am Beziehungsgefüge, dem Kommunikations- und Interaktionsnetz, das diese Personen miteinander verbindet . . . Die Annahme, man arbeite familientherapeutisch, wenn die Familienmitglieder eines kinderpsychiatrischen Patienten ‚in irgendeiner Form' miteinbezogen werden, erweist sich solange als ein Trugschluß, als sich diese Einbeziehung nicht versteht als eine auf das Gesamtsystem Familie gerichtete Optik." (1979: 170)

Zum heutigen Zeitpunkt der Entwicklung ist der Begriff „Familientherapie" nicht mehr sinnvoll und sollte ersetzt werden durch den Begriff „Systemtherapie" als Kennzeichnung der grundsätzlichen therapeutischen Ausrichtung. REITER u.a. (1988) geben derselben Überzeugung Ausdruck durch ihren Buchtitel: „Von der Familientherapie zur systemischen Perspektive". Zur näheren Beschreibung des systemtherapeutischen Handelns sind Angaben notwendig über die Fokussierung (auf das Individuum; auf die Kernfamilie; auf die erweiterte Familie; etc.), über das Setting, in dem gearbeitet wird (z.B. mit einem Jugendlichen allein, mit einem Jugendlichen und seinen Eltern, mit einem Jugendlichen und seinen Geschwistern, mit einem Jugendlichen und seinem Heimgruppenleiter), und ggf. noch darüber, welche Interventionsstrategien bevorzugt angewendet werden (strategisch, strukturell, wachstumsorientiert u.a.).

Unabhängig von diesem „Plädoyer für eine begriffliche Klarheit" (ROTT-HAUS 1989 b) gibt es noch einen weiteren Grund, auf den Begriff Familientherapie zu verzichten. Entsprechend früheren Ansichten von Familientherapeuten, nicht der einzelne, sondern die ganze Familie sei „krank", vermittelt dieser Begriff eben diese Vorstellung. Das führt einerseits in der betroffenen Familie zu mannigfachen Schuldgefühlen, verursacht bei denen, die durch ihr Problem schon genug belastet sind, zusätzliches Leiden. Aus diesem Grunde begrüßt auch LUDEWIG (1988 b: 248) den sich allmählich durchsetzenden Verzicht auf „Familientherapie", da wir auf diese Weise endlich damit aufhören können, „den Mitgliedern von Familien zu suggerieren, ihre Familien seien fehlerhaft, ihre Kommunikation inadäquat, ihre Liebe mangelhaft, ihre Sinnesorgane unterentwickelt, ihre Interaktion pathogen". Und er verweist auf den daraus resultierenden „ethischen Gewinn".

Zum anderen weckt der Begriff Familientherapie zu Recht den Widerstand der Familie, da sich die Familienmitglieder verständlicherweise als ungerechtfertigt beschuldigt erleben und sich dagegen zur Wehr setzen. Mara SELVINI-PALAZZOLI hat 1983 sehr eindeutig darauf hingewiesen, indem sie schrieb (1983: 177): „Ich habe den Verdacht, daß viele der Phänomene, die ich verschiedenenorts als Widerstand der Familie gegen Veränderung beschrieben habe, in Tat und Wahrheit davon herrühren, daß das, was an meinem Zentrum getan wird, explizit als Familientherapie deklariert wird." In ähnlicher Weise äußerten sich HEERKENS 1983 und 1986, ROTTHAUS 1983, Carlos SLUZKI 1985 auf einem Kongreß in Brüssel, u.a.

Allerdings gilt ganz offensichtlich ein Großteil dieser Argumentation auch für den Begriff „systemische *Therapie*", so daß sich die Frage stellt, wodurch „Therapie" ersetzt werden kann: Gespräch? – Beratung? – Arbeit mit der Familie oder dem Jugendlichen? . . . Eine befriedigende Lösung ist in allen mir bekannten Diskussionen nicht gefunden worden. Angesichts der derzeitigen Situation – d.h. um einerseits in der Praxis keine schädlichen Begriffe zu wählen, andererseits in der wissenschaftlichen Kommunikation verständlich und in unserem Gesundheitssystem akzeptiert zu sein – scheint ein doppelter Sprachgebrauch als derzeitig einzige Lösung: In unserem täglichen Umgang mit Kindern, Jugendlichen und ihren Familien reden wir von Einzelgesprächen, Familiengesprächen, Arbeit mit der Familie, Gesprächen mit dem Jugendlichen und seinem Heimerzieher etc., während wir sowohl der Krankenkasse gegenüber als auch in Publikationen und wissenschaftlichen Veröffentlichungen den Begriff Therapie weiterhin benutzen.

3.5.2 Eigenverantwortlichkeit und Therapie

Systemtherapie bedeutet nun, von einer Reihe vertrauter Vorstellungen über Therapie sich zu verabschieden, nämlich davon anzunehmen,

- daß Verhaltensschwierigkeiten durch Defekte im individuellen psychischen System oder im Interaktionssystem, beispielsweise der Familie, bedingt seien,
- daß der Therapeut diese Defekte herauszufinden habe und als Experte für „gesunde" Strukturen entsprechende Veränderungen in dem einzelnen oder in der Familie zu bewirken habe,
- somit für den Prozeß der Therapie die alleinige bzw. Hauptverantwortung trage.

Solche Annahmen sind mit einem systemischen Menschenbild nicht vereinbar, das jedem einzelnen grundsätzlich und gleichermaßen Verantwortung für sein Handeln zuschreibt. Insofern kann der Therapeut die Verantwortlichkeit für den Verlauf der Therapie weder ursurpieren noch sich aufdrängen lassen. Voraussetzung für effektive Therapie ist eine Klarheit der Patient/Klient-Therapeut-Beziehung, die nur durch eine deutliche Trennung der Verantwortungsbereiche zu erreichen ist: Die Familie ist verantwortlich für ihr Familienleben; der Therapeut verantwortet sein therapeutisches Handeln. Der Patient/Klient ist Fachmann für das eigene Wohlergehen (auch wenn er derzeit Hilfe von außen zu benötigen glaubt), der Therapeut Spezialist für Konsultationen, Beratungen, Therapien. Der Patient – ob als einzelner oder als Familie – ist also der Kunde, der die Dienstleistung „Therapie" oder „Beratung" in Anspruch nehmen möchte bzw. nimmt. Aufgabe des Therapeuten ist es einmal zu entscheiden, ob er für diesen „Kunden" ein hilfreiches Angebot glaubt machen zu können und – bei positiver Antwort auf diese Selbstanfrage – dieses nach bestem Wissen und Gewissen zu verwirklichen. Dieses Verhältnis Patient/Kunde-Therapeut/Berater mag deutlicher werden an einem „therapiefernen" Beispiel: Uwe GRAU u.a. (GRAU, MÖLLER, GUNNARSSON 1986, GRAU, BRAUCKMANN 1987) haben die Prinzipien systemischer Therapie angewandt auf die Beratung von Sportlern bzw. von Trainern. Sie selbst verstehen beispielsweise nichts vom Segeln oder vom Handballspielen, beraten aber trotzdem sehr erfolgreich Segler und Handballtrainer. Dies macht die Situation sehr deutlich: Der Segler ist Fachmann für Segeln, der Handballtrainer Fachmann in Handball und beim Aufstellen von Mannschaften, Uwe GRAU und Kollegen demgegenüber Fachleute für systemische Beratung. Die Gefahr einer Konfusion der Verantwortungsbereiche ist bei ihnen gering, möglicherweise deshalb ihre Arbeit so verblüffend erfolgreich.

3.5.3 Ein systemisches Verständnis von Therapie

Was nun aber ist der Therapeut? Worin besteht Therapie? Oft wird eine Antwort klarer in der Negation: Der Therapeut ist kein Experte für fehlerhafte Familienstrukturen und kein Trainer für richtiges familiäres Zusammenspiel. Ebensowenig ist er Experte für das Erkennen, d.h. für das Diagnostizieren von Problemen. Denn Probleme definieren sich dadurch, daß es Leute gibt, die dagegen protestieren, wie sich jemand verhält, und die darüber einen Diskurs führen, d.h. ein Problemsystem entwickeln. „Auf diese Weise wird die Problemwirklichkeit sozial erschaffen. Jemand verhält sich nicht so, wie ein anderer meint, daß er sich verhalten sollte, und es bestehen unterschiedliche Auffassungen über die Gültigkeit dieser Position. Würden alle übereinstimmen, gäbe es kein Problem." (GOOLISHIAN 1987: 108)

Um nun aber therapeutisches Handeln nicht im Bereich der Beliebigkeit anzusiedeln, bedarf es auch einer positiven Beschreibung der Rolle des Therapeuten bzw. dessen, was Therapie ausmacht. Wiederum hat Thea SCHÖNFELDER bereits 1979 ein wichtiges Prinzip skizziert, wenn sie schreibt, der Therapeut könne „sich nur bereithalten für eine Form des Miteinander-Umgehens, die allen Beteiligten möglich ist". (1979: 175) Das bedeutet: Aufgabe des Therapeuten ist es, sich seinem „Kunden" mit seinen spezifischen Fähigkeiten und Fertigkeiten zur Verfügung zu stellen. Ob und wie der Patient/Klient/Kunde sein Angebot nutzt, steht letztlich nicht in seiner Macht.

Dieses Sich-zur-Verfügung-Stellen hat als Grundbedingung, daß der Therapeut aktive Schritte zur strukturellen Koppelung mit dem Klientensystem vollzieht. Dies gelingt ihm um so besser, je geringer seine Änderungsintention ist. MINUCHIN hat diesen Vorgang als „joining" bezeichnet, andere Therapieschulen sprechen vom aktiven Zuhören, emphatischen Verstehen und einem Sich-Hineindenken in das Bezugsystem. Allerdings muß die Interaktion zwischen Therapeut und Klient bzw. Klientsystem so sein, daß sich beide nicht lediglich in ihren Eigenwerten und Eigenstrukturen bestätigen, was einem Erstarren des Therapiesystems entsprechen würde.

KEENEY (1987) beschreibt deshalb Therapie als einen Prozeß, in dem der Therapeut für das Problemsystem einen Kontext konstruiert, der die beiden grundlegenden Bedürfnisse des Problemsystems berücksichtigt, nämlich das Bedürfnis nach Stabilität gleichermaßen wie das Bedürfnis nach Veränderung; zudem schafft er ein „bedeutungsvolles Rauschen" d.h. er regt eine Einbeziehung von emotional wichtigen Erfahrungshorizonten – z.B. Erfahrungen mit den eigenen Eltern, Erfahrungen aus der Zeit als Sportler u.v.a. – an, die die Selbstorganisationskräfte des Systems aktivieren und als Katalysator für das Wieder-Ingangsetzen der gemeinsamen Koevolution dienen können. GOOLISHIAN formuliert (1987: 109): „Das Expertentum des Therapeuten liegt darin, einen Kontext bereitzustellen, um den kommunikativen Austausch für die Evolution einer anderen Wirklichkeit zu erhöhen."

Ein wesentliches therapeutisches Instrumentarium bei der Verfolgung des Ziels, den Rahmen der wechselseitigen Selbst- und Fremdinterpretationen und damit die Interaktionsregeln der Familie zu verändern, besteht also in der „konsequenten Einführung einer Außenperspektive" (SIMON 1985: 461). Darüber hinaus kann der Therapeut – auch wenn er das therapeutische System nicht bestimmen, sondern nur mitgestalten kann – die Spielregeln dadurch verändern, daß er bestimmte Spielzüge nicht mehr ausführt und stattdessen andere vollzieht. Dabei läßt er sich von dem leiten, „was sich ihm im Lichte seiner Erfahrung als Ausdruck und Folge problematischer Wirklichkeitskonstruktionen und Muster zeigt. Somit versucht er, Veränderungen anzuregen, indem er die von ihm als dysfunktional gesehenen Muster oder als einschränkend gesehenen Ideen stört und Ideen und Perspektiven einführt, die neue Optionen schaffen, neue Entwicklungen in Gang setzen und individuell und systemweit den Spielraum der Freiheit erweitern könnten. Somit hilft er dem System, sich in neuer Weise zu organisieren. Dabei zeigen sich die jeweiligen Wirklichkeitskonstruktionen und Interaktionsmuster nicht nur als Quelle von Störungen, Blockaden der Entwicklung und Symptombildungen, sondern auch als Ressourcen. Die Frage ist dann stets: Wie lassen sich diese therapeutisch nutzen? Gelingt solche Nutzung, lassen sich häufig durch vergleichsweise geringfügige Anstöße schnelle und diskontinuierliche Veränderungen bewirken." (STIERLIN 1988: 56)

3.5.4 Grundlinien einer systemtherapeutischen Haltung

Ein systemisches Verständnis von Therapie, wie es hier in ganz groben Linien zu zeichnen versucht wurde, führt zu einigen sehr grundsätzlichen Änderungen in der Haltung des Therapeuten: Er ist nicht mehr der Fachmann, der bestimmte Probleme diagnostiziert und löst, die Zusammenhänge bereits kennt und lediglich noch auf den konkreten Fall in angemessener Weise anzuwenden hat. Der systemische Therapeut ist vielmehr ein Frager und ein Sucher, der voller Interesse ist für die Wirklichkeit seines/seiner Klienten. Die herausragende Eigenschaft dieses Therapeuten ist die Neugierde. Sie ist das unmittelbarste Werkzeug, die erstarrten Annahmen, Werte und Werthierarchien seiner Partner in der Therapie in Frage zu stellen und aufzulockern. Seine Klienten fordern ihn zwar auf, ihre Überzeugung als allgemeinverbindlich und unverbrüchlich zu teilen, appellieren an sein „Wissen" als Fachmann um gesicherte Zusammenhänge und an sein Verständnis für angeblich selbstverständliche Ursache-Wirkungs-Beschreibungen. Aber nur wenn der Therapeut nichts a priori versteht, wenn er neugierig bleibt (obwohl er damit nicht beweisen kann, wie gut er als Therapeut ist), eröffnet er seinem/seinen Partner/n allein durch diese Haltung eine Welt voller Möglichkeiten. CECCHIN (1988) schreibt dazu in seinem Aufsatz „Zum gegenwärtigen Stand von Hypothetisieren, Zirkularität und Neutralität: Eine Einladung zur Neugierde": „Was könnte aber die Entwicklung vielfältiger Perspektiven und Stimmen anregen? Wir kehren wieder zu der Idee zurück, daß Neugier die Entwicklung von Vielfalt und Vielstimmigkeit erleichtert. Wenn wir systemisch arbeiten, konstruieren wir eher Beschreibungen innerhalb eines Rahmens von Neugier als innerhalb eines Rahmens von wahren oder falschen Erklärungen." (1988: 192)

Darüber hinaus weist er darauf hin, daß über eine Haltung der Neugierde am ehesten die Neutralität (besser: die Allparteilichkeit) des Therapeuten gewährleistet werden kann und umgekehrt Neutralität die Haltung der Neugierde fördert, eine Neutralität, die den Respekt des Therapeuten vor den Annahmen und Überzeugungen jedes Mitgliedes des Problemsystems und vor den Mustern des Problemsystems als Ganzem gleichermaßen gewährleistet. Aber ebenso wie Neutralität und Respekt vor dem anderen nicht bedeuten, daß der Therapeut auf eigene Wertungen und Bewertungen – bei allem Bewußtsein ihrer Subjektivität – verzichten sollte und könnte, ist die Haltung der Neugierde nicht denkbar ohne Einnehmen einer subjektiven Position. Insofern muß die Haltung der Neugierde ergänzt werden durch die Exploration des eigenen Beziehungserlebens und der Muster im therapeutischen System (siehe auch: Max VAN TROMMEL 1988), – ein gar nicht neues therapeutisches Prinzip, nun allerdings verstanden als ein zuirkulärer Prozeß im Rahmen struktureller Koppelung.

60

4. Stationäre Systemtherapie

Welche zusätzlichen Gesichtspunkte ergeben sich nun, wenn Systemtherapie im Kontext von stationärer Psychiatrie oder von Heimeinrichtungen verwirklicht werden soll? Welche Voraussetzungen und Grundbedingungen sind zu beachten? Wo liegen die Chancen und welche Gefahren sind zu vermeiden?

Diese Fragen sollen im folgenden kurz und zunächst noch in allgemeiner Form behandelt werden. In einer Literaturübersicht (4.1) wird einleitend auf solche Arbeiten eingegangen, die über familientherapeutische bzw. systemtherapeutische Arbeit in der stationären Psychiatrie oder im Heim berichten. Im Anschluß daran (4.2) werden die Chancen und Gefahren diskutiert, die sich aus der hohen Komplexität des therapeutischen Systems bei stationärer Therapie ableiten. Um diese Chancen zu nutzen und die Gefahren zu minimieren, ist es erforderlich, daß alle Mitarbeiter eine systemtherapeutische Grundhaltung – wie oben dargestellt – einnehmen und damit eine erhebliche Änderung im Verständnis ihrer jeweiligen Rollen und ihrer Aufgaben vollziehen.

Dem folgt eine Darstellung der ethischen Prinzipien einer therapeutischen Beziehung (4.3), wie sie von der American Psychological Association als „ethical standards" erarbeitet wurden. LUDEWIG (1988a) hat in einem Beitrag über das Problem angemessener Kriterien für die Evaluation von Therapie vorgeschlagen, neben Nützlichkeitserwägungen auch ethische (und ästhetische) Aspekte zu berücksichtigen, und damit zu Recht darauf hingewiesen, daß therapeutische Konzepte auch an ethischen Prinzipien gemessen werden müssen.

Die daran anschließenden Überlegungen über die Besonderheiten stationärer Kinder- und Jugendpsychiatrie (4.4) haben gleichermaßen Gültigkeit für die Heimsituation. Eine Bestätigung finden Sie im Text und Kommentar des Gesetzesentwurfes zur Neuordnung der Jugendhilfe, der von einem Perspektivenwandel vom Kind als Symptomträger zur Familie gekennzeichnet und von einer Achtung der elterlichen Verantwortung für ihre Kinder getragen ist.

4.1 Familienorientierung als grundlegendes Prinzip des Gesamtkonzeptes

Die Idee, das aktuell bedeutsame Bezugssystem zum Zentrum der therapeutischen Bemühungen zu machen und das Problem des einzelnen in diesem Interaktionsfeld zu verstehen und therapeutisch anzugehen, hat in den letzten Jahren und Jahrzehnten weite Verbreitung gefunden. Allerdings wird Familientherapie bzw. Systemtherapie in der Regel ambulant durchgeführt. Dies spiegelt sich auch in der Literatur, in der vornehmlich ambulante Systemtherapie beschrieben wird und recht selten stationäres systemisches Arbeiten in Kliniken oder Heimen zur Diskussion steht.

Dabei sind die ersten familientherapeutischen Erfahrungen überhaupt in der Behandlung stationär untergebrachter Patienten, zumeist schizophrener Patienten, gemacht worden (siehe beispielsweise BRODEY 1959, BOWEN 1965 und LAING, ESTERSON 1965); MAIN veröffentlichte zur gleichen Zeit (1958) seine Erfahrungen über die gemeinsame stationäre Behandlung von Müttern und Kindern sowie RINSLEY und HALL (1962) über die stationäre Behandlung von Jugendlichen unter Einbeziehung der Familien.

Aber wenn auch in den 50er und 60er Jahren die Familien in zunehmendem Maße die Aufmerksamkeit der in Kliniken arbeitenden Therapeuten fanden, so führte dies noch keineswegs zu einem integrierten therapeutischen Konzept. Vielmehr standen zwei therapeutische Wege weitestgehend unverbunden nebeneinander, nämlich zum einen die milieutherapeutische und die einzeltherapeutische Arbeit mit Kindern, Jugendlichen und Erwachsenen und zum anderen die diagnostisch orientierte Exploration, die Beratung und ggf. die Behandlung der Eltern bzw. sonstigen Angehörigen. Korrespondierend zu dieser Trennung bestand eine relativ hohe Mauer zwischen Station und Familie. Die Eltern machten kaum Besuche auf der Station, hatten wenig Kontakt zu den Betreuern und somit nur ungefähre Vorstellungen über das, was auf der Station ablief. Umgekehrt hatten die Stationsmitarbeiter ein eher negatives Bild von den Eltern, deren Anwesenheit auf der Station auch wenig erwünscht war (siehe auch: LETULLE 1979: 49)

Als in den 70er Jahren Familientherapie und Systemtherapie die intrapsychische Sicht mehr und mehr erweiterten, wurden Ansätze zu einem intensiveren Einbezug der Familie in die stationäre Arbeit entwickelt. KEMP (1971) öffnete die Station den Familien und forderte sie auf, zumindest eine gewisse Mindestzahl an Stunden in jeder Woche, beispielsweise während der Mahlzeiten oder durch Teilnahme an handwerklichen Familienprojekten, in der Klinik zu verbringen. KORET (1973) betonte vor allem die Bedeutung, daß alle Familienmitglieder sich als Behandelte empfinden müßten, und TANGARI (1974) beschrieb ebenfalls die Öffnung der Station für die Familien und den Einbezug der Familie entweder durch die Arbeit jeweils mit einzelnen Familien oder mit mehreren Familien in Gruppen.

Aber obwohl die Zahl der Aufsätze und Erfahrungsberichte über die Familientherapie in diesen Jahren enorm wuchs und der Nutzen systemischen Denkens für psychisch gestörte Patienten immer deutlicher wurde, mußte HARBIN 1979 feststellen, daß die wenigsten psychiatrischen Kliniken diese therapeutischen Ansätze voll nutzen, nicht zuletzt weil sie zu wenig Aufmerksamkeit auf die im Zusammenhang mit der Familienarbeit notwendige administrative und strukturelle Entwicklung der Einrichtung legen würden. HILDEBRAND u.a. schließen sich 1981 dieser Beurteilung an und bedauern, daß die Familien üblicherweise nur als Informationsquellen benutzt würden, jedoch wenig Aufmerksamkeit darauf gerichtet würde, die stationäre kinder- und jugendpsychiatrische Einrichtung ganz auf die Familie auszurichten.

1982 gibt H. T. HARBIN den umfangreichen Sammelband „The Psychiatric Hospital and the Family" heraus und erklärt als seine Motivation für diese Arbeit „den Mangel an extensiver Anwendung von Methoden der Familienbehandlung in psychiatrischen Krankenhäusern, der in starkem Kontrast steht zu der weitverbreiteten Anwendung von familientherapeutischen Ansätzen in ambulanten Settings" (1982: 3). Carol ANDERSON berichtet vielfach (u.a. ANDERSON, HOGARTY, BAYER, NEEDLEMAN 1984; ANDERSON 1985) über psychoedukative Ansätze (Psycho-Educational Approaches), wie sie zunächst vor allem im englischsprachigen Raum bei Schizophrenen und ihren Familien angewandt und untersucht worden sind.

Aber auch HUNTER resümiert 1985, daß es inzwischen zwar eine ungeheure Literatur über Interventionsmöglichkeiten in der Arbeit mit Familien und ihren schwer gestörten Mitgliedern gebe, daß aber zu wenig diskutiert werde, „wie Familientherapie systematisch in die stationäre Therapie eingepaßt werden solle und wie Ziele und Aufgaben im Laufe der Behandlung variierten" (1985: 341).

HANRAHAN (1986) erörtert zumindest kurz mögliche Ursachen dafür, daß der familientherapeutische Ansatz so relativ selten konsequent in die stationäre Arbeit umgesetzt wird, obwohl ihrer Meinung nach der konsequente Einbezug der Familie in die Therapie unerläßlich ist für eine erfolgreiche Reintegration des Patienten in seine Umgebung und die entscheidende Möglichkeit, für die Zukunft erneute Hospitalisierungen zu vermeiden. Sie sieht einen Grund darin, daß familientherapeutisches Denken und Handeln sich gerade zu der Zeit entwickelt hat, in der stationäre Behandlungen zunehmend negativ gesehen und ambulante Behandlungen bevorzugt wurden. Für einen noch wichtigeren Faktor hält sie aber in Übereinstimmung mit ANDERSON und ERSTLING (1983: 122) die Tatsache, daß das „medizinische Modell" mit einem familientherapeutischen Ansatz schwer vereinbar ist und dadurch Familentherapeuten dazu gedrängt werden, außerhalb psychiatrischer Systeme zu arbeiten. „Institutionelle Strukturen, Ziele und Programme haben sich gegen die Bemühungen der Klinikmitarbeiter gestellt, Familien erfolgreich einzubeziehen und zu behandeln." (1986: 392)

Diese Aspekte hatte Jay HALEY bereits 1975 in einem Artikel unter dem ironischen, vielleicht aber auch eher provozierenden Titel „Why a Mental Health Clinic should avoid Family Therapy" sehr klar und entschieden angesprochen. Er argumentierte, daß eine familientherapeutische Sichtweise zwangsläufig radikale Änderungen in den Vorstellungen über Krankheitsursachen und die Bedeutung diagnostischer Bemühungen mit sich bringen müßte. Dies würde die Mitarbeiter außerordentlich verunsichern, die Organisationsstrukturen grundsätzlich ändern und die Harmonie zwischen den Berufsgruppen stören. Alle Mitarbeiter würden in die Therapie mit einbezogen, und alle Therapeuten einschließlich des Leiters müßten bereit sein, sich von den Beobachtern hinter dem Einwegspiegel kritisieren zu lassen.

Dieser Aufsatz ist 1980 auf deutsch erschienen und in den darauf folgenden Jahren im deutschen Sprachraum lebhaft diskutiert worden. Zwar hatte Thea SCHÖNFELDER bereits 1979 und 1981 auf die besonderen Möglichkeiten einer familienorientierten therapeutischen Arbeit in einem stationären Kontext hingewiesen; GUNTERN hatte eine psychiatrische Klinik in Brig/Oberwallis, Schweiz, in systemischer Konzeption neu gegründet und wichtige Beiträge grundsätzlicher Art zur Systemtherapie (u.a. 1980, 1983, 1984) verfaßt, meines Wissens aber nie die Organisation der systemtherapeutischen Arbeit in der Klinik näher dargestellt. Es erschienen erste Erfahrungsberichte über stationäres familientherapeutisches Arbeiten in deutschen Kliniken (PLEYER 1983, ROTTHAUS 1984a, SCHWEITZER 1984a). Doch wurde gerade von solchen Therapeuten, die nicht in einer Leitungsfunktion standen und die als einzelne oder in kleinen Gruppen in einer psychiatrischen Klinik Familientherapie neben den herkömmlichen Therapieverfahren zu verwirklichen suchten, immer wieder die Frage aufgeworfen, ob und ggf. wie familientherapeutisches Arbeiten in eine Klinik eingeführt werden könne.

Helm STIERLIN leitete 1984 ein Heft der „Familiendynamik", das dem Schwerpunktthema „Familientherapie und Institution" gewidmet war, mit dem Hinweis ein: „Es gibt heute kaum psychiatrische Institutionen, die von Anfang an nach einem systemischen Konzept aufgebaut wurden (. . .). Wird eine systemisch verstandene Familientherapie in eine bestehende Institution eingeführt, wirft sie zwangsläufig konzeptuelle, strukturelle und personelle Probleme auf. Der gleiche Patient wird häufig nach unterschiedlichen, ja gegensätzlichen therapeutischen Konzepten behandelt. Die gegebenen Strukturen und persönlichen Beziehungen entscheiden darüber, ob zwischen den verschiedenen Instanzen kooperiert, rivalisiert oder totale Distanz eingehalten wird. Wird in der Institution eine Therapie mit der Familie eines Patienten durchgeführt, bildet sich oft ein schwer zu integrierendes System im System." (1984: 95) Die „Zeitschrift für systemische Therapie" widmete dieser Frage im selben Jahr ein ganzes Heft (BLACKWELL und WILKINS 1984, LUDEWIG und von VILLIEZ 1984, ROTTHAUS 1984b, JELLOUSCHEK 1984, van TROMMEL 1984, SCHWEITZER 1984b).

Die Frage, wie sich Systemtherapie innerhalb linearer kontextueller Bedingungen realisieren läßt, welche Schwierigkeiten auftreten und welche konzeptionellen und organisatorischen Bedingungen hilfreich sein können, wurde auch in den folgenden Jahren diskutiert. Dabei zeigte sich unter anderem, daß zwar generell in der klinischen Situation, in der der einzelne als Patient definiert wird, familientherapeutische Modelle zunächst einmal schwierig zu realisieren sind, weil Patienten und Angehörige nicht erwarten, in die Arbeit mit einbezogen zu werden (WELTER-ENDERLIN 1983), daß dies aber in einer psychosomatischen Klinik für Erwachsene offensichtlich noch eine sehr viel stärkere Motivationsarbeit erfordert (KRÖGER, BERGMANN, PETZOLD 1986) als in einer Klinik für Kinder- und Jugendpsychiatrie, wo die Angehörigen schon von sich aus einen sehr viel stärkeren Bezug zum Problemverhalten ihres Familienmitgliedes erleben. Darüber hinaus müssen jedoch für die stationäre Systemtherapie hinreichende kontextuelle Bedingungen sowohl nach innen, d.h. innerhalb der eigenen Einrichtung, als auch nach außen, d.h. bezüglich des medizinischen und gesellschaftlichen Kontextes, geschaffen werden. Nach innen muß dafür Sorge getragen werden, daß das gesamte Personal entweder der Klinik oder der Abteilung oder zumindest der Station in wichtigen Grundannahmen und basalen Sichtweisen übereinstimmt, da therapeutisches Handeln alle Mitarbeiter mit einschließt. (KOWERK 1986, SCHWEITZER 1986, ROTTHAUS 1986a) Bezüglich des medizinischen Kontextes wird man Sorge dafür tragen müssen, daß die besonderen Vorgehensweisen, die sich aus einem systemischen Ansatz ergeben, von den Kollegen verstanden werden, ebenso wie es von großer Bedeutung ist, für sein Handeln auch eine gesellschaftliche Akzeptanz zu suchen.

Diese letzten Aspekte werden von Pawao BRAJSA (1983, 1984) ebenfalls betont, der über zwei systemisch konzipierte psychiatrische Institutionen in Jugoslawien berichtet, nämlich das „Zentrum für Familientherapie und Alkoholismus" in Belgrad und die unter seiner Leitung stehende „Arbeitseinheit für Psychiatrie, Alkoholismus und andere Abhängigkeiten" des medizinischen Zentrums in Varazdin. BRAJSA beschreibt sehr konkret die Bemühungen um eine Koevolution der kontextuellen Bedingungen, in denen sich systemische Therapie entwickeln kann, und hebt dabei „drei elementare Kontexte" hervor: „Die psychiatrische Instititution, das medizinische Ökosystem und das gesellschaftliche Ökosystem". (1984: 142)

Recht gering ist der Austausch über stationäre Systemtherapie zwischen dem deutschen und dem französischen Sprachraum. Auch französisch schreibende Autoren betonen, daß die Berichte über Institutionen, die den familientherapeutischen Ansatz ins Zentrum ihrer Arbeit gestellt haben, relativ selten sind (MASSON 1981) und daß in den meisten Einrichtungen Familientherapie als sekundär angesehen (BENOIT 1982) oder neben der traditionellen institutionellen Arbeit nur toleriert (FIVAZ u.a. 1981) wird. Offensichtlich am konsequentesten findet sich ein solcher Ansatz verwirklicht in Tageskliniken (BARRELET 1983, 1985; BARRELET, MENTHONNEX, ARCHINARD 1986, MASSON 1982, SEYWERT 1984).

Aus den Niederlanden wurde uns recht früh der Bericht von LANGENAKENS und VAN DER LINDEN (1978) über die „Einführung der Arbeit mit Familien in einem Therapieheim für Kinder mit Lern- und Beziehungsstörungen" bekannt, in dem wir viele eigene konzeptuelle Ideen bestätigt fanden. Derartige Parallelen zeigten sich dann noch eindrucksvoller bei der 1984 erschienenen Publikation von DE LA MARCHE über „Stationäre familientherapeutische Behandlung", die im „Handboek Gesinstherapie" veröffentlicht wurde. Im selben Werk erschienen dann 1985 ein Beitrag von VAN DER REE und TROMP und 1986 einer von MONTFOORT und OPPENROTH. In Deutschland am bekanntesten wurde wohl VAN TROMMEL (zur stationären Systemtherapie: 1983, 1984, u.a.).

In einem mit der stationären Kinder- und Jugendpsychiatrie verwandten Bereich, der Heimerziehung, wurde in den 70er Jahren in der Bundesrepublik Deutschland deutlich die Forderung nach Einbeziehung der Familien erhoben. Sehr prägnant geschah dies beispielsweise 1977 im „Zwischenbericht Kommission Heimerziehung" (herausgegeben von der Internationalen Gesellschaft für Heimerziehung): „Die gegenwärtigen Vorstellungen von Elternarbeit haben einen völlig neuen Inhalt durch die Einsichten in die Bedeutung der Familienbeziehung für den Aufbau der Persönlichkeit erhalten. Das Interaktionsgefüge der Famiie ist demnach entscheidend für die Übernahme von Verhaltensmustern, die dann als Charakter oder Reaktionsbereitschaften die Persönlichkeit bestimmen. Verhaltensstörungen sind konsequenterweise nur im Kontext der Familie zu verändern. Eine isolierte Behandlung ist also nur indiziert, wenn die Familie nicht verfügbar ist, sei es, daß sie nicht erreichbar, sei es, daß sie zur Mitarbeit nicht zu gewinnen ist . . . Der Stellenwert der Elternarbeit hat sich verändert. Sie wird als konstituierender Bestandteil von Therapie oder Erziehung gesehen. Eine bleibende Veränderung ist nur möglich, wenn sich das gesamte Interaktionsgefüge der Familie ändert." (1977: 87)

Diesen sehr deutlichen Forderungen stand jedoch gegenüber, daß ein Konzept für eine Integration der Eltern- bzw. Familienarbeit in die bestehende Heimerziehung nicht vorlag. BÄUERLE und MARKMANN beschreiben die Situation schon 1974 in einer kritischen Betrachtung der Reformempfehlungen verschiedener Träger der Heimerziehung folgendermaßen: „Der Einstimmigkeit in der Forderung, die Elternbildungsarbeit sei Aufgabe der Heimerziehung, steht ein klaffender Mangel an Aussagen gegenüber, wie denn das zu geschehen habe. Offenbar verfügen die Autoren der vorliegenden Texte über kein darstellbares Konzept. Die FICE spricht es nüchtern aus: Es gibt noch kein Rezept und keine allgemein gültige Theorie für eine optimale Zusammenarbeit zwischen dem Heim und der Familie." (1974: 17)

Inzwischen allerdings gibt es in der Bundesrepublik und den benachbarten europäischen Ländern eine Reihe von Modellen, wie sie beispielsweise in dem von BÖRSCH und CONEN (1987) herausgegebenen Band „Arbeit mit Familien von Heimkindern" dargestellt werden, sowie eine ganze Reihe von Aufsätzen zur familientherapeutischen Arbeit im Heim (beispielsweise RAU, WOLF 1980, ARENDT, BOSSELMANN 1981, LINKE 1983, KREBS 1984, FREI 1985, ZIMMERMANN 1985, WEDEKIND 1986, BRÖNNEKE 1988).

Die Entwicklung der eigenen Arbeit erfolgte zunächst ohne Kenntnis der angloamerikanischen Literatur, soweit sie bereits erschienen war. Als sie uns bekannt wurde, stellte sie jedoch eine wesentliche Bestätigung unserer eigenen konzeptionellen Versuche dar, da die genannten Autoren in teils ungemein verblüffender Weise zu übereinstimmenden Überlegungen und Erfahrungen gekommen waren. Mit HILDEBRAND u.a. (1981) teilen wir vor allem die Vorstellung, daß die grundlegenden therapeutischen Konzepte von allen Mitarbeitern möglichst einheitlich vertreten werden müssen, damit sich die verschiedenen Einflüsse und Maßnahmen in einer Klinik, die durch die Zunahme an Komplexität des therapeutischen Systems entstehen, nicht gegenseitig behindern, sondern gegenteilig wechselseitig fördern. Die AutorInnen fordern deshalb eine enge Verbindung zwischen allen Mitarbeitern, um der Gefahr zu wehren, daß therapeutische Bemühungen sich gegenseitig aufheben: „Das Bemühen sollte dahin gehen, die verschiedenen Einflüsse so zu integrieren, daß jeder einen optimalen Effekt hat und sie in der Summe einen maximalen therapeutischen Erfolg erreichen." (1981: 147)

4.2 Die Klinik als Anbieter eines vielfältigen systemtherapeutischen Kontextes

Der entscheidende Unterschied zwischen ambulanter und stationärer Systemtherapie ist der außerordentliche Zuwachs an Komplexität und die Dichte der Interaktion im therapeutischen System bei der stationären und teilstationären Systemtherapie. Mitglieder des therapeutischen Systems sind nicht nur der Indexpatient, seine Angehörigen und der/die mit der Familie arbeitenden Therapeuten, sondern vor allem noch die Mitarbeiter des Pflege- und Erziehungsdienstes, sowie Sondertherapeuten im Heilpädagogischen Dienst, im Freizeitzentrum, in der Beschäftigungstherapie oder der Anlernwerkstatt, die Lehrer der Schule, die Mitpatienten, die diensthabenden Ärzte etc. Zwischen all diesen Mitgliedern des therapeutischen Systems kommt es zu vielfältigen Interaktionen. Sie „beeinflussen sich gegenseitig ohne wesentliche Pause, und es finden Interventionen statt, die nicht nur vom Therapeuten ausgehen. Es gibt eine Vielzahl von Gelegenheiten, von seiten des Patienten oder seiner Angehörigen in der Klinik zu intervenieren, ebenso wie von seiten anderer Subsysteme, die an diesem Prozeß beteiligt sind." (KOWERK 1986: 6)

Diese hohe Komplexität des therapeutischen Systems kann für den Patienten und seine Familie außerordentlich anregend und therapeutisch von hohem Nutzen sein, sie birgt aber auch eine Reihe von Nachteilen und Gefahren, die im ungünstigen Falle jede positive Entwicklung des therapeutischen Prozesses zunichte machen können. Stationäre Systemtherapie sollte deshalb nach einem ganz banalen Prinzip organisiert werden, nämlich nach der Maxime, die Chancen und Vorteile des stationären Settings zu nutzen und die Nachteile und Gefahren zu meiden bzw. so gering wie möglich zu halten.

Als Chancen und Vorteile lassen sich, eigene Überlegungen sowie solche von HILDEBRAND u.a. (1981: 145 f), KOWERK (1986: 6 f) und SCHWEITZER (1986: 20 f) zusammenfassend, folgende Gesichtspunkte aufführen:

– Die Familie hat die Chance, sich zu erholen und neue Methoden des Umgangs miteinander zu erlernen, statt ihr Lösungsmuster des Mehr-Desselben zu verewigen.

- Die Familie kann Personen mit der vorübergehenden Betreuung ihres Kindes/Jugendlichen beauftragen, die Erfahrung im Umgang mit besonders „schwierigen" Patienten haben und über geeignete räumliche Möglichkeiten verfügen (z.B. Möglichkeiten des Abschließens bei Selbst- oder Fremdgefährdung).

- Dadurch, daß das Kind/der Jugendliche die Familie für eine gewisse Zeit verläßt, kann ein Ungleichgewicht im familiären System auftreten, welches eine Reorganisation der Interaktion fördert. Beispielsweise mag die Familie entlastet werden von einer übergroßen Angst im Umgang mit einem lebensbedrohend anorektischen Mitglied, die jegliche Neuordnung paralysiert hat. Andere Familien allerdings leben weiter in Spannung, obwohl das Mitglied, das für diese Spammnung verantwortlich gemacht wird, zur Zeit gar nicht anwesend ist. Wie es auch sei: In der Arbeit mit der Familie können ihre Reaktionen auf die veränderte Situation als wichtiges Arbeitsmittel genutzt werden.

- Das Kind/der Jugendliche kommt in eine Umgebung, in der es/er mit seinem Verhalten nicht länger ein integraler Bestandteil der etablierten Verhaltensmuster ist (auch wenn die Gefahr besteht, daß es/er solche neu induziert – dazu aber später mehr). In einem pädagogisch-therapeutisch gestalteten Stationsmilieu kann es/er neue Erfahrungen sammeln, Prämissen, die am Lernen und an der Entwicklung hinderten, in Frage gestellt sehen und in einem relativen Schonklima neue, noch ungekonnte Verhaltensmuster erproben.

- In den Gleichaltrigen auf der Station findet der Patient oft sehr viel wirksamere Modelle als bei Erwachsenen und erhält von ihnen wichtige Rückmeldungen. Er erfährt Ermutigung daraus, daß auch die übrigen Gleichaltrigen Schwierigkeiten haben. Er erprobt, wieviel Distanz zu seiner Familie möglich ist, und hat Chancen, diese Erfahrungen in Vergleich zu setzen mit denen, die Mitglieder seiner Stationsumwelt machen und gemacht haben.

- Da die meisten Kinder und Jugendlichen, die stationär aufgenommen werden, große Entwicklungsrückstände im sozialen und kognitiven Bereich haben, profitieren sie von gezielten einzeltherapeutischen oder gruppentherapeutischen Angeboten sowie von spezifischen Trainingsmaßnahmen und von einer ihre Störungen berücksichtigenden Beschulung.

- Erfahrungen der Stationsmitarbeiter mit den Kindern und Jugendlichen – erfreuliche Erlebnisse, Schwierigkeiten, Mißerfolge – können als Material in die Familiengespräche eingebracht werden.

- Die Eltern und Familien werden durch die vielfältigen Kontakte mit den „Paten" sowie den übrigen Stationsmitarbeitern, mit den verschiedenen Therapeuten und mit anderen Eltern zu neuen, die Familienkoevolution wiederbelebenden Sichtweisen angeregt.

- Die Vielzahl der Mitarbeiter erhöht die Chance auf besonders „gelingende" Kontakte beispielsweise zwischen einer Schwester/Erzieherin und einem Elternpaar. Dies kann der verantwortliche Therapeut nutzen, indem er sich aus der direkten Familienarbeit etwas zurückzieht und vornehmlich diese Gespräche supervidiert.

Auf der anderen Seite dürfen aber auch die Nachteile und Gefahren, die eine stationäre Aufnahme mit sich bringt bzw. bringen kann, nicht übersehen werden:

- Durch die Aufnahme des identfizierten Patienten kann die Familie in ihrer Sicht bestärkt werden, daß es eine Ursache für das Problem innerhalb des Patienten geben müsse, so daß es schwieriger wird, ein systemisches Problemverständnis zu vermitteln.

- Ein Erleben der Eltern, daß sie als Erzieher ihres Kindes gescheitert sind, wird verstärkt dadurch, daß „bessere Eltern" ihnen die Erziehungsaufgabe aus der Hand nehmen. Die Eltern werden als Eltern entmündigt, statt daß sie in ihrer elterlichen Kompetenz gestärkt würden.

- Der identifizierte Patient gerät durch die Aufnahme leicht in einen Loyalitätskonflikt zwischen seinen wahren Eltern und seinen „besseren Eltern" und sieht sich damit einer pathogenen Situation ausgesetzt.

- Durch die Aufnahme wird die Familie von dem Druck entlastet, eine Lösung ihres Problems finden zu müssen, durch das Fernsein des identifizierten Patienten bieten sich ihr möglicherweise auch geringere Chancen.

- Aufgrund des Versorgungscharakters der Klinik, der Realitätsferne des Lebens dort und des nicht seltenen Mangels an konkreten Anforderungen droht dem Patienten die Gefahr der malignen Regression, wie sie vielfach für psychotherapeutische und psychiatrische Kliniken beschrieben worden ist.

- Eine ähnlich regressionsfördernde Wirkung entsteht, wenn die Klinik den Eltern die Verantwortung für ihr Kind abnimmt. Es droht eine Abhängigkeit der Familie von den Therapeuten und Betreuern.

– Die Komplexität des therapeutischen Systems kann – wie schon gesagt – dazu führen, daß gegenläufige therapeutische Enflußnahmen sich gegenseitig aufheben und in ihrer Wirkung neutralisieren.

– Der Patient verliert den Kontakt zu den Gleichaltrigen in seiner häuslichen Umgebung, zu seiner Schulklasse u.a.m.

Dieser letzte Nachteil ist wahrscheinlich am schwierigsten zu vermeiden oder zu mindern. Im übrigen läßt sich jedoch sagen, daß die Nachteile und Gefahren einer stationären Therapie um so geringer werden, ihre Chancen und Vorteile um so größer, je mehr die Familie auf den verschiedensten Ebenen in die Therapie mit einbezogen wird. Doch das Wesentliche ist unseres Erachtens nicht in diesem Einbeziehen der Familie in die Therapie zu sehen, so wichtig dies auch ist. Entscheidend ist vielmehr die Art des Umgangs mit der Familie, die dadurch zu charakterisieren ist, daß die Mitarbeiter der Klinik dem Patienten, seinen Eltern sowie den übrigen Familienangehörigen ihre Arbeit, ihre Erfahrung, das von ihnen gestaltete therapeutische Milieu zur Verfügung stellen (im Sinne einer Dienstleistung), deren sich die Familie bedienen kann, um ihr Problem zu lösen.

Dies bedingt eine zutiefst bescheidene, dem Patienten und seiner Familie Respekt entgegenbringende Grundhaltung. Unseres Erachtens liegt hier der wichtigste Aspekt für das Verständnis einer stationären Systemtherapie, der einen grundsätzlichen Wechsel der Perspektive darstellt. Er bricht radikal mit den Konzepten, nach denen eine „Krankheit" in der Klinik „behandelt" wird und die – trotz aller verbalen Ablehnung – den „Reparaturwerkstatt-Charakter" nie konsequent aufgegeben haben.

Einen solchen Wechsel zu vollziehen, ist jedoch unter den verschiedensten Gesichtspunkten problematisch. Sie wurden im vorigen Kapitel bereits angesprochen und seien nur noch einmal kurz erwähnt:

1. Es handelt sich um ein neues Verständnis klinischer Arbeit, dem ein Konzept von „Krankheit", „Störung", „Auffälligkeit" zugrunde liegt, das innerhalb des Gesundheitswesens, von dem die Klinik ein Teil ist, nicht allgemein geteilt wird. Das bedeutet die Gefahr einer Außenseiterposition und großer Verständigungsschwierigkeiten mit den Personen, mit denen am meisten Zusammenarbeit stattfindet.

2. Problematisch ist auch, daß eine „Reparaturwerkstatt-Erwartung" und entsprechende Hoffnungen von vielen Eltern und Familien an die Mitarbeiter der Klinik – wenn auch mit großer Ambivalenz – herangetragen werden. Es ist dann gleichermaßen schmerzlich, hochgespannte Erwartungen von Angehörigen, die häufig schon viel Schweres durchgemacht haben, zu enttäuschen und die in den Erwartungen enthaltenen Zuschreibungen von Größe und Macht abzuweisen.

3. Diese neue Art, Therapie zu denken – insbesondere stationäre Therapie –, ist allen Beteiligten, den Familien, aber auch den Mitarbeitern
der Klinik so wenig vertraut und selbstverständlich, daß sie nicht leicht
konsequent zu verwirklichen ist. Unsicherheiten und Inkongruenzen auf
seiten der Klinikmitarbeiter können aber zu Verwirrungen bei den Familien führen, die zusätzlich belastend sind und das Leid vergrößern.

4.3 Ethische Prinzipien einer therapeutischen Beziehung

„Rechte der Klienten, Verantwortlichkeiten der Therapeuten" überschrei-
ben HARE-MUSTIN, MARECEK, KAPLAN und LISS-LEVINSON eine 1979 erschienene Arbeit, die sich eingehend mit ethischen Forderungen an eine
therapeutische Beziehung auseinandersetzt. Die Autorinnen beziehen sich
dabei wesentlich auf die „Ethical Standards" der American Psychological
Association von 1977. Danach ist es die wichtigste Pflicht des Therapeuten, „die Würde und den Wert des Individuums zu respektieren sowie die
Erhaltung und den Schutz der fundamentalen Menschenrechte zu beachten" (1977: 1). In ähnlicher Weise ist 1973 von der American Psychiatric Association als Prinzip der medizinischen Ethik hervorgehoben worden, „der
Humanität zu dienen mit tiefem Respekt vor der Würde des Menschen"
(1973: 1059).

HARE-MUSTIN und Kolleginnen fordern ein Beziehungsverhältnis zwischen Klient und Therapeut, das in der angloamerikanischen Literatur als
„consumers approach" (MORRISON 1978; MORRISON, LAYTON, NEWMAN
1982; REITER-THEIL 1986) benannt wird. Nach Meinung der Autorinnen beschreiben die „Ethical Standards" reziproke Rollen von Therapeut und
Klient: „Die Verantwortlichkeiten des Therapeuten und die Rechte des
Klienten konvergieren in solchen Zielen wie Freiheit der Wahl, Offenheit
der Information über die Behandlung und Schutz der menschlichen Würde.
Dadurch, daß der Therapeut dem Klienten seine Rechte sichert, billigt er
ihm einen gleich hohen Rang und eine gleich hohe Verantwortlichkeit für
seine Teilnahme an der Therapie und letztlich für seine Lebensgestaltung
zu. Indem er die Rechte des Klienten wahrt, gibt er ihm zugleich Verantwortung (ARBUCKLE 1977). Er erwartet von dem Klienten, daß er seine Entscheidung gut überdenkt, daß er von den ihm gegebenen Informationen
Gebrauch macht und daß er die Kontrolle übernimmt über seine Teilnahme
an der Therapie. Indem er dem Klienten hilft, seine Rechte und seine Verantwortlichkeiten wahrzunehmen, ermutigt er den Klienten zu gesundem
Handeln und damit zu psychischer Gesundheit . . . Die Wahrung der Rechte der Klienten kann die Arbeit des Therapeuten wirkungsvoller werden lassen." (1979: 4)

Um diese ethischen Standards zu verwirklichen, halten es die Autorinnen als erstes für notwendig, den Klienten hinreichend zu informieren,

damit er auf der Basis dieser Informationen Entscheidungen darüber treffen kann, ob er sich auf die Therapie einlassen will oder nicht. Vor allem über drei Bereiche sollen hinreichende Informationen zur Verfügung gestellt werden, nämlich erstens über die Vorgehensweise in der Therapie, über ihre Ziele und die möglichen Nebenwirkungen; zweitens über die Qualifikation, die Grundannahmen und die Erfahrung des Therapeuten; drittens über die Möglichkeiten, Hilfe auch ohne Therapie zu bekommen. Diese Informationen müßten so rechtzeitig gegeben werden, daß der Klient eine qualifizierte Entscheidung darüber treffen kann, ob er die Therapie beginnen will. Alternative Möglichkeiten der Hilfe müßten ggf. zu jedem Zeitpunkt der Therapie gegeben werden.

Als zweites schlagen die Autorinnen vor, einen Therapievertrag zwischen Therapeut und Klienten abzuschließen, der die Ziele, die Erwartungen und die Grenzen der Therapie beschreibt. Ein solcher Therapievertrag könne Mißverständnisse verhindern über die Verantwortlichkeiten, die Methoden und die Vorgehensweisen. Ein solcher Vertrag, sei er nun schriftlich oder mündlich abgeschlossen, verdeutliche zudem die Klient-Therapeut-Beziehung. Je detaillierter er sei, um so häufiger müsse er neu verhandelt werden, weil sich die Lebensumstände des Patienten änderten und damit auch die Ziele der Therapie. Eine Überarbeitung des Vertrages in regelmäßigen Abständen sei ein wesentlicher Teil dieses Vertragsprozesses. (Vertragsbeispiel im Anhang)

Die Autorinnen erörtern im übrigen auch, wie wichtig es sei, daß sowohl der Klient als auch der Therapeut sich mit den möglichen Folgen der angestrebten Ziele, den positiven und den negativen, ernsthaft auseinandersetzen. So könne es durchaus geschehen, daß der Klient Ziele formuliert, die der Therapeut nicht annehmen könne. In einem solchen Fall habe er das Recht und die Pflicht, eine Therapie abzulehnen und den Klienten an einen anderen Therapeuten zu überweisen.

Als einen weiteren wichtigen Punkt in der Beziehung zwischen Therapeut und Klient heben die Autorinnen hervor, daß es dem Klienten möglich sein muß, Kritik und Zweifel an den Fähigkeiten des Therapeuten zu äußern. Der Therapeut müsse der Versuchung begegnen, kritische Äußerungen als unzutreffend oder gar als symptomatisch (krankheitsbedingt) abzuqualifizieren. Vielmehr müsse er überlegen, an welchem Punkt die Kritik berechtigt sei und auf welche Weise er dazu beigetragen habe. Gelinge dies dem Therapeuten nicht und erkläre er die Kritik als reines Problem des Klienten, dann befördere dies nicht eine positive therapeutische Allianz.

Zweifellos kann man gegen einzelne der hier referierten Vorschläge einwenden, sie gingen von einer idealisierten Situation aus und würden die

Realität des Alltags zu wenig berücksichtigen. Tatsächlich ist der Druck des aktuellen Problems zum Zeitpunkt der Aufnahme oft so groß, daß es nicht möglich ist und die Familien auch nicht die Ruhe und Bereitschaft haben, in derartig detaillierter Form die Patient-Therapeut-Beziehung vorzuklären. Das ändert aber nichts an der prinzipiellen Richtigkeit der aufgestellten Forderungen, die deshalb als geeignete Kriterien anzusehen sind, um therapeutische Konzepte zu hinterfragen.

4.4 Die besonderen Voraussetzungen stationärer Kinder- und Jugendpsychiatrie

Die Besonderheiten stationärer Kinder- und Jugendpsychiatrie folgern – wie in der Einleitung bereits kurz angesprochen – aus der besonderen Situation der Patienten, d.h. der besonderen Situation von Kindern und Jugendlichen. Hier imponiert in erster Linie die Tatsache, daß Kinder je nach Alter bzw. Entwicklungsstand in mehr oder weniger großer Abhängigkeit von ihren Eltern bzw. ihren sonstigen engsten Bezugspersonen stehen. Ein Kleinkind bedarf der größeren Fürsorge und des intensiveren Schutzes als ein Schulkind und dieses wiederum mehr als ein Jugendlicher. Eine der wesentlichen Aufgaben von Erziehung ist es nicht zuletzt, ausreichend Sicherheit und Geborgenheit zu vermitteln, diese aber mit wachsender Eigenständigkeit des Kindes soviel zurückzunehmen, daß die Entwicklung zur Eigenverantwortlichkeit nicht gestört wird. Bei aller Banalität dieser Hinweise stellen sie doch wichtige Bedingungen stationärer kinder- und jugendpsychiatrischer Arbeit dar. Dementsprechend muß eine Kinderstation anders strukturiert sein als eine Jugendlichenstation. Auf der Kinderstation wird Erziehung eine größere Rolle spielen; dementsprechend werden die Eltern als Verantwortungsträger für die Erziehung ihrer Kinder in die tägliche Arbeit mit dem Kind stärker einbezogen sein müssen. Auf der Jugendlichenstation demgegenüber wird größerer Spielraum notwendig sein für das Erproben selbständigen Handelns und das Sammeln eigener Erfahrungen. Aber auch hier werden die Eltern die Verantwortung für die erweiterten Rahmenbedingungen haben.

Die entscheidende Besonderheit stationärer Kinder- und Jugendpsychiatrie liegt also darin – an dieser Stelle sei von den bereits mündigen Heranwachsenden auf jugendpsychiatrischen Stationen abgesehen –, daß jeweils Eltern oder andere Sorgeberechtigte das Recht und die Pflicht der Sorge für das Kind oder den Jugendlichen haben. Sie haben die Verantwortung und müssen die Entscheidungen treffen, die das Kind selbständig nicht treffen kann. Ihnen ist das Kind und der Jugendliche in besonderem Maße verbunden, und das auch dann, wenn Spannungen und Konflikte, ja sogar wenn Haß zwischen Eltern und Kindern augenblicklich vor-

74

herrschen. Eltern sind für jedes Kind Teil der eigenen Person, gleichgültig wie sehr es auf sie schimpft. Alle Eltern, zumindest alle Eltern in unserer Kultur, wollen gute Eltern sein. Auch wenn sie offen ihr Kind ausstoßen und beispielsweise erklären sollten, es nie wieder sehen zu wollen, sollte jeder Therapeut davon ausgehen, daß hinter unendlich viel Enttäuschung, Verbitterung und tragischer Verstrickung auch bei diesen Eltern letztlich der Wunsch im Hintergrund steht, gute Eltern sein zu wollen.

Mit der Aufnahme des Kindes oder Jugendlichen verlieren die Eltern oder sonstigen Sorgeberechtigten niemals ihre Verantwortung für den Patienten. Sie geben an die Institution einen Auftrag, der immer ein dreifacher Auftrag ist: Er umfaßt erstens den Wunsch nach Erziehung und Betreuung, zweitens den nach Therapie und zum dritten, sie in ihrer elterlichen Kompetenz zu stärken und zu fördern.

Diese Rahmenbedingungen und damit auch diese Aufträge sind nicht immer offensichtlich und deutlich. Sie sind aber in der Logik der Situation zwangsläufig und müssen Grundlage einer stationären Therapie sein. Dieses wird um so leichter möglich sein, je offener sie erörtert und zwischen den Beteiligten geklärt werden. Je deutlicher dies geschieht, um so größer sind die Chancen für eine erfolgreiche Therapie.

Die Forderung nach Achtung der familialen Autonomie im neuen Jugendhilferecht

Hochinteressant ist nun in diesem Zusammenhang, daß der derzeit zu beratende Gesetzesentwurf zur Neuordnung der Jugendhilfe (Stand 5. 8. 1988) genau in dem hier ausgeführten Sinne einen entscheidenden Perspektivenwandel vollzieht. Ziel ist ein Handlungsansatz, der „nicht das Kind als Symptomträger von der Familie isoliert und therapiert, sondern – wo immer möglich – bei der gesamten Familie ansetzt, um ihr Erziehungspotential zu stärken" (Begründung zum Gesetzesentwurf 1988: 2). Der Gesetzesentwurf beruft sich auf verfassungsrechtliche Vorgaben, wenn er der Jugendhilfe „eine die Erziehung der Eltern unterstützende Funktion" zuweist und als Ziel „partnerschaftliche Hilfe unter der Achtung familialer Autonomie" formuliert (Begründung zum Gesetzesentwurf 1988: 5 f).

STRUCK (1988: 4) führt dazu aus, nach unserer Verfassung sei die Erziehung Aufgabe der Eltern. Sie, die Eltern, könnten – das habe das Bundesverfassungsgericht immer wieder, zuletzt im Beschluß vom 11. November 1988 herausgestellt – „grundsätzlich frei von staatlichen Einflüssen und Eingriffen nach eigenen Vorstellungen darüber entscheiden, wie sie die Pflege und Erziehung ihrer Kinder gestalten und damit ihrer Elternverantwortung gerecht werden wollen". Das Gericht fahre allerdings fort, und dies sei im Auge zu behalten: „In der Beziehung zum Kind muß aber das Kindeswohl die oberste Richtschnur der elterlichen Pflege und Erziehung sein" (BVerfg. vom 11. 11. 1988, I v R 585/88 DA-Vorm 1989: 149, 151). Elternrechte und Kindesgrundrechte stünden sich somit nicht als konkurrierende und kollidierende Freiheits- und Interessenssphären einander gegenüber. Vielmehr erhalte das Elternrecht eine Rechtfertigung aus dem Interesse und der Persönlichkeitsentfaltung des Kindes. STRUCK zitiert BÖCKENFÖRDE (1980: 63): „Elterliche Erziehung ist eine objektiv notwendige Bedingung für das Seinkönnen und Mündigwerden des Kindes. Elterliches Erziehungsrecht ist in seiner Funktion nicht Eingriff in dessen Freiheit durch Fremdbestimmung, sondern unabdingbarer Teil der Verwirklichung seiner Freiheit."

Für die inhaltliche Ausgestaltung des neuen Jugendhilferechtes war deshalb die stärkere Bezugnahme von Jugendhilfe auf das soziale Bezugsfeld des Kindes oder des Jugendlichen durch die Einbeziehung der Familie in den Hilfeansatz von ausschlaggebender Bedeutung. „Ein wesentliches Merkmal für eine moderne Jugendhilfe ist daher die Beteiligung der Betroffenen, ihre Einbeziehung in den gesamten Hilfeprozeß. Dies gilt für Eltern, Jugendliche und Kinder in gleicher Weise. Leistungen der Jugendhilfe sind nicht Maßnahmen mit Strafcharakter, die die Betroffenen zu dulden haben, sondern Hilfen, um ihre eigene Problembewältigungskompetenz zu verbessern. Sie können daher nicht an den Betroffenen vollzogen oder vollstreckt werden, sondern setzen ihre Mitwirkung oder wenigstens Mitwirkungsbereitschaft voraus. Ein solches Verständnis setzt nicht nur entsprechende gesetzliche Vorschriften, sondern auch eine Überprüfung bzw. Korrektur bisheriger Handlungsansätze und Organisationsformen voraus." (STRUCK 1989: 7)

Abschließend sei noch einmal aus der Begründung zum Gesetzentwurf zitiert (1988: 6): „Das eingriffs- und ordnungsrechtliche Instrumentarium des Jugendwohlfahrtsgesetzes soll durch eine stärkere Betonung der Beratungs- und Kooperationspflichten des Jugendamtes mit den Beteiligten abgebaut, die Autonomie der Familie geachtet und die Selbstverantwortung und Mitarbeit junger Menschen und ihrer Familien gestärkt werden."

5. Indikationen zur stationären Systemtherapie

Wenn auch die Frage nach den Indikationen für eine stationäre (Psycho)Therapie in der Literatur bislang erstaunlich wenig Aufmerksamkeit gefunden hat, so besteht doch weitgehend Einigkeit darin, daß diagnostische Zuordnungen in diesem Zusammenhang wenig aussagekräftig sind. Vielmehr ist die Notwendigkeit stationärer Therapie offensichtlich gleichermaßen abhängig vom Problemverhalten des Patienten, von der Beurteilung dieses Verhaltens durch die Familienmitglieder (die Mitglieder des relevanten Bezugssystems) und von ihrer Einschätzung ihrer Interaktionen. Darüber hinaus sind jedoch auch Indikationskriterien seitens der Klinik zu beachten, die wiederum nicht unabhängig sind von den Erwartungen der Familie. Das bedeutet: Die Indikation zur stationären Systemtherapie ist nicht aus irgendwelchen objektiven Daten abzuleiten, sondern muß in einem Interaktionsprozeß zwischen Patient, Familienangehörigen (oder sonstigen Mitgliedern des Problemsystems) und den Therapeuten der stationären Einrichtung oder des Heimes entwickelt werden.

Nicht behandelt wird im folgenden die Frage von Indikationen und Gegenindikationen zur ambulanten Systemtherapie. Hier ist zu verweisen auf: ACKERMAN 1966, RICHTER 1968, WYNNE 1975, BUDDEBERG 1980, SCHECHTER und LIEF 1980, ROTTHAUS 1983, REITER und STROTZKA 1984, SOHNI 1984, STRUNK 1987, ROTTHAUS 1989b.

In den klassischen medizinischen Fächern werden Indikationen für eine stationäre Aufnahme üblicherweise aufgrund mehr oder weniger „objektiver" Daten vom Arzt gestellt, und zwar einmal vom niedergelassenen Arzt, der die Einweisung vornimmt, und zum anderen von einem Kliniker, der die Berechtigung der Einweisung zu prüfen und die Krankenhauspflegebedürftigkeit gegenüber der Krankenkasse zu vertreten hat. Als Kriterien dienen die Krankheitsdiagnose und die Einschätzung der Schwere der Krankheit durch den Arzt bzw. die Ärzte.

In der Psychiatrie – sowohl in der Erwachsenenpsychiatrie als auch in der Kinder- und Jugendpsychiatrie – wird nun oft der Eindruck erweckt, daß das Vorgehen entsprechend sei. Tatsächlich sieht die Praxis anders aus: Angesichts wenig scharfer diagnostischer Kriterien und in Ermangelung objektiver Maßstäbe – z.B. von Laborwerten, Röntgenbildern u.ä. – bezüglich der Schwere einer „Krankheit" spielen subjektive Bewertungen nicht nur des Klinikers, sondern auch oder vor allem der Umwelt – beispielsweise der Angehörigen und auch der Nachbarn – eine entscheidende Rolle, so z.B. bei Einweisungen nach den unterschiedlichen Ländergesetzen zur Unterbringung psychisch Kranker. Entsprechend betonen

BYNG-HALL und BRUGGEN (1974: 444), daß die Situation in der Psychiatrie im Vergleich zu den übrigen medizinischen Fächern sehr viel komplizierter sei. Die Krankheitskonzepte seien unpräzise und ihre Wertigkeit oftmals unbewiesen, die therapeutischen Prozesse zudem sehr unterschiedlich. Darüber hinaus würden die vielfältigen Effekte, die durch die Trennung einer Person von ihrer Familie hervorgerufen werden, den Krankheitsverlauf beeinflussen und müßten bei der Indikationsstellung Berücksichtigung finden.

Angesichts dieser Situation erscheint es den beiden Autoren zu Recht auffällig, daß die Frage in der Literatur wenig behandelt wird, wann eine ambulante Therapie in eine stationäre überführt werden muß und welches die Indikationen für eine stationäre Behandlung in der Psychiatrie sind. Am ehesten ist dieses Problem noch in bezug auf psychotherapeutische Kliniken – vorwiegend für Erwachsene – erörtert worden (u.a. HEIGL-EVERS 1981, POHLEN 1981, ZIELKE, STURM, MARK 1988), was dadurch zu erklären sein dürfte, daß in psychiatrischen Kliniken mit Aufnahmeverpflichtung nicht wie in psychotherapeutischen Kliniken eine Vorauswahl möglich ist.

Unserer Erfahrung nach ist es jedoch kurzschlüssig, sich in psychiatrischen Kliniken mit Aufnahmeverpflichtung nicht auch eingehend mit der Frage der Indikation auseinanderzusetzen. Es erscheint für die Effektivität jeder stationären Arbeit von hoher Bedeutung, die Indikation für eine stationäre Aufnahme zu durchdenken und dem Prozeß der Indikationssstellung und Aufnahmeentscheidung größte Aufmerksamkeit zu widmen. Entsprechend fordern BYNG-HHALL und BRUGGEN schon im Titel ihres Aufsatzes von 1974, die Aufnahmeentscheidung als „ein therapeutisches Werkzeug" zu nutzen.

Unterstützt wird diese Ansicht von BERGER und STRUNK (1981: 706), die die Indikation zur stationären Behandlung „praktisch nur im Rahmen unserer ambulanten Diagnostik, meist nach mehreren Gesprächen" stellen. Sie halten dies für so wichtig, daß sie „gelegentlich Differenzen gegenüber dem therapeutischen Auftrag eines Jugendamtes, aber auch von Fachkollegen, die sich in ihrer Kompetenz in Frage gestellt fühlen, in Kauf nehmen und durch Aufklärung über die speziellen Arbeitsbedingungen zu mildern suchen".

Indikationen von seiten der Patienten und ihrer Familien

Ein Überblick über die Literatur zur Indikationsstellung für eine stationäre Aufnahme nicht nur von Kindern und Jugendlichen, sondern auch von Erwachsenen zeigt eine große Übereinstimmung darüber, daß die diagnostische Einordnung der vorgestellten Problematik dabei wenig hilfreich ist. HOEHNE und WOLF (1986) versuchen zwar einige Diagnosegruppen „als absolute Indikation zur stationären Therapie" (1986: 334) abzugrenzen und nennen: schwere Neurosen; psychosomatische Erkrankungen, bei denen nur im Schutzraum einer Klinik eine Auseinandersetzung mit den inneren Konflikten riskiert werden kann; Jugendliche mit lebensbedrohlichen Zuständen wie z.B. Depressionen mit drohender Suizidgefahr; Patienten mit juvenilen Psychosen oder schizophrenen Reaktionen im Jugendalter. Sie verweisen zugleich aber − offensichtlich zustimmend − darauf, daß nach ZAUNER die Indikationsstellung für die Behandlung innerhalb einer Institution „sowohl von der Struktur als auch von der Manifestation der Neurose bzw. Psychose bestimmt" wird.

Dementsprechend stellen denn auch BLACKMAN, PITCHER und RAUCH(1986: 112) aufgrund ihrer Untersuchungen über die Kriterien für eine Aufnahme von Jugendlichen in entweder eine volle Tagesbehandlung oder eine Abendbehandlung die „Nützlichkeit der gegenwärtigen DSM-III Kriterien für eine Aufnahmeentscheidung" in Frage. Als entscheidende Größe bezeichnen sie demgegenüber das Ausmaß des ausagierten Verhaltens („level of acting out behaviour").

Dies korrespondiert mit den Ergebnissen einer Literaturübersicht über die stationäre Behandlung von Jugendlichen durch FINEBERG, SOWARDS und KETTLEWELL (1980), die zwei grundlegende Aufnahmekriterien gefunden haben, nämlich unzureichende internale Kontrolle und unzureichende externale Kontrolle. STRUNK (1989: 8) spricht „von der Tendenz, nur dann eine stationäre Aufnahme vorzunehmen, wenn Selbst- und Fremdgefährdung, produktive Psychose mit massiver Beeinträchtigung des Sozialverhaltens und des Realitätskonzeptes" sowie bei psychogenen Störungen „schwere Beeinträchtigungen des Tagesablaufes oder der Selbstversorgung durch Zwänge" vorliegen.

HUNTER (1985) urteilt ähnlich, wenn er schreibt, daß − nach seiner Erfahrung mit der langfristigen Behandlung von schwerstgestörten Patienten im Alter zwischen 15 und 35 Jahren − stationäre Aufnahmen notwendig werden einmal wegen der Schwere der Störung, die ein Familienmitglied zeigt, oder aber wegen der fortgesetzt chaotischen, labilen, destruktiven und möglicherweise gefährlichen Bedingungen des Familienlebens, so daß ein Familienmitglied in akuter Gefahr zu sein scheint (beispielsweise durch einen Suizid oder durch einen Mißbrauch). Und HANRAHAN (1986) zitiert BOWEN, der 1965 (232) drei Gründe für eine Klinikaufnahme nannte: „Erstens: Die Familie wünscht es. Zweitens: Die Gesellschaft verlangt es. Drittens: Die gestörte Person fordert es."

Aufnahmeentscheidungen sind also offensichtlich von drei Faktoren abhängig: einmal von dem Verhalten des Patienten, zum anderen von der Beurteilung dieses Verhaltens durch die Familienangehörigen und drittens von ihrer Einschätzung ihrer Interaktionen. Bevor daraus die entscheidende Konsequenz gezogen werden soll, sei noch ein kurzer Hinweis darauf gegeben, daß diese Einschätzung keineswegs nur von familientherapeutisch bzw. systemisch arbeitenden Autoren geteilt wird. Beispielsweise verweist HEIGL-EVERS (1981: 28) bei der Erörterung dieser Frage darauf, daß SCHWIDDER 1962 in einem unveröffentlichten Vortrag „folgende Indikationen für eine stationäre Psychotherapie genannt hat, die bis heute ihre Gültigkeit behalten haben:

(1) Die Schwere der Krankheitserscheinung (z.B. bei Magersucht, bei schwer beeinträchtigenden psychosomatischen Symptomen, bei psychogenen Gang- und Sehstörungen oder bei anderen schweren Funktionsbeeinträchtigungen).

(2) Die symptombedingte Unmöglichkeit, eine ambulante Behandlung durchzuführen (z.B. in Fällen schwerer Platzangst oder ähnlichen phobischen und Zwangssymptomen, bei schweren Angstneurosen, hysterischen Symptomen, Ticerscheinungen u.ä.).

(3) Die Untragbarkeit des Patienten im häuslichen oder beruflichen Milieu (z.B. bei Charakterneurosen, bei depressiven Unruhe- und Verwirrtheitszuständen, bei Willkürdurchbrüchen, bei Zwangsneurosen u.ä.).

(4) Der negative Einfluß der Umgebung, der therapeutische Fortschritte verhindert (so z.B. ein neurotisches Milieu, an das der Patient fixiert ist, oder schwere Reaktionsbildungen der Umgebung gegen den Kranken u.ä.).

(5) Die Vorbeugung drohender Invalidität (im Falle fixierter Fehlerwartungen, ausgebreiteten sekundären Krankheitsgewinns, neurotischer Passivität, woraus die Notwendigkeit aktiver Resozialisierung mit Anwendung übender Verfahren, Arbeitsumschulung usw. resultiert).

(6) Die fehlende Behandlungsmöglichkeit am Wohnort (es handelt sich dabei nicht um eine medizinische Indikation, sondern um eine Notmaßnahme, solange keine ausreichenden psychotherapeutischen Behandlungsmöglichkeiten bestehen)."

Wenn nun aber — wie es auch unserer Erfahrung entspricht — nicht nur das aktuelle Verhalten des Patienten, sondern in starkem Maße auch die

Tragfähigkeit der Familie, ihre räumlichen und personellen Möglichkeiten, ihre Fähigkeiten der Einflußnahme auf den Patienten etc. bei der Aufnahmeentscheidung von Bedeutung sind, dann folgert daraus zwangsläufig, daß nicht der Kliniker allein über die Aufnahme entscheiden kann, sondern daß die Familie mindestens gleichviel zu dieser Entscheidung beizutragen hat. Dementsprechend formulieren HILDEBRAND u.a. (1981: 142), daß bei ihnen unter folgenden Umständen gemeinsam mit der Familie die Frage der stationären Aufnahme diskutiert werde:

„(a) Das Kind hat eine lebensbedrohende Krankheit, wie Anorexia nervosa oder schweres, kaum zu kontrollierendes Asthma, oder hat eine schwere Depression.

(b) Das Kind hat eine psychotische Erkrankung.

(c) Das Kind kann von den Eltern überhaupt nicht mehr kontrolliert werden.

(d) Ambulante Behandlung ist über eine erhebliche Zeit ohne annehmbaren Erfolg durchgeführt worden.

(e) Die Familie lebt sehr weit entfernt, in ihrer Nähe sind angemessene Ressourcen nicht erreichbar und die Familie würde wahrscheinlich zu einer ambulanten Therapie nicht regelmäßig erscheinen.

(f) Die vorgestellten Probleme des Kindes oder der Familie sind von solcher Komplexität oder Intensität, daß sie wahrscheinlich durch eine ambulante Therapie nicht gelöst werden können."

Unsere eigenen Erfahrungen haben wir wiedergefunden in folgenden Sätzen von BYNG-HALL und BRUGGEN (1974: 447): „Angesichts des Fehlens angemessener und spezifischer diagnostischer Kriterien für die Aufnahme jüngerer Jugendlicher betrachtet das multidisziplinäre psychiatrische Team der Hill End Adolescent Unit als entscheidende Diagnose für die Notwendigkeit einer stationären Therapie statt einer ambulanten Behandlung die Tatsache, daß die Familie nicht mehr in der Lage ist, mit dem Jugendlichen zu Hause fertig zu werden. Das bedeutet: Trennung wird in diesem Fall für unvermeidbar gehalten." Die Autoren tun auch dann den nächsten logischen Schritt und fahren fort: „Als diejenigen Menschen, die allein beurteilen können, ob sie noch in der Lage sind, das Problem zu bewältigen, sind die Familienmitglieder die einzigen, die in angemessener Weise die Aufnahmeentscheidung treffen können."

Unter der Devise, solange wie möglich und sinnvoll ambulant zu behandeln, hatten auch wir die Beobachtung gemacht, daß Diagnosen als Aufnahmekriterien wenig aussagekräftig sind. Selbst nach Suizidhandlungen empfahl und empfiehlt es sich, mit der Familie die Einschätzung der Wiederholungsgefahr zu besprechen und vor allem zu erörtern, ob die Familie in der Lage sein werde, genügend auf ihr Familienmitglied aufzupassen, um eine Wiederholung zu verhindern. Wird eine solche Frage von der Familie bejaht (auch wenn wir sie eindringlich auf die Wiederholungsgefahr verweisen) und verfügt die Familie über ausreichende Ressourcen, dann erscheint es uns auch nach einer Suizidhandlung weder notwendig noch sinnvoll, stationär zu behandeln.

Indikationen von seiten der Klinik

Selbstverständlich gibt es auch Indikationen für und gegen eine stationäre Aufnahme, die durch die Bedingungen und die Möglichkeiten bzw. Unmöglichkeiten der Klinik definiert werden. Diese können aktueller Art sein (z.B. Belegung und aktuelle Situation auf den Stationen, die in Frage kommen) – siehe BAUERS 1988 – , sie können aber auch grundsätzlicherer Natur sein (z.B.: Wird ein akut- bis mittelfristiges stationäres Angebot für geistig Behinderte vorgehalten? Besteht die Möglichkeit einer Therapie von Patienten, bei denen ein Suchtverhalten im Vordergrund steht?). Von seiten der Klinik wäre also zu bedenken, ob für eine bestimmte Problematik möglicherweise andere stationäre Einrichtungen als geeignetere zu empfehlen sind. Generell sollte auch immer die Möglichkeit der ambulanten Arbeit angeboten werden, um tatsächlich nur dann stationär zu arbeiten, wenn es unbedingt notwendig ist. Erfahrungsgemäß schafft der Hintergrund der Klinik mit der Möglichkeit einer stationären Aufnahme viel Rückhalt für eine ambulante Therapie, so daß häufig ambulantes Arbeiten erst möglich wird, wenn das Angebot einer sofortigen stationären Aufnahme durch den vertrauten Therapeuten im Fall einer krisenhaften Zuspitzung gemacht worden ist. Aus solchen Überlegungen leitet sich zwangsläufig die Notwendigkeit ambulanter Vorgespräche auch bei sogenannten Notaufnahmen ab.

Indikationsstellung als Interaktionsprozeß

Aus dem Gesagten wird deutlich, daß Indikationen auf seiten des Patienten und der Familie und Indikationen auf seiten der Klinik zusammenkommen und zusammenpassen müssen, wenn es zu einer erfolgversprechenden stationären Aufnahme kommen soll. Das Zusammentreffen beider Indikationen ist selbstverständlich nicht statistisch zu denken, sondern vollzieht sich in einer dynamischen Auseinandersetzung. POHLEN verweist darauf in einem Aufsatz, dem er den Untertitel „Entwurf einer psychoanalytischen Indikationslehre" gegeben hat. Er schreibt unter anderem (1981: 90/91): „Betrachtet man die Literatur zum Thema Indikation und Prognose (z.B. HEIGL 1972), dann zeigt sich, daß es keine bewährten bzw. empirisch begründeten Regeln zur Indikation und Prognose gibt. Wir bezweifeln generell, daß auf dem traditionellen Weg endgültige Regeln zu Indikation und Prognose gewonnen werden können, da klassische Ansätze entweder Uniformitätsmythen (KIESLER 1966) aufsitzen oder Wechselbeziehungszusammenhänge ignorieren (siehe dazu GRAVE 1978). Die immer wiederholte Suche nach objektiven Merkmalen am Patienten, die als eindeutige Indikatoren für eine unzweideutige Indikation herhalten sollen, sieht darüber hinweg, daß Indikationskriterien nicht in einer klassischen Subjekt/Objekt-Spaltung (sozusagen physikalisch) gewonnen werden können. Wir gehen vielmehr davon aus, daß Diagnostik, Indikation und Prognose das Ergebnis eines Kommunikationsprozesses sind, in dem exemplarisch eine Initiierung von therapeutischer Kommunikation sich vollzieht bzw. scheitert."

Das bedeutet: Die Indikation für eine stationäre Aufnahme kann nicht aufgrund irgendwelcher objektiver Kriterien gestellt werden, ebensowenig wie sie nur aufgrund subjektiver Kriterien des Patienten und seiner Familie oder nur aufgrund subjektiver Kriterien des Klinikers gestellt werden sollte. Die Aufnahmeentscheidung muß vielmehr in einem Interaktionsprozeß zwischen Patient, Familie und Kliniker entwickelt werden. Das bedeutet, daß ebenfalls die Indikationsentscheidung des überweisenden Arztes oder sonstiger Überweiser nicht sinnvollerweise das entscheidende Kriterium sein kann. Hierauf wird auch von BOVENSIEPEN (10985: 174) verwiesen, wenn er schreibt: „Hinzu kommt ein Problem, das systematisch noch wenig untersucht ist, praktisch jedoch in vielen kinderpsychiatrischen Einrichtungen eine Rolle spielt: In den von uns durchgeführten Aufnahme-Familien-Interviews kam es durchaus zu einer Spezifizierung und sogar teilweisen Revision der externen Aufnahmeindikationen. Daraus ergibt sich die Frage, ob es nicht sinnvoll ist, die Entscheidung darüber, ob eine ambulante oder stationäre Intervention durchgeführt werden soll, häufig bereits vor der stationären Aufnahme zum Gegenstand eines Familiengespräches zu machen . . . Wir haben uns deswegen auch zur Regel gemacht, nach Möglichkeit das erste Familien-Aufnahmegespräch in der Form eines Hausbesuches durchzuführen, danach kommt die Familie in die Klinik, gewissermaßen als Gegenbesuch, um die ‚Stationsfamilie' kennenzulernen."

Unsere Erfahrung geht dahin, daß die Effektivität des stationären Aufenthaltes in ganz entscheidendem Maße von dem Verlauf des Aufnahmegespräches bzw. der Aufnahmegespräche abhängt, d.h. unter anderem von der Klärung solcher Fragen, wie: Wer entscheidet über die Aufnahme? Wer entscheidet über den weiteren Verlauf? Wer entscheidet, wann der Patient wieder nach Hause geht? etc.

Diese Fragen werden in den folgenden Kapiteln noch eingehend zu behandeln sein. Dabei werden auch solche Probleme thematisiert werden, die SCHNEIDER und BASLER (1988: 147) bei der Frage nach der Indikation in den Vordergrund stellen. Die beiden Autoren fordern eine „patientenzentrierte Indikationsstellung", bei der die Krankheitsverarbeitung des Patienten (und seiner Familie!) von Bedeutung ist. Der Erfolg stationärer Arbeit sei nämlich entscheidend davon abhängig, ob der Patient und seine Familie die Erwartung haben, der Kliniker werde das Problem schon lösen, oder ob sie die Therapie beginnen in der Überzeugung, die Lösung ihrer Probleme – wenn auch mit Hilfe der Therapeuten – selbst erarbeiten zu müssen. Das heißt: Aus der Krankheitsverarbeitung folgert die Therapiemotivation. Demnach ist es bei der Indikationsstellung entscheidend wichtig, die Erwartung des Patienten hinsichtlich der Form der Behandlung zu klären, seine Sicht über die Ätiologie der Störung zu erfragen, seine Einstellung gegenüber der Psychotherapie zu thematisieren und unrealistische Erwartungen zur Sprache zu bringen. Gegebenenfalls ist es notwendig, zunächst auf eine Einstellungsänderung hinzuarbeiten, um die Basis für ein erfolgversprechendes Arbeiten zu bereiten. SCHNEIDER und BASLER verweisen dazu unter anderem auf gute Erfahrungen mit einer Probetherapie für eine Woche.

6. Die Allianz mit der Familie

Wenn im Vorangegangenen gesagt wurde, daß die Indikationsstellung für eine stationäre Aufnahme nur in der Interaktion zwischen Patient, Familie und Kliniker(n) entwickelt werden kann, läßt sich entsprechend formulieren, daß die Therapie sich in dem Interaktionsprozeß zwischen den Mitgliedern des Therapiesystems – Familien einschließlich Patienten und Mitarbeiter der Klinik – verwirklicht. Das bedeutet, daß nicht nur mit dem Patienten ein Behandlungsbündnis zu schließen ist, sondern mit der ganzen Familie. Dabei wird – wie im Vorangegangenen auch – „Familie" vereinfachend als Beschreibung der Gruppe jeweils relevanter sozialer Bezugspersonen gewählt, wohl wissend, daß dies bei Kindern, Jugendlichen und Heranwachsenden zwar meist seine Familienmitglieder sind, im Einzelfall aber genau danach zu fragen ist, welche Personen – alleinerziehende(r) Mutter/Vater, Bekannte, Freunde, Überweiser, Heimerzieher u.a. – das jeweilige Problemsystem umfaßt.

*Das folgende Kapitel über den Aufbau und den Erhalt einer Allianz zwischen Familie und Klinikmitarbeitern beginnt mit einigen generellen Richtlinien (6.1). Sie können dahingehend zusammengefaßt werden, daß die Familienmitglieder letztlich als die besten Experten für sich selbst anzusehen sind und die Klinikmitarbeiter sich mit ihrem therapeutischen Angebot der Familie zur Verfügung stellen. Dabei ist in erster Linie die Gefahr der Triangulation des Patienten zwischen seiner Familie und den Klinikmitarbeitern zu beachten – das „klassische" und lange Zeit unlösbar erschienene Problem des Loyalitätskonfliktes (6.2). Dieses hängt eng zusammen mit der für Therapie zentralen Frage der Verantwortlichkeit; denn nur mit **dem** Individuum oder **dem** System ist therapeutisch zu arbeiten, das Verantwortung für sich übernimmt bzw. das einen Verantwortungsträger einschließt. Ideen von Allmacht und Alleinverantwortlichkeit auf seiten der Therapeuten stören den Therapieprozeß in hohem Maße. Deshalb ist eine Klarheit über die jeweiligen Verantwortungsbereiche zwischen den Mitgliedern eines therapeutischen Systems unerläßlich (6.3).*

Ausführlich wird sodann die zentrale Bedeutung des Vorgesprächs mit der ganzen Familie diskutiert, das schließlich zu einer Aufnahmeentscheidung seitens der Eltern und zum Abschluß eines Therapievertrags führen soll (6.4). Erfahrungsgemäß werden in diesen Gesprächen einige Tage vor der Aufnahme die Weichen für den Verlauf des gesamten Aufenthaltes gestellt, so daß es lohnend ist, hierauf große Aufmerksamkeit zu verwenden. Es wird deshalb versucht, die Aus-

gangssituation zu analysieren (6.4.1 bis 6.4.3), um sodann die einzelnen Schritte im Aufbau des Vorgesprächs zu erörtern (6.4.5 bis 6.4.13). Schon hier sei darauf verwiesen, daß Vorgespräche in den meisten Fällen durchführbar sind, falls man darauf besteht; es wird aber auch diskutiert, welche Möglichkeiten bei plötzlichen „Notaufnahmen" noch gegeben sind (6.5). Kurz wird auch darauf eingegangen, wann Eltern sich der Mitarbeit entziehen und wie darauf reagiert werden kann (6.6).

*Während das Vorgespräch bzw. die Vorgespräche dem **Aufbau** der Allianz mit der Familie dienen, kommt den Mitarbeitern auf der Station die Hauptaufgabe beim **Erhalt** des Bündnisses mit den Eltern und übrigen Familienmitgliedern zu. Voraussetzung dafür ist ein Selbst- und Rollenverständnis der Betreuer, das nicht zu Eingriffen in die Rechte und Belange der Eltern bzw. der Familie führt. Hier mag die einschneidenste Veränderung zu vollziehen sein, wenn ein systemtherapeutisches Konzept verwirklicht werden soll (6.7).*

In den letzten Abschnitten dieses Kapitels wird auf die Bedeutung der Wochenendbeurlaubungen im Verlauf des therapeutischen Prozesses eingegangen (6.8). Es werden zudem einige organisatorische Gesichtspunkte der Familiengespräche erörtert (6.9) und inhaltliche Schwerpunkte angesprochen, die bei stationärer Therapie in den Vordergrund treten (6.10). Abschließend werden Erfahrungen mit Familiengruppengesprächen referiert (6.11).

6.1 Generelle Richtlinien für den Aufbau und den Erhalt einer Allianz zwischen Familie und Klinik

CIOMPI formuliert in einem Beitrag für die „Psychiatrie der Gegenwart" (1986: 401 ff) neun „allgemeine therapeutische Regeln", die er zunächst vor allem in der multifokalen Schizophrenie-Behandlung, dann aber zunehmend auch bei anderen schweren Störungen als nützlich befunden hat. Seine erste Regel lautet: „Systematischer Einbezug des relevanten sozialen Umfeldes", wobei er offenläßt, ob dies „in Form von mehr informellen Kontakten oder aber einer organisierten Familientherapie oder Angehörigenarbeit" geschieht. Er fordert aber, in jedem Fall eine vertrauensvolle „therapeutische Allianz" aller Beteiligten anzustreben.

Auch STEWART hält den Aufbau einer Allianz zwischen Klinik und der Familie eines stationär behandelten Patienten für die unerläßliche Voraussetzung einer „optimalen" stationären Therapie und beschreibt ein Modell, nach dem die Mitarbeiter des Timberlawn Psychiatric Hospital in Dallas,

Texas, ein solches Bündnis zwischen Klinik und Famiie aufzubauen suchen (1981: 63-68). DE LA MARCHE (1984: G I Mar 12) charakterisiert die erforderliche, wie er es nennt, „professionelle Allianz" dadurch, daß eine einseitige Koalition mit dem Kind oder Jugendlichen auch auf Stationsebene vermieden werde zugunsten einer Einbeziehung der ganzen Familie in den Therapieprozeß. BERGER (1974: 197) meint denselben Sachverhalt, wenn er von einem „Arbeitsbündnis" spricht, „aufgrund dessen die die Therapie des Kindes begleitende Zusammenarbeit (mit den Eltern – Erg. d. Verf.) ermöglicht wird" und das es allein dem Therapeuten möglich mache, zu der seiner Meinung nach notwendigen „positiven Identifikation mit den Eltern zu gelangen". Er verweist auf DÜHRSSEN, die ebenfalls diese Identifikation mit den Eltern als für das Gelingen der Kinderanalyse entscheidend ansehe und referiert sie mit dem Satz: „Soweit ich sehe, hat man als Therapeut die günstigste Ausgangslage, wenn es einem gelingt, zu einer *positiven Identifikation* mit der Wertwelt und den Bedürfnissen der Eltern zu kommen." (DÜHRSSEN 1963: 178).

Der Begriff „Allianz" (oder „Bündnis") hat – ernstgenommen – Konsequenzen: Eine Allianz – zumindest eine, die tragfähig sein soll – kann nur abgeschlossen werden zwischen Partnern, die sich als gleichberechtigt behandeln, mit Respekt begegnen und auf die Lauterkeit ihrer Motive wechselseitig vertrauen. Vor allem aber müssen beide Partner das Bündnis als für sich vorteilhaft erleben können. Diese einfachen Prinzipien können als Richtschnur für die Gestaltung der Beziehung aller Mitarbeiter einer Klinik zu den Mitgliedern der Familien ihrer Patienten dienen.

Gleichberechtigte Partnerschaft

Die übliche Arzt-Patient-Beziehung (man pflegt nicht von Patient-Arzt-Beziehung zu sprechen!) ist typischerweise asymmetrischer bzw. hierarchischer Natur. Der Patient beschreibt sich als hilfsbedürftig, der Arzt definiert sich als für die Hilfe kompetent. Im Verständnis der somatischen Medizin ist es dann auch die Hilfe des Arztes, die die Heilung bewirkt, womit die Beziehungsdefinition konsistenz bleibt. (Hier kann unberücksichtigt bleiben, daß es auch innerhalb der somatischen Medizin Zweifel an der Richtigkeit solcher Vorstellungen gibt und daß überhaupt der Begriff „somatische Medizin" fragwürdig ist.)

Demgegenüber weiß der Therapeut von psychischen Auffälligkeiten, Störungen oder Krankheiten, daß er bestenfalls seinem Patienten helfen kann, sich selbst zu „heilen". Hier bleibt das asymmetrische Arzt-Patient-Verhältnis also nicht konsistent; denn der Patient entscheidet über die Kompetenz des Arztes. Wenn er sich nicht entschließt, das Hilfs-

angebot zur Selbsthilfe anzunehmen, hat er die Möglichkeit, das Hilfsange-
bot für schlecht, unzureichend, falsch u.ä. zu erklären. Hier verkehrt sich
die Asymmetrie ins Gegenteil, und der Arzt ist nun der Abhängige, der
hierarchisch Unterlegene. Diese höchst ungemütliche Situation des Therapeuten psychischer Störungen dürfte der Grund für die allzu geläufigen
Vorwürfe vieler Therapeuten gegen ihre Patienten, für Beschuldigungen
bezüglich ihrer „wahren" Beweggründe in der Therapie, bezüglich ihres
„Widerstandes" etc. sein, bei denen es sich letztlich um Versuche von Therapeuten handelt, aus der „one-down-Position" wieder herauszukommen.
(siehe dazu auch: HALEY 1963)

Nicht zuletzt deshalb sollte sich der Therapeut von Anfang an entschließen, eine gleichberechtigte Partnerschaft herzustellen und auch auf die an-
fängliche „one-up-Position" zu verzichten. Das bedeutet – wie oben bereits näher ausgeführt –, daß der Therapeut seine Hilfsmöglichkeiten zur
Verfügung stellt und dem Klienten die Entscheidungsfreiheit und die Verantwortlichkeit dafür überläßt, ob und wie weit und in welcher Art er davon
Gebrauch machen will.

Respekt

Familien, die sich zu einer Aufnahme eines ihrer Familienmitglieder in eine
Klinik (oder in ein Heim) entschließen, haben in aller Regel bereits eine lange Zeit vergeblicher Bemühungen und Mißerfolge durchlitten, haben von
Verwandten und Freunden, Nachbarn und Bekannten viele gute Ratschläge (und Vorwürfe) gehört, die sie immer weiter verunsicherten, sind in ihrem Verhalten oft zunehmend unfreier, unflexibler, ggf. skurriler oder ag-
gressiver geworden. Da ihr Versagen offensichtlich ist, ist für „Fachleute"
die Versuchung groß, dieses merkwürdige oder aversive Verhalten zur Ursache für das Problem zu erklären und sich darüber zu mokieren oder sie
deshalb zu beschuldigen.

Diese Versuchung steigert sich in einer stationären Einrichtung in dem
Maße, wie die Mitarbeiter sich mit dem Patienten identifizieren und eine
einäugige Brille aufsetzen. Jede Allparteilichkeit, jede Bereitschaft, den
Blickwinkel auch der anderen Familienangehörigen, vor allem auch der Eltern, einzunehmen, kann verlorengehen. Der Mitarbeiter stimmt schließlich
in die beschuldigenden Vorwürfe des Patienten gegenüber seinen Eltern
mehr oder weniger kritiklos ein.

Nicht einmal dem Kind oder dem Jugendlichen ist mit einer solchen Haltung in irgendeiner Weise gedient. Mag *es* bzw. *er* durchaus das Recht zu
Vorwürfen und Anklagen haben; auch in seinen Augen dürfen andere noch
lange nicht das gleiche tun. Denn seine Eltern sind auch ein Teil von ihm.

Profitieren wird er/es, wenn es dem Mitarbeiter gelingt, seine Klagen und Vorwürfe ernst zu nehmen und gleichzeitig seinen Eltern mit Respekt zu begegnen.

Eine solche Forderung ist zweifellos für die Betreuer auf der Station, die den Patienten am dichtesten begleiten und die leicht in eine rivalisierende Position zu den Eltern geraten, am schwierigsten zu verwirklichen. Gelingt es ihnen jedoch, dann wird ihre Arbeit zu einer der wichtigsten Therapeutika.

Letztlich wird kein Konzept stationärer Arbeit absichern können, daß eine Haltung des Respekts von allen Mitarbeitern verwirklicht wird. Zu viele Faktoren, wie beispielsweise verdeckte Teamkonflikte, können bewirken, daß Mitarbeiter sich im Beschuldigen der Angehörigen ihrer Patienten zusammenschließen. Generell läßt sich aber sagen, daß die therapeutische Fähigkeit von Stationsteams gut daran abzulesen ist, wie weit sie auf das Anklagen, Beschuldigen oder Lächerlichmachen von Angehörigen verzichten können, sowie darauf, aus einer vermeintlich die psychodynamischen Zusammenhänge fachlich so gut durchschauenden Sicht die Lauterkeit der Motive der Angehörigen in Frage zu stellen.

Gewinn für beide Partner

Schließlich zeichnet sich eine tragfähige Allianz dadurch aus, daß sie beiden „Parteien" Gewinn bringt, indem wichtige Bedürfnisse, Hoffnungen, Wünsche und Erwartungen erfüllt werden. STEWART (1981: 65 f) umschreibt die Bedürfnisse der *Familie* mit 5 Stichworten: Emotionale Unterstützung (support) – Annahme (acceptance) – Aufklärung (information) – Einführung (socialisation) – Klarheit (structure).

Emotionale Unterstützung (support): Wie schon gesagt, haben Familien, die sich zur stationären Aufnahme eines ihrer Familienmitglieder entschließen, typischerweise das Erleben von eigenem Versagen und Schuld, gleichzeitig von Hilflosigkeit, Verwirrung, Wut und Ärger, Trennung, Schmerz, und das auch, wenn solche Gefühle nicht offen gezeigt und überhaupt unmittelbar wahrgenommen werden. Sie sind dankbar für emotionale Wärme und Unterstützung, für ein Erleben, daß solche Gefühle zugestanden und verstanden werden, ja möglicherweise auch für eine Unterstützung, solche Gefühle überhaupt zu äußern.

Annahme (acceptance): Das Bedürfnis von Familien ist es, zunächst einmal so angenommen zu werden, wie sie sind, mit ihren spezifischen Eigentümlichkeiten und Besonderheiten. Familien müssen sich nicht so organisieren, wie unsere (?) Mittelstands-Ideologie es vorschreibt. Familiäre Eigenarten, die wir vielleicht als Bigotterie oder als Verwahrlosung erleben, müssen keineswegs „Ursache" des Problems sein. Forderndes, unverschämt erscheinendes Verhalten von Eltern kann oft verstanden werden als Ausdruck von Hilflosigkeit und dem Gefühl des Ausgeliefertseins an die Institution Klinik.

Aufklärung (information): Psychische Störungen und Auffälligkeiten sind viel schwerer verständlich als körperliche Krankheiten. Sie haben in vielen Fällen einen wesentlich unheimlicheren, bedrohlicheren Charakter. Weit verbreitet sind Vorstellungen von der Unheilbarkeit psychischer Störungen. Deshalb benötigen Familien Informationen und Aufklärung über die Art der Störung, die wahrscheinliche Behandlungsdauer und die Prognose. Denn bekanntermaßen sind selbst ungünstige Prognosen nicht so ängstigend wie die Phantasie, die in dem Raum sich ausbreitet, der durch unzureichende Information offen gelassen wird.

Einführung (socialisation): Das gut aufgebaute, klar strukturierte Behandlungskonzept einer Klinik mag für die Mitarbeiter unmittelbar einleuchtend sein, während es für die Familie unverständlich und undurchschaubar ist. Um Sicherheit und Vertrauen entwickeln und wirklich eine Allianz eingehen zu können, muß die Familie in das Behandlungskonzept so eingeführt werden, daß sie die Fähigkeit entwickelt, in gleichem Sinne mitzudenken und mitzuarbeiten.

Klarheit (structure): Mitglieder großer Institutionen können sich selten noch gut vorstellen, wie verwirrend und schwer überschaubar ihr Arbeitsfeld anfangs für sie selbst war und heute für alle Außenstehenden sich darstellt. Die Familienangehörigen verlieren Ängste und Unsicherheiten, wenn sie eindeutig erfahren, wer wann wo anzutreffen und zu sprechen ist, wer welche Entscheidung fällt, was man von ihnen erwartet, was sie selbst von den Mitarbeitern der Klinik erwarten können.

Mit dem Gesagten sind in Anlehnung an STEWART Aufgaben skizziert, die nicht nur zu Beginn einer stationären Behandlung wichtig sind, sondern während des ganzen Behandlungsverlaufs von hoher Bedeutung bleiben. Sie müssen deshalb auch Berücksichtigung finden im grundsätzlichen Behandlungskonzept. Je aktiver sie den Familien gegenüber vertreten werden, um so erfolgreicher wird die Allianz sich gestalten. Die Angehörigen des hospitalisierten Patienten werden merken, daß sie von den Kontakten zu den Klinikmitarbeitern profitieren.

Und der Gewinn auf seiten der *Klinikmitarbeiter?* Gelingt ein Allianzangebot in der aufgezeigten Art und Weise, wird die Familie umgekehrt bereit und in der Lage sein, auf einen Kampf gegen die Mitarbeiter der Einrichtung zu verzichten, wie er anderenfalls so leicht aufkommt. Sie wird im Gegenteil den Raum geben und die Rahmenbedingungen schaffen, daß die

Mitarbeiter ihr therapeutisches Angebot verwirklichen und die hospitalisierten Familienmitglieder dies nutzen können. Die Familien werden somit das ihre dazu beitragen, ein angenehmes Arbeitsklima in der Klinik zu schaffen. STEWART (1981: 66) formuliert: „Die Familie muß den Klinikmitarbeitern die notwendige Autorität gewähren, daß sie ihre Aufgaben erfüllen können. Das Krankenhaus hat keine Macht, wenn die Familie sie ihm nicht gewährt. Deshalb muß das Krankenhaus auf die Familie bauen, daß diese auf genügend Macht über den Patienten verzichtet, um Behandlung möglich zu machen . . . Die Mitarbeiter des Krankenhauses sind darauf angewiesen, daß die Familie sich dem öffnet, was das Krankenhaus anbietet, wie das Behandlungsprogramm abläuft und wie das Krankenhaus versuchen wird, dem hospitalisierten Familienmitglied zu helfen."

STEWART unterscheidet im übrigen zwischen einer Allianz Familie-Institution und einer therapeutischen Allianz. Die *Allianz Familie-Institution* beschreibt er als eine Verbindung der Familie mit der Institution in einer Beziehung, die dadurch gekennzeichnet ist, daß wechselseitiges Verstehen und Unterstützen erreicht wird, Klarheit entsteht und Akzeptanz sowie eine Verpflichtung auf die beiderseitig einverständlich erarbeiteten Behandlungsziele für den hospitalisierten Patienten. Diese Allianz Familie-Institution hält er für die unbedingte Voraussetzung, um eine *therapeutische Allianz* aufbauen zu können, in der sich die Familienmitglieder auf eine Behandlung einlassen, die eine Änderung der Familie zum Ziele hat. Unseres Erachtens ist eine solche Trennung nicht möglich und in dem Sinne auch gefährlich, als sich damit leicht die Vorstellung eines viel zu direktiv änderungsorientierten therapeutischen Vorgehens verbindet (wie es 1981 auch noch sehr viel verbreiteter war). Allerdings ist STEWART unbedingt zuzustimmen hinsichtlich der hervorragenden Bedeutung, die das Bemühen um eine Allianz zwischen Familie und Klinik für den Behandlungserfolg hat.

6.2 Das „klassische" Problem des Loyalitätskonflikts

Die größte Gefahr einer stationären Klinikaufnahme (ebenso wie einer Heimaufnahme) besteht darin, daß das Kind/der Jugendliche in einen Loyalitätskonflikt zwischen konkurrierenden Erziehern gerät (PLEYER 1983, LINKE 1983, ROTTHAUS 1984a, 1986a, ZIMMERMANN 1985, BRÖNNEKE 1988) oder – wie BARRELET u.a. (1986) es ausdrücken –, daß das Kind/der Jugendliche zwischen seiner Familie einerseits und den Klinikmitarbeitern andererseits trianguliert wird. Dieses Problem des Loyalitätskonfliktes läßt sich als das „klassische" Problem jeder stationären Institution bezeichnen.

Bringen die Eltern ihr Kind zur Aufnahme, dann erklären sie damit ihr Scheitern als Erzieher. Dabei darf eine starke Ambivalenz nicht übersehen werden: Dem Erleben des Versagens steht das Gefühl gegenüber, sich eingesetzt und bemüht, alles versucht zu haben und unberechtigterweise in diese Situation gekommen zu sein. Diese Ambivalenz führt dann oft zu besonders heftigen Beschuldigungen des Kindes oder Beschuldigungen des Umfeldes, beispielsweise der Lehrer; zuweilen wird das Fehlverhalten auch lediglich als in der Schule wesentlich deklariert, oder aber es wird darauf abgehoben, daß das Kind krank sein müsse. Letztlich aber erleben diese Eltern oder sonstigen Erziehungsberechtigten, daß sie als Erzieher gescheitert sind, und daran ändert sich auch nichts, wenn eine Minimale Cerebrale Dysfunktion diagnostiziert ist oder eine ausgeprägte Hirnschädigung mit Anfallsleiden und geistiger Behinderung vorliegt. Mit der stationären Aufnahme wird nun üblicherweise den Klinikmitarbeitern die Verantwortung für das Verhalten des Kindes in den nächsten Wochen und Monaten übertragen.

In der Aufnahmesituation auf der Station wird dieser Vorgang besonders deutlich: Die Eltern begegnen Stationsmitarbeitern, die oft wesentlich jünger sind als sie. Sie dürften hier die Situation noch direkter als Offenbarungseid ihrer erzieherischen Inkompetenz erleben, was dann häufig auf unterschiedlichste Art und Weise verdrängt oder kompensiert wird. Einige verlassen fluchtartig die Klinik (um so schnell auch nicht zurückzukehren), andere beginnen endlose Gespräche mit den Betreuern, dann wieder andere entwickeln eine Überbesorgtheit in bezug auf die Ordnung, die Sauberkeit etc. auf der Station, fordern erzieherische Strenge bzw. alternativ erzieherisch wohlwollendes Verständnis von den Betreuern.

Das Problem liegt darin, daß bei einem solchen Vorgehen die Aufgabe und damit das Selbstverständnis der Betreuer auf der Station – genau wie in Heimen – darin besteht, bessere Eltern zu sein und das, was die Eltern nicht erreicht haben, nun möglichst schnell zu schaffen. Dadurch tut sich notwendigerweise ein Konflikt auf: Je erfolgreicher die Betreuer sind, um so krasser erscheint das Versagen der Eltern. Dies setzt sich bei den nächsten Elternkontakten fort: Je mehr die Betreuer über positives Verhalten des Kindes berichten, um so kränkender wird die Situation von den Eltern erlebt werden müssen.

Welche Reaktionsmöglichkeiten haben nun die Eltern? Entweder können sie ihre völlige Inkompetenz einräumen und resignieren. Oder aber sie beauftragen das Kind, auf der Station auch beispielsweise aggressiv zu sein wie zu Hause. Das geschieht – wie jeder Praktiker weiß – häufig sehr direkt in Form von Aufforderungen, sich von den anderen Kindern nichts gefallen und auch von den Betreuern nicht herumkommandieren zu lasen. Häufiger geschieht das aber sehr viel weniger explizit, weniger offensichtlich, indirekter, aber ebenso wirksam.

92

Aus der Perspektive des Kindes sieht die Situation folgendermaßen aus: Das Kind gerät mit der Aufnahme in einen Loyalitätskonflikt. Erfüllt es die Forderungen der Betreuer auf der Station, macht es die eigenen Eltern schlecht, indem es ihre Inkompetenz offenlegt. Umgekehrt muß es die Betreuer, auch wenn diese sich sehr bemühen, ständig vor den Kopf stoßen und verärgern, um die Eltern zu schützen. Dabei ist es noch relativ gut dran, wenn es eindeutige Aufträge von seinen Eltern bekommt. Sehr viel häufiger befindet sich das Kind in einer äußerst verwirrenden Situation, nicht unähnlich einem double-bind, indem es verbal den Auftrag erhält, sich zu bessern, non-verbal den Auftrag, die Eltern nicht bloßzustellen.

Hinzu tritt eine sehr emotional ausgetragene Rivalität zwischen Eltern und Betreuern um die Zuneigung des Kindes: Die Eltern fürchten nicht zu Unrecht, ihr Kind ein Stück zu verlieren. Die Betreuer andererseits sehen durchaus ebenso zu Recht eine Bestätigung ihres beruflichen Handelns darin, die Zuneigung des Kindes zu gewinnen. Auf welcher Ebene auch immer: Das Kind sieht sich konkurrierenden Erziehern ausgesetzt, was in jedem Fall eine pathologisierende Situation bedeutet.

LINKE (1983: 176) gibt eine ähnliche Situationsschilderung für die Heimerziehung und betont dabei, wie groß die Gefahr ist, daß das Kind seinen Loyalitätskonflikt durch eine „Verhaltenseskalation" löst: „Wie schonungsvoll auch immer die Heimunterbringung begründet wird, die Eltern sehen sich mit der Tatsache konfrontiert, daß sie in der Erziehung versagt haben. Dies ist zumeist eine Kränkung für sie. Auch wenn sie der Unterbringung zustimmen, weil sie das Kind in der Familie nicht mehr ertragen, der Aspekt der Kränkung bleibt. Wenn nun die Erzieher, das Heim deutlich zeigen, daß sie es besser zu machen gedenken, entsteht eine Konkurrenzsituation. Die Eltern wünschen vielleicht insgeheim, daß auch die Erzieher scheitern, und sie werden bei weiteren Kontakten mit dem Kind kritisch nachfragen, das Heim schlecht machen und sich immer wieder bei der Heimleitung oder sogar dem Jugendamt über die mangelnde Disziplin im Heim beschweren, das Kind aber sogar verwöhnen und in Schutz nehmen.

Es ist also ein neues System mit einer neuen Regel entstanden, in dem das Kind sein Symptom behält, und zusätzlich das Heim und das Jugendamt die familiäre Sündenbockposition einnehmen. In dieser Position beginnt das Heim dann notgedrungen, sich negativ zu verhalten. Der Druck auf das Kind nimmt zu, Hausbesuche werden einzuschränken gesucht, die Eltern wehren sich eventuell mit Dienstaufsichtsbeschwerden bei der Heimaufsicht. Das Kind sitzt zwischen den Stühlen; sich im Heim zu bessern, würde Loyalitätsverrat an seinen Eltern bedeuten; sich nicht zu ändern, bedeutet Illoyalität aus Sicht des Heimes.

Allerdings bietet das Kind oft selbst dem Heim einen Ausweg aus dieser Situation pädagogischen Ohnmachtsgefühls. Da es ja gewohnt ist, die Sündenbockrolle zu spielen und damit dem bedrohten Selbstwertgefühl und der bedrohten Beziehung der anderen zur Hilfe zu kommen, wird es diese Rolle auch im Heim annehmen. Dies kann beispielsweise in einer solchen Eskalation negativen Verhaltens bestehen, daß selbst der gutwilligste Erzieher nach einiger Zeit ruhigen Gewissens für eine Verlegung in ein anderes Heim stimmen kann."

Die Schilderung läßt sich fortsetzen: Nicht selten wird in diesem Augenblick, wo das Kind im Heim „nicht mehr tragbar" ist, die Kinder- und Jugendpsychiatrie eingeschaltet. Es wird dann über aggressive Ausbrüche berichtet, für die oft überhaupt kein Anlaß erkennbar sei und in denen das Kind sich kaum noch steuern könne. Dieses Verhalten wird als so schwer nachvollziehbar geschildert, daß man an eine primär hirnorganische Ursache denke.

Bei Vorstellungen von Heimkindern zur Klinikaufnahme, bei denen solche Probleme geschildert werden, hat es sich in den letzten Jahren außerordentlich bewährt, sehr genau nach möglichen Loyalitätskonflikten Ausschau zu halten. Unter Einbeziehung der Sorgeberechtigten und der Heimmitarbeiter wird dann zu klären versucht, ob das Kind eindeutige und einheitliche Aufträge hat oder ob es zwischen sich widersprechenden Aufträgen zerrissen wird. In nicht wenigen Fällen ist auf diese Weise in erstaunlich kurzer Zeit eine drastische Verhaltensänderung zum Positiven aufgetreten; zuweilen hat sich aber auch eine über längere Zeit verlaufende Arbeit unter dem Ziel einer Klärung des Beziehungsfeldes für das Kind angeschlossen.

BARRELET u.a. (1986: 349 f) beschreiben diese Gefahr als die Gefahr der Triangulation des identifizierten Patienten in dem durch die Aufnahme neu enstehenden therapeutischen System und skizzieren im folgenden Zitat erste Möglichkeiten, dieser Gefahr zu begegnen: „Allzuoft sind sich das therapeutische Team und die Eltern uneinig hinsichtlich der Maßnahmen, die zur Behandlung getroffen werden müssen (REY 1983). Wer wird trianguliert werden? Bis zu einem gewissen Punkt jeder, wenn er an der Reihe ist, oder das betroffene Subjekt muß eine Position „dazwischen" annehmen. Welche Wahl er auch trifft, er wird akzeptieren müssen, daß seine derzeitige Allianz ihn gegen den Dritten in Opposition bringt. Gerade zu Anfang können die Familien, der designierte Patient, die Institution und seine Familientherapeuten sich in diesem Tanz nicht mit der nötigen Geschmeidigkeit bewegen. Die Interaktionen werden oft als zu rigide angesehen, um dies tun zu können.

94

In dieser ersten Phase wollen wir vermeiden, den Patienten in einer triangulierten Position zu fixieren, wo er wählen müßte zwischen seiner Loyalität mit den Regeln seiner Familie oder eine Bewegung in Richtung auf Autonomie, wie sie das therapeutische Team wünscht. Um dies zu erreichen, *stellt sich das therapeutische Team der Familie zur Verfügung*. Es macht Allianzen mit den Verantwortung tragenden Subsystemen und erhält sie in ihrer Rolle als Organisatoren der Familie. Das Team hilft den anderen, mit dieser neuen Dimension der familiären Dynamik umzugehen. Die Institution steht hierfür zur Verfügung. Die Therapeuten und die Institution stellen sich also in eine niedere Position im Vergleich zur Familienhierarchie und versuchen auf diese Weise, der Gefahr der Triangulation zu begegnen."

BARRELET u.a. formulieren hier dasselbe Prinzip, das oben (4.2) als Kennzeichen einer stationären Systemtherapie dargestellt wurde. Sie halten es ebenfalls für wichtig, die Eltern in ihrer Rolle als „Organisatoren der Familie", d.h. als diejenigen, die Verantwortung tragen für die Familie, zu erhalten. Die Mitarbeiter der Institution müssen ein verändertes Rollenverständnis finden und ihren Verantwortungsbereich so beschreiben, daß die Eltern nicht entmachtet werden. Daß sich die Institution damit in eine „niedere Position" begibt, erscheint nicht zwingend; vielmehr handelt es sich unseres Erachtens um eine gleichberechtigte Partnerschaft.

Unerläßlich erscheint es, die Gefahr der Triangulation bzw. des Loyalitätskonfliktes bei jeder stationären Aufnahme als zentrales Problem im Auge zu haben (siehe auch BENOIT 1984a). Doch kann dem in der Regel durch Beachtung der unterschiedlichen Verantwortungsbereiche von Familie und Institution und durch ein ständiges Überprüfen der faktischen Rollen und der Positionen der Mitarbeiter im Verhältnis zu der jeweiligen Familie begegnet werden. Das Problem ist aber nie gelöst, da Beziehungen sich entwickeln und ändern, sondern muß während des gesamten Aufenthaltes immer sehr aufmerksam beachtet werden. In der praktischen Arbeit hat es sich zum Beispiel als hilfreich erwiesen, in ähnlicher Weise wie oben bezüglich des im Heim nicht mehr tragbaren Kindes auch bei dem Klinikpatienten nach verdeckten Loyalitätskonflikten Ausschau zu halten, sobald das Problemverhalten eines Patienten über längere Zeit unverändert bleibt, insbesondere sobald immer wieder massive Konflikte zwischen dem Patienten und den Mitarbeitern auftreten.

6.3 Klärung von Verantwortungsbereichen

6.3.1 Verantwortlichkeit der Eltern für ihre Kinder

Die Klärung der Verantwortungsbereiche ist in verwirrenden Situationen, wenn z.B. sehr viele Hilfssysteme in einen Fall involviert sind, eine ebenso schwierige wie für den Therapieerfolg unerläßliche Aufgabe. Vielfach ist dann eine einfache Fragestellung hilfreich: Wer ist der Auftraggeber und was ist der Auftrag?

Auf die Normalsituation angewandt, ist die Antwort einfach: Die Eltern sind die Auftraggeber (bzw. die sonstigen Erziehungsberechtigten, evtl. auch die Heimerzieher), und ihr Auftrag lautet: Helft uns dabei, mit diesem Kind besser fertig zu werden. Wenn die Klinikmitarbeiter diesen Auftrag nun aber ernst nehmen, dann erscheint es auf Anhieb schon wenig sinnvoll, würden sie den Eltern die Erziehungsaufgabe abnehmen und versuchen, es besser zu machen. Denn das hieße ja, den Eltern die Verantwortung abzunehmen, und würde dem Ziel, die Familie zu einer aktiven Auseinandersetzung mit ihren Interaktionsmustern und ihren Realitätskonstruktionen zu stimulieren, zuwiderlaufen, zumindest das Erreichen dieses Zieles außerordentlich erschweren. Hier zeigt sich die alte Regel, daß Helfen letztlich nur durch Nicht-Helfen möglich ist. (siehe auch: PLEYER 1983)

HILDEBRAND u.a. formulieren entsprechendes (1981: 146): „Teil der ethischen Grundsätze unserer Einrichtung ist es, daß Kinder zu ihren Eltern gehören. Ähnlich wie viele andere stationäre Behandlungseinheiten haben wir die Falle zu beachten oder uns vor der Versuchung zu bewahren, uns den Kindern als ‚bessere Eltern' zur Verfügung zu stellen, statt uns darauf zu konzentrieren, mit ihren Eltern zu arbeiten. Deren letztliche Verantwortung ist es aber, ihre Kinder in angemessener Weise zu betreuen." Die Verantwortung der Eltern für ihre Kinder kann also niemals an den Toren der Klinik abgegeben werden. Zwar übernehmen die Klinikmitarbeiter Betreuungs- und Erziehungsaufgaben von den Eltern; es darf aber nie Zweifel darüber geben, daß die Eltern um die Übernahme dieser Aufgaben ersucht haben und daß sie weiterhin in der Verantwortung stehen. Das hat selbstverständlich Konsequenzen für das Selbstverständnis und das Rollenverständnis der Betreuer auf der Station. Sie müssen versuchen, nicht Rivalen der Eltern, sondern ihre Verbündeten zu werden; denn das bedeutet für die Eltern, keine Angst haben zu müssen, ihr Kind ein Stück an die Ersatzeltern zu verlieren.

Für den Betreuer heißt das, sich als „Delegierten" oder „Beauftragten" der Eltern zu fühlen und in dieser Rolle an den Veränderungszielen mitzuarbeiten. Aus diesem Rollenverständnis heraus wird es möglich, die Kompetenz und Verantwortlichkeit der Eltern grundsätzlich anzuerkennen. Es beinhaltet jedoch eine Wende um 180 Grad: Statt wie früher Inkompetenz und Unzulänglichkeit der Eltern zu sehen und zu betonen, wird jetzt das hervorgehoben, was an Stärken und Fähigkeiten zu erkennen ist, und daran gearbeitet, diese zu erweitern und zu verbreitern.

Dieses Konzept hat teils überraschende Konsequenzen: Wie die Kinder wissen, daß die Eltern die Aufnahmeentscheidung getroffen haben, wissen sie auch, daß die Eltern über den Zeitpukt des Aufenthaltsendes entscheiden. Auf der Station führt das dazu, daß die früher weit verbreiteten, gegen die Betreuer gerichteten Aggressionshandlungen von Kindern wegen der Klinikaufnahme völlig verschwunden sind, ebenso das häufige Fragen nach der Dauer des Aufenthaltes. Die Kinder wissen, daß sie sich mit solchen Fragen an die Eltern wenden müssen.

Auch über die Rahmenbedingungen, beispielsweise die Frage, ob oder wann das Kind freien Ausgang bekommen kann, und ebenso über die Aufenthaltsziele entscheiden die Eltern, unterstützt von den Klinikmitarbeitern. Dies ist nicht nur wichtig unter dem Aspekt der Vermeidung von Loyalitätskonflikten, sondern auch aus der einfachen Erfahrung heraus, daß die Eltern und deren Wünsche, Forderungen und Erwartungen für Kinder wesentlich wichtiger sind als die der Betreuer.

Das Rollenmodell des Betreuers als einem Delegierten wird noch genauer zu diskutieren und auch zu differenzieren sein. (siehe 6.7) HILDEBRAND u.a. sprechen von einem „Berater" und formulieren (1981: 142): „Wir fassen unsere Rolle in Beziehung zu der Familie als die eines Beraters auf. Es wird versucht, nicht die Elternrolle zu übernehmen, sondern den Eltern zu helfen, ihren Weg aus ihrem Dilemma heraus zu finden. Allerdings ist es wichtig festzuhalten, daß dieser Begriff der Beratung mehr das Idealziel beschreibt, als das, was wir wirklich erreichen. Wir anerkennen die ernsthafte Natur des Problems, dessentwegen um stationäre Aufnahme ersucht wird, und das, was sich für eine Familie damit verbindet, wenn sie nicht länger in der Lage ist, mit dem Problem fertig zu werden. Dennoch: Wir fordern aktive Mitarbeit von der Familie und bestehen darauf, daß Eltern letztendlich verantwortlich sind für ihre Kinder, während wir ihnen lediglich helfen können, ihre Situation zu verbessern."

Über ein ganz ähnliches Konzept des unter der Leitung von Judith LANDAU-STANTON stehenden Fairmount Institutes in Philadelphia berichtet ZIMMER-HÖFLER (1984). In dieser Einrichtung wird mit 3 Gruppen von 10 drogenabhängigen Jugendlichen unter der zentralen Idee gearbeitet, die Hospitalisierung nur als eine zeitlich begrenzte Intervention zu betrachten und die natürlichen Familienstrukturen wieder zu etablieren. „Das wesentliche Augenmerk wird jedoch von Anfang an auf das bestehende soziale Netz des Jugendlichen gerichtet, seine Familie, Lehrer, externe Therapeuten. Entsprechend entscheiden auch die Eltern über den Aufenthalt in der Station. Der Jugendliche muß nicht unbedingt motiviert sein, sofern die Eltern seinen Aufenthalt wünschen. Halten sich ein oder mehrere unmotivierte Jugendliche in der Abteilung auf, kann die sonst offene Abteilung auf Beschluß der pädagogischen Mitarbeiter kurzfristig geschlossen werden. Mit ihrem Entschluß verpflichten sich die Eltern jedoch zugleich schriftlich, Verantwortung für alle Entscheidungen zu übernehmen . . . Die Mitarbeiter verstehen sich in erster Linie als pädagogisch konsequente Sachverwalter der elterlichen Entscheidungen und der abteilungsinternen Regeln. Deswegen wird auch dem Kontakt mit den Eltern ein hoher Stellenwert eingeräumt. Die Eltern sind verpflichtet, mindestens dreimal in der Woche am Abteilungsleben teilzunehmen . . . (Es) wird von den Mitarbeitern vor allem die elterliche Kompetenz gefördert und unterstützt, und es ist vor allem am Anfang eine wesentliche Übung des Personals, der ‚Großeltern-Rolle‘ zu widerstehen, die von den meisten Familien angeboten wird. . . . Auch wenn die Familien unvollständig und in alle Winde zerstreut sind, bemüht man sich nachdrücklich, Eltern wieder für ihre Verantwortung dem Kind gegenüber zu gewinnen und in ihre Aufgaben zurückzuführen. Wichtig ist hierbei, ihnen nicht Kompetenz zu dozieren, sondern sie ihnen zuzubilligen . . .“ (1984: 130/131)

BRÖNNEKE (1988: 224) beschreibt die Arbeit der Betreuer als „komplementäres Erziehungsangebot“ und betont ebenfalls, daß die Zusammenarbeit von Familie und – in diesem Fall – Heim der Verhinderung von Machtkämpfen und Loyalitätskonflikten für das Kind dient. Unter der Überschrift „Zusammenarbeit fördern durch Beziehungsklärung“ führt er u.a. aus: „Im zweiten Schritt (nach der gemeinsamen Zielentwicklung – Erg. d. Verf.) wird nun untersucht, ob im Blick auf das Ziel eine Zusammenarbeit angestrebt werden soll. Wer hat in bezug auf die Zusammenarbeit welche Forderungen an wen? Wer übernimmt schließlich welche Aufgaben und welche Verantwortung? Wie lang soll die Zusammenarbeit (Heimunterbringung) dauern? Von seiten des Heimes wird die Zusammenarbeit unter dem Arbeitsbegriff ‚komplementäres Eziehungsangebot‘ entwickelt. An die Eltern gerichtet heißt das: ‚Wir nehmen Euch die Erziehungsverantwortung nicht ab, bieten Euch aber Unterstützung für einen gewissen Zeitraum an. Ihr bestimmt, was wir übernehmen sollen (z.B. Entlastung dadurch, daß das Kind über die Woche im Kinderhaus lebt).‘“

Wird dieses Modell beispielsweise in Arbeitsgruppen vorgestellt, kommen zu diesem Zeitpunkt zumeist zwei Fragen auf: Wo bleiben die legitimen Rechte des Kindes? Wer setzt sich für das Kind ein? Und: Wie paßt dieses Modell auf die Situation bei Jugendlichen, bei denen es um Ablösung von den Eltern geht? Tatsächlich muß die Rolle der Betreuer bei Jugendlichen deutlich anders definiert werden als bei Kindern, bei denen Erziehung noch stärker gefordert ist als bei Jugendlichen, die sich verselbständigen. Darauf wird später noch einzugehen sein. Zum Mißbrauch elterlicher Macht über ihre Kinder allerdings braucht und wird sich selbstverständlich kein Mitarbeiter hingeben. Prinzip ist, daß während des gesamten Aufenthaltes ein Austausch und auch eine Auseinandersetzung zwischen den Klinikmitarbeitern und den Eltern über die Ziele und die jeweiligen Maßnahmen stattfindet. Ebenso wie die Eltern sich mit dem grundsätzlichen und unveränderbaren Setting der Klinik nicht einverstanden erklären müssen und den Aufenthalt erst gar nicht beginnen oder abbrechen können, kann auch von seiten der Klinikmitarbeiter entschieden werden, daß bestimmte geforderte Maßnahmen oder Ziele mit ihren ethischen Grundsätzen nicht vereinbar sind, so daß – im Extremfall – eine Zusammenarbeit nicht möglich ist. Ein Aufenthaltsabbruch aus derartigen Gründen ist aber praktisch äußerst selten.

DE LA MARCHE (1984: G I Mar 9) geht bei seiner Darstellung der familientherapeutisch ausgerichteten Arbeit in Leuven ebenfalls darauf ein, ob nicht durch die dort gleichfalls vertretene Betonung der Verantwortlichkeit der Eltern bei der Aufnahme das Selbstbestimmungsrecht des Jugendlichen zu wenig Beachtung finde. Er hält dem entgegen, daß stets explizit die höhere Autonomie und die adäquate Selbständigkeit des Adoleszenten als erstes Ziel der Behandlung hervorgehoben werde. Darüber hinaus schreibt er dazu: „Unsere Erfahrung ist, daß die Adoleszenten, die wir hier zu sehen bekommen, sehr günstig auf eindeutige Leitung und Hierarchie reagieren, mit der sie dann konfrontiert werden. Wir haben den Eindruck, daß dies befreiend und sogar manchmal motivierend wirkt."

6.3.2 Verantwortungsbereiche von Familie und Institution

Die Hervorhebung und Beachtung der elterlichen Verantwortung bedeutet nun keineswegs, daß die Klinikmitarbeiter keinerlei Verantwortung zu übernehmen hätten. Es geht vielmer darum, Verantwortungs- bzw. Zuständigkeitsbereiche möglichst eindeutig zu klären, um auf diese Weise – wie PLEYER (1983) es sehr anschaulich an einem Fallbeilspiel verdeutlicht hat – unverantwortliches Handeln der Art, daß jeweils der anderen Seite sowohl bei und zwischen den Eltern als auch bei und zwischen den Klinikmitarbeitern die Zuständigkeit zugeschrieben wird, zu vermeiden und die daraus so häufig entstehenden Konflikte zu verhindern.

FERBER und RANZ (1973: 431) berufen sich auf Carl WHITAKER mit der Devise, „daß der Therapeut für die Therapie verantwortlich sei, die Familie aber für das Leben ihrer Mitglieder". LINKE (1983) stellt diese Aussage als möglichen Lehrsatz in der Heimerziehung zur Diskussion und schreibt: „Zusammenfassend läßt sich sagen, daß die Verantwortungsverteilung niemals so aussehen sollte, daß Eltern und Kind sich zurücklehnen nach dem Motto ‚Nun macht mal, wir sind ja sowieso unfähig' und daß die Heimerzieher andererseits sich verzweifelt den Kopf zerbrechen, wie sie die Klienten dazu kriegen, selbständig zu sein, indem sie ihnen immer wieder vermitteln ‚Sei selbständig!'" Und SCHWEITZER formuliert 1984 als erste Regel einer systemischen Jugendpsychiatrie: „Wir verantworten die Therapie, nicht das Familienleben."

HANRAHAN (1986: 394) schreibt dazu: „Das Krankenhaussystem kann nur dann eine möglichst hohe Effektivität erreichen, wenn es systemisch und hierarchisch gut organisiert ist. Die Aufnahme eines gestörten Jugendlichen bedeutet zumeist die Begegnung mit einer desorganisierten Familie in einer Krise. Die Klinikmitarbeiter müssen darauf vorbereitet sein dadurch, daß sie ihre eigene Hierarchie, ihre Grenzen, ihre Aufgabenverteilung und ihre Kommunikation funktionell in Ordnung halten, und ebenso dadurch, daß sie von Anfang an ausreichende administrative Unterstützung für ihre familienorientierte Sichtweise und für den Einbezug der Familie in das gemeinsame Unterfangen der Problemlösung haben. Es muß Übereinstimmung herrschen darüber, daß die Klinikmitarbeiter verantwortlich sind für die Therapie und den Umgang bzw. die Behandlung, daß die Eltern verantwortlich sind für ihre Familie und den aufgenommenen Jugendlichen."

Die Klinikmitarbeiter sind also dafür verantwortlich, möglichst gute Rahmenbedingungen anzubieten, einen Kontext zu gestalten, der die Familienmitglieder stimuliert, ihre inneren ‚Landkarten' zu ändern, neue Wirklichkeitskonstruktionen und damit neue Interaktionsmuster zu entwickeln. Es wird aber nie vorauszusagen sein, in welcher Weise eine Familie und ihr Kind bzw. ihr Jugendlicher die Angebote der Institution nutzen werden. „Die Einrichtung stellt ein Bett und ein Dach zur Verfügung, doch was die Behandlung betrifft, kann sie nur sicher sein, daß sie das Setting dafür anbietet. Ob die Familienmitglieder von den therapeutischen Möglichkeiten in den Familiensitzungen, in den Gruppensitzungen und den anderen Angeboten Gebrauch machen können, ist nicht gewiß. Dieses hängt teils von dem Wunsch der Familie ab, ernsthaft zu arbeiten, und teils von dem Stand des professionellen Könnens, das die Klinikmitarbeiter erworben haben." (BYNG-HALL, BRUGGEN 1974: 451). In einem späteren Aufsatz schildern BRUGGEN und O'BRIAN (1982: 35), daß es sich ihnen häufig als nützlich erwiesen habe, die Metapher einer Theaterkarte zu benutzen: Die Theaterkarte ermöglicht, zu einer bestimmten Zeit und für eine bestimmte Zeitdauer einen Platz einzunehmen; sie garantiert aber nicht gelungene Unterhaltung, emotionale Bereicherung oder kulturelle Anregung. Diese letzten Dinge sind „Extras", die möglicherweise erreicht werden, möglicherweise aber auch nicht.

Abschließend seien Byng-Hall und Bruggen (1974: 454) zitiert, die unter der Überschrift „Die Verantwortung richtig lokalisieren" schreiben: „Es besteht die Hoffnung, daß durch die Beschreibung, wer welche Entscheidung wo treffen kann, jede Person des dysfunktionalen Systems leichter erkennen wird, welche Aufgabe ihr zugehört. Die Einrichtung benutzt den Umgang mit der eigenen Verantwortung als Modell. Häufig wird folgendes vom Team formuliert: ‚Wir, die Mitarbeiter, tragen Verantwortung dafür, wie die Einrichtung geführt wird; allerdings werden wir euch, die Patienten, zu Rate ziehen bei Entscheidungen, die wir treffen. Eure Eltern haben Verantwortung dafür, ob ihr hier seid oder nicht, und haben darüber gesprochen, womit sie nicht oder nur schwer noch fertig geworden sind. *Ihr* tragt Verantwortung für euren Anteil an der Schwierigkeit, aber ihr könnt uns um Rat fragen bei euren Versuchen, das zu ändern.'"

6.3.3 Konflikte dort belassen, wo sie hingehören

Gelingt es, die unterschiedlichen Verantwortungsbereiche zu beachten, wird es auch möglich sein,die Probleme und Konflikte dort zu belassen, wo sie hingehören. Allerdings sind die meisten in psychosozialen Feldern Tätigen zu sehr „Helfer", als daß sie nicht der Versuchung ausgesetzt wären, ihnen nicht zukommende (z.B. elterliche) Verantwortung zu übernehmen und damit das Problem und die Konflikte auf sich umzuleiten. Dies ist in Kliniken und Heimen täglich zu beobachten. Plötzlich ist das Problem, daß ein Kind sich weigert, in die Schule zu gehen, oder sich weigert zu essen, ein Problem der Erzieher und Betreuer. Plötzlich wird von den Mitarbeitern der Institution das mutwillig zerstörerische Verhalten eines Kindes oder Jugendlichen als gegen sie gerichtete Aggression erlebt. Das Problem wird also verschoben und damit seine Lösung, die nur in dem zugehörigen Beziehungsgefüge möglich ist, verhindert. (siehe auch: Holst u.a. 1985)

Die Klinikmitarbeiter müssen also lernen zu „akzeptieren, daß der Klient (z.B. die Familie – Erg. d. Verf.) zu allen Zeiten für sich selbst verantwortlich sein muß. In dem Augenblick, in dem er (der Therapeut oder Stationsmitarbeiter – Erg. d. Verf.) die schmale Grenzlinie überschreitet und die Verantwortung für das Verhalten eines anderen übernimmt, für sein Glück oder für seinen Lebensinhalt, ist derjenige schon in Schwierigkeiten und wird sein Patient." (Luthman, Kirschenbaum 1977: 278)

Für die Betreuer auf der Station gibt es deshalb eine Richtlinie, nach der sie ihr Verhalten ausrichten sollten: Das Problem dort lassen, wo es hingehört, zwischen Kind und Eltern bzw. Eltern und Kind. So sollten sie aggressives Verhalten innerhalb der Station – es sei denn, es ist unmittelbar verständlich und nachvollziehbar auf eine Situation auf der Station bezogen

– nicht als Aggression oder Ungehorsam gegen die Erzieher, sondern als Ungehorsam gegenüber den Eltern interpretieren. Abgesehen von der Notwendigkeit, in unmittelbaren Gefahrensituationen eingreifen zu müssen, werden deshalb auch die Sanktionen für Fehlverhaltensweisen nicht von den Betreuern, sondern von den Eltern festgelegt. Dies geschieht zumeist im voraus sowie in der fortlaufenden Arbeit mit der Familie. Treten jedoch extreme Situationen auf, greifen die Betreuer auch zu extremen Verhaltensweisen, rufen beispielsweise die Eltern sofort an und fordern sie auf, ihrem Kind am Telefon nochmal eindrücklich zu sagen, was sie von ihm erwarten, oder aber noch am selben Abend oder am nächsten Tag zur Klinik zu kommen, um das weitere Vorgehen zu erörtern.

SCHWEITZER formuliert dementsprechend als zweite Regel einer systemischen Jugendpsychiatrie (1984: 104): „Der Konflikt soll da bleiben, wo er hingehört." Er führt dazu aus: „Psychiatrische Einweisungen vermindern in der Regel die emotionale Spannung im Herkunftssystem und verlagern diese in den psychiatrischen Raum: Der Jugendliche rebelliert gegen den Betreuer statt gegen die Eltern, die Mutter ärgert sich über die ‚unzureichende Behandlung' statt über den inaktiven Vater."

Und auch TORNOW (1983: 404) betont: „Um die Familie wirklich in eine Veränderung leiten zu können, ist es unbedingt nötig, die Konflikte in der Familie zu erhalten. Häufige Besuche des Kindes zu Hause, der Eltern in der Einrichtung oder Beurlaubungen auf mehrere Tage können dabei hilfreich sein. Sie liefern die Themen für die Familientherapie. Wer auf diese Maßnahmen verzichtet, dem bleiben nur die ‚alten Hüte' als Thema. Teilstationäre Einrichtungen haben es in dieser Frage natürlich einfacher." In ganz ähnlicher Weise äußert sich DE LA MARCHE (1984) in seiner Darstellung der Konzeption der „Medisch-Psychologische Kliniek" der Universität Leuven. Wie schon dargestellt, ist es nicht nur über die regelmäßigen Beurlaubungen, die zweifellos wichtig sind, möglich, eine Problemumleitung zu verhindern. Vielmehr sollten die Eltern in möglichst starkem Umfang in das Geschehen auf der Station und an den übrigen Orten der Klinik involviert werden. So sollten sie sich beispielsweise selbst in der Schule über das Verhalten ihres Kindes informieren, sollten selbst in die Anlernwerkstatt gehen und sollten selbst mit den Mitarbeitern des Heilpädagogischen Dienstes sprechen, ggf. ihr Kind dorthin begleiten und möglicherweise auch über eine gewisse Zeit beobachten. All diese Maßnahmen bedeuten zwar sehr viel Aufwand und Mühe für die Eltern bzw. sonstigen Erziehungsberechtigten, und natürlich wird man im Einzelfall schauen müssen, was für Eltern machbar ist. In der Regel aber sind Eltern dankbar dafür, wenn sie in solcher Weise in ihrer Elternrolle bestärkt werden und die Beziehung zu ihrem Kind erhalten und verbessern können. (Entsprechend auch: ORVIN 1974)

102

6.3.4 Klärung der Verantwortlichkeit im Helfersystem

Je länger ein Symptom besteht, um so größer ist die Zahl der Helfer, die von der Familie aufgerufen werden bzw. sich aufgerufen fühlen, Verantwortung zu übernehmen und Lösungen zu suchen, deren Untauglichkeit die Familie nachweisen wird. Zumeist verstrickt sich der Helfer dann in einem endlosen Kampf mit der Familie, der ihn zwar veranlaßt, noch andere Helfer hinzuzuziehen, gleichzeitig aber daran hindert, die eigenen ergebnislosen Bemühungen tatsächlich einzustellen. Der systemische Berater wird deshalb oft mit Familien konfrontiert, die in dieser Art schon mehrere Helfer absorbiert haben.

Mara SELVINI-PALAZZOLI u.a. (1983: 12) beschreiben in ihrem berühmten Aufsatz „Das Problem des Zuweisenden" diesen Vorgang sehr plastisch: „Zuerst erfährt er Dankbarkeit und Erfüllung, indem ihn die Familie als Helfer willkommen heißt. Da seine Anstrengungen und sein Drängen auf eine Veränderung in der Familie ungeachtet verpuffen und zu gleicher Zeit seine Bemühungen auf subtile Erwartungen durch die Familie treffen, gerät er jedoch Schritt für Schritt in die zweite Phase, die durch ein zunehmendes Gefühl von Unbehagen und Unsicherheit, durch den unscharfen Eindruck, in eine Falle geraten zu sein, gekennzeichnet ist. Zur Erbitterung getrieben und auf der Suche nach irgendeiner Lösung schickt er die Familie in der dritten Phase zur Familientherapie" – oder zum nächsten Berater oder Therapeuten, der, wenn er systemisch denkt, berücksichtigt, ob und ggf. welche Helfer dem System, mit dem er es zu tun hat, angehören. (siehe auch: BONABESSE u.a. 1982)

MASSON (1982: 1047) geht in seiner Darstellung der systemtherapeutischen Arbeit in der Tagesklinik der Universität Lausanne näher auf dieses Problem ein: „Die ‚multiinstitutionalisierten' Patienten, die sich an uns wenden, unterhalten üblicherweise Kontakte – teils wichtige Kontakte – mit einem oder mehreren Fachleuten aus anderen Institutionen, die sich mit ‚dem Fall' befassen. Um uns die Zahl dieser Kontakte vor Augen zu führen und die Art der Beziehungen beobachten zu können, machen wir eine Bestandsaufnahme, indem wir eine ‚Landkarte' aus mehreren Dreiecken skizzieren (ein Dreieck repräsentiert beispielswese den Patienten, den Überweiser und die Tagesklinik, ein anderes den Patienten/seine Familie, den Sozialen Dienst . . . und die Tagesklinik). Die Zahl der Dreiecke hängt ab von der Zahl der Helfer und der Institutionen, die in die Situation involviert sind. Die innerhalb dieser Dreiecke bestehenden Beziehungen können funktionell sein oder aber im Gegenteil eine homöostatische Funktion erfüllen.

Von dieser Skizze ausgehend versuchen wir, unsere erste Aufgabe zu erfüllen, nämlich ein neues therapeutisches System für einen bestimmten Patienten zu schaffen. Während der meisten Zeit besteht dieses System aus den Mitgliedern der betreuenden Station, die für den Patienten verantwortlich ist, dem Patienten und seiner Familie. Für die komplizierteren Situationen bei den multiinstitutionalisierten Patienten bemühen wir uns, genau nach dieser ‚Karte der Dreiecke' vorgehend, die Zahl der an diesem Fall aktiv Beteiligten so weit wie möglich zu reduzieren. Um dies zu erreichen, organisieren wir ein Treffen der in Frage kommenden Personen, üblicherweise beim ersten Mal ohne den Patienten. Im Verlauf dieses Treffens werden die Beziehungen der an diesem Fall Beteiligten in ihrer Bedeutung eingeschätzt und diskutiert und ebenso die Ergebnisse der verschiedenen Interventionen, die schon stattgefunden haben. An einem zweiten Termin erarbeiten wir ein allgemeines Verständnis der Situation und reduzieren mit Blick auf die vorgesehene Strategie in einer allgemeinen Übereinstimmung das therapeutische System auf eine möglichst kleine Zahl an erforderlichen Personen. Die Rollen innerhalb dieses therapeutischen Systems werden präzisiert und die ‚leadership' festgelegt. Erst wenn dieses neue therapeutische System konstituiert und von allen Partnern, auch vom Patienten und seiner Familie, anerkannt ist, kann eine Therapie schließlich beginnen."

Nun weiß jeder praktisch Tätige, wie schwierig es ist, Mitarbeiter aus den verschiedensten Institutionen zu einem bestimmten Termin zusammen zu bekommen. Nur hindert das keinesfalls an der Notwendigkeit, eine solche Verantwortungsklärung im Gesamt des Helfersystems herbeizuführen. (siehe auch: GRUBER 1989) In der Praxis wird es deshalb häufig nötig sein, durch hypothetische Fragen den einen oder anderen Beteiligten mit einzubeziehen („Wenn Frau Müller vom Sozialen Dienst jetzt hier wäre, was würde sie wohl sagen?" „Welche Gründe mag Frau Müller gehabt haben, daß sie ihnen empfohlen hat, hier zu uns in die Ambulanz zu kommen?" „Warum hat Frau Müller Sie wohl gerade hierhin geschickt und nicht nach YZ?" etc.) Unerläßlich ist jedoch derjenige, der das Sorgerecht ganz oder teilweise inne hat. Schwer kann auch auf die Person verzichtet werden, die – möglicherweise im Gegensatz zu den Eltern – eine Therapie für notwendig hält. Zumindest eine telefonische Kontaktaufnahme mit dem Überweiser wird unverzichtbar sein. (siehe auch: BYNG-HALL, BRUGGEN 1974: 450)

6.3.5 Wahl des therapeutischen Systems, das einen Verantwortungsträger einschließt

Psychotherapie ist nur möglich mit Personen, die bereit und in der Lage sind, Verantwortung für sich zu übernehmen. Ist das bei einer Person nicht der Fall, muß der lediglich im Einzelkontakt arbeitende Therapeut aufgeben. Der systemische Therapeut hat demgegenüber die Möglichkeit, das therapeutische System so zu erweitern, bis dieses einen Verantwortungsträger einschließt. Handeln Kinder und Jugendliche verantwortungslos, liegt es auf der Hand, die Eltern in das therapeutische System als Verantwortungsträger einzubeziehen. Sie sind in der Regel diejenigen, die das Problem definieren und damit das Problemsystem konstituieren. Dies ist der „Normalfall", so wie er bislang beschrieben wurde.

Nun geschieht es aber nicht selten, daß Familien mit dem Wunsch einer stationären Aufnahme eines Kindes kommen, selbst jedoch auf Nachfragen angeben, kein Problem zu haben. Es stellt sich dann heraus, daß diese Familie beispielsweise vom Jugendamt geschickt wurde, in nicht seltenen Fällen, weil das Kind die Schule seit Monaten nicht besucht hat.

In einem solchen Fall ist es unerläßlich, den zuständigen Mitarbeiter des Jugendamtes mit in das therapeutische System einzubeziehen. Er ist Mitglied des Problemsystems, das er durch die Formulierung des Problems konstituiert und aufrechterhält. Er muß deshalb offenlegen, welche Erwartungen er hat, welche Forderungen er stellt und worin die Konsequenzen bestehen, falls diese Erwartungen nicht erfüllt werden. Letztlich geht es auch hier wieder darum, dafür zu sorgen, daß das Problem dort lokalisiert wird, wo es hingehört, nämlich zwischen dem Kind, das die Schule nicht besucht, und seinen Eltern, die per Gesetz dafür Sorge tragen müssen, daß ihr Kind die Schule besucht. Wird dann von seiten des Jugendamtes ein eindeutiger Rahmen gesetzt („Falls es nicht gelingt, daß das Kind wieder regelmäßig zur Schule geht, muß eine Heimeinweisung durchgeführt werden"), kann innerhalb dieses Rahmens mit der Familie geklärt werden, ob sie dieses Ziel erreichen und mit den Mitarbeitern der Klinik daran arbeiten will. (siehe dazu auch: ROTTHAUS 1986 b)

6.4 Das Vorgespräch

6.4.1 Die weichenstellende Bedeutung des Vorgesprächs

Wem die bisherige Argumentation schlüssig erschien, dem wird es ohne weiteres einleuchten, daß eine stationäre Aufnahme ohne ambulantes Vorgespräch im Grunde genommen ein Kunstfehler ist. Denn wie soll eine Familie, wie sollen das Kind/der Jugendliche und seine Eltern eine verantwortungsvolle Entscheidung treffen, wenn sie nicht über die Einrichtung, ihre Behandlungsphilosophie und ihre äußeren Möglichkeiten informiert sind. Kind und Familie müssen wissen, was auf sie zukommt und was von ihnen erwartet wird. Zudem ist eine wirkliche Entscheidung auch nur dann möglich, wenn über Alternativen, über andere Einrichtungen mit ggf. anderen

Behandlungskonzepten informiert wird. (Daß in einer Klinik mit Aufnahmeverpflichtung unmittelbare Notaufnahmen, beispielsweise nach Suizidhandlungen oder bei akut psychotischer Symptomatik, unvermeidbar sind,
ist selbstverständlich. Solche Notaufnahmen sind aber bei sorgsamem
Umgang auf relativ wenige Fälle einzugrenzen und können zudem auch so
gestaltet werden, daß wichtige Prinzipien, die in den Vorgesprächen zum
Tragen kommen, nicht aufgegeben werden müssen. Siehe dazu: 6.5)

HOEHNE und WOLF (1986: 335) bezeichnen – ebenfalls aus der Sicht einer kinder- und jugendpsychiatrischen Abteilung mit Aufnahmeverpflichtung, d.h. auch mit dem Hinweis auf unvermeidbare Ausnahmen – Vorgespräche als „eine absolute Vorbedingung für eine stationäre Aufnahme".
Die Bedeutung eines Vorgespräches ist aber nicht nur von systemtherapeutisch denkenden Klinikern erkannt worden. So hat BERGER in einem
sehr eindrucksvollen Aufsatz 1974 über die stationäre analytische Psychotherapie von Kindern und Jugendlichen nicht nur grundsätzlich auf die
symptomprägende Bedeutung des familiären Milieus und den adaptiven
Aspekt der kindlichen Neurose verwiesen, sondern vor allem die Aufmerksamkeit auf die Notwendigkeit einer Einbeziehung der Eltern *vor* dem Ein-
tritt des Kindes in die Station gelenkt. Das Gespräch mit den Eltern über
das Kind vor dessen Behandlung präformiere die spätere Mitarbeit; durch
eine besondere Beachtung dieser Vorgespräche könne es gelingen, eine
möglichst klare und gute Ausgangsposition für die Zusammenarbeit mit
den Eltern zu erreichen. Entsprechend hebt auch STRUNK (1989: 12) hervor, daß es notwendig sei, „vor der stationären Aufnahme mit allen Familienangehörigen zu sprechen". (Ähnlich auch van HUSEN 1987: 366)

Aus verhaltenstherapeutischer Sicht weist LIEB (1988: 167) darauf hin,
daß Vorgespräche als therapievorbereitende Maßnmahmen in vielen Therapieschulen üblich sind und daß HOEHN-SARIC u.a. 1964 in einer Untersuchung aufzeigen konnten, daß Vorgespräche die Effektivität der Behandlung verbessern können. Auch ZIELKE, STURM und MARK (1988: 245)
fassen ihre eigenen Erfahrungen und Erhebungen zusammen: „Die vorliegenden Daten zeigen eine gewisse Wahrscheinlichkeit dafür, daß die Behandlungsdauer bei Patienten mit einem einstündigen Vorgespräch kürzer
ist."

LIEB (1988: 167 f) charakterisiert im folgenden die spezifische Bezie-
hungsstruktur zwischen Patient und Therapeut im Vorgespräch und beschreibt als Ergebnis der Vorgespräche die höhere Eigenverantwortung
und damit bessere Therapiemotivation der Patienten. „Vorgespräche sind,
unabhängig davon, wie sie geführt werden, durch eine besondere Beziehung zwischen Untersucher und Patient gekennzeichnet: Obwohl *schon*

Therapeut und Patient begegnen sich beide *noch nicht* als Therapeut und Patient *in der Therapie.* Auf dem ‚freien Markt' therapeutischer Möglichkeiten stellt das Vorgespräch ein kommunikatives Setting dar, in dem Patient und Therapeut, Vertragspartnern gleich, prüfen, ob sie sich auf eine gemeinsame Zusammenarbeit in Sachen Veränderung einlassen wollen und können. Der Therapeut tritt stellvertretend für die Therapierichtung auf. Wir teilen daher dem Patienten auch mit, daß das Ziel der Vorgespräche eine Entscheidung darüber sei, ob eine Arbeitsbeziehung mit dem Ziel persönlicher Veränderung seitens des Patienten eingegangen werden kann bzw. ob hierzu von einer Seite Bedingungen gestellt werden. Am Ende eines solchen Gespräches wird der Patient deshalb noch einmal formal gefragt, ob er – nach allem, was er über die Therapie direkt oder indirekt erfahren habe – nun zu uns kommen wolle. . . . Im Unterschied zu . . . zugewiesenen Patienten befinden sich Patienten nach solchen Vorgesprächen daher a priori in einem Zustand höherer Eigenverantwortung." Als Themen für das Vorgespräch benennt LIEB und diskutiert im einzelnen folgende Bereiche: Symptomatik – Motivation – Therapieziele und Therapieerwartungen – Krankheitstheorie des Patienten.

ZIELKE (1988: 14 ff) verweist darauf, daß die Selektions- und Vorbereitungsaufgaben im Vorfeld einer stationären Aufnahme in ihrer Bedeutung nahezu völlig unterschätzt werden. „Häufig genug bekommen wir Patienten, die weder über die Gründe für die jeweiligen Indikationsstellungen . . . informiert wurden noch angeleitet wurden, sich aktiv über die Behandlungsziele und die Wege, wie man diese erreichen könne, Gedanken zu machen. Um diesen Mangel zu kompensieren, ist es notwendig, einen großen Teil des Behandlungsaufwandes in die Aufklärung, Therapievorbereitung und die Förderung von Kooperation bei Patienten – und häufig auch bei Zuweisern – zu ‚investieren', um den Behandlungsverlauf effektiver zu gestalten. Moderne Konzepte zur Motivation für psychosomatische Behandlungen sind demzufolge auch von der Feststellung über das Vorliegen einer Behandlungsmotivation abgerückt und beschäftigen sich intensiver mit der Entwicklung und klinischen Erprobung motivationsfördernder Maßnahmen."

Und etwas später fährt er fort: „Wie kann man denn Kooperation von Patienten erwarten, die nie die Gelegenheit hatten oder nie veranlaßt wurden, Indikationsentscheidungen, die sie ja schließlich selbst betreffen, inhaltlich mit dem jeweiligen Fachmann zu diskutieren? Die stationären Behandler verlagern diesen Konflikt (oft – Erg. d. Verf.) in die Innenwelt des Patienten, interpretieren dessen Zurückhaltung und Skepsis als ‚Widerstand' und meinen, damit bereits einen Behandlungsprozeß in Gang gesetzt zu haben. Wenn wir mündige Patienten haben wollen, müssen wir ihnen auch die Möglichkeit geben, verantwortliche Entscheidungen über die einzuschlagenden Behandlungswege zu treffen. Es wird zukünftig notwendig sein, diese ‚vortherapeutische' Behandlungsphase noch weiter zu verbessern."

ZIELKE berichtet über die Erfahrungen mit einer „Probewoche", nach der die Patienten selbst entscheiden konnten und auch mußten, ob und mit welcher Zielsetzung sie die Therapie durchführen wollten. „Bei positiver Indikationsentscheidung (Kontraentscheidungen gab es nur in 0,5% der Fälle – Erg. d. Verf.) befanden Patient und Behandler sich fortan in einem konstruktiven Behandlungsauftrag. Besonders für die Patienten bedeutete dies die offensive Wahrnehmung von Verantwortung und die Verpflichtung, die Folgen der eigenen Entscheidung mitzutragen, so schwer ihnen das auch häufig fiel."

Den Psychologen und Ärzten verhaltenstherapeutisch orientierter Kliniken, wie sie im Vorangegangenen zitiert worden sind, geht es nicht zuletzt auch darum, dem Patienten im Vorgespräch eine externalisierende Ursachenerklärung ihres Problems nahezubringen. So verweisen STURM und ZIELKE (1988: 34) denn auch auf MISCHEL (1973), der es als wichtigste Aufgabe des Therapeuten erklärt, dazu beizutragen, daß der Patient seine Schlußfolgerung vom konkreten Verhalten auf tieferliegende Dispositionen, die ihn klinifiziert und in seinen Handlungsmöglichkeiten einschränkt, wieder umkehrt. Denn: „Dadurch daß der Patient nur nach internen Ursachen für seine Probleme sucht, verlernt er es, sich als Teil eines sozialen Systems zu begreifen, in dem seine Verhaltensschwierigkeiten entstanden sind." (Auch hier sollte man das „in dem" des letzten Halbsatzes keineswegs mit einem „durch das" verwechseln!)

Verhaltenstherapeutisches und systemtherapeutisches Problem- und Therapieverständnis scheint sich hier sehr nahe zu kommen. So wird traditionell in der Systemtherapie dem Erstkontakt besondere Bedeutung zugeschrieben. (STIERLIN u.a. 1977, SELVINI-PALAZZOLI u.a. 1977b) SIMON und STIERLIN (1984) heben – die Literatur zu diesem Thema zusammenfassend – vor allem vier Ziele hervor: Diagnostik; Motivierung zur Arbeit an gemeinsamen Problemen; Vertragsabschluß; Weichenstellung für die weitere Therapie.

Für den im stationären Setting arbeitenden Systemtherapeuten ist die Bedeutsamkeit eines Erstgespräches vor der stationären Aufnahme aber noch um ein vielfaches höher. Wenn die Familie zu ihm kommt, besteht das Problem zumeist schon Monate bis Jahre; in vielen Fällen sind ein oder mehrere ambulante Behandlungsversuche in anderen Einrichtungen vorausgegangen, und nun ist das Problem eskaliert. Die Familie sagt zu ihrem Kind: „Du bist unser Problem. Wenn Du mit Deinem Verhalten nicht wärest, könnten wir so glücklich sein." Der Wunsch an den Therapeuten und die stationäre Einrichtung ist es, das problematische Verhalten zu beseitigen, damit die Familie wieder so glücklich ist wie früher.

Der systemisch denkende Therapeut, der dem identifizierten Patienten, seinen Eltern und Geschwistern in diesem äußerst bedeutsamen und sensiblen Augenblick der Familiengeschichte begegnet, steht vor einem Dilemma: Nach seiner Überzeugung ist es notwendig, das Problemverhalten im Kontext der gesamten Familie zu sehen und anzugehen. Stimmt er jedoch dem Aufnahmewunsch zu, läuft er Gefahr, die Problemdefinition der Familie zu bestätigen. Dementsprechend haben HARBIN (1979), HILDE-BRAND u.a. (1981), ROTTHAUS (1986a) u.a. darauf hingewiesen, daß die Verbindung von stationärer Therapie und systemisch familientherapeutischer Ausrichtung im ersten Augenblick unlogisch und paradox erscheint. Dieses Dilemma kann jedoch aufgelöst werden dadurch, daß ein klares Rahmenkonzept für den stationären Aufenthalt im Vorgespräch vereinbart wird. Entsprechend fordert HANRAHAN 1986, daß es von dem fähigsten und in der Hierarchie Verantwortung tragenden Mitarbeiter durchgeführt werden müsse und nicht von jungen unerfahrenen Assistenten. (Ähnlich auch: van TROMMEL 1983: 74) Sein Ziel muß darin bestehen zu erreichen, daß sein Handeln (stationäre Aufnahme des identifizierten Patienten) seiner grundsätzlichen Absicht (gemeinsames Arbeiten am gemeinsamen Problem) nicht zuwiderläuft.

So verwundert es nicht, daß alle Autoren, die versucht haben, ein stationäres oder teilstationäres Setting systemisch familientherapeutisch zu konzeptualisieren, größte Aufmerksamkeit auf die Gestaltung des Vorgespräches bzw. Erstkontaktes legen und abgesehen von einigen Abweichungen, die offensichtlich vornehmlich durch die Unterschiedlichkeit institutioneller und außerinstitutioneller Voraussetzungen bedingt sind, verblüffend ähnliche Vorgehensweisen größtenteils unabhängig voneinander entwickelt haben. (KORET 1973, BYNG-HALL, BRUGGEN 1974, ORVIN 1974, BIDDLE 1978, HARBIN 1979, 1982, HILDEBRAND u.a. 1981, BRUGGEN, O'BRIAN 1982, BONABESSE u.a. 1982, PLEYER 1983, BARRELET 1983, DE LA MARCHE 1984, ROTTHAUS 1984a, 1986a, LANDAU-STANTON, nach ZIMMER-HÖFLER 1984, HOEHNE, WOLF 1986, HANRAHAN 1986).

Nach diesen Autoren geht es im Erstgespräch darum,

– daß die Eltern bzw. die ganze Familie das Problem, den Grund des Aufnahmewunsches eindeutig beschreiben, so daß es allen Beteiligten klar und nachvollziehbar ist (BARRELET 1983, BRUGGEN, O'BRIAN 1982, BYNG-HALL, BRUGGEN 1974, HANRAHAN 1986, HARBIN 1979, 1982, ORWIN 1974, ROTTHAUS 1986a),

- daß der Therapeut das Problem in seinen Kontext stellt (BARRELET 1983, BYNG-HALL, BRUGGEN 1974, DE LA MARCHE 1984), als Familienproblem (HILDEBRAND u.a. 1981, PLEYER 1983, ROTTHAUS 1986a) formuliert bzw. als konkretes Verhaltensproblem, das in das familiäre Muster paßt (HARBIN 1982, BONABESSE u.a. 1982),

- daß die Therapieziele für jedes Mitglied des Problemsystems und die Kriterien für das Erreichen dieser Ziele festgelegt werden (BARRELET 1983, BRUGGEN, O'BRIAN 1982, PLEYER 1983, ROTTHAUS 1984 a, 1986 a),

- daß der Therapeut die Familie als kompetent beschreibt, eine Lösung des Problems zu finden (HANRAHAN 1986, PLEYER 1983),

- daß die Familie darüber informiert wird, wie die Einrichtung arbeitet (BIDDLE 1978, HILDEBRAND u.a. 1981, HOEHNE, WOLF 1986),

- daß die Eltern als Inhaber des Sorgerechtes aufgefordert werden, die Entscheidung über die Frage der Aufnahme oder Nichtaufnahme gemeinsam zu treffen (BRUGGEN, O'BRIAN 1982, De la MARCHE 1984, LANDAU-STANTON nach ZIMMER-HÖFLER 1984), möglichst nachdem sich die Familienmitglieder in einem separaten Raum noch einmal allein besprochen haben (HANRAHAN 1986) oder nachdem sie noch einmal nach Hause gegangen sind und dort in aller Ruhe die Vor- und Nachteile abgewogen haben (BYNG-HALL, BRUGGEN 1974, HANRAHAN 1986, HILDEBRAND u.a. 1981, HOEHNE, WOLF 1986, PLEYER 1983, ROTTHAUS 1984 a, 1986 a),

- und daß ein Therapievertrag abgeschlossen wird, der die vorgenannten Punkte und die Erwartung an jedes Familienmitglied betreffs notwendiger Mitarbeit formuliert (BARRELET 1983, BRUGGEN 1974, HARBIN 1979, LANGENAKENS, VAN DER LINDEN 1978, ORVIN 1974, ROTTHAUS 1984 a, 1986 a, TORNOW 1983), ggf. in schriftlicher Form (HANRAHAN 1986, HILDEBRAND u.a. 1981, LANDAU-STANTON nach ZIMMER-HÖFLER 1984, SEYWERT 1984).

HANRAHAN (1986: 394f) faßt Bedeutung und Chancen des Vorgespräches unter folgenden Gesichtspunkten zusammen: „Zu keiner anderen Zeit als bei der Arbeit an der Frage einer stationären Aufnahme wird das Kliniksystem – insbesondere der Familientherapeut und das Aufnahmeteam – so wirkungsvoll Möglichkeiten haben, Änderungen zu induzieren, die Familie zu einer positiven Bewegung zu ermutigen und die Familie als kompetent darzustellen, ihre Probleme selbst zu lösen. In den meisten Fäl-

110

len reagieren die Familienmitglieder bereitwillig auf vernünftige Forderungen, die man an sie stellt, und sind bei dieser Gelegenheit zu Kooperation und kompetentem Verhalten bereit. Auch sind sie sich üblicherweise der Tatsache bewußt, daß ,etwas geschehen muß' (wahrscheinlich anderes, als das, was sie bisher getan haben) und daß sie ihre Fähigkeit verloren haben, dies ganz ohne Hilfe zu tun. Viele sind überwältigt von Schuld, einem starken Erleben von Versagen, Trauer, Angst und Erschöpfung. Sie erwarten, beschuldigt zu werden (wieder einmal) für all das, was gelaufen ist, und die meisten verteidigen sich selbst, indem sie all die Aufmerksamkeit auf den nicht mehr zu leitenden Jugendlichen lenken. Weil spezielle Probleme für alle beteiligten Systeme drohen, wenn die Problemperson aus dem familiären System herausgenommen wird, ist es unbedingt notwendig, die Aufmerksamkeit von Anfang an vom Individuum auf die Familie zu erweitern und die ganze Familie als fähig zu kennzeichnen, ihre eigenen Lösungen auszuarbeiten. Durch häufige Kontakte und Besuche soll dieses System so intakt wie möglich erhalten werden. Verbindung mit anderen Familien mit ähnlichen Problemen und ähnlichen Aufgaben ist herzustellen. Auf diese Weise soll deutlich gemacht werden, daß sie bei dieser Art von Arbeit unterstützt und respektiert werden und daß sie aufgrund ihrer eigenen Initiative bereits den ersten Schritt in diesem Prozeß gemacht haben, indem sie sich zu einer stationären Aufnahme entschlossen haben."

6.4.2 Die Familie auf dem Höhepunkt der Krise

Der Entschluß, um eine stationäre Aufnahme in der Kinder- und Jugendpsychiatrie für ihr Kind nachzusuchen, ist für die meisten Familien ein schwerer Schritt. Oft sind heftige Auseinandersetzungen darüber vorausgegangen, vielfach ist Einigkeit zwischen den Eltern auch noch gar nicht erreicht, oft tritt massiver Außendruck durch Schulen, Ämter, behandelnde Ärzte oder Verwandte hinzu. Die meist schon über Monate und Jahre mühsam gehandhabte Krise ist auf einem Höhepunkt angekommen.

In dieser Situation wird die Familie sehr sensibel darauf achten, wie der Therapeut ihr begegnet, ob er ihr mit Respekt, Einfühlungsvermögen und Ernsthaftigkeit entgegentritt und ob er ein Bemühen zeigt, das der krisenhaften Bedeutung der Situation angemessen ist. Dieser Respekt, der auf der Überzeugung gründet, daß alle Eltern – zumindest in unserer Kultur – gute Eltern sein wollen, macht es möglich, auch in abnormen Verhaltensweisen eine möglicherweise lange Geschichte des Mißlingens zu sehen und sein Augenmerk auf die positiven Ansätze und Fähigkeiten zu lenken, die in jeder Familie zu finden sind. HANRAHAN (1986: 396) sieht aus dieser Haltung des Therapeuten eine machtvolle Botschaft an die Familie erwachsen, daß eine Allianz entstehen soll, die aufbaut „auf Akzeptanz, der Vorannahme, daß alle Eltern das beste für ihren Jugendlichen wollen, daß die Familienmitglieder sich wechselseitig reiche Ressourcen anbieten, um mit den Widrigkeiten des Lebens umzugehen, und daß dieser Prozeß ihnen Hoffnung zu einer Zeit geben wird, wenn sie sich erschöpft und ausgelaugt fühlen".

Der Zeitpukt des Aufnahmewunsches ist zumeist der einer großen Verzweiflung, gleichzeitig aber auch der einer großen Chance: Die Krise wird nicht (länger) geleugnet, vielmehr die Notwendigkeit von Änderungen betont. SEYWERT (1984: 771) weist darauf hin, daß „Krise" in der chinesischen Schrift mit einem doppelten Zeichen geschrieben wird, von denen das eine „Gefahr" und das andere „Chance" bedeutet. In diesem Augenblick besteht oft eine relativ große Bereitschaft, neue Verhaltensweisen zu erproben, und sei es beispielsweise nur die Bereitschaft der Eltern, sich nach langen Jahren erstmalig wieder auf eine gemeinsame Entscheidung (stationäre Aufnahme des Kindes) zu einigen. Auch HARBIN (1979) betont, daß dieses der Zeitpunkt ist, in dem die Chance für eine Veränderung besonders groß ist, – es sei denn die Mitarbeiter des Hospitals trennen den Patienten sofort von der Familie, so daß die Dynamik verloren geht, die eine neue Orientierung dem Problem gegenüber ermöglichen kann.

Es erscheint lohnend, diese Anfangssituation noch etwas genauer zu untersuchen: Die Tatsache, daß die Familie unter Druck steht und Hilfe braucht, bringt den Therapeuten des Krankenhauses in eine relativ starke Position, da er durch die Aufnahme Entlastung von diesem Druck schaffen oder aber durch Ablehnung des Aufnahmegesuches Entlastung verweigern kann. Die Familie wird aufmerksam sein für seine Sicht des Problems und eine relativ hohe Bereitschaft zeigen, die Rahmenbedingungen, die er für notwendig hält, das Ausmaß an Mitarbeit der Familie etc. zu akzeptieren. Es gibt für den Therapeuten keinen günstigeren Augenblick als diesen, das Problem als Familienproblem neu zu definieren und seine Erwartungen an die Familie zu verdeutlichen.

Darüber hinaus wird der Therapeut bemüht sein, ein mittleres Niveau an Problemdruck – an „familiärer Angst" (HARBIN 1982) – anzustreben bzw. zu erhalten. Zuweilen ist das Erleben der Krise so zugespitzt, ist der Druck für die Familie, ist die Angst so groß, daß allein deshalb neue Lösungsschritte nicht gewagt werden. In dieser Situation kann es sehr entlastend wirken, wenn der Therapeut die Möglichkeit einer stationären Aufnahme anbietet, auch wenn sich die Familie im Augenblick noch gar nicht für eine Aufnahme entscheidet. Allerdings darf die Entlastung nicht dazu führen, daß die Familie ihr Engagement in das Problem verliert oder daß der Widerstand gegen eine Veränderung verstärkt wird. Diese negativen Folgen drohen besondes dann, wenn der Therapeut der Familie ihre Verantwortung, insbesondere den Eltern ihre Verantwortung für den identifizierten Patienten abnimmt und selbst stellvertretend elterliche Verantwortung übernimmt.

Als einfache Regel ließe sich formulieren: Entlastung vom Übermaß an Druck ist therapeutisch nützlich (und auch eine ethische Forderung an den Therapeuten); Entlastung von Verantwortung ist therapeutisch schädlich (und auch unter ethischen Gesichtspunkten zu verwerfen). Denn: Entlastung von Verantwortung bedeutet Erniedrigung der Eltern, Entmündigung durch den Therapeuten, der die Entscheidung trifft.

Aus dem Gesagten folgert: Der Therapeut, der sensibel ist für diese Krise der Familie zum Zeitpunkt des Erstkontaktes, begegnet ihr mit einer großen Ernsthaftigkeit des Sich-Einfühlens und des Sich-Bemühens um Hilfe. Er bietet der Familie seine Möglichkeiten an, beispielsweise die stationäre Aufnahme des identifizierten Patienten, und verweist auf seine Rahmenbedingungen, die sich für ihn als die therapeutisch nützlichsten erwiesen haben. Damit bietet er der Familie eine zusätzliche Ressource, die sie wahrnehmen kann oder auch nicht. Mancher Familie hat, wie gesagt, schon das Wissen um eine solche Möglichkeit gereicht, um wieder handlungsfähig zu werden. Der Therapeut bietet der Familie an, mit ihr zu arbeiten, um sie besser in den Stand zu setzen, eine andere Lösung zu finden. Er vermeidet eine Entmündigung der Eltern, indem er sich weigert, die elterliche Verantwortung zu übernehmen, sich beispielsweise weigert, die Entscheidung über Aufnahme oder Nicht-Aufnahme zu treffen.

6.4.3 Das Bestehen auf einer Aufnahmeentscheidung durch die Familie

Viele Familien kommen in der Erwartung, der Therapeut werde nach ihrer Darstellung des Problems die Entscheidung über Aufnahme oder Nicht-Aufnahme treffen, so daß sie höchstens noch zu entscheiden hätten, ob sie „gegen ärztlichen Rat" handeln oder den Rat befolgen sollten. Anfangs ist ein solches Vorgehen bei vielen Familien sehr erwünscht: Es enthebt sie einer klaren Stellungnahme gegenüber ihrem Kind („Du hast ja gehört, der Doktor meint . . ."), und es enthebt sie jedes weiteren innerfamiliären Klärungsprozesses. Ängste und Spannungen – auch solche, die Kraft für eine Lösung bringen könnten – werden fortgenommen, die Familie kann „in die Ferien" gehen (wörtlich oder symbolisch). Allerdings taucht bei vielen Familien bald eine andere Angst auf, eine Angst allerdings, die wenig oder nichts zur Lösung des Problems beiträgt: Es ist die Angst darum, ob ihr Kind auch gut behandelt wird, ob es nicht in schlechte Gesellschaft kommt ob die Mitarbeiter der Klinik das Richtige tun, sich genug Mühe geben, ausreichend gute Bedingungen bieten. Dies führt dann meist zu Spannungen zwischen Familie und Krankenhaus, Spannungen, in die die identifizierten Patienten mehr oder weniger aktiv involviert sind.

BRUGGEN und O'BRIAN formulieren diese Situation folgendermaßen (1982: 30 f): „Die Entscheidung einem ‚Kesselflicker' (einem Fachmann des Gesundheitswesens) zu übergeben und dann der Aufnahmeentscheidung zuzustimmen, bedeutet ein erfolgreiches Einschwenken auf die familiären Spannungen. Dem Bedürfnis nach einer Trennung wird begegnet, Angst wird reduziert, ohne daß Feindseligkeit auftritt. (‚Du mußt nur aus dem Haus, weil wir die beste Behandlung für Dich wollen.') Die Aufnahme kann dann gesehen werden als ein Akt der Liebe, ohne daß unangenehme Gefühle der Zurückweisung auftreten müßten. Der Schmerz, eine Entscheidung treffen zu müssen, wird für die Familie vermieden. Jeder Sinn für Verantwortlichkeit auf seiten der Familie oder besonders auf seiten der Eltern wird fortgeschoben. Diese wird nur geteilt zwischen dem Psychiater, der die Entscheidung trifft, und dem designierten Patienten, der als Problem abgestempelt wird. Der Druck ist von jedem genommen, der sich Gedanken darüber macht, was als nächstes zu tun sei."

Was geschieht demgegenüber, wenn der Therapeut darauf besteht, daß die Eltern die Entscheidung über Aufnahme oder Nicht-Aufnahme selbst treffen? Aus vielen Jahren Erfahrung ist darauf zu antworten: Die Eltern fühlen sich ernst genommen. Ihnen wird eine Selbstverständlichkeit deutlich gemacht, deren Beachtung unter therapeutischen Aspekten außerordentlich wirkungsvoll ist: Sie sind für jedes Kind und jeden Jugendlichen allemal wichtiger und bedeutsamer als jeder noch so engagierte Therapeut. Zudem merken die Eltern, daß die Mitarbeiter der Klinik ihnen die Elternrolle nicht abnehmen wollen und ihnen ihr Kind nicht entfremden werden. Die Eltern verlieren die Angst vor dem Unbekannten, weil sie erkennen, daß sie involviert bleiben und die zentrale Position für ihr Kind behalten.

Vor allem aber lernen die Eltern und die Familienangehörigen, daß sie ihre Probleme selbst lösen können, d.h. sie machen Erfahrungen, die sie positiv zu nützen vermögen bei der nächsten familiären Krisensituation. Dieser Gesichtspunkt wurde sehr deutlich durch eine Untersuchung von LANGSLEY (referiert nach BYNG-HALL, BRUGGEN 1974: 444 ff): Bei einer Gruppe von 150 zufällig ausgesuchten Patienten, bei denen der diensttuende Psychiater die Entscheidung für eine stationäre Aufnahme getroffen hatte, machte LANGSLEY diese Entscheidung rückgängig und bot ambulante Familientherapie stattdessen an. LANGSLEY's Entscheidung war allein davon abhängig, wieviel Arbeitskapazität ihm für familientherapeutische Sitzungen zur Verfügung stand. Die Patienten mußten in ihren eigenen Familien weiterleben; die Diagnose und die Schwere der Symptome wurden nicht berücksichtigt. LANGSLEY verglich diese Gruppe mit einer Kontrollgruppe von 150 Patienten, die routinemäßig in dieses gut arbeitende Krankenhaus aufgenommen wurden. Nach sechs Monaten konnte er keine entscheidenden Unterschiede zwischen den Gruppen in ihrer sozialen Angepaßtheit feststellen, obwohl die familientherapeutische Behandlung nur ein Sechstel der Behandlungskosten verursacht hatte.

LANGSLEY folgerte nun keineswegs daraus, daß stationäre Aufnahmen nicht sinnvoll seien; vielmehr war in einer Reihe der ambulant familientherapeutisch behandelten Fälle eine stationäre Aufnahme später notwendig. Das interessanteste Ergebnis dieser Studie bestand darin, daß die Wahrscheinlichkeit einer stationären Aufnahme überhaupt bei der ambulant familientherapeutisch behandelten Gruppe geringer war als die Wahrscheinlichkeit einer Zweitaufnahme in der Kontrollgruppe. Diese Untersuchung legt die Annahme nahe, daß eine Familie, die nicht durch angemessenes familientherapeutisches Arbeiten in ihrer Verantwortlichkeit bestärkt, sondern der Verantwortung und Entscheidungsbefugnis abgenommen wird, wenig konstruktives Handeln für die nächste familiäre Krisensituation lernt, sondern dann gegenteilig dazu neigen wird, in gleicher Weise Verantwortlichkeit wieder abzugeben.

Nun ist ein häufiges Merkmal von Familien mit auffälligen bzw. gestörten Mitgliedern ihre Unfähigkeit oder ihre Schwäche, Entscheidungen zu treffen (FERREIRA 1968, BYNG-HALL, BRUGGEN 1974: 446, BRUGGEN, O'BRIAN 1982: 30). In solchen Fällen wird der Prozeß der Aufnahmeentscheidung zur ersten wichtigen Arbeit des Therapeuten mit der Familie. Dazu kann es notwendig sein, mehrere Termine hintereinander zu verabreden. Es wäre aber kontraproduktiv, den Druck, den der identifizierte Patient mit seinem Verhalten in Richtung auf eine gemeinsame Entscheidungsfindung ausübt, therapeutisch nicht zu nutzen.

Dabei ist es für den Therapeuten wenig hilfreich anzunehmen, es müßten erst die mit der Entscheidungsunfähigkeit oder -unsicherheit in Zusammenhang stehenden Problemfelder erörtert werden. Gegenteilig kann es äußerst nützlich sein, den Eltern zu vermitteln, daß ihre sonstigen Differenzen im Augenblick, in dieser Notsituation, nicht thematisiert werden können. Jetzt dürfe es nur darum gehen, daß sie angesichts des eskalierenden Problems eine gemeinsame Entscheidung über Aufnahme oder Nicht-Aufnahme fänden. Dies mag dann vielleicht das erste Erlebnis von Gemeinsamkeit seit vielen Jahren werden, mag ein lang vermißtes Erleben auslösen, das Hoffnung und Kraft für neue Entwicklungen und für die weitere Arbeit weckt. Nicht ganz selten – das bestätigt auch De la MAR-CHE (1984, G I Mar 8) – werden auf diese Weise Veränderungen angestoßen, die dann eine Aufnahme überhaupt unnötig machen und ein rein ambulantes Arbeiten ermöglichen.

6.4.4 Einladen der ganzen Familie zum Vorgespräch

Aus dem Vorangegangenen dürfte deutlich geworden sein, daß es wichtig ist, zum Erstgespräch die ganze Familie einzuladen. Beide Eltern sind als Inhaber des Sorgerechts notwendig, um die Aufnahmeentscheidung zu treffen, und der Therapeut muß die Gelegenheit haben, selbst einzuschätzen, ob es eine wirklich von beiden Eltern getragene Entscheidung ist. Die Anwesenheit der Geschwister ist außerordentlich nützlich, um dem Therapeuten die Möglichkeit zu geben, durch zirkuläres Fragen die Besonderheiten der subjektiven Erfahrungen in Zusammenhang mit den Wechselwirkungen zu bringen, von denen sie aufrechterhalten werden, oder aber das präsentierte Problem in ein Familienproblem umzudeuten. Jeder Familientherapeut weiß, wie sehr die Anwesenheit von Geschwistern eine solche Arbeit erleichtert. (siehe auch: BLACK 1982)

Praktisch erweist sich das Erscheinen der ganzen Familie zum Erstgespräch auch nicht als große Schwierigkeit, selbst wenn dieses grundsätzlich – im Gegensatz zu der nachfolgenden Arbeit mit der Familie, die häufig am späteren Nachmittag nur möglich ist – wegen der längeren Dauer am Vormittag durchgeführt wird und Eltern und Geschwister sich am Arbeitsplatz und in der Schule frei nehmen müssen. Dies ist zwar oft ein großer Aufwand, der jedoch unseres Erachtens in einem angemessenen Verhältnis zu dem Ereignis der Herausnahme eines Kindes aus der Familie steht. (siehe auch: LANSKY 1977: 73)

Erfahrungsgemäß wird es nur selten notwendig, besondere Maßnahmen zu ergreifen, wenn beispielsweise der Vater als unabkömmlich beschrieben wird. Man kann sich dann die Erlaubnis geben lassen, den Vater selbst anzurufen, und wird ihm sagen, daß seine langjährigen Erfahrungen mit seinem Kind unverzichtbar seien, daß er als Vater unersetzbar sei und daß ohne seine Mitarbeit die Lösung des Problems sich ungleich schwieriger gestalten dürfte. HEEKERENS (1986: 28) ist zuzustimmen, wenn er schreibt: „Sind Erziehungsberater (oder Kliniktherapeuten – Erg. d. Verf.) familientherapeutisch ausgebildet und sind entsprechende Maßnahmen getroffen, stellt sich das immer wieder genannte Problem der ‚unwilligen Väter' (die auch von Familientherapeuten vor der Ausbildung nicht zu gewinnen schienen) nicht mehr. Es entpuppt sich als ein Gemisch aus Projektion und mangelnder Fertigkeit."

Wenn hier betont wird, wieviel erfolgversprechender und wieviel einfacher die Arbeit mit der ganzen Familie ist, so heißt das andererseits jedoch keineswegs, daß nur ein Arbeiten mit der ganzen Familie möglich sei. Zwar sind die Vorteile der Arbeit mit einem ganzen Klientensystem evident: „Die Informationsgewinnung wird erleichtert, wir können die Vorstellungen eines jeden direkt erfragen, die Reaktionen aller auf unsere Fragen und das Verhalten der anderen direkt beobachten; wir bekommen ein lebendiges Bild des familiären Beziehungsgewebes und der zirkulären Prozesse, die es aufrechterhalten ... Ein weiterer Vorteil des Familiengespräches ist, daß die Interventionen des Therapeuten gleichzeitig alle Familienmitglieder erreichen. Die Samen fallen, um in einem Bild zu sprechen, auf ein größeres Feld und die Möglichkeiten von Reaktionen vervielfachen sich." (WEBER, SIMON 1987: 193) Aber das bedeutet keineswegs, daß solche Fälle ausgeschlossen werden müßten, in denen nur einzelne Familienmitglieder erreichbar sind; denn es ist möglich, das fehlende Familienmitglied bzw. die fehlenden Familienmitglieder über hypothetische Fragen in die Arbeit mit einzubeziehen. Praktisch ist dies bei stationären Behandlungen jedoch nur selten der Fall (– während es allerdings häufig vorkommt, daß wir es nur mit einer Zwei-Personen-Familie zu tun haben).

Wenn wir üblicherweise zum Erstgespräch die ganze Familie einladen, so tun wir das aus der Annahme heraus – die sich auch zumeist bestätigt –, daß die Familienangehörigen Mitglieder des relevanten Problemsystems sind. Selbstverständlich kann sich im Laufe der Zeit herausstellen, daß einzelne Familienmitglieder dem Problemsystem nicht angehören oder daß andererseits Nicht-Familienmitglieder zum Problemsystem zu zählen und deshalb auch einzuladen sind (z.B. der Überweiser). Solche genaueren Erkenntnisse werden sich meist aber erst in der weiteren Arbeit ergeben. Wichtig ist es allerdings, schon bei der Anmeldung zu klären, wer das Sorgerecht hat. Sollte das Sorgerecht nicht bei den Eltern liegen, muß selbstverständlich der Sorgerechtsinhaber mit eingeladen werden. Auch BRUGGEN und O'BRIAN (1982) betonen die Wichtigkeit einer rechtzeitigen Klärung der rechtlichen Situation. Lebt das Kind teilweise oder vorwiegend bei den Großeltern, ist die Anwesenheit dieser betreuenden Personen notwendig.

Es hat sich im übrigen als nützlich erwiesen, den Verlauf der Anmeldung bereits so zu gestalten, daß die Eltern – die Sorgerechtsinhaber – diejenigen sind, die die Initiative ergreifen. So ist es nützlich, einen Überweiser – den ärztlichen Kollegen oder den Mitarbeiter vom Jugendamt – zu bitten, er möge die Eltern darüber informieren, wie sie einen Termin für den Erstkontakt vereinbaren können. Eine direkte Terminabsprache mit dem Überweiser wäre zwar in vielen Fällen einfacher, würde aber die erste

Chance verspielen, den Eltern Initiative und Aktivität bei der Lösung ihres Problems in die Hände zu geben. (entsprechend auch: VAN TROMMEL 1983: 83)

Während das Einladen der ganzen Familie zum Erstgespräch in der Regel keinerlei Schwierigkeiten macht – und das offensichtlich um so weniger, je mehr sich die Mitarbeiter der Institution der Richtigkeit und Wichtigkeit ihrer Arbeitsbedingungen sicher sind –, ergeben sich häufiger Verständigungsprobleme, wenn ein Kind aus einem Heim vorgestellt wird: Auch hier sollten der Sorgerechtsinhaber (Eltern? Jugendamt?), die Eltern und die wichtigsten Erzieher (Gruppenerzieher? Bezugserzieher? Heimleiter? u.a.) bei dem Gespräch anwesend sein, um z.B. rechtzeitig Hinweise auf mögliche Loyalitätskonflikte des Kindes zu bekommen, die dann wahrscheinlich viel besser ambulant bearbeitet werden können, oder aber um überhaupt klare Zielabsprachen für einen stationären Aufenthalt treffen zu können (Arbeit mit den Eltern/der Familie mit dem Ziel einer Rücknahme des Kindes? Arbeit mit den Eltern/der Familie mit dem Ziel einer von beiden Eltern wirklich mitgetragenen Entscheidung zur Heimaufnahme? Arbeit mit dem Ziel, überhaupt Klarheit zwischen diesen beiden Fragen zu erreichen? Arbeit mit dem Erzieherteam der Heimgruppe? etc.). Tatsächlich stößt man beim Einladen dieser Personengruppen immer wieder auf die unterschiedlichsten Schwierigkeiten, so daß häufig mehrere Gespräche durchgeführt werden müssen allein mit dem Ziel, Klarheit in dem Wirrwarr der Zuständigkeiten herzustellen.

Es soll eingeräumt werden, daß es Situationen gibt, in denen es schwieriger ist als übllicherweise in der Kinder- und Jugendpsychiatrie, die Familie in die Behandlung einzubeziehen, beispielsweise in der Behandlung von Drogenabhängigen. Hierzu sei auf die sehr detaillierte Arbeit von STANTON und TODD (1982) über den Einbezug der Familie in die Behandlung verwiesen, deren Grundsätze sich mit den unseren weitestgehend decken.

6.4.5 Der Aufbau des Vorgespräches

Bevor nun im einzelnen auf den Aufbau des Vorgespräches bzw. der Vorgespräche eingegangen wird, seien noch einmal die darin verfolgten Ziele zusammengefaßt:

1. Der Kontext für den stationären Aufenthalt ist so zu klären, daß die therapeutischen Angebote bestmöglich genutzt, die Gefahren einer stationären Aufnahme jedoch minimiert werden. Dazu ist vor allem Eindeutigkeit, Offenheit und wechselseitige Akzeptanz der Beziehung im therapeutischen System erforderlich.

2. Ein (erstes) Erleben dafür soll (wieder-)erweckt werden, daß die individuellen Eigenschaften und Symptome, um deren Veränderung es geht,
Verdinglichungen (Reifizierungen) sind, die aus einem Verhalten abgeleitet
werden, das das Individuum in einem bestimmten interaktionellen Zusammenhang gezeigt hat. (Aus der Beobachtung: ‚Die Person A zeigt innerhalb
dieser und jener Beziehungsbezüge aggressives Verhalten' ist geworden:
‚Die Person A ist aggressiv' oder ‚Die Person A hat eine aggressive Verhaltensstörung'). Durch die Art des Fragens, beispielsweise durch zirkuläres
Fragen, sollen die Eigenschaften bzw. das Symptom wieder in die Verhal-
tensdimension zurückübersetzt und in ihren interaktionellen Kontext eingeordnet werden.

Georgianna HANRAHAN hat 1986 (395 f) auf der Grundlage der bisherigen
Literatur über Familientherapie in einem stationären Setting und ihrer eigenen Erfahrung mit der stationären Behandlung Jugendlicher und ihrer Familien einen umfangreichen Themenkatalog für das Gespräch des Therapeuten mit der Familie während des Aufnahmeprozesses zusammenge-
stellt:

„1. Die Art und Weise, in der das Problem beschrieben wird: durch jedes
   Familienmitglied, durch andere Verwandte, durch Fachleute, durch
   Ämter und Institutionen wie Schulen und Gerichte; das Erkennen von
   Unterschieden und die Reaktionen auf diese Unterschiede.

2. Die bisherigen Anstrengungen, das Problem zu lösen: durch jedes Familienmitglied, durch Verwandte, Ärzte, Ämter, Schulen; Beschreibung
   von Verhaltensweisen und der jeweiligen Reaktionen darauf (oder das
   Fehlen einer Reaktion).

3. Die Entwicklung der aktuellen Krise: die Verhaltensweisen, die am
   meisten stören; die Art und Weise, in der die Familienmitglieder darauf
   reagieren; die Reaktionen auf diese Reaktionen (oder ihr Fehlen) und
   die Reaktionen nichtfamiliärer Systeme.

4. Die Verhaltensänderungen, die notwendig sind, um die Familie wieder
   zu vereinigen: was jede Person erwartet, was andere Systeme erwarten (abhängig vom Kontext) und wie jeder auf diese Erwartungen reagiert.

5. Die Art der Verwandtschaftsbeziehungen innerhalb der Familie: Adop-
   tionen, Scheidungen, Wiederheirat, Mischehen, unvollständige Familie, Sterbefälle, Krankheit, Unfälle und wie die Mitglieder darauf reagieren; die Person in der Familie, die jedem Mitglied am meisten Sorge
   macht.

6. Die Dreigenerationen-Familie: die Ursprungsfamilie jedes Partners oder jedes Elternteiles, wie sie sich verhält, reagiert und was in diesen Systemen geschehen ist.

7. Zeitpunkt der individuellen Entwicklung und der Familienentwicklung.

8. Die Entscheidung, um eine stationäre Aufnahme für den Jugendlichen nachzusuchen: wie diese Entscheidung entstand und ausgeführt wurde, wer dabei tätig wurde und wer nicht, wie jede Person darauf reagiert und wie die anderen auf diese Reaktion wiederum reagieren.

9. Das Verhältnis zwischen Familienmitgliedern und Klinikmitarbeitern: die Verhaltensweisen, die erwartet werden können, wenn die beiden Systeme zusammenkommen, einschließlich der Verhaltensweisen, die jede Entwicklung auf eine Änderung blockieren können, wie Kollusionen, Konkurrenz, Widerstand, Konfliktumleitung, Triangulationen, Negierung von Problemen, Abweisung, Beschuldigung."

HANRAHAN räumt ein, daß dieser Katalog zu umfangreich ist, als daß er während des Aufnahmeprozesses, auch wenn er sich über mehrere Termine erstreckt, voll bearbeitet werden kann. Sie hebt jedoch hervor, daß es noch einen zweiten Themenkomplex gibt, der von gleich hoher Bedeutung ist. Während sie den ersten als Sammeln von Informationen kennzeichnet, geht es im zweiten Themenkomplex darum, die Familie zu informieren und über das aufzukären, was sie erwartet:

„1. Der Evaluationsprozeß: Was getan werden soll, wie lange es dauern wird, was die Familie tun kann und was von der Familie erwartet wird.

2. Das Behandlungsteam: Wer die beteiligten Mitarbeiter sind, wie ihre Aufgaben sein werden, wie sie zusammenarbeiten, welche Ausbildung sie haben und wie ihr Ausbildungsstand ist, wer der Familientherapeut sein wird und wie dieser Therapeut den Eltern helfen wird, mit den anderen Mitarbeitern zusammenzuarbeiten.

3. Das Programm für den Jugendlichen: Wie es strukturiert ist intern und in Zusammenarbeit mit anderen Systemen, welche Regeln bestehen und welche Erwartungen, welche Privilegien und welche Aufgaben (Telefonate, Familienbesuche, Taschengeldregelung, Wäsche, Alkohol) und wie der Jugendliche den Tag verbringen wird.

4. Die Familie: Welches ihre Rolle sein wird, verbunden mit einer deutlichen Botschaft, daß ihre Mitarbeit erwartet wird, was entscheidend für die Behandlung des Jugendlichen und was bei den Mitarbeitern auf der Station erwünscht ist; einige Hinweise über nützliches Verhalten in bezug auf ihren Jugendlichen; Anerkennung dessen, was diese Trennung bewirkt; Beginn des Aushandelns eines Behandlungsvertrages.

5. Die Behandlung: Wie der Behandlungsplan aussieht einschließlich Familiensitzungen, Medikation, Psychotherapie, Informationsveranstaltungen und Mehr-Familiengruppen."

Diese beiden Themenkataloge von HANRAHAN wurden vollständig referiert, obwohl sie angesichts ihres Umfanges kaum eine Leitlinie für ein oder mehrere Aufnahmegespräche abgeben können. Trotzdem erhalten sie wesentliche Anregungen und vermitteln eine Übersicht, aus der der erfahrene Therapeut während des Erstgespräches je nach Situation zu wählen vermag.

BARRELET (1983) beschreibt − wesentlich übersichtlicher − 5 Schritte des Erstkontaktes:

„ − Empfang des Patienten und seiner Familie
− Beschreibung des Problems
− Einordnen des Problems in seinen Kontext
− Beschreibung des Therapiezieles und der Kriterien, die eine Einschätzung erlauben, wann das angestrebte Ziel erreicht ist
− Vorschlag eines Therapievertrages, der vor allem das Therapieziel und die Rolle jedes einzelnen festhält" (1983: 3157 − 3160)

Im folgenden soll ein etwas erweiteres Schema für den Aufbau des Gespräches vorgeschlagen werden, das die Punkte umfaßt:

− Die Atmosphäre bei der Kontaktaufnahme (6.4.6)
− Die Erwartungen der Familie (6.4.7)
− Die Problembeschreibung (6.4.8)
− Das Einordnen des Problems in seinen Kontext (6.4.9)
− Kompetenzzuschreibung an die Familie (6.4.10)
− Information der Familie über die Art des Arbeitens in der Klinik (6.4.11)
− Die Zielbeschreibung (6.4.12)
− Aufnahmeentscheidung und Aufnahmevertrag (6.4.13)

Dabei dürfte selbstverständlich sein, daß hier aus deskriptiven Gründen Schritte des Vorgehens voneinander getrennt aufgeführt werden, die in der praktischen Arbeit sinnvoll ineinandergreifen.

6.4.6 Die Atmosphäre bei der Kontaktaufnahme

Wer sich in die Situation von Eltern hineindenkt, die wegen der Probleme mit ihrem Kind zu einem Erstkontakt kommen, wird nachempfinden können, daß der Gestaltung der Atmosphäre bei der ersten Kontaktaufnahme große Bedeutung zukommt. Zwar erwartet die Klinik von den Mitarbeitern im Ambulanzbüro die Erledigung vielfältiger bürokratischer Formalitäten, die Eltern aber werden dankbar sein, wenn man ihnen trotzdem persönlich begegnet. Es wird ihnen guttun, wenn das Wartezimmer eine freundliche Atmosphäre ausstrahlt und nicht wie der kahle Flur eines Bürohochhauses wirkt.

Ähnliches gilt für den weiteren Verlauf: Ein typisches Kennzeichen von Kliniken scheint zu sein, daß die Mitarbeiter ständig irgendwo aufgehalten werden, ein Frage noch beantworten, eine wichtige Information noch erhalten, eine Unterschrift noch leisten müssen, so daß ein Termin, z.B. für das Erstgespräch, vielfach nicht pünktlich eingehalten werden kann. Gerade aber bei einem Erstgespräch wird ein Nicht-warten-Müssen von der Familie dankbar vermerkt. Die Lösung dieses Problems kann darin bestehen, daß der Therapeut Erstkontakte grundsätzlich vormittags als erste Sitzung durchführt. Dann ist es auch leichter möglich, etwas mehr Zeit als üblicherweise für eine Therapiestunde einzukalkulieren, um in Ruhe sich selbst und die übrigen Mitarbeiter, die das Gespräch verfolgen, vorzustellen und ihre beruflichen Funktionen zu erklären sowie über die äußeren Rahmenbedingungen der Arbeit zu informieren, die Einwegscheibe und die Videoanlage zu zeigen. Schon zu Anfang ist es nützlich, einen klaren zeitlichen Rahmen für das Gespräch zu setzen, beispielsweise: „Heute dauert das Gespräch sicher länger als Familiengespräche im Rahmen der möglicherweise weiteren Arbeit. Aber mehr als anderthalb Stunden stehen mir nicht zur Verfügung. Wenn das nicht ausreicht, werde ich Ihnen in Kürze einen zweiten Termin anbieten."

Es hat sich übrigens bewährt, daß an einem Erstgespräch zwei Therapeuten teilnehmen. Der eine ist Mitglied des Ambulanzteams und setzt gegebenenfalls die Arbeit fort, wenn sich zeigt, daß die Familie doch keine Aufnahme wünscht, sondern ambulant weiterarbeiten will. Der andere Therapeut ist Stationsleiter einer für dieses Kind/diesen Jugendlichen geeigneten Station, der mit der Familie weiterarbeitet, wenn sie sich für eine stationäre Aufnahme entscheidet. Schließlich sollte ein Mitarbeiter aus dem Betreuerteam der Station anwesend sein, der möglicherweise der Familie die Station zeigt und später die Rolle des Paten (des Bezugsbetreuers) für dieses Kind bzw. diesen Jugendlichen übernimmt. HILDEBRAND u.a. (1981: 142) weisen zu Recht darauf hin, daß die Familie nach Möglichkeit schon während der Vorgespräche die während des Aufenthaltes wichtigsten Personen (Therapeut und Pate) kennenlernen sollte.

6.4.7 Die Erwartungen der Familie

Es kann nicht Aufgabe dieser Veröffentlichung sein, allgemeine Grundsätze eines familientherapeutischen Erstgespräches darzustellen. Hierzu kann auf HALEY (1963), SELVINI-PALAZZOLI u.a. (1977a), STIERLIN u.a. (1977) u.v.a. verwiesen werden. Lediglich die Aspekte, die am Beginn einer stationären Systemtherapie von besonderer Bedeutung sind, seien im folgenden hervorgehoben.

So kann man davon ausgehen, daß die Familie, bevor sie eine stationäre Aufnahme in Erwägung zieht, zumeist eine Fülle von Vorerfahrungen gesammelt hat. Verwandte und Bekannte haben Ratschläge gegeben. Viele Familien haben eine oder mehrere ambulante Behandlungsversuche hinter sich. Der Überweiser hat Erwartungen geweckt. Es ist zweckmäßig, solche Voraussetzungen, Vorannahmen und Erwartungen gleich zu Anfang anzusprechen. Dazu empfehlen sich Fragen wie: „Warum kommen Sie gerade zu uns?" „Wer hat Ihnen das empfohlen?" „Welche Beziehung besteht zu dem Überweiser?" „Weshalb hält dieser eine stationäre Aufnahme für notwendig?" „Was erwartet der Überweiser von einem stationären Aufenthalt?" LIEB (1988: 170) hebt hervor, daß das Wissen des Patienten bzw. seiner Familie respektive seine/ihre Vermutungen über die Motivationen des ärztlichen Kollegen hinsichtlich der Zuweisung von großer Bedeutung sind. „Die Haltung, die der Patient hierzu einnimmt, beeinflußt nach unserer Erfahrung oft den therapeutischen Prozeß. Wir wollen z.B. wissen, aus welchen Gründen der zukünftige Patient hier ‚nachgibt' (Compliance zum Hausarzt? Koryphäenkiller? Letzte Hoffnung?)."

Mit weiteren Fragen läßt sich klären, wie weit bestimmte Lösungsversuche zum eigentlichen Problem geworden sind: „Welche Versuche haben Sie bisher gemacht, um das Problem zu lösen?" „Was hat Ihnen geholfen?" „Was hat das Problem vergrößert?" „Warum glauben Sie, hat die Arbeit mit X nicht weitergebracht?" „Was müßten wir anders machen?" „Wie müßten wir uns verhalten, wenn wir erfolglos sein wollten?"

Zuweilen hat die Familie – möglicherweise unausgesprochen – überhaupt keine positiven Erwartungen hinsichtlich des stationären Aufenthaltes ihres Kindes. CIOMPI (1986: 402) verweist auf ein Reihe von Untersuchungen, die aufzeigen, wie solche negativen Erwartungshaltungen ausgeprägt verlaufsbeeinflussende Wirkung im Sinne der „Sich-selbst-erfüllenden-Prophezeiung" entfalten. Er hält in solchen Fällen (seine dritte allgemeine therapeutische Regel) die „Induktion von realistisch positiven Zukunftserwartungen" für notwendig. Dies wird in dem Kapitel über die Zielformulierung (6.4.12) näher zu erörtern sein.

Nicht weniger gefährlich ist es jedoch, wenn Familien an eine stationäre Behandlung völlig unrealistische und überzogene Erwartungen knüpfen (siehe auch: LIEB 1988: 171). Solche Vorannahmen müssen relativiert und die Hoffnungen auf ein realistisches Maß reduziert werden, um den zwangsläufig drohenden Mißerfolg zu vermeiden. Auch hierbei hilft die Erarbeitung realistischer Aufenthaltsziele.

Kommt die Familie mit zu hohen Erwartungen – geweckt möglicherweise durch den Überweiser oder durch den Bericht einer anderen Familie über eine erfolgreiche Therapie –, so empfiehlt es sich, Probleme schon im Vorgespräch vorauszusagen. Den allzu bereitwilligen Jugendlichen sollte man darauf hinweisen, daß einzelne Stationsregeln ihm wahrscheinlich nicht gefallen werden und daß ihn das Verhalten einiger Mitpatienten sehr stören dürfte. Die Eltern werden sich möglicherweise ärgern über die ihrer Meinung nach unzureichende Ordnung auf der Station und enttäuscht sein darüber, daß die Leistungsanforderungen der Krankenhausschule nicht denen der Heimatschule entsprechen. Auch mit vorübergehenden Enttäuschungen über das Ausbleiben schneller Erfolge ist zu rechnen.

Gegebenenfalls sollten sich die Therapeuten auch entschließen, von einer Aufnahme eher abzuraten, wenn die Erwartungen allzu unrealistisch sind ober aber die Familie den hohen Einsatz scheut, der notgedrungen während des Aufenthaltes von ihr erwartet wird. (siehe dazu: 6.4.11)

6.4.8 Die Problembeschreibung

Eine wichtige Aufgabe des Vorgespräches ist die genaue Exploration des Problems als eine konkrete und anschaulich nachvollziehbare Handlung in einer bestimmten Frequenz. „Die Bedeutung liegt auf der Aktion, nicht auf dem subjektiven Ärger, auch wenn der erfahrene Therapeut sehr einfühlsam mit dem subjektiven Erleben der Situation seitens eines jeden Familienmitgliedes mitfühlen wird. Die meisten Familien sprechen sehr ausführlich darüber, wie sie das Problem empfinden, oder analysieren, warum die Dinge schlecht gelaufen sind. Diese Ausführungen sollte sich der Therapeut anhören, aber das Thema des Gespräches sollte taktvoll auf die Verhaltens- und Aufgabenebene hin orientiert werden." (HARBIN 1982: 13 f).

Alle Fachausdrücke, insbesondere diagnostische Begriffe müssen sehr genau operationalisiert werden. DOLBER, GREENBERG und LINDER (1977) sprechen davon, der Therapeut solle den Patienten und die Familie wegführen von den anfangs vorgetragenen Symptomen hin zu den Lebensproblemen („problems of living"), an denen besser gearbeitet werden könne.

124

Für die therapeutische Arbeit ist also eine völlig andere Sprache notwendig, als sie im Umgang mit den Krankenkassen gefordert, in Lehrbüchern und wissenschaftlichen Veröffentlichungen üblich ist. DE LA MARCHE formuliert (1984: G I mar 3-4) dazu: Bei der Problemexploration „versuchen wir, das Problem in Beschreibungen konkreter Verhaltens- und Interaktionssequenzen zu erfassen. Dies hat ein doppeltes Ziel: Wir wünschen vorerst konkrete, bearbeitbare Informationen über die Probleme. Daneben wollen wir das noch sehr vertraute Krankheitsetikett (‚Störung') verhindern; deshalb vermeiden wir jede Psychopathologisierung und definieren die Probleme tropfenweise um in eine besser handhabbare Realität." Und an anderer Stelle (1984: G I Mar 20): „Weiterhin vermeiden wir jede ‚Psychopathologisierung' der Probleme: Wir benennen sie demgegenüber als Verhaltens-, Entwicklungs-, Erziehungs- oder Kommunikationsschwierigkeiten, mit anderen Worten: als Probleme, die zumindest teilweise auf ‚Eltern-Maß' zugeschnitten sind."

Beim Erfragen einer solchen Problembeschreibung sollte der Therapeut niemals unterstellen, daß Begriffe und allgemeine Formulierungen für ihn denselben Sinn haben wie für das Familienmitglied, mit dem er gerade spricht. Zudem verdecken allgemeine Begriffe leicht die Unterschiede in der Bewertung zwischen den Familienmitgliedern. Hier ist die Frage an jedes Familienmitglied wichtig, welches konkrete Verhalten denn sie/ihn am meisten störe. Dabei zeigt es sich vielfach, daß keineswegs Übereinstimmung innerhalb der Familie in der Beschreibung des Problems besteht. Insbesondere der identifizierte Patient aber muß eine klare Vorstellung darüber haben, welches Verhalten „ihn zum Problem macht" und den Wunsch auf eine stationäre Aufnahme ausgelöst hat. HARBIN (1979: 284) beschreibt eine häufige Erfahrung, wenn er hervorhebt: „Üblicherweise haben die am meisten gestörten Patienten die geringste Einsicht darin, warum sie hospitalisiert wurden, und diese Menschen profitieren am meisten davon, wenn sie aufmerksam gemacht werden auf die realistischen Konsequenzen ihres Verhaltens für die Familie."

Genaues Nachfragen, wie es beispielsweise im Rahmen des neurolinguistischen Programmierens als Technik des Meta-Modells gelehrt wird (BANDLER , GRINDER 1981 a, b, 1982) ist hier die Tugend des Therapeuten. Für die Familienmitglieder mag dies das erste Mal sein, daß sie offen, klar und deutlich untereinander über das Problem kommunizieren, sich Unterschiede in der Bewertung eingestehen und eine realistischere Dimension gewinnen. Gleichzeitig kann nur auf der Basis einer solchen Problembeschreibung später eine Zielvorstellung entwickelt werden, die so konkret handlungsorientiert ist, daß der Patient wirklich weiß, was von ihm erwartet wird.

Diese Orientierung auf die konkrete Beschreibung des Problems, wie es sich heute darstellt, hilft dem Therapeuten auch, eine grundsätzliche Botschaft zu übermitteln, nämlich, daß sein Interesse der Gegenwart gilt und dem, was in Zukunft werden soll. Die Vergangenheit kann einige Hinweise darauf geben, was schon vergeblich versucht wurde, ihre Erörterung kann in der weiteren Familienarbeit auch wichtig und nützlich sein. Zentrales Ziel einer stationären Familientherapie ist jedoch, die heutigen Probleme möglichst deutlich zu erkennen und die Familie anzuregen, für die Zukunft befriedigender Verhaltensweisen zu entwickeln.

6.4.9 Das Einordnen des Problems in seinen Kontext

Unter dieser Überschrift werden die Aktionen des Therapeuten zusammengefaßt, durch die er seine Sichtweise vermittelt, daß es am nützlichsten ist, das Problem in seinem Kontext zu sehen und anzugehen. Dies ist natürlich nicht zu trennen von der Exploration der Problembeschreibung. Im Gegenteil: Durch die Art seiner Fragen vermittelt der Therapeut seine Überzeugung, daß das Verhalten des einen nicht unabhängig gesehen werden kann vom Verhalten des anderen. Dies ist um so wichtiger, je stärker eine Familie ausschließlich auf das Fehlverhalten des identifizierten Patienten fixiert ist, je ausgeprägter die Sündenbockrolle des Kindes oder Jugendlichen ist, wie das zum Beispiel besonders häufig in Stieffamilien der Fall ist.

Die praktische Erfahrung zeigt allerdings auch, daß die meisten Familien recht genau darum wissen, daß das Symptom in ihre familiäre Interaktion verwoben ist. Die Berührung mit Medizinsystemen verleitet aber und leitet dazu an, die komplexe Verwobenheit zu übersehen und das Symptom zu individualisieren. So geht es häufig bei der Einordnung des Problems in seinen Kontext darum, Dinge wieder zurechtzurücken bzw. die Wahrnehmung in diese Richtung zu sensibilisieren.

Deutlich sei hervorgehoben, worum es nicht geht: Es kann nicht darum gehen, der Familie die Ursache bzw. die Schuld für das Symptom zuzuschreiben. Weil dies so wichtig ist und jeder Therapeut aus alter Tradition zu solchen Schuldzuschreibungen neigt, umgekehrt auch von der Familie oft dazu herausgefordert wird, sei noch einmal HARBIN (1982: 13) zitiert: „Tatsächlich sind Familientheorien unglücklicherweise durch einige naive Fachleute benutzt worden, Familien die Verantwortung für die Verursachung einer Krankheit zu geben. Zur jetzigen Zeit ist die Ätiologie fast aller elementarer Störungen und Erkrankungen nicht bekannt. Die meisten Therapeuten werden zustimmen, daß eine unterstützende und konsistente Familienatmosphäre hilfreich sein wird, die physische und geistige Gesundheit einer Person wiederherzustellen, unbesehen der ‚eigentlichen' Ursache der Krankheit." (siehe auch: STANTON, TODD 1982: 251 f, HEEKERENS 1983: 100)

Die Möglichkeiten, wie der Therapeut das Symptom in seinen familiären Kontext stellt, sind vielfältig und werden in unterschiedlich stark ausgeprägter Akzentuierung in den verschiedenen familientherapeutischen Schulen vermittelt. An dieser Stelle seien deshalb nur einige Stichworte skizziert:

- Genaues Befragen eines jeden Familienmitgliedes über seine Wahrnehmung des Symptoms
- Genaues Befragen jedes Familienmitgliedes über die Bedeutung des Symptoms für sich und die anderen
- Aufstellung von Rangreihen („Wer ist am stärksten beunruhigt/betroffen/geängstigt, wer am wenigsten? etc.)
- Erfragen typischer Handlungsfolgen und familiärer Verhaltensmuster („Wenn Tanja sich weigert zu spülen, was macht dann Ihre Frau, wie reagieren Sie, der Ehemann, darauf, wer spült schließlich tatsächlich? etc.)
- Erfragen von Unterschieden zwischen den Symptomen und „normalen" Schwierigkeiten des Kindes/Jugendlichen mit seiner Umgebung (BARRELET, MENTHONNEX, ARCHINARD 1986: 350 ff)
- Fokussieren auf nicht problematische Bereiche („Wann war das Problem das letzte Mal nicht da?" – „Was tun Sie/die anderen, wenn das Problem nicht da ist?")
- Erfragen der Hypothesen der einzelnen Familienmitglieder über die Genese der Störung (STRUNK 1989: 13)
- Erfragen der Auslösesituationen („Hat Michael vor oder nach Ihrer Scheidung angefangen einzunässen?" – „Hat Sonja sich vor oder nach dem Tod ihrer Oma entschlossen, auf ihre Kontakte mit Gleichaltrigen zu verzichten und mehr das Haus zu hüten?")
- Verbreitern des Problems („Wenn ich Sie richtig verstanden habe, ist Sascha ein sehr durchsetzungsfähiger Junge, der es allerdings überhaupt noch nicht gelernt hat, sich selbst rechtzeitig Grenzen zu setzen. Wen unter den Familienmitgliedern könnte man denn auch noch als durchsetzungsfähig bezeichnen, wen am meisten, wen am wenigsten?")
- Beschreiben eines Familienproblems („Ich habe den Eindruck, daß jeder sich mehr Nähe zu dem anderen wünscht, aber alle diese Versuche, wer sie auch immer unternimmt, ständig scheitern.")

- Formulieren hypothetischer Fragen, um die grundsätzliche Möglichkeit von Kontrolle über bzw. Einfluß auf das Verhalten zu thematisieren („Wenn Ihr Mann erreichen wollte, daß Ingos Verhalten noch schlimmer wird, was müßte er dann tun?")

- Vorausphantasieren eventuell auftretender Schwierigkeiten oder Symptome bei den Geschwistern aufgrund der Aufnahme des Kindes – siehe BERGER 1974: 196 – („Nehmen wir einmal an, eins der Geschwister würde nach der Aufnahme von Michael Probleme zeigen. Wer würde als erster auffällig und womit wohl?")

- Zukunftsorientierte Fragen („Stellen Sie sich einmal vor, in drei Monaten wären die jetzt gewünschten Ziele erreicht. Wie verhält sich dann Ihr Mann der Ulrike gegenüber, den anderen Geschwistern gegenüber, Ihnen gegenüber? Woran würden andere merken, daß in der Familie etwas anders ist?" oder: „Was wäre, wenn das Problem gleich bliebe oder sich sogar noch verschlimmerte?")

Welche Art des Vorgehens am ehesten geeignet ist, hängt wesentlich vom Arbeitsstil des Therapeuten ab, von seiner Wahrnehmung der Familie und der Beziehung, die sich zwischen Therapeut und Familie entwickelt. Der Therapeut muß von dem ausgehen, was die Familie anbietet, nämlich von dem Problem, wie sie es darstellt, und kann allmählich seine Art, zu sehen und zu denken, über die Art und Weise seines Fragens vermitteln. Deshalb ist es nur von sekundärer Bedeutung, ob er durch seine Fragen sehr viele Informationen gewinnt. Auch Familien, die wenig „Material liefern", verstehen die den Fragen implizite Botschaft. So wird der Therapeut, wie van der REE und TROMP (1985) es darstellen, von der monokasalen, linealen Interpunktion der Familie ausgehen und sodann eine neue Interpunktion zirkulärer Natur aufbauen.

6.4.10 Kompetenzzuschreibung an die Familie

Der Therapeut baut seine Arbeit auf der Überzeugung auf, daß Familien die notwendigen Ressourcen haben, um ihre Probleme selbst zu lösen, wie auch immer die Lösung im Einzelfall aussehen mag. Dies ist eine Überzeugung, die sich für das therapeutische Handeln als überaus nützlich und fruchtbar erweist und sich in der praktischen Arbeit immer wieder bestätigt findet.

Die Familien, die zu uns kommen, haben häufig resigniert. Sie haben das vielfältige Urteil, unfähig zu sein, Versager zu sein, internalisiert und zeigen sich selbst davon überzeugt. Fast immer aber gibt es noch eine Ebene der gegenteiligen Überzeugung, das Wissen um viele ernsthafte Bemühungen und die Erinnerung an Situationen, in denen es gut lief.

Traditionsgemäß sind Therapeuten pathologiefixiert. Sie vergessen allzu leicht, Situationen bzw. situative Zusammenhänge zu explorieren, in denen kein Problemverhalten auftritt. Wie sind die Verhaltensmuster in solchen Zusammenhängen? Wie verhalten sich die Eltern, die sich dem willkürlichen Verhalten ihrer 14jährigen Tochter hilflos ausgeliefert fühlen, in anderen Kontexten? – Auf einmal sehen wir denselben Vater als erfolgreichen und durchsetzungsfähigen Chef von dreißig Mitarbeitern. Und die ganze Familie ist der Überzeugung, daß die Mutter keinerlei Schwierigkeiten mit ihrer Tochter hätte, wenn sie mit ihr zwei Monate allein wäre. So findet man Ansätze für die Arbeit. (siehe dazu: DE SHAZER u.a. 1986)

Die Erfahrung zeigt, daß zumindest in unserer Kultur die familiären Bindungen, insbesondere die Beziehung Kind-Eltern bzw. Eltern-Kind, für die Familienmitglieder von höchster Bedeutsamkeit sind und daß sich niemand täuschen lassen sollte von Äußerungen Jugendlicher, sie wollten mit ihren Eltern nichts mehr zu tun haben. Die Eltern sind für das Kind/den Jugendlichen allemal wichtiger als Betreuer und Therapeuten, und umgekehrt ist für das Ehepaar weniges schlimmer, als gescheiterte Eltern zu sein. Bevor der Therapeut die Eltern als Versager beschreibt, sollte er sich fragen, warum er darin versagt, diese Eltern ihre Ressourcen finden zu lassen.

Selbstverständlich gibt es Grenzen familiärer Kompetenz im Sinne des Wiedergewinnens der „heilen" familiären Welt zu Hause. Manche Familien finden überraschend eigene Lösungen, die Trennung beinhalten. Wenn solche Lösungen ernsthaft erkämpft sind, müssen sie nicht schlecht sein. Langjährige Kontakte zu einigen Jugendlichen zeigen, daß auch die Auflösung der familiären Gemeinschaft eine kompetente Entscheidung sein kann, um dem einzelnen die notwendigen Entwicklungsmöglichkeiten zu eröffnen.

6.4.11 Information über die Art des Arbeitens in der Klinik

Es kann kein Zweifel darüber bestehen, daß die Familie ein Recht darauf hat, vor ihrer Aufnahmeentscheidung ausreichend über das informiert zu werden, was auf den identifizierten Patienten, ihr Kind, zukommt und was von den Eltern bzw. der ganzen Familie erwartet wird.

Dies betrifft einmal die Arbeit der Station. Die Familie sollte die Möglichkeit haben, die Station zu sehen, und einen Eindruck von dem Lebensraum gewinnen, der ihrem Kind angeboten wird. Sie braucht eine Vorstellung darüber, wie der Tagesablauf sein wird, welche Aufgaben und Pflichten auf ihr Kind zukommen und welche Freiheiten es hat. Vor allem wichtig sind

Informationen darüber, welches die unveränderbaren Rahmenbedingungen der Station sind (Tagesablauf, Dienste etc.) und welche Regelungen (z.B. Ausgang etc.) in ihrer elterlichen Entscheidungsbefugnis stehen. Wer ist der Ansprechpartner der Eltern bei notwendigen organisatorischen Absprachen oder bei Unzufriedenheiten mit einzelnen Regelungen?

Zudem muß deutlich gemacht werden, daß die Eltern, so wie sie die Aufnahmeentscheidung treffen, auch über den Termin der Entlassung entscheiden. Darüber hinaus müssen die Eltern informiert werden, ob ihnen auch die Entscheidung über die Wochenendurlaube überlassen wird, wie BRUGGEN u.a. (1973) es vorschlagen, oder ob die Klinik regelmäßige Wochenendbeurlaubungen als von ihr gesetzte Regel vorschreibt, so HARBIN (1979) und HILDEBRAND u.a. (1981), wovon dann nur in ganz besonderen Fällen abgewichen wird.

Obwohl es wichtig ist, den Entscheidungsspielraum der Eltern möglichst weit zu halten, spricht einiges für die Festlegung regelmäßiger Wochenendurlaube durch die Institution, da man dadurch zwei Gefahren begegnet:

1. der Gefahr, daß Eltern sich der Aufgabe, neue Wege im Umgang der gesamten Familie einschließlich des identifizierten Patienten zu finden, entziehen, und

2. daß sie das Verbleiben in der Klinik als Strafe ansetzen, was den Klinikaufenthalt in den Augen des Kindes/des Jugendlichen stigmatisiert.

Die übrigen Erwartungen an die Mitarbeit der Familie müssen ebenso deutlich vorab geklärt werden, beispielsweise: Regelmäßige Familiensitzungen im Abstand von zwei oder drei Wochen mit der Möglichkeit, daß jede Seite in besonderen Fällen (Problemsituationen, Beschwerden u.ä.) zusätzliche Sitzungen verlangen kann (so auch: BRUGGEN, O'BRIAN 1982: 37). Eine wichtige Absprache ist, daß jede Änderung der Vereinbarung, von welcher Seite sie auch gewünscht wird, nur in einer Familiensitzung getroffen werden kann. Dies betrifft auch die Entlassung.

Von den verschiedenen Autoren (HILDEBRAND u.a. 1981, HANRAHAN 1986, ROTTHAUS 1986 a) wird hervorgehoben, daß es ein wichtiges therapeutisches Element ist, diese Aufnahmebedingungen der Klinik deutlich und eindeutig zu formulieren als Zeichen dafür, daß die Institution Kontrolle über ihre wichtigen Rahmenbedingungen hat, ebenso wie die Eltern Kontrolle über die Rahmenbedingungen ihrer Familie haben sollten.

Eine unseres Erachtens zu geringe Beachtung findet die Tatsache, daß Familien über das Risiko der Therapie informiert werden müssen. Nicht selten haben Familien die ausgesprochene oder unausgesprochene Hoffnung, alles möge wieder so werden wie früher. Das aber wird in keinem Fall möglich sein; denn Therapie ist, wenn erfolgreich, Anregung zur Entwicklung, also auch Anregung zur Änderung. Zwar wissen wir nicht, welche Entwicklungsschritte die einzelnen Familienmitglieder in der Zeit des gemeinsamen Arbeitens machen werden. Aber die Eltern müssen beispielsweise darauf vorbereitet sein, daß ihr Kind möglicherweise weniger brave, weniger stille und auf die Familie zurückgezogene Verhaltensweisen ausbildet. Auch wenn *wir* eine solche Entwicklung begrüßen und für günstig erachten, dürfen wir keineswegs darüber verkennen, daß Eltern erschreckt reagieren können und sich nur schwer mit diesen neuen Seiten ihres Kindes anfreunden, zumal das erhebliche Änderungen ihrerseits erfordern mag.

Zudem weiß jeder Therapeut, daß in der Arbeit mit dem Elternpaar möglicherweise lang verdeckte Konflikte und Unversöhnlichkeiten zutage kommen können, so daß plötzlich die Frage der Trennung ernsthaft gestellt wird. HARE-MUSTIN verweist 1980 auf solche Probleme in einem Aufsatz unter dem Titel: „Family therapy may be dangerous for your health." Und auch MORRISON, LAYTON und NEWMAN (1982) halten es für eine ethische Pflicht des Therapeuten, die Patienten und ihre Familie auch auf die Risiken psychotherapeutischen Arbeitens hinzuweisen.

6.4.12 Die Zielbeschreibung

Gegen Ende des Vorgespräches bzw. der Vorgespräche geht es darum, die Ziele für die gemeinsame Arbeit zu formulieren. „Die Ziel-Frage", das ist auch die Erfahrung von BERGER (1974: 197), „muß a priori geklärt sein, um eine Behandlung beginnen zu können." Entsprechend hält es auch STRUNK (1989: 13) für wichtig, vorläufige Ziele festzuhalten, die der Familie oder dem jugendlichen Patienten akzeptabel erscheinen. Dabei sind Kriterien zu beschreiben, nach denen sich später einschätzen läßt, ob die Ziele erreicht sind. Diese Ziele betreffen zum einen den identifizierten Patienten und das, was er in der neuen Umgebung lernen kann. Sie gelten zum anderen für die Familie als Ganzes und für die einzelnen Familienmitglieder.

Wenn der Therapeut eine differenzierte, handlungsorientierte Problembeschreibung erfragt hat, wird es kaum noch geschehen, daß Eltern als Ziel formulieren, der Patient möge „geheilt" werden, möge wieder „gesund" werden. Vielmehr wird dann realtiv leicht erarbeitet werden können, welche Verhaltensweisen zu ändern sind, damit das erreicht wird, was die Eltern meinen, wenn sie z.B. von „Gesundung" oder „Normalität" sprechen. Es sei eindringlich davor gewarnt, die eigenen Vorstellungen über „normales" oder „angemessenes" Verhalten der jeweiligen Familie zu unterstellen und darauf zu verzichten, die Sicht der Familie genau zu erfragen. Es bestünde sonst die Gefahr, daß die Zielvorstellungen zwischen Familie und Klinik auseinanderklaffen und der Patient zusätzlich verwirrt wird.

Eine klare handlungsorientierte Zielbeschreibung ist auch für Patient und Betreuer und deren wechselseitige Interaktion von größter Bedeutung. Ebenso wie der Patient genau wissen muß, warum die Familie seinen Aufenthalt zu Hause nicht mehr ertragen kann, muß er klar darüber informiert werden, welche Veränderungen von ihm während seines stationären Aufenthaltes erwartet werden. Umgekehrt müssen die Betreuer wissen, woran sie mit diesem Patienten in der Zeit seines Aufenthaltes arbeiten sollen. Das bedeutet auch, daß zu diesem Zeitpunkt des Gespräches eine klare Stellungnahme der Betreuer bzw. der Einrichtung notwendig ist, ob ihr Setting für das Erreichen dieses Zieles bzw. dieser Ziele erfolgversprechend, hilfreich ist. Der Patient muß überdies deutliche Kriterien erfahren, woran die Eltern erkennen werden, daß er die gewünschten Ziele erreicht hat. Auf diese Weise weiß er, wann er mit seiner Rückkehr in die Famiie rechnen kann.

BRUGGEN und O'BRIAN (1982: 46 f) weisen darauf hin, daß die Arbeit schwierig sein wird, wenn als Ziel die Behandlung einer Krankheit oder einer Störung vereinbart wird. Sie betonen, daß gemeinsame Arbeit dann möglich wird, wenn als Ziel die Wiedervereinigung des natürlichen sozialen Netzwerkes, der Familie, gesetzt wird. Das sei der Punkt, um den es in der Therapie gehe. Denn Therapie sei etwas anderes als Wachstum; in der Therapie gehe es um Coping, also um Bewältigung schwieriger Lebenssituationen. Das Ziel von Therapie solle darin liegen, Menschen zu helfen, so wenig Zeit wie möglich in einem Krankenhaus zu verbringen und so schnell wie möglich mit anderen Menschen, d.h. in unserer Kultur: mit ihren Familienmitgliedern, wieder zusammen zu leben.

In der gleichen Art sind auch die Ziele für die übrigen Familienmitglieder zu formulieren. Auch hier geht es darum, welche konkreten Verhaltensweisen es den Eltern möglich machen werden, wieder mit allen Familienmitgliedern zusammen leben zu können. Eine solche Zielbeschreibung gelingt, wenn das Problem ausreichend klar in seinen Beziehungen zum Kontext erfragt worden ist. Es kann darum gehen, daß die Mutter aus ihrer Schwester-Rolle zu ihrer Tochter sich löst und „Mutter" wird und daß der Vater lernt, eine Partnerin neben sich zu haben und mit ihr gemeinsam die Elternrolle zu übernehmen. Es kann darum gehen, daß die Eltern lernen, zum ersten Mal seit langem wieder gemeinsam Entspannung und Freude zu finden, Lebensmut und Lebensbejahung in ihrer Familie neu zu wecken. Es kann darum gehen, daß das vorbildlich brave und tüchtige, angepaßte erfolgreiche Geschwister, „der weiße Riese" (WITHAKER), lernt, seine ungelebten, aktiv-aufsässigen Seiten zu entdecken, um auf diese Weise die Polarisation Sündenbock vs. weißer Riese innerhalb der Familie aufzubrechen. (siehe auch: ROTTHAUS 1985: 55f)

STURM und ZIELKE (1988: 45) heben hervor, daß es oft notwendig sei, von einem vorgegebenen Verhaltensziel rückführend eine Analyse der dafür notwendigen Fertigkeiten und Verhaltensaktiva durchzuführen. Entsprechend empfiehlt CIOMPI (1986: 402) in der Erklärung zu seiner vierten allgemeinen therapeutischen Regel „Stufenweise Erarbeitung von konkreten gemeinsamen Behandlungszielen", mit allen Beteiligten sowohl sinnvolle Nahziele wie auch konkret-praktische Fernziele auszuhandeln. (siehe auch: ROTTHAUS 1980)

Zu beachten ist bei der Zielformulierung jedoch vor allem, daß unrealistischen Erwartungen auch hier entgegengesteuert wird und kleine erreichbare Ziele erarbeitet werden, wie FERBER und RANZ (1973) betonen (entsprechend auch ZIMMER-HÖFLER in ihrem Bericht über das Fairmount-Institute) und vor allem Steve DE SHAZER und sein MILWAUKEE-TEAM fordern (1986: 186): „Nötig ist nur eine kleine Veränderung. Deshalb genügt es auch, wenn das Ziel klein und bescheiden ist. . . . Sowohl die klinische Erfahrung als auch die Forschung scheinen die Auffassung zu bestätigen, daß eine kleine Veränderung zu weiteren Veränderungen und so zu einer Besserung insgesamt führen kann. Umgekehrt scheint es, daß, je höher das Ziel gesteckt wird und je größer die gewünschte Veränderng ist, es um so schwieriger wird, eine Kooperation zwischen Therapeuten und Patienten herzustellen, wodurch die Wahrscheinlichkeit eines Fehlschlages wächst."

Die Bedeutung eindeutiger Therapieziele unterstreichen De SHAZER und Mitarbeiter im selben Aufsatz mit der provokativen Formulierung: „Alles, was Therapeut und Klient wirklich wissen *müssen,* ist im Grunde, woran für beide erkenntlich sein wird, daß das Problem gelöst ist." Auch hier genügen keine Hinweise auf „weniger depressiv sein" oder ähnliches. Vielmehr müssen konkrete beobachtbare Verhaltensweisen erfragt werden. Dazu empfehlen sich Fragen wie: „Wie könnte ich erkennen, daß Sie (Ihre Tochter) weniger depressiv sind (ist)?" „In welcher Weise werden Sie sich anders verhalten als heute?" „Wie würde dann der Vater reagieren?" etc.

Die Frage, ob das Therapieziel vor der stationären Behandlung in einem Vorgespräch geklärt werden soll (dadurch seien die Therapieabbrüche geringer und der Therapieerfolg insgesamt besser, wie DETER u.a. 1986 aus einer Untersuchung ableiten) oder ob es erst im Rahmen des therapeutischen Prozesses mit dem Patienten zusammen während der stationären Behandlung zu erarbeiten ist, wird zuweilen kontrovers diskutiert. (siehe dazu: DETER, SCHNEIDER 1988: 121f) Für uns hat sich eine Zielformulierung vor der Aufnahme als außerordentlich wichtig erwiesen. Allerdings heißt das keineswegs, daß diese Therapieziele unverbrüchlich bestehen bleiben müssen. Gegenteilig müssen die Therapieziele bzw. die Schritte hin zu den einzelnen Theapiezielen kontinuierlich in der Diskussion bleiben. So ist es denkbar, daß zu Beginn einer Behandlung Eltern Therapieziele für ihren Jugendlichen formulieren, denen dieser auch zustimmt, daß aber im Laufe des Aufenthaltes dem Jugendlichen klar wird, daß er einzelne Ziele für sich ablehnt. Der therapeutische Prozeß wird dann darin bestehen, der Familie zu helfen, sich über ihre unterschiedlichen Sichtweisen auseinanderzusetzen und neue Perspektiven, die allgemein konsensfähig sind, zu entwickeln.

SCHIEPEK und KAIMER (1988: 262) weisen zu Recht darauf hin, daß der Planbarkeit psychotherapeutischer Prozesse grundsätzlich Grenzen gesetzt sind. Und so formulieren sie bewußt überspitzt: „Ziele sind nicht dazu da, erreicht zu werden." Sie fahren dann fort: „Die Konstruktion von Zielsystemen, die Therapeuten und Klienten gemeinsam vornehmen, darf nicht als Zimmern eines Prokrustesbetts der Systementwicklung mißverstanden werden. Zielformulierungen erhalten statt dessen andere Funktionen: (a) Sie enthalten Feststellungen, welche Minimalbedingungen gegeben sein müßten, damit Selbstorganisation stattfinden kann. Die Formulierung von Zielen, aber auch das Erreichen von Zielvorgaben (z.B. Erwerb neuer Kompetenzen, Abbau von Ängsten) dient der Destabilisierung festgefahrener Muster und somit als Basis weiterer Entwicklungsprozesse. (b) Ziele übernehmen Katalysatorfunktion. Sie bieten Perspektiven und damit motivationalen Anreiz. (c) Für soziale und kognitive Systeme stellen Ziele eine Möglichkeit dar, sich auf Dauer zu stellen und (Sinn-)Grenzen festzulegen."

6.4.13 Aufnahmeentscheidung und Aufnahmevertrag

„Es ist wichtig, daß die Familie Zeit hat, die Vor- und Nachteile einer stationären Aufnahme in einer familientherapeutisch orientierten Einrichtung zu bedenken. Wir erwarten deshalb nicht eine sofortige Zustimmung, sondern fordern die Familie auf, uns ihre Entscheidung in nächster Zeit wissen zu lassen. Ein zu schnelles Reagieren auf den Wunsch einer Familie, sich von dem identifizierten Patienten zu trennen, oder ein Drängen auf Zustimmung zur Aufnahme gibt ihnen und uns nicht die Zeit, die individuellen Bedürfnisse und Wünsche angemessen zu überdenken. „Wir überstürzen die

Aufnahme nicht und verleiten oder bedrängen die Familie nicht dazu. Die erfolgreichsten Aufnahmen sind die gewesen, bei denen die Entscheidung und die Motivation sehr deutlich von der Familie kam, nachdem sie unsere Ausrichtung und unsere Bedingungen verstanden hatte." (HILDEBRAND u.a. 1981: 143)

Wie in dem letzten Satz des Zitates von HILDEBRAND u.a. angesprochen, müssen die Eltern und der identifizierte Patient, bei Ablehnung seitens des Patienten zumindest die Eltern als Sorgeberechtigte, den Entschluß zur stationären Aufnahme als ihre eigene, persönliche Entscheidung erleben. Dies ist sorgfältig zu beachten, da Eltern häufig auf Veranlassung von Lehrern, Sozialarbeitern, Ärzten oder sonstigen Personen erscheinen und glauben, einem bestimmten Druck nachgeben zu müssen, selbst aber nicht einen dringenden Aufnahmewunsch haben. Kommt es jedoch zu Aufnahmeentscheidungen der Eltern, die ihren eigenen Wünschen zuwiderlaufen, wird sich das mit an Sicherheit grenzender Wahrscheinlichkeit im Verlaufe der weiteren Arbeit in den unterschiedlichsten Arten des Widerstandes zeigen, insbesondere wenn seitens des Therapeuten ebenfalls für eine Aufnahme gesprochen wurde.

Therapeutisch wesentlich ergiebiger ist es, die Nachteile eines Herausnehmens des Patienten aus der Familie, die eventuellen negativen Beeinflussungsmöglichkeiten innerhalb der Klinik, den zeitlichen und finanziellen Aufwand der Familie für die Beurlaubungs- und Gesprächsfahrten herauszustellen und die Familienmitglieder aufzufordern, sich noch einmal in Ruhe zu überlegen, ob sie dies wirklich wollen. (siehe auch: HOEHNE, WOLF 1986: 336) Die Chance wird dann relativ groß, daß die Familie eine fundierte Entscheidung nach Abwägen aller Vor- und Nachteile trifft und sie als eigene erlebt, daß sie diese Entscheidung durchträgt und mit Entschlossenheit zur Kooperation begleitet. (Um die Offenheit der Wahl zwischen ambulanter Behandlung und stationärer Therapie deutlich zu machen, sollten die Vorgespräche deshalb, wie auch BYNG-HALL und BRUGGEN – 1974: 450 – hervorheben, in den Ambulanz-Räumen und nicht im eigentlichen Klinikgebäude stattfinden!)

Der Therapeut wird auch darauf achten müssen, ob es sich um eine einmütige Entscheidung handelt oder ob möglicherweise ein Elternteil vorgeschickt wird, die unliebsame Entscheidung zu treffen, während der andere Elternteil eine heimliche Allianz mit dem Jugendlichen herstellt unter dem Motto: „Ich bin ja eigentlich dagegen." BYNG-HALL und BRUGGEN (1974: 452) verweisen ebenfalls auf diesen Punkt: „Wenn die Mitarbeiter der Einrichtung das Gefühl haben, daß die Entscheidung nicht von allen getragen wird, sollten sie das aussprechen, und sie sollten sagen, daß sie sich unsicher fühlen und sich fragen, falls das stimmt, ob der Jugendliche nicht genauso unsicher ist und ob er nicht darüber nachdenkt, daß er aus der Einrichtung fortlaufen wird, um zu testen, ob die Eltern tatsächlich meinen, daß er aufgenommen werden sollte. Die Eltern sollten gefragt werden, was sie tun würden, wenn der Jugendliche am nächsten oder übernächsten Tag zu Hause ankommt. Diese Frage klärt häufig den Punkt, wie ernsthaft die Eltern zu ihrer Entscheidung stehen, wie stark sie sich gegenseitig unterstützen und wer die Verantwortung trägt."

Erfahrungsgemäß ist das Weglaufen tatsächlich in vielen Fällen ein probates Mittel, die Deutlichkeit der elterlichen Entscheidung sichtbar zu machen. Falls es angesichts des Zustandsbildes des Jugendlichen irgendwie zu verantworten ist, sollte man diesen Klärungsprozeß keineswegs hindern. Wie an anderer Stelle angeführt (ROTTHAUS 1990b), kann das Weglaufen als diagnostisches Instrument des Kindes oder Jugendlichen angesehen werden, durch das es/er die Entschiedenheit und die Einmütigkeit der elterlichen Entscheidung überprüft. Eine Entscheidung, die die Eltern durch – eventuell sogar mehrfaches – Zurückbringen ihres Kindes verdeutlicht haben, ist mehr wert und ein sichereres Mittel gegen Weglaufen als jede verschlossene Tür. Insofern ist es bei der Aufnahmeentscheidung auch relativ unwichtig, ob der Jugendliche bzw. das Kind dem zustimmt oder nicht. Wichtig ist allein die Eindeutigkeit der elterlichen Entscheidung. (Entsprechend auch ZIMMER-HÖFLER 1984 in ihrem Bericht über das Fairmount-Institute.)

Die meisten Autoren sind sich auch, wie oben bereits aufgeführt, darin einig, daß der Erfolg der Behandlung von klaren Therapiekontrakten abhängt. Solch ein Aufnahmevertrag oder Therapiekontrakt kann schriftlich oder mündlich abgeschlossen werden und sollte die wesentlichen Punkte des Aufnahmegespräches beinhalten:

– Die Problembeschreibung und damit den Grund, warum die Familie ein Familienmitglied zur stationären Aufnahme bringt.

– Die Ziele, die der identifizierte Patient erreichen soll, und die Kriterien für das Erreichen dieser Ziele sowie die Ziele, die die übrigen Familienmitglieder in der Arbeit erreichen wollen.

– Absprachen über regelmäßige Familienarbeit und darüber, daß Änderungen in den Absprachen nur in einer Familiensitzung erfolgen können, ob regelmäßige Beurlaubungen am Wochenende stattfinden sollen und daß später in einem Familiengespräch von den Eltern auch entschieden wird, ob die Kriterien für das Erreichen der Ziele erfüllt sind, so daß die Entlassung erfolgen kann.

Beispiele für schriftliche Therapieverträge sind im Anhang aufgeführt.

6.5 Das Erstgespräch bei Notaufnahmen

Je besser es einer familientherapeutisch arbeitenden stationären Einrichtung gelingt, Denken und Arbeitsweise gegenüber den Überweisern und Mitarbeitern der benachbarten Institutionen zu verdeutlichen, um so seltener wird es geschehen, daß Kinder und Jugendliche zur sofortigen Aufnahme gebracht werden. In den meisten Fällen ist es der Familie noch möglich, einige Stunden oder Tage mit dem Problem umzugehen, das sie meistens schon über Monate und Jahre beschäftigt hat. Aber es gibt natürlich Notsituationen, in denen eine Aufnahme unmittelbar am selben Tag noch erfolgen muß.

HILDEBRAND u.a. (1981: 143) machen jedoch deutlich, wie schwierig es ist, in solchen Fällen einen tragfähigen Rahmen für eine erfolgreiche Behandlung herzustellen. Sie schildern ein Fallbeispiel, in dem die Behandlung ihrer Meinung nach deshalb nicht erfolgreich verlief, weil die notwendige Klärung der Zuständigkeiten und Verantwortlichkeiten sowie der Aufenthaltsbedingungen nicht vor der Aufnahme erfolgt war.

Entsprechend schildert HANRAHAN (1986: 399f) den Fall eines 10jährigen Mädchens, das um 2.00 Uhr nachts von der Mutter und der Schwester wegen Suizidalität zur Aufnahme gebracht wurde, während der Vater auf einem Angelurlaub nicht zu erreichen war. Es wurden Anstrengungen unternommen, so schnell wie möglich mit beiden Eltern zusammenzukommen, um einen Therapievertrag auszuhandeln. Als dieses nach drei Tagen in einem gemeinsamen Gespräch versucht wurde, zeigte sich jedoch, daß die Klinik inzwischen bereits in einem offensichtlich schon lang anhaltenden Ehekonflikt trianguliert war, wodurch es nicht mehr möglich wurde, einen Therapievertrag auszuhandeln, so daß es zu einer Entlassung mit ungewissem Ausgang kam.

Beide Schilderungen verdeutlichen, wie wichtig es ist, ein Aufnahmeverfahren durchzuführen, wie oben beschrieben. Bei einem Ersuchen um Notaufnahme, das tagsüber erfolgt, sollte man in jedem Fall auf dem Vorgespräch bestehen, allerdings mit der Zusage, ggf. sofort im Anschluß die Aufnahme durchzuführen. Man muß also eindringlich genug auf der Notwendigkeit bestehen, daß beide Eltern ihr Kind begleiten. Dies ist vollends unverzichtbar, wenn — wie bei „wirklichen" Notaufnahmen sehr häufig der Fall — eine vorübergehend geschlossene Unterbringung notwendig ist, weil nur die Sorgerechtsinhaber beim Vormundschaftsgericht die Genehmigung zur geschlossenen Unterbringung beantragen können. Die Einleitung eines Unterbringungsverfahrens durch die Klinik ist demgegenüber eine unter therapeutischen Gesichtspunkten ungünstige Maßnahme, weil sie in die elterlichen Rechte eingreift. (siehe: ROTTHAUS 1990b)

Trotz allem bleibt eine Reihe von Fällen, bei denen aus den verschiedensten Gründen die Durchführung eines oder mehrerer ambulanter Gespräche bis zum Abschluß eines Therapievertrages nicht möglich ist. In solchen Fällen hat es sich bewährt, einen Zeitraum von ein bis zwei Wochen zu verabreden, nach dessen Ablauf entweder eine Entlassung erfolgt oder eine Therapievereinbarung in der obigen Art für einen längeren Aufenthalt getroffen wird. Es wäre eine interessante Untersuchung, einen Vergleich zwischen den Aufnahmemodalitäten durchzuführen und der Frage nachzugehen, ob ein Aufnahmeverfahren der letzteren Art zu gleich guten Ergebnissen führen kann, wie das von den meisten Autoren favorisierte Aushandeln eines Therapievertrages vor der Aufnahme. (Auf die guten Erfahrungen von ZIELKE mit einer „Probewoche" wurde bereits unter 6.4.1 hingewiesen.)

6.6 Familien, die sich entziehen

Manche Leser mögen daran zweifeln, daß Familien sich in der beschriebenen intensiven Art in den Aufnahmeprozeß einbeziehen lassen und/oder daß sie nach der Aufnahme — nach der „Ablieferung" — des Kindes noch ernsthaft mitarbeiten. Tatsächlich aber zeigt der Rückblick auf die vergangenen zehn Jahre, daß dies üblicherweise gelingt, und zwar um so vollständiger, je mehr wir von unserem Konzept überzeugt sind und je sicherer und kompetenter wir es vertreten. In dieser Hinsicht haben wir ähnliche Erfahrungen gemacht, wie andere Autoren sie berichten (z.B. HARBIN 1979: 286, HEEKERENS 1986: 298). Allerdings spielt dabei auch eine Rolle, daß wir zumeist die „letzte Instanz" nach mehreren anderen Behandlungsversuchen sind. Wird um eine stationäre Aufnahme ersucht, ist die Problematik durchweg soweit eskaliert, daß alle Familienmitglieder davon betroffen und in die Lösungsversuche involviert sind.

Natürlich kennen wir auch die Familien, die in Feindseligkeit und Ablehnung verhärtet sind und die mit ihrem Sohn oder ihrer Tochter nichts mehr zu tun haben wollen. Solche Familien gewinnt man — und eigentlich sind hier die Prinzipien der Arbeit nur noch deutlicher zu verwirklichen — durch eine doppelte Strategie: Zum einen muß der grundsätzliche Rahmen für eine Aufnahme und stationäre Behandlung mit Eindeutigkeit und großer Selbstverständlichkeit vertreten werden; zum anderen ist den Familienmitgliedern zu vermitteln, daß der Therapeut ihnen ihre Verbitterung nicht zum Vorwurf macht, sondern auch angesichts von Beschuldigungen und Gereiztheiten empathisch zuhört und Verständnis zeigt. Oft ist es dann notwendig, in den ersten Familiengesprächen die aktuellen Probleme gänzlich zurückzustellen, vielmehr auf Zeiten in der Familiengeschichte zurückzugreifen, in denen noch positive Erlebnisse vorherrschten, um von dort aus die Entwicklung der Mißverständnisse und Zerwürfnisse allen Familienmitgliedern verständlich zu machen und vor allem erstmalig wieder eine emotional positive Atmosphäre aufkommen zu lassen.

Im übrigen sind das aktive Zugehen der Mitarbeiter auf die Familienmitglieder und das Bestehen auf therapeutischen Beurlaubungen zum Wochenende gute vorbeugende Mittel gegen evtl. Tendenzen der Familie, sich aus der Arbeit zurückzuziehen. Kommt es jedoch trotz aller guten Vorbereitung und allen Bemühens um eine Allianz zu einem Aussteigen der Familie aus der Arbeit, dann hat es sich bewährt, zunächst einmal uns selbst zu fragen, ob es uns gelungen ist, der Familie unsere Überzeugung zu vermitteln, daß sie für das Kind oder den Jugendlichen die wichtigsten Personen sind und letztlich über Therapieerfolg oder -mißerfolg entscheiden. Sind wir heimlich vielleicht doch der Überzeugung, daß das Kind vor seinen Eltern „geschützt" werden muß und spüren die Eltern dies? Haben die Eltern doch das Erleben, daß wir sie als die „Schuldigen" sehen?

Wenn jedoch eine Familie sich trotz aller Bemühungen entzieht, muß ernsthaft überlegt werden, ob das Kind oder der Jugendliche nicht zu entlassen ist (was eine Wiederaufnahme zu einem späteren Zeitpunkt unter günstigeren Bedingungen nicht ausschließt). Denn unserer Erfahrung nach sind die Erfolgschancen eines solchen Aufenthaltes, zumindest wenn man die Zeit nach der Entlassung im Auge hat, sehr gering. Allerdings ist dies eine Entscheidung, die jedem Therapeuten äußerst schwerfällt. Hier ist — trotz aller Fragwürdigkeit unserer Zukunftshypthesen — abzuwägen, auf welchem Weg wieviel Belastungen und Leid auf das Kind/den Jugendlichen und auch auf seine Familienangehörigen zukommen, welche Chance sich vielleicht gerade durch die Entlassung ergeben, was unter ethischen Gesichtspunkten zumutbar ist und was nicht.

In ähnlicher Weise muß der Therapeut auch in anderen Fällen Stellung beziehen und sehr persönlich entscheiden, was er für ethisch verantwortbar hält und was eben nicht mehr — beispielsweise wenn eine Jugendliche erste, möglicherweise noch vage Informationen über Inzesthandlungen gegeben hat und der Vater auf einen Therapieabbruch drängt oder wenn ein Kind in dem erbitterten nachehelichen Kampf seiner leiblichen Eltern in offensichtlich nicht zu beeinflussender Weise als Ebene der Auseinandersetzung dient. ZYGMOND und BOORHEM haben 1989 in Anlehnung an KITSCHENER (1984) für solche Fälle ein sehr hilfreiches Modell zur „ethischen Entscheidungsfindung in der Familientherapie" vorgestellt. (siehe auch: REITER-THEIL 1986, 1988)

6.7 Das Selbstverständnis des Betreuers zwischen „Delegierter der Eltern" und „Mentor des Kindes oder Jugendlichen"

Im Vorangegangenen sind die Rahmenbedingungen für eine Allianz mit der Familie des Patienten und die ersten Schritte für einen Aufbau dieses Bündnisses während des Aufnahmegespräches behandelt worden. Nach der Aufnahme gilt es dann, diese Allianz weiter zu festigen und aufrecht-zuerhalten.

Dies ist eine Aufgabe, die in hohem Maße den Mitarbeitern auf der Station (Krankenschwestern/Krankenpflegern, Erzieherinnen/Erziehern) zufällt. Sie begegnen den Familienangehörigen — schließt man diese nicht aus — am häufigsten, beispielsweise anläßlich von Besuchen oder beim Abholen in den Wochenendurlaub sowie beim Zurückbringen. Sie haben die vielen alltäglichen Dinge, von der Wäsche bis zum Taschengeld, mit den Eltern zu regeln. Diese alltäglichen Begegnungen können genutzt werden für den weiteren Ausbau und die Festigung der Allianz mit der Familie, sie reichen aber nicht aus. Vielmehr geht es darum — wie STEWART (1981: 67) betont —, daß die Betreuer aktiv den Kontakt zur Familie suchen und die Eltern sowie ggf. sonstige Familienangehörige in die pädagogisch-therapeutische Arbeit mit einbeziehen.

Ganz offensichtlich (auch) in Abhängigkeit von den äußeren Rahmenbedingungen in den unterschiedlichen Einrichtungen (Kurztherapie — Langzeittherapie, Gemeindenähe — Heimatferne, Einrichtung für Kinder — Einrichtung für Jugendliche, Abteilung einer großen Klinik — selbständige kleine Einrichtung, u.a.) wurden dafür verschiedenartige Konzepte und Vorgehensweisen entwickelt. So schildert KEMP (1971) über das Wisconsin Children's Treatment Center, daß die Eltern aufgefordert werden, schon vor der Aufnahme die Station aufzusuchen und eine Mahlzeit mit den Kindern dort einzunehmen. Umgekehrt macht das Team einen Besuch in der Wohnung der Familie (entsprechend auch: HILDEBRAND u.a. 1981). Bei der Aufnahme wird der Mutter die Möglichkeit gegeben, die erste Nacht mit ihrem Kind auf der Station zu schlafen. Wie in sehr vielen anderen Einrichtungen auch werden von den Eltern regelmäßige Besuche auf der Station verlangt (KEMP: mindestens sechs Stunden pro Woche), teils mit Teilnahme an den Mahlzeiten, teils aber auch mit Teilnahme an therapeutischen Angeboten, wie Werken, Gestaltungstherapie u.a. Immer wird die Bedeutung eines häufigen Meinungsaustausches mit den Betreuern auf der Station respektive auf der Gruppe hervorgehoben. Allen gemeinsam ist die Erfahrung, daß die Familie umso bereitwilliger sich auf eine gemeinsame Arbeit einläßt, je stärker sie in das Stationsleben einbezogen wird (entsprechend auch: SCHÖNFELDER 1979: 175).

Wenn man von dem konventionellen Aufgabenbild der Schwester/des Pflegers oder der Erzieherin/des Erziehers in der Kinder- und Jugendpsychiatrie, nämlich der pflegenden und erziehenden Betreuung des einzelnen Kindes oder Jugendlichen ausgeht, läßt sich leicht ermessen, welche Ausweitung des Aufgabenfeldes dieser Einbezug der Familie darstellt. Er zwingt dazu, den Blick zu erweitern, verlangt ein mehrdimensional ausgerichtetes Verhalten. „Erforderlich ist es jetzt, sich unterstützend auf die Familie auszurichten, den Versuch zu unternehmen, sie zu verstehen, von sich aus über das Problem des Patienten und seine Fortschritte zu informieren, die Familie in die therapeutische Gemeinschaft einzuführen, weiterhin zur Klärung der wechselseitigen Erwartungen von Klinikmitarbeitern und Familie beizutragen und sich über die jeweiligen Verantwortlichkeiten auseinanderzusetzen." (STEWART 1981: 67) Auf solche Weise nähert man sich dem angestrebten Ziel, daß nicht der „identifizierte" Patient, sondern die Familie die Behandlungseinheit ist.

Solche intensive und enge Beziehungen zu den Eltern wecken naturgemäß aber auch Unsicherheiten und Ängste („Kann mein Verhalten vor den Augen der Eltern bestehen?" „Habe ich den Eltern etwas zu sagen?" „Werde ich von den Eltern akzeptiert?"), was erforderlich macht, daß den Betreuern ausreichende Hilfen und Ressourcen zur Verfügung gestellt werden.

Schon aus dieser Ausweitung des Aufgabenfeldes wird deutlich, welchen zentralen Stellenwert die Arbeit der Betreuer gewinnt. Sie kann aber nur gelingen, wenn die hierarchisch höher gestellten Mitarbeiter diese Tatsache nicht nur erkennen, sondern auch aktiv gegenüber der Familie vertreten, und wenn die Organisation der Einrichtung und die Strukturierung der Arbeit die Eltern auch merken lassen, welch wichtige Funktion die Betreuer haben (entsprechend auch: HILDEBRAND 1981: 141). Dies ist in einer kinder- und jugendpsychiatrischen Klinik angesichts der in anderen Krankenhäusern üblichen Ärzte-Orientierung von besonderer Bedeutung und wird im weiteren noch näher zu besprechen sein.

Schwerwiegender aber noch als die Ausweitung des Aufgabenspektrums erscheint die Wandlung des Selbst- und Rollenverständnisses der Betreuer, die eine konsequente Familienorientierung mit sich bringt. Wie schon ausgeführt, kann es nicht Aufgabe der Betreuer sein, den Eltern ihre Verantwortung abzunehmen, sie als ein „schädigendes Milieu" vom Kind fernzuhalten und bessere Eltern zu werden. Vielmehr muß es darum gehen, die Eltern als die primär für das Kind/den Jugendlichen Verantwortlichen anzuerkennen und alle wichtigen Entscheidungen durch sie treffen zu lassen. Das bedeutet zugleich, daß die von den Eltern formulierten Aufenthaltsziele Richtschnur für die Arbeit der Betreuer sind.

In diesem Sinne haben wir (PLEYER 1983, ROTTHAUS 1984a, 1986a) zunächst das neue Rollenbild des Betreuers als „Delegierter der Eltern" konzipiert. Das sollte besagen, daß der Betreuer die Aufträge der Eltern — unserer Auftraggeber — übernimmt und in Delegation zu verwirklichen sucht. Dadurch konnten pathologische Triangulationen des Kindes vermieden werden.

Selbstverständlich schließt dieses Rollenbild des „Delegierten der Eltern" nicht aus, daß die Mitarbeiter der Station ein klares und mehr oder weniger unverrückbares Gerüst an Regeln haben, die für alle Kinder und Jugendlichen auf der Station gelten und Teil des Behandlungssettings sind, das die Klinik anbietet. Auch bedeutet es nicht, daß elterliche Aufträge unreflektiert und unkritisch übernommen werden müssen. Vielmehr impliziert dieses Konzept eine ständige Auseinandersetzung mit den Eltern über die Angemessenheit und Notwendigkeit bestimmter pädagogischer Maßnahmen. Gerade dadurch werden die Eltern in die Arbeit auf der Station mit einbezogen.

Es wurde bereits geschildert (6.3.1), daß die Stationsmitarbeiter sich an die Eltern wenden, wenn das Kind beispielsweise extreme Aggressivität gegen andere Kinder oder gegen die Erzieher oder gegen Sachen zeigt. Dies führt dazu, daß die Eltern ihrerseits mit den Betreuern ihre Schwierigkeiten beispielsweise bei den Wochenendbeurlaubungen besprechen. Von beiden Seiten können gesonderte Familiengespräche veranlaßt werden. Auf diese Weise wird die akute Situation für die Arbeit genutzt, und es bildet sich quasi ein Erziehungsbündnis mit den Eltern.

Allerdings ist es sicherlich kein Zufall, daß dieses Modell des „Delegierten" während der Arbeit auf einer Kinderstation entwickelt wurde, d.h. auf einer Station, auf der Erziehung noch eine relativ große Rolle spielt. Demgegenüber scheint die Arbeit mit Jugendlichen ein etwas anderes Rollenverständnis zu fordern. Hier ist die Arbeit des Betreuers eher als die eines „Mentors des Jugendlichen", also eines Beraters oder Anleiters zu kennzeichnen. Auf einer Jugendlichenstation tritt Erziehung aufgrund des fortgeschrittenen Entwicklungsstandes der Patienten zurück, demgegenüber Therapie in den Vordergrund. Für die Jugendlichen wird in wesentlich höherem Maße das Erreichen von Autonomie und Selbstbestimmung wesentlich. Zwar formulieren auch bei Aufnahmen von Jugendlichen die Eltern oder sonstigen Sorgeberechtigten unter mehr oder weniger gelungener

Einbeziehung ihrer Tochter oder ihres Sohnes die Aufenthaltsziele, sie richten sie allerdings in wesentlich ausgeprägterem Maße als bei Kindern an die Jugendlichen selbst.

Auch in der Arbeit mit Jugendlichen und ihren Familien sind also die vornehmlich von den Eltern formulierten Aufenthaltsziele Richtschnur für das Handeln des Betreuers. Seine Aufgabe liegt allerdings hier vor allem darin, den Jugendlichen dabei zu beraten und zu unterstützen, sich mit diesen Aufenthaltszielen auseinanderzusetzen. Das kann bedeuten, daß er seine eigenen Erfahrungen dem Jugendlichen anbietet, ihn bei den ersten Schritten auf die angestrebten Ziele hin begleitet oder daß er in der Stationskonferenz Anregungen für Trainingsprogramme oder therapeutische Maßnahmen gibt. Das kann aber auch bedeuten, daß er dem Jugendlichen dabei hilft zu erkennen, daß er die gesetzten Aufenthaltsziele gar nicht erreichen will, und ihn weiter — ggf. als Anwalt des Jugendlichen — dabei unterstützt, dies im nächsten Familiengespräch gegenüber den Eltern zu vertreten.

Aus heutiger Sicht glauben wir, daß die Rolle des Betreuers in seinem Verhältnis zu den Eltern und zum Kind bzw. Jugendlichen nicht generell auf einen Punkt zu fixieren ist. Vielmehr muß sie in jedem Einzelfall in Abhängigkeit vom Entwicklungsstand des Kindes oder Jugendlichen und der aktuellen Problematik definiert werden und liegt auf einem Kontinuum zwischen den Polen des „Delegierten der Eltern" einerseits und des „Mentors des Kindes oder Jugendlichen" andererseits.

Wichtig bleibt in jedem Fall der aktive Einbezug des ganzen Problemsystems, zu dem in jedem Fall die Eltern zählen. Nur dadurch, daß die Betreuer immer wieder auch die Sichtweisen der Eltern und sonstigen Angehörigen erfahren, kann der Gefahr einseitiger Parteinahme für das Kind oder den Jugendlichen begegnet werden. Sie würde niemandem nützen, am wenigsten dem Kind. Ideal erscheint, wenn es auch den Betreuern gelingt, eine Haltung der Allparteilichkeit zu verwirklichen, wie sie u.a. SELVINI-PALAZZOLI oder BOSZORMENYI-NAGY beschrieben und für die familientherapeutische Arbeit gefordert haben.

Allparteilichkeit ist nicht zu verwechseln mit Distanz und Gleichgültigkeit. Gemeint ist ein Verzicht auf einseitige moralische Urteile und Schuldzuweisungen sowie eine Bereitschaft, wechselnde Sichtweisen zu akzeptieren. Dies entspricht der Tatsache, daß es viele Sichtweisen gibt und nicht eine „die richtige" ist. Die Haltung der Allparteilichkeit ermöglicht nach BOSZERMENYI-NAGY und SPARK (1981: 242) eine „innere Freiheit, nacheinander die Partei eines jeden Familienmitgliedes zu ergreifen", und zwar in dem Maße, in dem ein einfühlendes Verhalten dies erfordere. Allerdings darf nicht übersehen werden, wie schwer gerade für die Betreuer aufgrund ihrer Nähe zum Kind eine solche Haltung der Allparteilichkeit zu verwirklichen ist. Dies muß deshalb ein wichtiger Fokus in den Stationsbesprechungen und immer wieder auch Thema in den extern geleiteten Supervisionssitzungen sein.

Die Organisation der Stationsarbeit ist später noch näher zu besprechen. Im Zusammenhang dieses Kapitels soll nur darauf hingewiesen werden, daß der Familie der Kontakt zur Station deutlich erleichtert werden kann dadurch, daß zwei „Paten" oder „Bezugsbetreuer" als bevorzugte Ansprechpartner benannt und bekannt sind. Diesen Paten kommt die Aufgabe der aktiven Kontaktaufnahme zur Familie zu. Durch ihr häufiges Gespräch mit den Eltern wird es ihnen am ehesten möglich, Verständnis zu entwickeln und im Team für „ihre" Eltern und „ihre" Familien um Verständnis zu werben.

6.8 Therapeutische Beurlaubungen

Regelmäßige Beurlaubungen zum Wochenende (von Samstagfrüh bis Sonntagabend) sind nicht nur ein wichtiger Teil des Behandlungsplanes, sondern dienen auch dem Erhalt des Gleichgewichtes zwischen Klinik und Familie. Ein Verzicht auf solche Beurlaubungen würde die Gefahr erhöhen, daß das Kind oder der Jugendliche allzu abhängig wird von den Betreuern und daß sich die Eltern ausschließende Bindungen aufbauen. Dadurch jedoch, daß der Therapeut darauf drängt, sobald wie möglich therapeutische Wochenendbeurlaubungen durchzuführen, betont er demgegenüber die Bedeutung des familiären Zusammenhaltes. (siehe auch 6.4.11)

Zugleich bekommt die Familie Gelegenheit, sobald wie möglich neue Formen des Miteinander-Umgehens zu erproben. Es wird deutlich, daß die Familie sich nicht zurückziehen und die Lösung des Problems den Mitarbeitern der Klinik überlassen kann. Die Erfahrungen aus den Wochenendurlauben sind wichtige Materialien für die Familiengespräche und dienen den Eltern als Grundlage zur Einschätzung, wann die Entlassung möglich ist.

Ggf. können auch während der Woche an Nachmittagen Beurlaubungen stattfinden, damit die Eltern bestimmte Aufgaben mit ihrem Kind erledigen (z.B. Besuche in der Heimatschule, beim Arbeitsamt, Begleiten des Kindes bei Einkäufen etc.). Auch HARBIN (1979: 286/287) und HILDEBRAND u.a.

144

(1981: 149) unterstreichen die Bedeutung der Beurlaubungen im gesamten Therapieverlauf.

Selbstverständlich sind bei der Absprache über die Beurlaubungen die Ressourcen der Familie zu berücksichtigen. So kann es im Einzelfall notwendig sein, daß eine Familie, die über viele Monate und Jahre bis zur Erschöpfung mit dem Problem umgegangen ist, zunächst einmal sich erholt und mit der intensiven Arbeit einschließlich der Beurlaubungen erst nach einer Phase der familiären Regeneration beginnt.

Generell hat es sich bewährt, die Grenzen zwischen Familie und Klinik möglichst flexibel zu halten (soweit dies unter wirtschaftlichen und organisatorischen Gesichtspunkten machbar ist). Manche Familien benötigen beispielsweise bei der Entlassung den relativen Schutz von „Beurlaubungen" i.S. von Probeentlassung, d.h. das Wissen, daß sie jederzeit die Hilfe der Station wieder in Anspruch nehmen können. Auch versuchen wir nicht, Eltern von u.e. vorzeitigen Entlassungen abzuhalten, sondern pflegen mit Hinweis auf unsere Bedenken zuzustimmen und gleichzeitig darauf aufmerksam zu machen, daß wir jederzeit wieder zur Aufnahme bereit sind.

Dies hat sich beispielsweise als recht erfolgreiche Methode bei ausgeprägt symbiotischen Eltern-Kind-Bindungen erwiesen. Wir gehen in solchen Fällen mit dem Entlassungswunsch der Eltern bzw. des Elternteils mit, wenn eine längere Trennung noch nicht aushaltbar ist, vermeiden Spannungen und Ärger und sind auch hier zur Wiederaufnahme bereit. Zuweilen waren erst mehrere Aufnahmen und Entlassungen notwendig, bis die erforderlichen Schritte zur Autonomie für die beteiligten Familienmitglieder möglich wurden.

6.9 Die Organisation der Familiengespräche

Die Organisation der Familiengespräche ist in einer Klinik von der Größe der Kinder- und Jugendpsychiatrie Viersen mit derzeit 25 ausgebildeten Familientherapeuten naturgemäß vielfältig. Trotzdem lassen sich Erfahrungswerte berichten, die allerdings je nach Besonderheit der familiären Problematik und den speziellen Vorlieben und Fähigkeiten des/der Therapeuten variiert werden.

Schon in den Vorgesprächen wird die Familie darüber informiert, daß im Durchschnitt alle zwei Wochen gemeinsame Gespräche stattfinden, daß jedoch zusätzliche Gespräche sowohl von der Familie als auch von der Klinik veranlaßt werden können, wenn wichtige Dinge zur Entscheidung anstehen oder Probleme auftreten. Zuweilen erscheint Familien dieser Zwei-Wochen-Abstand zu groß, manchmal auch hat der Therapeut den Eindruck, daß man zunächst jede Woche zusammenkommen sollte.

Üblicherweise führt der Stationsleiter (Psychologe oder Arzt) oder sein Partner (Arzt oder Psychologe) die Familiengespräche, und zwar sowohl die Vorgespräche als auch die Gespräche während des Aufenthalts und ggf. die nach der Entlassung. Als Kollege hinter der Scheibe arbeitet der jeweilige Partner, zuweilen der jeweils oberärztlich Zuständige (Oberarzt oder Chefarzt). Eine klare Trennung der Aufgabenbereiche ist auch hier wichtig: So können die Aufgaben des Familientherapeuten und die des Einzeltherapeuten nicht von ein und demselben wahrgenommen werden, weil die Bindungen, die sich im Laufe einer Einzeltherapie aufbauen, kaum je noch eine Haltung der Allparteilichkeit im Familiengespräch möglich machen.

Bewährt hat es sich allerdings durchaus, den Einzeltherapeuten als Kotherapeuten hinter der Scheibe einzusetzen. Abgesehen davon, daß auf diese Weise der Kreis der einbezogenen und auch zu informierenden Mitarbeiter überschaubar gehalten wird, ergeben sich durch die speziellen Erfahrungen des Einzeltherapeuten aus seinen Gesprächen mit dem Jugendlichen Möglichkeiten, zu geeigneten Punkten — selbstverständlich in Abstimmung mit dem Jugendlichen — Informationen in das Familiengespräch einzubringen, die den Therapieverlauf stimulieren.

Wichtig ist die Hinzuziehung der Paten zu den Familiengesprächen. Als die für das jeweilige Kind bzw. den jeweiligen Jugendlichen und seine Familie zuständigen Betreuer müssen sie über die neuen Entwicklungen im Familiengespräch, die Absprachen mit den Eltern über bestimmte Regelungen, über die eventuellen Änderungen der Aufenthaltsziele sowie vor allem über die mit der Familie erörterten Arbeitshypothesen und die Zukunftsvorstellungen der Familienmitglieder informiert sein. Zugleich dient die Teilnahme der Betreuer dazu, sie in die Weiterentwicklung des therapeutischen Handelns — unter Nutzung der Ideen und Erfahrungen, die z.B. die Therapeuten von Fortbildungen mitbringen — einzubeziehen. (Falls ein Betreuer wegen der Personalsituation die Station einmal nicht verlassen und nicht am Familiengespräch teilnehmen kann, sollten deshalb zumindest die Vor- und die Nachbesprechung in seinem Beisein geführt werden.)

In den ersten Jahren haben die Betreuer durchweg als Beobachter hinter dem Einwegspiegel gesessen und nur gelegentlich — ähnlich wie bezüglich des Einzeltherapeuten beschrieben — aktiv an den Familiengesprächen teilgenommen. Dabei ergeben sich jedoch dann erhebliche Schwierigkeiten, wenn Spannung und Auseinandersetzung zwischen Betreuerteam und der Familie bestehen. Ausgesprochen oder unausgesprochen wird der Therapeut dann beauftragt, die Interessen des Betreuerteams zu vertreten, was ihn daran hindern muß, der Familie im Sinne der Allparteilichkeit einfühlsam und verständnisvoll zu begegnen.

Diese Situation ändert sich schlagartig, wenn man dazu übergeht, die Paten direkt in die Arbeit mit der Familie einzubeziehen. Der Konflikt zwischen Betreuerteam und Familie wird offen gemacht und kann bearbeitet werden. Der Pate kann seinem Ärger Luft machen, ebenso die Familie. Der Therapeut erhält wieder die Freiheit, einmal die Partei der einen Seite und ein andermal die Partei der anderen Seite einzunehmen, was sich für das Fortschreiten des therapeutischen Prozesses als sehr fruchtbar erweist. Konflikte können in diesem Setting positiv genutzt werden.

Eine andere Möglichkeit wurde bereits angesprochen, nämlich der Einbezug des Paten als Anwalt „seines" Kindes oder Jugendlichen in die Familiengespräche. Er übernimmt dann Ersatz-Ich-Funktionen und unterstützt „seinen" Jugendlichen dabei, im Familiengespräch Sachverhalte anzusprechen und Meinungen auszusprechen, die dieser sonst zu sagen sich nicht traut. Der Therapeut muß allerdings zu Beginn des Gespräches jeweils offenlegen, welche Rolle der Pate übernimmt.

In Einzelfällen hat es sich als sinnvoll erwiesen, die Paten allein das Familiengespräch auf der Station führen zu lassen, wobei dann dem Therapeuten die Aufgabe der Supervision — ggf. auch während des Gesprächs über Telefon oder in Pausen — zufällt. Erinnerlich ist ein Fall, in dem wir dieses Vorgehen wählten, weil die Mutter eines sehr symbiotisch mit ihr verbundenen Jugendlichen aufgrund eigener mißglückter Studienerfahrungen alle Akademiker als Gesprächspartner kategorisch ablehnte. In der unverfänglichen Gesprächssituation mit dem Paten auf der Station gelang es ihr erstmalig, ihre vorher immer geleugnete massive Beziehungsproblematik zu ihrem Sohn auszusprechen, wodurch dann ein therapeutischer Prozeß in Gang kam. (In einer zur Klinik gehörenden Einrichtung zur vorwiegend längerfristigen Behandlung seelisch behinderter Kinder hat sich dieses Vorgehen als generelles Arbeitsmodell bewährt.)

6.10 Inhaltliche Schwerpunkte der Familiengespräche bei stationärer Therapie

Es sollen hier nicht Aufbau und Gestaltung systemischer Familiengespräche erörtert werden. Dazu steht eine umfangreiche Literatur zur Verfügung. Auch unterscheiden sich Familiengespräche bei stationären Aufenthalten von Kindern und Jugendlichen nicht grundsätzlich von solchen unter ambulanten Bedingungen. Es gibt jedoch einige inhaltliche Schwerpunkte, durch die viele Familiengespräche im Rahmen des stationären Settings geprägt werden.

So dürfte es dem mit stationärer Therapie wenig Vertrauten wohl am meisten auffallen, wie häufig immer wieder die Aufenthaltsziele des Kindes oder Jugendlichen thematisiert und in den Zusammenhang der Zukunftserwartungen, der hypothetischen Familienentwicklung in den nächsten Tagen, Monaten und Jahren gestellt werden. Im Blick auf diese Aufenthaltsziele kommt dann zur Sprache, welche Schritte das Kind oder der Jugendliche in die gewünschte Richtung getan hat, einmal auf der Station, in der Schule, im Heilpädagogischen Dienst, in der Anlernwerkstatt, zum anderen bei den Wochenendurlauben zu Hause. Über zirkuläres Fragen wird der Kontext zu den Verhaltensweisen und evtl. notwendigen Entwicklungsschritten der Eltern und sonstiger Familienmitglieder hergestellt.

Aktuelle Krisensituationen auf der Station oder in der Schule, die außerplanmäßige Familiengespräche notwendig machen, dienen oft dazu, die Leitungsfunktion der Eltern herauszufordern. Umgekehrt können aktuelle Krisensituationen in der Familie am Wochenende Ausdruck wachsender Autonomie des Jugendlichen sein und entsprechende Verhaltensänderungen der Familienangehörigen verlangen. Generell läßt sich sagen, daß die Familiengespräche immer wieder von der widerstrebenden Dynamik dieser beiden Inhalte — Leitungsfunktion der Eltern versus Autonomie des Jugendlichen — geprägt werden. Der Jugendliche lernt mit wachsender Autonomie angemessen umzugehen; die Eltern lernen zu erkennen, wie autonom der Jugendliche ist und welcher Grad an Rückzug ihrerseits angemessen und damit welcher Aufbau neuer eigener Lebensperspektiven erforderlich ist.

Häufiger auch noch als unter ambulanten Bedingungen dürfte es notwendig sein, daß die Eltern sich von Hoffnungen, Wünschen und Erwartungen an das Kind oder den Jugendlichen verabschieden, die zu jahrelangen Überforderungen geführt haben, daß an daraus resultierenden Delegationen gearbeitet und versäumte Trauerarbeit geleistet wird.

Insgesamt ähnlich charakterisiert DE LA MARCHE (1984: G I Mar 20 f) die Schwerpunkte der Familiengespräche in seiner Einrichtung: „Inhaltlich bleiben wir eng an dem Problemverhalten. Die Gespräche handeln meist über die Organisation und den Verlauf der Wochenenden und über die konkrete Zukunftsplanung. Dies schafft Möglichkeiten, gemeinsames Überlegen in Gang zu bringen, konkrete und deutliche Kommunikation zu stimulieren sowie Konflikte zu aktualisieren und durchzuarbeiten. Einen wichtigen Stellenwert haben in den Familiengesprächen die Punkte, die aus dem stationären Geschehen selber in die Familiengespräche eingebracht werden: Fragen des Adoleszenten, bei denen er auf seine Eltern verwiesen wurde; Entscheidungen, die zu treffen sind; ein Programmvorschlag, bei dem wir eine deutliche Zusage der Eltern haben möchten; u.a.m. Auch konkrete Absprachen über Zeit und Umstände der Entlassung des Adoleszenten und seine Rückkehr nach Hause werden dort ausgearbeitet."

Natürlich geschieht es auch bei stationärer Systemtherapie nicht selten, daß das Kind/der Jugendliche und seine Symptomatik in den Familiengesprächen ganz in den Hintergrund treten und beispielsweise die Beziehung der Eltern in den Mittelpunkt rückt, so daß über einige Sitzungen nur auf der Paarebene ohne Beisein des Kindes/Jugendlichen gearbeitet wird. Ebenso machen auch wir nicht selten die Erfahrung, daß plötzlich das Verhalten eines Geschwisters zum wichtigen Thema wird oder aber die Frage, wie die einzelnen Familienmitglieder nach einer Auflösung der Familie weiterleben wollen.

6.11 Familien-Gruppengespräche

Aus eigener Erfahrung kann kaum über die Durchführung und den Erfolg oder Mißerfolg von Familien-Gruppengesprächen berichtet werden. Das hat weniger damit zu tun, daß sie nicht als sinnvoll und als wertvolle Erweiterung des therapeutischen Angebots angesehen würden. Vielmehr hängt das zusammen mit der begrenzten Stundenzahl der Therapeuten, die uns zur Verfügung stehen, wodurch wir in unseren Möglichkeiten deutlich eingeschränkt sind.

Eine besonders hohe Bedeutung scheinen Familien-Gruppengespräche in der Arbeit mit der Familie Jugendlicher, die sich psychotisch verhalten, zu haben — wie das später noch näher ausgeführt wird. Es geht dabei vor allem darum, die Familien eingehend über dieses „Krankheitsbild" zu informieren, ihnen den derzeitigen Stand der wissenschaftlichen Forschung darzulegen und ihnen auf dieser Basis zu schildern, aus welchen Gründen wir welche therapeutischen Maßnahmen durchführen. Zu diesem Zweck ist ein oder sind mehrere Familien-Gruppengespräche nicht nur ökonomischer, sondern auch erfolgreicher als Gespräche mit einzelnen Familien. Einmal kann in stärkerem Maße in einer solchen mehr offiziellen Veranstaltung die Autorität der Klinik vermittelt werden, zum anderen — und das scheint wichtiger — fällt es den Eltern in der Gruppe leichter, überhaupt Fragen zu stellen, vor deren Beantwortung sie möglicherweise große Angst haben. Gerade bei psychotischen Krisen muß immer bedacht werden, daß die Eltern aus den verschiedensten Quellen Informationen beziehen, die sie ganz außerordentlich ängstigen und beunruhigen. Schließlich ist es für die Eltern erleichternd, mit anderen Eltern sprechen zu können, die das gleiche durchgemacht haben und vor ähnlichen Problemen stehen wie sie. (siehe: 7.15)

Im übrigen soll hier auf BERGER (1974: 200 ff) verwiesen werden, der über sehr positive Erfahrungen mit einer — wie er es nennt — „Familien-Gruppenpsychotherapie" berichtet. „An ihr nehmen alle Kinder, alle Eltern und die Therapeuten teil. Bei der Konzeption dieser Gruppe ging ich vor allem von der Idee aus, die Aufsplitterung des beiderseitigen ambivalenten Erlebens wenigstens für Momente zu verunmöglichen, in der Hoffnung, dadurch den Ambivalenzkonflikt allmählich ansprechen und durcharbeiten zu können. Das Kind sollte an jenem Ort, wo es die Eltern zu idealisieren gewohnt ist, mit deren Realität konfrontiert werden. Es sollte damit die Möglichkeit bekommen, in dem geschützten Feld, das die Station einerseits und die Gruppe andererseits darstellt, sich mit dieser Realität etwas angstfreier auseinanderzusetzen.

Bei der Konzeption dieser Familien-Gruppenpsychotherapie sah ich im weiteren verschiedenste Möglichkeiten von ‚Erlebnis-Korrekturen': Kinder erleben, wie andere Eltern mit ihrem Kind umgehen. Analoges bezüglich korrigierender Erfahrungen gilt auch aus dem Blickwinkel der Eltern. Einen weiteren Aspekt dieser Gruppenform sah ich darin, daß sie den Eltern die Möglichkeit bietet, in einen Beziehungsmechanismus zwischen anderen Eltern und deren Kind einzugreifen, damit aber eigentlich ein eigenes Anliegen zur Sprache zu bringen, ohne dabei Gefahr zu laufen, sich bloßstellen zu müssen."

BERGER resümiert: „Die eineinhalbjährigen Erfahrungen, die wir mit dieser Gruppenform gemacht haben, sind zu kurz, als daß sich bereits sichere Schlüsse dahingehend ziehen lassen, daß sie eine zusätzliche psychotherapeutische Möglichkeit für jene Fälle darstellt, in denen eine chronifizierte und unangehbar erscheinende Eltern-Kind-Beziehung besteht. Wir können lediglich festhalten, daß dort, wo die Eltern an der Familien-Gruppenpsychotherapie regelmäßig teilgenommen haben, ein Prozeß sowohl bei den Eltern wie auch bei den Kindern in Gang gekommen ist, der uns aufgrund früherer Erfahrungen unmöglich erschienen ist."

7. Die Klinik als therapeutische Institution

Wenn systemische Therapie wesentlich darin besteht, einen Kontext bereitzustellen, der den kommunikativen Austausch für die Evolution einer neuen, weniger problemreichen Wirklichkeit fördert, wenn es darum geht, problemerhaltende Muster und Ideen zu stören und Perspektiven einzuführen, die neue Entwicklungen stimulieren, dann muß die Vielfältigkeit des stationären Kontextes in hohem Maße therapeutisch nützlich sein können, vorausgesetzt, die potentiell therapeutischen Impulse werden zielgerichtet organisiert. Das bedeutet, daß die Mitarbeiter sich in ihrem Handeln unter einer generellen und einer jeweils individuellen Ausrichtung zusammenschließen, daß jeder einzelne dies jedoch unter Wahrung und Nutzung seiner ganz persönlichen Eigenart tut.

Wie die Mitarbeiter in psychiatrischen oder psychotherapeutischen Institutionen ihre Arbeit zugunsten der Patienten am besten koordinieren können, ist im Konzept bzw. in den Konzepten der therapeutischen Gemeinschaft beschrieben worden. Das Kapitel über „Die Klinik als therapeutische Institution" wird deshalb eingeleitet mit einem kurzen Abriß der Entstehungsgeschichte der therapeutischen Gemeinschaft, die – zur Überraschung des Autors – durch den Rückgriff auf die Systemtheorie (der Zeit entsprechend: die Systemtheorie erster Ordnung) entwickelt wurde. Kurz wird auf die verschiedenen Strömungen eingegangen, um die wesentlichen Lehren für eine Konzeption milieutherapeutischen Arbeitens in der Kinder- und Jugendpsychiatrie (oder im Heim) zu ziehen, die man grob vereinfachend zusammenfassen könnte in dem Satz: Die gesamte Institution muß therapeutisch werden. (7.1)

Verfolgt man dieses Ziel, wird man ein wesentliches Augenmerk auf die Arbeit der Betreuer auf der Station lenken. Sie sind nicht nur die zahlenmäßig stärkste Gruppe in der Klinik, sondern sie verbringen auch die meiste Zeit mit den Patienten, haben am meisten Kontakt mit den Eltern. Dementsprechend haben sie eine Vielzahl von Einflußmöglichkeiten auf die Patienten, die positiv genutzt werden können. Dies erfordert die Möglichkeit zu eigenständigem Handeln in einem klar definierten Verantwortungsbereich, was auch bedeutet, daß die Zuständigkeitsbereiche der übrigen Klinikmitarbeiter deutlich umrissen sein müssen. (7.2)

Ein wichtiges Organisationsprinzip in stationären Einrichtungen für Kinder und Jugendliche, in der Kinder- und Jugendpsychiatrie wie in

Heimen, ist das Paten- oder Bezugsbetreuersystem, das allerdings unter dem Schlagwort der „Bezugspflege" inzwischen auch in der Erwachsenenpsychiatrie und in somatischen Krankenhäusern Einzug findet. In Abschnitt 7.3 wird dargestellt, welche Aufgaben die Paten oder Bezugsbetreuer im Kontakt mit den Patienten, seinen Eltern und sonstigen Angehörigen und den Mitarbeitern der komplementären Dienste innerhalb der Klinik wahrnehmen.

Wenn alle Mitarbeiter im Rahmen ihres Zuständigkeitsbereichs therapeutisch handeln, kommt der Koordination dieser verschiedenen Aktivitäten besondere Bedeutung zu. Dies geschieht in der Stationsbesprechung, deren Themen kurz erörtert werden. (7.4) Dem folgen einige Hinweise auf die Gestaltungsmöglichkeiten einer Stationsgruppe oder Stationsversammlung, deren regelmäßige Durchführung ein wichtiges Hilfsmittel zur Schaffung eines therapeutischen Milieus auf der Station ist. (7.5)

Jeder einzelne Behandlungsfall muß in seinen verschiedenen Elementen von einem verantwortlichen Therapeuten koordiniert und strukturiert werden, eine Aufgabe, die ein Arzt oder ein Psychologe der jeweiligen Station übernimmt. Darüber hinaus wird ein Arzt oder Psychologe jeweils als Stationsleiter tätig. In dieser Rolle unterstützt er die Betreuer auf der Station und regt dort Entwicklungsprozesse an, die sich günstigenfalls stimulierend auf die Entwicklungsdynamik der Kinder und Jugendlichen und ihrer Familien auswirken, so daß diese Arbeit einen Multiplikatoren-Effekt gewinnt. (7.6)

Welchen Stellenwert nun hat Erziehung in einer therapeutischen Einrichtung? Worin besteht der Unterschied von Erziehung und Therapie? Oder ist beides das gleiche mit unterschiedlichem Etikett? Unter diesen Fragestellungen wird eine Diskussion aufgegriffen, die bislang keine eindeutigen Ergebnisse gebracht hat. Unter systemischer Perspektive wird versucht, die beiden sozialen Vorgänge zu unterscheiden, die gleichermaßen in einer stationären Einrichtung für Kinder und Jugendliche von Bedeutung sind, jedoch u. E. unterschieden werden können und sollten, weil andernfalls leicht paradoxe Aufträge resultieren. (7.7)

Im folgenden wird ein weiteres zentrales Problem jeder stationären Psychiatrie und Psychotherapie aufgegriffen, nämlich das der Verführung zu regressivem Verhalten durch das stationäre Setting. Dabei stellt sich dann die Kardinalfrage, ob Regressionen therapeutisch nützlich und damit bis zu einem gewissen Grade zu dulden bzw. anzustreben sind oder ob sie den Therapieprozeß hindern und nach Mög-

*lichkeit vermieden werden müssen. Welches sind die regressionsför-
dernden Faktoren und wie sind sie einzugrenzen, zumindest zu steuern? (7.8)*

*Die Psychopharmaka-Therapie hat in der Kinder- und Jugendpsy-
chiatrie sicherlich einen sehr viel geringeren Stellenwert als in der Psychiatrie allgemein. Es wird im Rahmen dieses Buches auch nicht auf
Indikationen und Kontraindikationen von Psychopharmaka eingegangen. Es wird lediglich kurz der rechtliche Rahmen für eine Psychopharmaka-Therapie skizziert und vor allem diskutiert, welche kommunikative Bedeutung die Gabe von Medikamenten haben kann und hat.
Auch hier geht es, wie so oft in diesem Buche, darum, die Klarheit der
Kommunikation zu fördern und widersprüchliche Botschaften zu vermeiden. (7.9)*

*Im Anschluß daran werden die Aufgaben der komplementären Dien-
ste innerhalb einer kinder- und jugendpsychiatrischen Klinik dargestellt und ihr Stellenwert innerhalb eines systemtherapeutischen Konzeptes kurz diskutiert: Es wird über die Tätigkeit des Heilpädagogischen Dienstes berichtet (7.10), über die Arbeitstherapie in der Anlernwerkstatt (7.11), über den Stellenwert der Schule für Kranke (7.12) und
den besonderen Aufgabenbereich des Sozialdienstes (7.13).*

*Das Kapitel über die Klinik als therapeutische Institution wird abge-
schlossen mit zwei Schwerpunktthemen. Das erste umfaßt den Versuch, die Charakteristika eines wachstumsfördernden Stationsmilieus
in der Kinder- und Jugendpsychiatrie an Hand von zwei generellen und
vier variablen Merkmalen zu schildern. (7.14) Als zweites Schwerpunktthema folgt eine Auseinandersetzung mit den besonderen Erfordernissen stationären Arbeitens mit Jugendlichen, die sich psychotisch verhalten, und ihren Familien. (7.15)*

7.1 Lehren aus dem Konzept der therapeutischen Gemeinschaft

Wer sich um ein therapeutisches Milieu auf der Station bemüht, wird sich
auch als Kinder- und Jugendpsychiater mit dem Konzept der therapeutischen Gemeinschaft auseinandersetzen müssen, auch wenn dies für die
Therapie Erwachsener entwickelt wurde. Allerdings werden unter diesem
Begriff heute die unterschiedlichsten Vorstellungen subsumiert. In
Deutschland verbindet sich mit ihm vornehmlich der Name des englischen
Psychiaters Maxwell JONES, der sein Konzept 1952 in einem ersten Buch
mit dem Titel „Social Psychiatry. A study of therapeutic communities" veröffentlichte, das 24 Jahre später in deutsch als „Prinzipien der therapeutischen Gemeinschaft" erschien.

Vor ihm hatte allerdings schon Tom F. MAIN in einer 1946 veröffentlichten, heute noch sehr lesenswerten Arbeit (deutsch 1981) den Begriff der „therapeutischen Gemeinschaft" geprägt. Er erklärte die bisherigen Konzepte der Krankenhäuser, in denen Psychotherapie (Einzeltherapie) stattfand, für unzureichend und stellte die Forderung auf: „Die Institution selbst muß therapeutisch werden." (1981a: 41) Als Ziel des später als zweites Northfield-Experiment bekannt gewordenen Versuchs eines therapeutischen Klinikkonzeptes formulierte er: „Die Sozialisierung neurotischer Antriebe, ihre Umformung auf soziale Erfordernisse hin innerhalb eines realistischen Bezugsrahmens, die Stärkung des Ich's, die zunehmende Fähigkeit, echte und selbstverständliche soziale Beziehungen einzugehen, die Umformung von Über-Ich-Forderungen: All das stattet das Individuum mit der Fähigkeit und der Technik aus, in seiner Lebenswirklichkeit einen sinnvollen Platz einzunehmen und sein Leben zu meistern. Wird ein Patient bei seiner Entlassung gefragt, warum es ihm besser geht, dann erhält man häufig die vage Antwort: ‚Ich weiß nicht, warum. Ich habe etwas gefunden, was mir entsprach. Ich traf einige nette Leute. Vielleicht hat das geholfen.' Kaum einmal wird der Psychiater als wirkende Kraft erwähnt. Wenn er aber in den Himmel gelobt wird, so wird das eher als ein therapeutischer Fehlschlag betrachtet. Denn mit zunehmender Stärkung der sozialen und beruflichen Orientierung hin zur Welt außerhalb des Krankenhauses braucht auch die Entlassung nicht mehr bedauert zu werden. Im Gegenteil: Anwachsende Lebensfreude und Selbstvertrauen helfen, mit den anstehenden Problemen ohne das Gefühl von Unzulänglichkeit und Unglück fertig zu werden." (1981a: 45)

HILPERT und SCHWARZ (1981: 16 ff) versuchen, die therapeutische Gemeinschaft mit Bezug auf die Autoren CLARK, JONES, MAIN, MARTIN, SCHOENBERG und WILMER durch zehn eng miteinander verflochtene Grundsätze und Prinzipien zu charakterisieren, die im folgenden auszugsweise zitiert werden sollen:

„1. Die therapeutische Institution wird als ein sozialer Organismus verstanden, dessen einzelne Teilbereiche miteinander zusammenhängen, sich gegenseitig beeinflussen, behindern oder aktivieren. Die Struktur eines solchen Organismus ist entscheidend für seine therapeutische Funktion, die durch eine strikte, vertikale hierarchische Gliederung bei geringem Austausch zwischen den verschiedenen Rollenträgern behindert wird. Sie muß durch eine horizontale demokratische Struktur ersetzt werden, wodurch es erst möglich ist, Autorität und Entscheidungsbefugnisse an die betreffenden Funktionsbereiche zu delegieren. Damit verbunden ist eine Reduktion der sozialen Distanz aller Gruppierungen im Krankenhaus, was die Voraussetzungen schafft für eine offenere Kommunikation. ...

154

2. Das Krankenhaus ist nicht nur ein organisatorisches Ganzes, sondern stellt sich auch als ein therapeutisches Feld dar. In ihm können zwar therapeutische Zweierbeziehungen eingebettet sein, deren Bedeutung im gesamten Übertragungsgefüge aber zurücktritt. Die ausschließliche, komplementäre Zweierbeziehung zwischen Arzt und Patient läßt sich in einem solchen therapeutischen Rahmen nicht durchhalten. Die bisherigen Rollen von Arzt, Schwester, Patient müssen daher neu überdacht werden, ... es gilt das Prinzip der persönlichen Gleichwertigkeit aller, trotz unterschiedlicher Funktionen, deren Abgrenzung unterschiedlich gehandhabt wird. Der uralte Gegensatz zwischen administrativer und therapeutischer Hierarchie muß überbrückt und das darin enthaltene Konfliktpotential für die Behandlung nutzbar gemacht werden.

3. Voraussetzung für die volle Wirksamkeit eines solchen therapeutischen Feldes ist die Erkenntnis, daß ein rein naturwissenschaftlich-objektivierendes Krankheitsverständnis für die therapeutischen Zielsetzungen hinderlich und zumindest ergänzungsbedürftig ist. Das bedeutet den Verzicht auf Affektneutralität zugunsten einer kontrollierten Emotionalität und die Öffnung der therapeutischen Beziehung für die Gefühlsgehalte verbaler und non-verbaler Kommunikation.

4. Die Integration des therapeutischen Feldes erfordert eine enge Zusammenarbeit der Gruppe der therapeutisch Tätigen zum Zwecke gegenseitiger Ermutigung, Korrektur und Erarbeitung eines koordinierten therapeutischen Vorgehens. Emotionale Spannungen innerhalb des Teams finden unweigerlich ihre Spiegelung in der Gruppe der Patienten oder umgekehrt. Besondere Aufmerksamkeit verdient die therapeutische Funktion der Schwestern, die mit den Patienten am meisten zu tun haben. ... Die Kontinuität des Teams ist unerläßliche Voraussetzung für die volle Entfaltung seiner therapeutischen Möglichkeiten. Das macht eine Zusammenarbeit über längere Zeit erforderlich und erlaubt nicht, Teammitglieder in schneller Folge auszuwechseln.

5. Das therapeutische Potential der Patienten wird bestätigt und gefördert. Die bisherige Zweiteilung in Behandler und Behandelte, in Gesunde und Kranke wird als hinderlich für den therapeutischen Prozeß betrachtet. Die Patienten übernehmen für sich selbst und füreinander therapeutische Funktionen. ...

6. Gemeinschaftstherapeutische Arbeit ist nur möglich, wenn die Gelegenheit zu einer freien Kommunikation zwischen allen Beteiligten besteht. Es handelt sich dabei um einen der wichtigsten Grundsätze im

Konzept der therapeutischen Gemeinschaft. An die Stelle des einseitig gerichteten Informationsflusses von oben nach unten des von strenger Trennung der Berufshierarchien (Schwestern, Ärzte, Verwaltung) gekennzeichneten Krankenhauses tritt ein Beziehungsgefüge, in dem Durchlässigkeit auf allen Ebenen für den Austausch von Gefühlen und Informationen das oberste Prinzip ist. ...

7. Eine Analyse aller Interaktions- und Kommunikationsvorgänge innerhalb der Gemeinschaft kann nur stattfinden, wenn das Prinzip größtmöglicher Toleranz gegenüber dem Verhalten und den Äußerungen jedes einzelnen Mitglieds der Behandlungsgemeinschaft gewahrt bleibt. ...

8. Weitere Bedingung gemeinschaftstherapeutischer Arbeit ist die regelmäßige Reflexion aller Vorgänge in der Gemeinschaft als Grundlage des sozialen Lernens. ... Alle an diesem Prozeß Beteiligten werden sich dabei ihrer Wirkung auf das Verhalten anderer bewußt und gewinnen soziale Einsicht. ...

9. Die praktische Verwirklichung dieser Grundsätze ist nur möglich, wenn die therapeutische Institution über angemessene Untersuchungs- und Interventionsinstrumente verfügt und diese kultiviert. Dazu gehören regelmäßige Stationsversammlungen ... und kontinuierliche Teamarbeit. ...

10. Die therapeutisch erwünschte freie Kommunikation betrifft auch die Beziehung der Behandlungsgemeinschaft zu ihrer Umwelt. Sie versteht sich als ein offenes System, das mit seiner Umwelt in Austauschprozessen steht und dazu der offenen Tür bedarf. Angehörige werden in den therapeutischen Prozeß miteinbezogen, Familien stationär aufgenommen, Arbeitsversuche und Urlaube während der stationären Behandlung gehören zum therapeutischen Programm. ...“

Die Northfield-Experimente

Hochinteressant ist es nun, daß MAIN sich bei der Entwicklung seines Konzeptes und später bei der näheren Darstellung immer wieder explizit auf die allgemeine Systemtheorie bezog, die ihm zum einen unerläßlich schien zur Überwindung der Grenzen des traditionellen medizinischen Krankheitsmodells* und damit unverzichtbar für eine tieferes Verständnis

---

* Wenn hier und im folgenden von „medizinischem Krankheitsmodell“ gesprochen wird, so geschieht das im Sinne eines Meta-Modells oder eines paradigmatischen Modells. Es wird also keineswegs übersehen, daß es sehr unterschiedliche Krankheitsmodelle gibt, wie REMSCHMIDT 1988 hervorhebt. Im Zusammenhang dieses Buches interessieren jedoch weniger die Feindifferenzierungen zwischen diesen unterschiedlichen Modellen, sondern

von psychischen und somatischen Symptomen, die ihm zum anderen seiner Meinung nach erst ein Verständnis für das komplizierte Zusammenspiel der unterschiedlichen Einflußfaktoren in einer Klinik ermöglichte.

MAIN schloß mit seiner praktischen Arbeit damals an das erste Northfield-Experiment von BION an, über das dieser zusammen mit RICKMANN 1943 in der Zeitschrift Lanzet berichtet hatte. MAINs Darstellung über die Erfahrungen seines Vorgängers (1981b: 53/54) sind derartig anschaulich und stimmen so verblüffend mit einigen Prinzipien überein, die im Vorangegangenen dargelegt wurden, daß hier ein längeres Zitat folgen soll:

„BION war konfrontiert mit ganzen Stationen von neurotischen Soldaten, die in militärischen Augen so unordentlich, undiszipliniert, faul und dreckig waren, daß es mit dem medizinischen Krankheitsverständnis gar nichts mehr zu tun haben konnte. Er betrachtete ihr Verhalten nicht als ein Resultat massierter persönlicher Erkrankungen, sondern als eine Kollusion zwischen einer Gruppe mit den Bedürfnissen des Krankenhauspersonals, das als gesund und diszipliniert galt, und den Patienten, die krank und gestört zu sein hatten. Während eines täglichen Stationsappells teilte er seinen soldatischen Patienten mit, daß er nun ihres Benehmens überdrüssig sei und sich nicht mehr verantwortlich fühle für ihr Fehlverhalten, das ja sie an den Tag legten und nicht er. Er würde sie nicht bestrafen, er würde aber ihre Stationen auch nicht mehr besuchen. Er wäre zu Gesprächen in seinem Büro jeden Morgen bereit, aber nur für solche Soldaten, die in sauberem Zustand erschienen.

In den nächsten Wochen stellten sie ihn auf die Probe. Die Station wurde schmutziger, die Betten wurden während vieler Tage nicht mehr gemacht, unerlaubte Abwesenheit und Trunkenheit nahmen zu. Das ganze Krankenhauspersonal schien alarmiert und ärgerlich. Es war chaotisch, aber BION hatte seinen Orden im ersten Weltkrieg nicht umsonst bekommen. Er hielt dem allen stand. Die Tage vergingen und langsam stellten sich mehr und mehr Soldaten in annehmbarem Zustand in seinem Büro ein. Einige Patienten im Rang von Unteroffizieren baten ihn bald, dem Chaos zu steuern.

---

vielmehr die Vorstellungen, die ihnen allen gemeinsam sind. Verkürzt formuliert bedeutet dieses „medizinische Krankheitsmodell": 1. Der Zustand der Krankheit steht in keiner Kontinuität mit dem der Gesundheit, dem natürlichen Zustand des Organismus. 2. Die beim Patienten zu beobachtenden Verhaltensweisen sind Zeichen (Symptome) für ihnen zugrunde liegende Prozesse, für eine spezifische Ätiologie und einen vorbestimmten Verlaufs. 3. Es reicht nicht aus, Symptome zu beseitigen, wenn man den Patienten heilen will; vielmehr müssen die zugrunde liegenden Ursachen selbst angegangen und beseitigt werden. 4. Das Individuum, das von einer Krankheit heimgesucht wurde, ist für sein Verhalten nicht verantwortlich. (siehe dazu: ULLMANN und KRASNER, 1969: 23, KEUPP 1972, 1974, ZIELKE 1979: 85ff)

Er weigerte sich, ihre Klagen und ihre militärischen Vorstellungen zu den seinen zu machen, aber er besprach diese Fragen mit ihnen so, daß die Probleme bei ihnen blieben. Dadurch konnten sie den Konflikt zwischen ihrer Hilflosigkeit einerseits und ihrer Kraft, Lösungen zu finden, andererseits in sich selbst erleben. Sie übernahmen langsam Verantwortung für sich selbst und ihre Mitpatienten, bildeten ihre eigenen Gesprächsgruppen und Stationsordnungen. Sauberkeit und Ordnung, die nicht mehr von außen verfügt wurden, wuchsen aus der Patientengruppe heraus. Das militärische Über-Ich, das nun nicht mehr länger auf die Vorgesetzten projiziert wurde, war wieder Teil des Systems niederer Ordnung geworden. BIONs Station wurde die leistungsfähigste im ganzen Krankenhaus. Es war ein kühnes und originelles Experiment, wobei es nicht um eine größere Toleranz bei Krankheit, sondern um die Delegation von Gesundheit und Verantwortung an die Patienten ging."

MAIN setzt seine Darstellung noch fort mit dem negativen Aspekt der Entwicklung, der ihm einen wichtigen Hinweis bei der weiteren Konzeptualisierung seiner Arbeit gab.

„Verschwiegen wurde dabei aber etwas, dessen Veröffentlichung unterblieb, aber von ähnlich großer Bedeutung ist. BION wurde nämlich in Northfield entlassen, weder der Kommandant noch sein Personal haben das Chaos der ersten Wochen ertragen können. Beide verurteilten erbittert BIONs Weigerung, allein die Verantwortung für die Schwierigkeiten anderer zu übernehmen. Es kam zu Auseinandersetzungen im Büro des Kommandeurs, die an höherer Stelle bekannt geworden sind. Nachdem BION gegangen war, wurde auch der leitende Arzt des Krankenhauses, damals ein Psychiater, entlassen, worüber dieser entrüstet war.

Als ich von diesen Auseinandersetzungen hörte, sympathisierte ich zunächst damit, realisierte aber dann, daß meine Aufgabe gerade darin bestand, solche Spannungen in übergeordneten Systemen zu untersuchen. Auf der Ebene der gesamten Krankenhausorganisation war dieses erste Experiment ein technischer Fehlschlag, wenn auch ein überragender Erfolg im stationären Bereich. BION wirkte durchaus therapeutisch auf der Krankenstation, aber antitherapeutisch für das Krankenhaus als Ganzes. Um es noch anders auszudrücken: Er hatte versäumt, sich um die Zustimmung für seine Unternehmung zu bemühen. Insofern hatte er sich antisozial verhalten und mußte sich diesen Fehlschlag selbst zuschreiben."

Auch MAIN geriet in der Folgezeit in ein ähnliches Dilemma wie BION. Es traten anscheinend unlösbare Konflikte zwischen ihm und seinem Kommandanten auf. Aber er erkannte dann, daß dies keine Spannungen zwischen ihm und seinem Kommandanten als zwei Individuen waren, sondern

solche zwischen ihnen als Repräsentanten der militärischen und der therapeutischen Hierarchie, und daß sie beide, ohne es zu merken, von ihren
Mitarbeitern als Kämpfer für deren Angelegenheiten eingesetzt wurden.
„Jetzt gab es einen neuen Problemkreis. Wie konnte es bewerkstelligt werden, diese Spannungen zu untersuchen, vielleicht zu lösen, dort wo sie
entstanden waren, nämlich zwischen den Mitgliedern der Subsysteme im
Krankenhaus?" (1981a: 51f).

Aus dieser Erkenntnis erwuchs die Idee, die gesamte Gemeinschaft –
die Mitglieder aller Bereiche wie auch alle Patienten – als ein großes Ganzes zu betrachten, dessen Funktion beeinträchtigt ist und der Behandlung
bedarf. In Northfield wurden die Beziehungen innerhalb des Personals und
zwischen Personal und Patienten zunehmend als Vorgänge angesehen,
die eines regelmäßigen Studiums bedürfen. Es wurde für alle Mitglieder –
von den Verwaltungsangestellten über die Köche, die Schwestern und
Pfleger, den Kommandanten bis zu den Patienten und den Psychiatern –
üblich, in Gruppen zusammenzusitzen und persönliche Fragen, Pläne und
Klagen in Zusammenhang mit der Arbeit in einer Atmosphäre des Respekts zu erörtern. „Der Gesamtorganismus Krankenhaus fing an, sich
selbst zu untersuchen, verstand die Aktivitäten der Subsysteme besser
und konnte sie deshalb eher gutheißen." MAIN war klar, daß dies ziemlich
weit wegführen mußte vom medizinischen Modell, „wonach Krankheit von
anonymen Menschen mit dem alles zudeckenden ärztlichen Erbarmen behandelt wird, verwaltet von einer dem klinischen Alltag fernstehenden und
abgesonderten Administration". (1981b: 58).

MAIN beendete seine Arbeit in Northfield nach relativ kurzer Zeit und
setzte sie dann über viele Jahre (bis 1976) am Cassel-Hospital in London
fort. Die Beschreibung des zweiten Northfield-Experimentes schließt er mit
dem Satz: „Es ist eine schöne Vorstellung, daß die Fortsetzung der Arbeit
die traditionelle Spaltung zwischen therapeutischem und nicht-therapeuti-
schem Personal weiter vermindert hätte. Auf der anderen Seite erscheint
mir diese Vorstellung von einer völligen Überwindung dieser Spaltung eher
töricht, ja sogar größenwahnsinnig." (1981b: 59f).

Als wichtige Lehre aus diesem zweiten Northfield-Experiment ergab sich
für MAIN: „Psychiatrische Patienten sind wohl krank, aber keineswegs
durch und durch. Ihre Fähigkeiten und ihre gesunden Anteile dürfen im
Krankenhausalltag nicht übersehen werden, wie das beim medizinischen
Modell geschieht, das sich nur auf die kranken Anteile konzentriert."

MAIN betonte im übrigen zwei Probleme sehr nachdrücklich, die nicht
unerwähnt bleiben sollen. Zum einen anerkannte er zwar ausdrücklich die
Bedeutung der sozialwissenschaftlichen Forschungen, die durch das Stu-

dium sozialer Systeme viele Phänomene erklärt hätten, die sonst als zur Krankheit des Patienten gehörig betrachtet würden (siehe STANTON und SCHWARTZ 1954, RAPOPORT 1960, u.a.). Andererseits warnte er aber vor der großen Versuchung – wie sie jeder in einer psychiatrischen Einrichtung Arbeitende kennen dürfte –, Konflikte und nicht bearbeitete Bedürfnisse zwischen den Teammitgliedern zu verschieben und als Problem der Struktur zu erklären. „Eine der unangenehmen Folgen ist, daß man überall Psychiater findet, die versuchen, für interpersonelle Konflikte Fehler in der Sozialstruktur verantwortlich zu machen. Sie widmen sich nicht der unangenehmeren Aufgabe, dem Ursprung der Konflikte zwischen den verschiedenen beteiligten Personen nachzugehen, sondern beschuldigen lieber die Sozialstruktur. Wenn die Struktur kritisiert wird, dann ist das nur zu oft eine verführerische Vermeidung des Problems, eine projektive Abwehr gegen die schmerzhafte Beschäftigung mit tieferliegenden zwischenmenschlichen Konflikten." (1981b: 62)

Zum anderen wandte er sich entschieden gegen eine Verwischung der einzelnen Berufsrollen innerhalb des Teams, wie sie seiner Meinung nach von JONES nahegelegt werde. Sie sei nur ein anderes Mittel, Konflikte und Schwierigkeiten zu vermeiden, sowie Verantwortung abzuschütteln, sobald Schwierigkeiten aufkämen. Verantwortung zu übernehmen einerseits für Aufgaben und andererseits gegenüber Menschen sei jedoch in Organisationen erforderlich. Aufgaben sollten sorgfältig und eindeutig festgelegt werden in Zusammenhang mit mehreren untereinander verbundenen Funktionsrollen auf den jeweiligen hierarchischen Ebenen. Klarheit der Struktur und der Rollen fördere die Wirksamkeit und vermindere Konflikte zwischen Funktionsrollen und Verantwortungsbereichen. Und er setzt fort (1981b: 64): „Nicht die Art der Struktur entscheidet also, sondern die therapeutische Atmosphäre. Es kommt z.B. darauf an, sich respektieren, sich in die Tätigkeit anderer hineinversetzen zu können und als persönlich Gleichgestellte auf das zu hören, was gesagt wird. Auch wird es darauf ankommen, ob Zweifel und Widerstände besprochen, Fähigkeiten geweckt und in verschiedener Weise eingesetzt werden oder ob dies alles nicht geschieht. Die Kultur wird wohl auch darüber bestimmen, in welchem Ausmaß Macht und Verantwortung delegiert werden, inwieweit sich Menschen gegenseitig vertrauen können oder sich mißtrauisch beobachten müssen." KERNBERG (1981) hat sich übrigens durch MAINS Konzepte der therapeutischen Gemeinschaft sehr stark beeinflussen lassen und sie verknüpft mit dem Organisationsmodell von RICE (1971), das die psychoanalytische Strukturtheorie mit der Systemtheorie verbindet.

Das Konzept von Maxwell Jones

MAIN anerkannte im übrigen die großen Verdienste von JONES bei der Verbreitung der Idee der therapeutischen Gemeinschaft. Allerdings setzte

JONES bei seinem Konzept etwas andere Akzente, die von RAPOPORT (1960) aufgrund einer Begleitforschung mit den vier Prinzipien Demokratisierung, Permissivität, Realitätskonfrontation und Gemeinschaftsleben gekennzeichnet wurden.

Mit Demokratisierung ist das Aufgeben einer hierarchischen Entscheidungsstruktur und die Beteiligung aller Patienten an wichtigen Entscheidungen gemeint. Ziel ist es, daß sich die Patienten, „die sich vor dieser therapeutischen Erfahrung oft als extrem einflußlos und ohnmächtig erlebten und ihren Protest nur durch destruktives Agieren ausdrücken konnten, zum ersten Mal als Menschen erleben, die soziale Prozesse beeinflussen und verantwortlich Führungsaufgaben wahrnehmen können" (LOHMER 1988: 18).

Das Prinzip der Permissivität bedeutet, daß ein gewisses Maß an gestörtem Verhalten zunächst toleriert wird, um die Bedeutung des Verhaltens verstehen zu können. Zudem wird durch das Ausbleiben der negativen Sanktionen auf das abweichende Verhalten überhaupt erstmals ein Durchbrechen des destruktiven Zirkulus vitiosus erreicht, in dem die negative Reaktion der Umwelt als Verstärker des gestörten Verhaltens wirkt.

Ausgleichend zu diesem Prinzip der Permissivität soll die Technik der Realitätskonfrontation wirken, die im wesentlichen durch die Gemeinschaft der Mitpatienten in der Gruppensituation erfolgt. JONES hatte die Erfahrung gemacht, daß Patienten Kritik und Zurechtweisung von Mitpatienten häufig viel besser aufnehmen können als von Klinikmitarbeitern, insbesondere von hierarchisch Höherstehenden.

Darüber hinaus soll ähnlich wie bei MAIN das Gemeinschaftsleben Grundlage der Behandlung und der Ort sein, wo neue Erfahrungen durch soziales Lernen möglich werden. Der wesentliche Nutzen des sozialen Lernens wird darin gesehen, daß sich der einzelne in der Beziehung zu anderen erlebt, daß er erfährt, wer und wie er in den Augen der anderen ist, was die anderen von ihm erwarten und welche Reaktion sein Verhalten in der Gruppe auslöst.

Milieutherapie

Während in englischen Kliniken Bezeichnung und Inhalte der therapeutischen Gemeinschaft auch heute vorherrschen, hat sich in den USA der Begriff „Milieutherapie" durchgesetzt. Allerdings lassen sich kaum scharfe Trennungslinien zwischen beiden ziehen, eher kann Milieutherapie als der übergeordnete Begriff genutzt werden. LOHMER charakterisiert die Milieutherapie in den USA folgendermaßen (1988:144): „Milieutherapie besteht aus einem realistischen Feed-back des eigenen Verhaltens und der Möglichkeit, neue, realitätsangemessenere Verhaltensweisen erproben zu können. Besonders in den USA fiel mir dabei auf, daß der Begriff der ‚Anpassung' (Adaptation) sowohl als psychotherapeutische als auch allgemein kulturelle Norm weitaus positiver bewertet wird als im deutschen Sprachraum. Das Ziel der Anpassung bzw. des Lernens angemessenerer Verhaltensweisen und damit der Erwerb von sozialer Kompetenz wurde weder von Patienten noch von therapeutischen Mitarbeitern in Frage gestellt. Die allgemeine kulturelle Norm, daß es gut ist, sich Herausforderungen zu stellen, Selbstverantwortung zu übernehmen, aktiv und kein Einzelgänger zu sein, bildet so einen wichtigen motivationalen und handlungsleitenden Konsens für die praktische Arbeit vor allem in der Milieutherapie."

Die besondere Situation in der Kinder- und Jugendpsychiatrie

Auf die Kinder- und Jugendpsychiatrie lassen sich die genannten Modelle sicherlich nicht ohne weiteres übertragen, allein zumal das Milieu einer Kinderstation sich wesentlich von dem einer Jugendlichen- oder einer Heranwachsenden-Station unterscheiden muß. Der wesentliche Unterschied liegt – wie oben schon ausgeführt – darin, daß in mehr oder weniger starkem Umfang Erziehung in der Kinder- und Jugendpsychiatrie integraler Bestandteil ist. (Siehe auch: BECK 1980). Aus diesem Grund dürfte denn auch die sehr ernst zu nehmende grundsätzliche Gefahr der therapeutischen Gemeinschaft, daß nämlich Abhängigkeitsverhältnisse geleugnet werden und damit paradoxes Kommunizieren droht (SIMON, ALBERT, KLEIN 1977), in der Kinder- und Jugendpsychiatrie geringer sein. Doch sollte auch hier sehr sorgfältig darauf geachtet werden, explizit zwischen den Situationen zu trennen, in denen das Kind oder der Jugendliche in einem Abhängigkeitsverhältnis steht, und solchen, in denen ihm Gleichberechtigung und Eigenverantwortlichkeit mit allen positiven und negativen Folgen zugebilligt werden.

Die wesentliche Lehre aus den Modellen der therapeutischen Gemeinschaft und der Milieutherapie besteht darin, daß die Klinik dann eine therapeutische Institution ist, wenn es gelingt, ein integriertes multipersonales Beziehungsangebot zu verwirklichen, das die Möglichkeit zu therapeutischen Entwicklungserfahrungen auf den verschiedensten Ebenen bietet, mit anderen Worten: wenn ein Kontext – und zwar nicht nur für den Patienten, sondern auch für seine Bezugspersonen! – geschaffen wird, der zu erneuter Koevolution herausfordert.

In diesem Sinne – wenn auch noch vorwiegend auf den Patienten allein bezogen – wurde von ZAUNER (1972, 1978, 1981) in der Abteilung für Kinder- und Jugendlichen-Psychotherapie in Tiefenbrunn das Konzept des individuumzentrierten Gesamtbehandlungsplans (siehe auch: HEIGL-EVERS, HEIGL 1988) entwickelt, mit dem die verschiedenen Einflußfaktoren, wie Psychotherapie, soziale Lerngruppen und Alltagserfahrung auf der Station, zum jeweiligen Zeitpunkt der therapeutischen Entwicklung durch fortgesetzte Klärung der Therapieziele koordiniert werden sollen.

ALTHERR berichtete 1983 über die Neuorganisation einer Station in der Kinder- und Jugendpsychiatrie Landeck nach dem Konzept der „reaktiven Umwelt", wie es von MAXMEN, TUCKER und LEBOW (1974) für psychiatrische Kliniken entwickelt worden sei. Dieses Konzept geht ebenfalls davon aus, „daß stabile therapeutische Erfolge bei einem stationären Aufenthalt dann erreicht werden, wenn die Behandlungsziele nicht in isolierten Therapiestunden angegangen werden, sondern wenn der gesamte stationäre Aufenthalt durch die Einbeziehung sämtlicher Aktivitäten durchstrukturiert wird. Diese Strukturierung muß für jeden Patienten individuell geplant werden und erfordert daher ein hohes Maß an Kommunikation und Koordination zwischen allen Personen, die auf der Station mit den Patienten Kontakt haben." (1983: 104). Weitere charakteristische Merkmale dieses Konzeptes der „reaktiven Umwelt" seien eine alltagsnahe Gestaltung des stationären Ablaufs, um generalisierbare Problemlösungsstrategien aufbauen und sie gegen Ende der stationären Behandlung in alltäglichen Situationen auf ihre Effektivität hin überprüfen zu können.

7.2 Persönliche Gleichwertigkeit - getrennte Verantwortungsbereiche

Es kann kein Zweifel daran bestehen, daß die Betreuer (Krankenschwestern/-pfleger, ErzieherInnen) den meisten Umgang mit den Kindern und Jugendlichen haben. Sie versehen nicht nur ihren Dienst über 24 Stunden am Tag, sondern auch über die Wochenenden und an den Feiertagen. Jeder einzelne von ihnen verbringt den Großteil seiner Arbeitszeit – anders als der Therapeut – mit den Kindern und Jugendlichen bzw. Heranwachsenden. TRESS, SCHMITT und ROTH-THEISSEN (1988: 172) formulieren deshalb nicht zu Unrecht, daß sich in den Betreuern (Pflegekräften) der zentrale Unterschied stationärer Therapie zur ambulanten Behandlung symbolisiert. Diese Tatsache wird jedes therapeutische Konzept einer Klinik, ebenso wie jedes pädagogische Konzept eines Heimes zu berücksichtigen haben. (siehe auch: STANTON, SCHWARTZ 1954, HARBIN 1979, HEINZMANN u. a. 1983, GÜNTER u. a. 1987, KNOCKE 1988, LEMPP 1989a, u.v.m.).

Traditionell geht die Rede von den „heimlichen Herren der Klinik" im Hinblick auf die Schwestern und Pfleger in den psychiatrischen Großkliniken. Dies hat aber nicht nur den Hintergrund des Zeitaspektes. Vielmehr wurde durch die relativ scharfe Trennung zwischen Pflegedienst und ärztlichem Dienst gerade in den vorwiegend „kustodial" organisierten Kliniken (früher?) den Stationsmitarbeitern – meist unbewußt – sehr viel Macht dadurch zugewiesen, daß ihnen die gesamte – ungeliebte und eher anrüchige – Sanktionsgewalt überlassen war, während und damit die Gruppe der Ärzte diese unangenehmen Aspekte verleugnen konnte (siehe auch: POHLEN, BAUTZ 1972: 163).

So wundert es nicht, daß eigentlich alle Autoren von Konzepten psychotherapeutischen Arbeitens in Kliniken hervorheben, die Betreuer auf der Station müßten sehr bewußt und überlegt in die therapeutische Arbeit mit einbezogen werden, da ihrer Interaktion mit dem Patienten eine entscheidende Bedeutung im Behandlungsprozeß zukomme. Gleichzeitig wird eingeräumt, daß es oft sehr schwer falle, ein klares und schlüssiges Rollenverständnis des Stationsmitarbeiters zu skizzieren (TRESS, SCHMITT, ROTHTHEISSEN 1988: 172 ff). LEMPP schreibt 1983, Psychotherapie in einer Klinik sei nur in Zusammenarbeit mit den Stationsmitarbeitern möglich. Sie könne nicht auf einzelne abgegrenzte Stunden in der Woche beschränkt werden, sondern spiele sich rund um die Uhr im täglichen und stündlichen Kontakt mit den Mitarbeitern ab. Er zitiert GROSS (1982), den ärztlichen Direktor einer großen psychiatrischen Klinik, mit dem Satz: „Es scheint sicher zu sein, daß der Löwenanteil des Erfolges einer psychiatrischen Therapie in den Händen und Köpfen des Pflegepersonals liegt."

HARBIN (1979: 290) und HILDEBRAND u. a. (1981: 141) verweisen zudem übereinstimmend auf die Tatsache, daß die Mitarbeiter nicht nur den meisten Kontakt zu den Patienten, sondern auch am häufigsten Umgang mit ihren Familien haben. Auch aus diesem Grund ist ihre – explizite und offene – Einbeziehung in die therapeutische Arbeit unverzichtbar, was zugleich eine Aufwertung ihrer Verantwortlichkeit notwendig macht.

In den psychoanalytisch ausgerichteten Psychotherapie-Kliniken galt lange Zeit eine scharfe Trennung zwischen dem „Therapieraum" und dem „Realitätsraum" als Modell der Wahl (ENKE u.a. 1964, ENKE 1965, HAU 1968, BEESE 1977, HEIGL-EVERS, HEIGL 1973, 1975). Im Zentrum des Therapieraums stand die analytisch-psychotherapeutische Einzelsitzung neben analytisch-psychotherapeutischen Gruppensitzungen, während die Patienten im Realitätsraum der Station mit dem „Normalverhalten" der Mitarbeiter und Mitpatienten konfrontiert wurden, die Betreuer vor allem auch ihre Beobachtungen des Verhaltens der Patienten für die Arbeit des Therapeuten sammeln sollten. Das Hauptproblem dieser Modelle bestand darin, daß die beabsichtigte Zentrierung der Übertragungsprozesse im therapeutischen Raum realiter nicht gelang, vielmehr Übertragungen auf die Personen des Realitätsraums abgespalten wurden, die sich dadurch nicht nur der Bearbeitung entzogen, sondern zu Spannungen bei den Mitarbeitern führen mußten.

164

Spätere Konzepte, die vor allem von ZAUNER (1972, 1978) angeregt wurden, akzentuierten dann die Rolle des sozialen Lernens auf der Station, förderten damit die wechselseitige Verschränkung von Therapieraum und Realitätsraum und haben offensichtlich die grundsätzlich noch aufrechterhaltene Trennung zwischen beiden weitgehend aufgehoben. Hierfür spricht u.a. die Äußerung des Pflegedienstleiters des LK Tiefenbrunn, Manfred Baur: „Aufgaben und Arbeitsweise haben sich in unserem Haus in den letzten 10 Jahren insofern geändert, als das Pflegepersonal immer mehr in die Therapie mit einbezogen wird, mehr eigenständige Bereiche bekommen hat und an allen therapeutischen Aktivitäten in Gruppen teilnimmt." (In: Die Schwester/der Pfleger 1982: 578)

Auch KÖGLER kam 1982 aufgrund seiner Erfahrungen auf einer Station von 15 Kindern im Schulalter mit sogenannten frühen Störungen zu dem Ergebnis, daß eine strikte Trennung von therapeutischem und realem Bereich sich nicht bewährt und auf das gesamte Team ungünstige Auswirkungen gehabt habe, da sich die Belastungen in unzumutbarer Weise ungleich verteilt hätten.

Insgesamt scheint in den letzten Jahren die Idee der integrativen Modelle psychotherapeutischer Arbeit in einer Klinik immer weitere Verbreitung gefunden zu haben. Sie sollen ermöglichen, daß das vollständige Übertragungsmuster sichtbar und therapeutisch fruchtbar gemacht und daß das gesamte multipersonale Beziehungsangebot der Klinik therapeutisch erfaßt und genutzt wird. (Siehe dazu: JANSSEN 1987)

Letztlich durchdenken und strukturieren diese integrativen Modelle eine Situation, die kaum zu verhindern ist. Denn wie TRESS, SCHMITT und ROTH-THEISSEN (1988: 170 ff) hervorheben, wird auch ohne konsequentes Vorgehen das Pflegepersonal durch den fortwährenden Umgang mit den Therapeuten zwangsläufig in das therapeutische Team einbezogen. Im Laufe ihrer häufig langjährigen und kontinuierlichen Erfahrungen, erweitert durch Stationsbesprechungen, Balint-Gruppen-Arbeit, Literaturstudium, Fortbildungsveranstaltungen u.v.m., gewinnen die Betreuer zudem eine sehr eigenständige Kompetenz, die sie zu Partnern des Therapeuten statt im herkömmlichen Sinne zu Ausführungsorganen ärztlicher Anordnungen machen.

Die logische Folgerung einer solchen Entwicklung ist, daß die klassische hierarchische Struktur eines Krankenhauses in solchen Kliniken, die psychotherapeutisch arbeiten, kontraproduktiv ist. Therapeutisches Arbeiten erfordert von jedem Mitarbeiter den Einsatz seiner ganzen Person; sein Handeln soll stimmig sein, kongruent, getragen von innerer Überzeugung. Dies bedeutet, daß psychotherapeutisches Handeln sich nicht befehlen, sich nicht verordnen läßt. Deshalb ist es zwangsläufig, daß auf psychotherapeutisch arbeitenden Stationen eine „schrittweise Enthierarchisierung" stattfindet.

Allerdings erscheinen die Erfahrungen über das Ausmaß einer für den Gesamtprozeß nützlichen Enthierarchisierung unterschiedlich zu sein. HEINZMANN u.a. (1983) sowie GÜNTER u.a. (1987) beschreiben diesen Prozeß für die Tübinger Jugendlichenstationen als sehr radikal und vollständig. Demgegenüber hat sich nach unseren Erfahrungen in Viersen eine differenzierte Handhabung dieses Problems bewährt, je nachdem, ob institutionell organisatorische Probleme anstehen oder aber therapeutische. Gerade die Auseinandersetzung mit strukturell familientherapeutischen Gedanken hat uns nach einiger Zeit, in der die „Wir-sind-alle-gleich-Idee" und die „Jeder-kann-alles-Devise" um sich griff, zunehmend zu der Überzeugung geführt, daß klare, eindeutige Strukturen und ebenso klare, deutliche und offene formalhierarchische Regelungen in institutionell organisatorischen Fragen wichtig sind (was möglicherweise auch in Abhängigkeit von der Größe der Einrichtung verstanden werden muß). Insofern machten wir ähnliche Erfahrungen wie KÖGLER sie 1982 berichtet hat.

Heute streben wir eine klare und transparente Trennung der Verantwortungsbereiche an mit dem Ziel eines Höchstmaßes an Eigenverantwortlichkeit innerhalb eines jeden Verantwortungsbereiches. Insbesondere die therapeutische und pädagogische Arbeit auf der Station ist nur möglich bei größtmöglicher Eigenverantwortlichkeit sowohl der einzelnen Betreuer innerhalb der Betreuergruppe als auch der Betreuergruppe innerhalb der gesamten Einrichtung. Dies leitet sich allein schon aus dem letztendlichen Ziel der Arbeit ab, nämlich der Gewinnung von Autonomie und Eigenverantwortlichkeit seitens der betreuten Kinder und Jugendlichen. Ein solches Ziel ist aber nur zu erreichen, wenn die Betreuer selbst einen ausreichenden Raum für eigenverantwortliches und durch ihre individuelle Persönlichkeit geprägtes Handeln haben und somit Modell sein können für das Kind oder den Jugendlichen. (Siehe auch: ROTTHAUS 1987c).

Grenzen muß der Freiheitsraum des einzelnen oder der Gruppe dort haben, wo die Autonomie anderer oder aber das nur in guter Kooperation zu erreichende Gesamtziel beeinträchtigt wird. Dies sind Situationen, in denen der jeweilige Verantwortungsbereich des hierarchisch Höherstehenden berührt wird. Der leitende Mitarbeiter hat die Aufgabe der Steuerungsfunktion über die Grenzen der unterschiedlichen Verantwortungsbereiche und der Kontrolle darüber, ob Freiheitsräume mißbraucht werden oder ob das Handeln nicht mehr der Erfüllung des Gesamtzieles dient. Dieses Konzept bedeutet, daß in einer solchen hierarchischen Struktur alle Mitglieder

der Institution Führung ausüben, „indem sie in ihrer jeweiligen Rolle die Verantwortung, die sie für einen speziellen Aufgabenbereich delegiert bekommen haben, übernehmen." (LOHMER 1988: 107)

Ein solches Strukturmodell einer Klinik entspricht im übrigen weitgehend dem systemtheoretischen Organisationskonzept von RICE (1971). Danach sind Individuum, Gruppe und Institution offene Systeme, die im Austausch mit der Umgebung reale und konkrete Aufgaben erfüllen. Sie haben eine „primäre Aufgabe", die begrenzt ist von den Aufgaben anderer. Die Erfüllung dieser Aufgaben bedeutet Einschränkung und Begrenzung. Um diese Begrenzung aufrechtzuerhalten, braucht jedes dieser Systeme eine Kontrollinstanz. Wie im Individuum das Ich diese Kontrollfunktion übernimmt, kommt sie in der Gruppe dem Gruppenleiter und in der Organisation dem Leiter der Einrichtung zu. Bei Zusammenbruch der Kontrollinstanz geht die Orientierung an der „primären Aufgabe" verloren. (Siehe auch: JANSSEN 1985: 47, LOHMER 1988: 109-111)

Die Favorisierung einer Trennung der Verantwortungsbereiche und einer organisatorisch-hierarchischen Struktur ist keine Aussage über Wert und Bedeutsamkeit der Wahrnehmungen des einzelnen im therapeutischen Prozeß. Vielmehr ist JANSSEN (1985: 44) zuzustimmen, „daß alle Mitglieder des Behandlerteams therapeutische Funktionen haben und persönlich gleichwertig sind. ... Gleichheit bedeutet jedoch nicht, daß jeder den gleichen Betrag leistet. Die therapeutischen Beiträge sind durchaus differenziert und entsprechen dem jeweiligen Stand der beruflichen Entwicklung." Und an anderer Stelle (140): „Im Hinblick auf die Teamstruktur und die Leitung des Teams bedeutete dies, daß die Äußerungen, Einfälle und Interpretationen der Experten ... nicht höher bewertet werden konnten als die der Nicht-Experten, z.B. Schwestern, und umgekehrt."

Eine klare Trennung der Verantwortungsbereiche und ein Einräumen möglichst großer Freiheitsräume führt nun dazu, daß die Mitarbeiter Experten werden in ihrem Bereich. Das gilt in der Anlernwerkstatt ebenso wie im Heilpädagogischen Dienst, für den Oberarzt gleichermaßen wie für den Stationsarzt, die Stationsschwester und den Erzieher. Der Pate beispielsweise ist der Experte für „seine" Kinder bzw. Jugendlichen und deren Familien. Hat er eine bestimmte Maßnahme für sein Kind festgelegt, müssen die übrigen Mitarbeiter das akzeptieren und unterstützen. Zwar können sie im persönlichen Gespräch Kritik äußern und in der nächsten Stationsbesprechung die Maßnahme zur Diskussion stellen, zunächst müssen sie sie dem Kind gegenüber mit vertreten. („X hat das festgelegt, und das gilt.") In gleicher Weise muß auch der hierarchisch Höherstehende, vom Stationsleiter bis zum Chefarzt, den Bereich pädagogischer Entscheidungen der Betreuer - Ausgangsregelungen, Sanktionen, Zimmerverteilung etc. – respektieren, wenn auch möglicherweise im Einzelfall nicht kritiklos billigen.

Auch innerhalb des Betreuerteams gibt es hierarchisch unterschiedliche Aufgabenbereiche. So hat die Stationsschwester/der Stationspfleger bzw. der/die Gruppenerzieherin Verantwortung für die Koordination der Tagesarbeit und ist zuständig für die Ausarbeitung des Dienstplans sowie die besonderen Dienstregelungen bei krankheitsbedingten Ausfällen wie auch in Krisenzeiten einzelner Patienten. Dabei verweisen HEINZMANN u.a. (1983) zu Recht darauf, daß mit zunehmender psychotherapeutischer Ausrichtung der Stationen die Dienstplangestaltung flexibler gehandhabt werden muß, sich mehr nach den Bedürfnissen der Patienten zu richten hat, so daß es je nach Zustandsbild der Patienten zu kurzfristigen Änderungen des Dienstplanes kommen kann. Eine solche flexible Handhabung des Dienstplanes dient einer optimalen Betreuung der Patienten, dient der Arbeitszufriedenheit der Mitarbeiter und dient schließlich auch der Finanzierbarkeit der Arbeit, die bei starren Dienstplänen die Grenzen des real Möglichen leicht überschreitet.

Vor allem aber – und das ist eine Erfahrung, die nicht nur in Kliniken, sondern auch in strukturell ähnlichen Einrichtungen wie beispielsweise Justizvollzugsanstalten immer wieder gemacht wird – muß die Verantwortung für die Dienstplangestaltung auf der Station bleiben, auch bzw. gerade in Krisenzeiten mit Personalknappheit. Das beeinträchtigt keineswegs den Aufgaben- und Kompetenzbereich des Abteilungspflegers, der – neben vielem anderen wie der Anregung pädagogisch-therapeutischen Handelns – für die Besetzung der Station mit einem möglichst kontinuierlichen Mitarbeiterstamm und die Überwachung der Dienstpläne auf formale Richtigkeit zuständig ist. Im Gegenteil: Seine Aufgabe ist es, die Grenzen des Verantwortungsbereiches Station klar zu halten, indem er sich nicht die unangenehme Aufgabe des „Löcherstopfers" bei Krankheitsausfällen zuschieben läßt.

Möglichkeiten und Grenzen der Verantwortlichkeit des Betreuerteams einer Station zeigen sich beispielsweise bei der Einstellung neuer Kollegen, sei es neuer Schwestern/Pfleger oder ErzieherInnen, sei es neuer Ärzte oder Psychologen. Eine rechtzeitige Vorstellung und auch ein Mitspracherecht der Stationsmitarbeiter erscheint dabei sehr wesentlich. Es muß jedoch betont werden, daß es dabei immer nur um eine Mitspracherecht gehen kann und daß die endgültige Entscheidung der Abteilungspfleger im Benehmen mit der ärztlichen Leitung oder bei Psychologen und Ärzten der Chefarzt im Benehmen mit der Pflegeleitung fällt.

168

Ebenso ist es wichtig, die Position des Stationsleiters (gleichgültig ob Arzt oder Psychologe) deutlich herauszustellen, ebenso wie die Position des oberärztlich Zuständigen (entweder Chefarzt oder Oberarzt der Abteilung). Die Erfahrung hat gezeigt, daß es für eine störungsfreie Kooperation notwendig ist, das real nicht zu leugnende Vorhandensein von Unterschieden zu akzeptieren. Vielmehr erscheint es wichtig, diese Unterschiede offen und deutlich zu machen und die verschiedenen Verantwortungsebenen nicht zu verwischen. Nur so ist es möglich, daß auch offen und deutlich darüber gesprochen und ggf. gestritten wird.

Therapeutisches Arbeiten im Team profitiert davon, daß jeder sowohl seine eigene ganz spezielle Individualität bekennt und wahrt, als auch seine eigene ganz spezielle Professionalität einbringt und fördert. Psychologe oder Arzt werden aufgrund ihrer Fortbildungen und des Austausches mit Kollegen häufiger als andere neue Impulse ins Team einbringen. Aber erst die gemeinsame Auseinandersetzung darüber entscheidet, wie weit diese Ideen in die Arbeit eingehen oder nicht. Therapeutisches Arbeiten im Team kann immer nur verstanden werden als Koevolution, d.h. daß die therapeutische Arbeit des Stationsleiters oder des Systemtherapeuten ebenso durch den Kontext des Stationsteams bestimmt wird wie die therapeutische Arbeit des Teams durch den Kontext des Stationsleiters bzw. Therapeuten.

7.3 Das Paten- oder Bezugsbetreuersystem

In jedem „professionell organisierten Zuhause" für Kinder und Jugendliche, d.h. in jeder Stations- oder Heimgruppe, stellt sich das gleiche Problem: Mehr oder weniger viele, zumeist bindungsgestörte Kinder und Jugendliche werden von mehr oder weniger vielen ErzieherInnen/Schwestern/Pflegern betreut, die zudem mehr oder weniger unregelmässig Dienst tun. Je geringer die Betreuer-Kinder-Relation, um so mehr sind die Mitarbeiter gezwungen, sich nur um die jeweils aktuellsten und brennendsten Probleme zu kümmern. Unter solchen Bedingungen ist es schwer, Bindungen aufzubauen, die doch für die therapeutische und pädagogische Arbeit so wichtig sind, kann zudem leicht ein Kind oder Jugendlicher – derjenige, der dazu neigt, sich zurückzuziehen, oder derjenige, der sich zu entziehen weiß - sozusagen „vergessen" werden.

Zweifellos hat die Arbeit in einer Betreuergruppe auch Vorteile gegenüber einer Einzel- oder Kleinstgruppenbetreuung wie in der Familie oder in familienähnlichen Betreuungsformen : Verhaltensweisen von schwerstgestörten Kindern und Jugendlichen, beispielsweise mit psychotischem Agieren, sind häufig im engen Kontakt nicht länger als wenige Stunden aushaltbar, so daß die wechselseitigen Unterstützungsmöglichkeiten des Teams genutzt werden müssen. Die nicht zu leugnenden Nachteile von Stations-gruppen jedoch müssen organisatorisch so gut wie möglich aufgefangen werden.

So wundert es nicht, daß aus den verschiedensten Einrichtungen, die sich um die Herstellung eines psychotherapeutischen Milieus auf einer Kinder- oder Jugendlichenstation bemüht haben, über ein ähnliches oder gleichartiges Prinzip, nämlich das Paten- oder Bezugsbetreuersystem, be-richtet wird (z.B. PLEYER, ROTTHAUS 1980, STRUNK, BERGER 1981, die den Begriff „Vertrauenspädagogen" wählen, KÖGLER 1982, HEINZMANN u.a. 1983, ROTTHAUS 1984a, 1986a, GÜNTER u.a. 1985): Jeder Patient erhält zwei Betreuer, nach Möglichkeit einen weiblichen und einen männlichen Mitarbeiter, als Hauptbezugspersonen. (In den USA und in England ist die-ses Prinzip in den letzten Jahren unter dem Namen „Primary Nursing" als allgemeines Organisationsmodell für den Pflegedienst bekannt geworden. Siehe auch: MEBIUS, PFEIFFER 1985, NEEDHAM 1988: 63ff)

Die Aufgaben dieser Paten können wie folgt zusammengefaßt werden:

Die Paten sind Hauptbezugspersonen für „ihre" Kinder oder Jugendli-chen

Die wichtigste und zugleich auch schwierigste Aufgabe der Paten be-steht darin, ein Vertrauensverhältnis zu „ihren" Kindern oder Jugendlichen aufzubauen und allmählich eine tragfähige Beziehung zu entwickeln. HOEHNE und WOLFF (1986: 339) halten dazu zwei Aspekte für wesentlich. Der eine bedeute, sich um die Patienten zu kümmern, d.h. nicht nur auf den jeweiligen Patienten und seine emotionalen Wünsche einzugehen, sondern auch an seinem täglichen Leben teilzunehmen, Interesse für ihn deutlich werden zu lassen und in vielen Bereichen Sorge zu zeigen. Das erfordere von dem Paten ein hohes Maß an Zuverlässigkeit. Als zweites heiße es, Grenzen zu setzen. Das Kind/der Jugendliche solle durch seine Paten lernen, daß Grenzen zu akzeptieren sind, daß Übergriffe, die sie möglicherweise erfahren haben, keine allgemeinen Erfahrungen sein müs-sen und nicht dazu berechtigen, die Grenzen der anderen ebenfalls nicht zu respektieren.

In anderen Worten: Die Paten versuchen, die Person des Kindes oder Jugendlichen zu akzeptieren, auch wenn sie dessen unakzeptables Ver-halten zurückweisen. Zweifellos ist dies eine der schwierigsten und wich-tigsten Aufgaben im Zusammenleben von Menschen überhaupt. GORDON (1972, 1978) hat eindrucksvoll aufgezeigt, wie „aktives Zuhören" dabei hilf-reich sein kann. Und so sind „Techniken" wie aktives Zuhören oder klien-tenzentrierte Gesprächsführung elementare Hilfsmittel für die Arbeit der Paten.

Getragen von dem besonderen Kontakt zu „seinem" Kind oder Jugendlichen versucht der Pate nun, ein Arbeitsbündnis aufzubauen. Dazu wird er sich regelmässig mit dem einzelnen Kind oder Jugendlichen zusammensetzen und mit ihm erörtern, warum es/er auf der Station ist und wie es/er sein Hiersein erlebt, beispielsweise als Strafe oder als Chance zu neuen Erfahrungen und neuem Lernen. Er wird die im Vorgespräch vereinbarten Aufenthaltsziele zur Sprache bringen und erkunden, wie das Kind/der Jugendliche dazu steht. Macht er sie zu seinen eigenen? Übernimmt er sie zähneknirschend, aber als unumstößlichen Rahmen? Ignoriert er sie oder lehnt er sie ab? Welche Konsequenzen könnte das für ihn haben? Wagt er mit seinen Eltern darüber zu reden, am Wochenende oder im nächsten Familiengespräch? Was könnte dabei geschehen? Wer wird am heftigsten reagieren, wer am wenigsten heftig? Was wird dann geschehen? – Welche Vorstellung hat er, dem Aufenthaltsziel näherzukommen? Welches sind erreichbare Teilziele? – Welche Erfahrungen hat er heute gemacht? Was hat er heute erreicht? Wo gab es besondere Schwierigkeiten? Welche Schritte waren offensichtlich noch zu groß? – Was hat er sich für morgen vorgenommen? Wie glaubt er, sich Hilfe holen zu können?

In individuellen Gesprächen mit „seinem" Kind oder Jugendlichen wird der Pate auch erörtern, welche neuen Fähigkeiten es/er in seiner Familie erproben will. Wie kann er das vorbereiten? Welche Folgen sind zu erwarten? Wie könnte die Mutter reagieren, wie der Vater? Was passiert dann zwischen den Eltern (den Geschwistern)? Wie wird er sich dann wahrscheinlich verhalten?

Auch die Vorbereitung auf die Familiengespräche gehört in diesen Rahmen. Welche Fragen sind im nächsten Gespräch für das Kind/den Jugendlichen wichtig? Welche Wünsche, Bedürfnisse, Hoffnungen könnten von Bedeutung sein, und wie kann es/er die formulieren? Was wird er tun, wenn die Eltern seinen Wunsch ablehnen, ihn auslachen, ihn beschimpfen, wenn Streit zwischen den Eltern aufkommt? etc.

Fragetechniken, wie der Pate sie im Familiengespräch erlebt, wird er auch im Gespräch mit seinem Kind oder Jugendlichen einsetzen. Er kann Problemlösestrategien einüben, indem er immer wieder hypothetisch die möglichen Folgerungen bestimmter Handlungen erfragt und darüber hinaus auch eigene Erfahrungen als Korrektur unrealistischer Einstellungen, Haltungen und Erwartungen einbringt.

Auch die Besprechung persönlicher Regelungen bezüglich des Ausgangs und der Bewegungsfreiheit ist vornehmlich Aufgabe der Paten. Als Anregung dafür mag das sogenannte Status-System gelten, über das LOHMER (1988: 128f) in seiner Schilderung der Arbeit des New York Cornell

Medical Center berichtet. Dieses Statussystem – als Status wird das Ausmaß an Bewegungsfreiheit bezeichnet, das einem Patienten zugebilligt wird – stelle den Kern der Stationsregeln und damit auch den Bereich dar, über den eine ständige Auseinandersetzung mit dem Patienten stattfinden könne. Während ihres stationären Aufenthaltes durchliefen die Patienten eine „Karriere" unterschiedlicher Status- und Privilegienstufen, die vom ständigen Aufenthalt auf Station unter Beobachtung durch ein Mitglied des Pflegepersonals bis zur völligen Bewegungsfreiheit auf Station und im Klinikgelände und schließlich eigenständiger Einteilung der freien Zeiten reiche. Diese Einstufungen werden in einem Kleinteam unter Einbezug mehrerer Patienten der Station durchgeführt.

Ob man nun ein solches Status-System befürwortet oder nicht: Entscheidend ist, daß Grenzsetzungen persönlich vertreten werden und daß die Kinder oder Jugendlichen die Möglichkeit haben, sich mit dem Paten darüber auseinanderzusetzen. Dies gilt ungeachtet der Tatsache, daß die oft sehr konfliktreiche und anstrengende Arbeit mit dem Kind oder dem Jugendlichen an den notwendigen Grenzsetzungen und die Aufrechterhaltung der unabdingbaren Rahmenbedingungen der Station eine Aufgabe aller am therapeutischen Prozeß beteiligten Mitarbeiter ist und nicht nur die einer bestimmten Berufsgruppe. Dies hebt auch LOHMER (1988: 82) hervor, wenn er schreibt: „Aber auch wenn die Rahmenbedingungen so von allen Teammitarbeitern vertreten werden, ist es meines Erachtens notwendig, daß der Patient an einer Stelle des Systems der stationären Behandlung und im Umgang mit einem therapeutischen Mitarbeiter in seiner spezifischen Rolle mit der konkreten Grenze konfrontiert wird. Gerade bei Borderline-Patienten gewinnt die Auseinandersetzung um Regelverstöße und den Umgang mit Grenzen eine besondere Bedeutung, da sich der Widerstand der Patienten ja vor allen Dingen als ein Widerstand gegen den Rahmen äußert."

Schließlich wird der Pate auch – abgesehen von aktuellen Situationen, in denen er nicht anwesend ist – derjenige sein, der Strafen gegenüber einem Kind und Jugendlichen zu vertreten hat. In diesem Zusammenhang sei auf das Konzept der „positiven Sanktionen" nach LINEHAN (1987) (nach LOHMER 1988: 145) verwiesen. Hierbei wird der kognitiven Aufklärung der Patienten über die Art und die Mechanismen seines Problemverhaltens ein wichtiger Stellenwert eingeräumt. Dem entspricht die Verwendung von Behandlungsverträgen: Patient und Therapeut (Pate) einigen sich vor Behandlungsbeginn über das zu erwartende negative Verhalten (z.B. Suizidversuche, Weglaufen, Wutanfälle). Der Patient verpflichtet sich in der Vereinbarung, sich darum zu bemühen, Konflikte nicht durch destruktives Ausagieren zu lösen. Da aber zu erwarten ist, daß er diese Grenze nicht wird einhalten können, werden von vornherein Sanktionen vereinbart, die auf ein solches Verhalten folgen. Dabei wird versucht, positive Sanktionen anzuwenden. So muß z.B. ein Patient, der sich mit „Schnibbeln" destruktiv verhalten hat, innerhalb eines Tages nach dem Vorfall einen bestimmten Kontakt mit einem Mitpatienten aufnehmen, z.B. mit ihm einen Spaziergang unternehmen oder einen Kuchen backen. Der im destruktiven Akt enthaltenen sozialen Isolierung und Abspaltung eigener positiver Bedürfnisse soll so ein positives, gesundes und aufbauendes Verhalten gegenübergestellt werden, das eine korrigierende emotionale Erfahrung ermöglicht.

Die Paten sind primäre Ansprechpartner der Eltern

Den Eltern gegenüber ist es wichtig, die verschiedenen Ebenen im therapeutischen Prozeß und damit auch die verschiedenen Verantwortungsebenen deutlich werden zu lassen. Insofern wäre es wenig sinnvoll, wenn sich Eltern für die Fragen nach dem Verhalten ihres Kindes im Alltag auf der Station, für Kritik an stationären Regeln, für Besuchsabsprachen und ähnliches an den zuständigen Therapeuten wenden würden. Andererseits ist zumindest anfänglich die Vielzahl der Mitarbeiter auch für die Eltern verwirrend und unübersichtlich, Verantwortlichkeiten für sie schwer durchschaubar. Derartige Unklarheiten führen zu Unzufriedenheiten und wenig fruchtbaren Auseinandersetzungen, die den eigentlichen therapeutischen Auseinandersetzungsprozeß behindern, wenn nicht verhindern. Aus diesen Gründen ist es von großer Wichtigkeit, daß die Eltern wissen, welche (beiden) Betreuer ihre Ansprechpartner auf der Station sind. Nach Möglichkeit sollte einer dieser beiden Betreuer schon im Vorgespräch anwesend sein und hier die Verantwortungsebene Station vertreten.

Im weiteren Verlauf kommt den Paten die Aufgabe zu, möglichst aktiv auf die Familie „ihres" Kindes oder Jugendlichen zuzugehen und sie in die Stationsarbeit einzubeziehen. Die Paten übernehmen vorwiegend die organisatorischen Kontakte mit der Familie, Telefonate, Besuchsabsprachen etc. Vor allem jedoch sollen sie – wie schon dargelegt – möglichst viel den persönlichen Kontakt zu den Eltern und sonstigen Familienangehörigen suchen, mit ihnen über die Erfahrungen mit ihrem Kind sprechen und auch allgemeine Einstellungen und Haltungen erörtern. (entsprechend auch: BETTSCHART 1982: 91).

Gerade die Familien, deren Kinder auffällige Verhaltensweisen zeigen, sind häufig sehr ungeübt in der Pflege von Kontakten. Sie leben oft sehr abgeschlossen und isoliert, neigen dazu, sich zurückzuziehen und haben damit wenig Gelegenheit, ihre Einstellungen, Meinungen und Wertvorstellungen mit denen anderer zu vergleichen. Darum sollte die Chance nicht ungenutzt bleiben, die Familienangehörigen der Kinder und Jugendlichen in ihrem Kontaktverhalten zu fördern und ihnen im Gespräch mit dem Paten die Möglichkeit zu geben, neue Sichtweisen zu erfahren und damit die Chance zu eröffnen, den eigenen Horizont der Möglichkeiten zu erweitern.

Darüber hinaus sollten sich die Paten, sowohl in den offiziellen Besprechungen wie auch in den inoffiziellen Gesprächen auf der Station als die Anwälte ihrer Familien verstehen, die Verständnis und Einfühlung den Eltern gegenüber vermitteln, ihr positives Bemühen betonen und dem Beschuldigen der Eltern und sonstigen Familienangehörigen entgegensteuern. (siehe auch: 6.7)

Die Paten bilden zusammen mit dem Stationsleiter/Familientherapeuten und ggf. dem Einzeltherapeuten das Patenteam

Das Patenteam (oder „Miniteam" nach ALTHERR 1983) hat die Aufgabe, die Therapieplanung im einzelnen zu erarbeiten und die ständige Fortschreibung der Therapieplanung nach den Erfahrungen im Verlaufe des Aufenthaltes und nach den Absprachen in den Familiengesprächen durchzuführen. Die Einrichtung eines solchen Patenteams hat sich bewährt, weil es oft zeitlich gar nicht möglich ist, in der einen wöchentlichen Stationsbesprechung die Therapiepläne aller Kinder und Jugendlichen auszuarbeiten und gemäß dem Therapieverlauf fortzuschreiben. Außerdem hat sich die Anwesenheit des ganzen Teams bei dieser Arbeit als zeitlich zu aufwendig gezeigt. Aus solchen Erfahrungen erwuchs die Einrichtung eines Patenteams, das in ausreichender Ruhe und Sorgfalt den Therapieplan ausarbeiten kann, um ihn dann in der nächsten Stationsbesprechung vorzustellen und zu vertreten. Gleichzeitig wird auf diese Weise die Verantwortlichkeit der Paten und der zuständigen Therapeuten verdeutlicht und betont. (siehe auch: TROST 1989)

Zu überlegen ist, wieweit das Kind/der Jugendliche in diese Besprechungen des Patenteams einbezogen werden kann. So berichtet STREEK-FISCHER (1986: 53) über gute Erfahrungen damit, Kinder bzw. Jugendliche entsprechend ihren entwicklungsspezifischen Voraussetzungen an den regelmässigen sogenannten Wiedervorstellungskonferenzen in ihrem zweiten Teil zu beteiligen. Auf diese Weise würden die jungen Patienten zu aktiven Mitgestaltern ihrer Behandlung dadurch, daß der gesunde Ich-Anteil als Bündnispartner angesprochen und verstärkt würde.

Die Paten sind Anwälte des Jugendlichen im Betreuerteam und Garanten des Therapieplanes

Die Einführung der familientherapeutischen Arbeit und damit die Ausweitung ambulanter Behandlungsmaßnahmen haben dazu geführt, daß nur noch schwer gestörte Kinder und Jugendliche stationär aufgenommen werden. Das bedeutet aber, daß die Arbeit mit diesen Kindern und Jugendlichen äußerst belastend ist, daß es vielfach sehr schwer fällt, hinter der „Bösartigkeit" den eigentlich Liebenswerten, hinter der Aggressivität die Angst oder die Verzweiflung zu erkennen. Hier ist es die Aufgabe der Paten, als Anwälte des Jugendlichen im Mitarbeiterteam aufzutreten und das deutlich zu machen, was hinter dem allzu Offensichtlichen und allzu Belastenden liegt.

Gleichzeitig sind sie innerhalb der Mitarbeitergruppe Anwälte des Therapieplanes „ihres" Kindes oder Jugendlichen, die die Notwendigkeit auch unbeliebter, möglicherweise eingrenzender und mit Auseinandersetzungen einhergehender Maßnahmen vertreten und ggf. auch die Frage aufwerfen, ob das Geplante am faktisch Realisierbaren vorbeigeht.

Die Paten sind für „ihr" Kind und „ihren" Jugendlichen Kontaktpersonen zu den komplementären Diensten der Klinik

Absprachen mit den komplementären Einrichtungen – wie Schule, Anlernwerkstatt, Heilpädagogischer Dienst, ggf. Schule am Ort – sind von großer Bedeutung, um ein einheitliches therapeutisches Arbeiten zu verwirklichen. Auch hier sind die Paten wiederum Anwälte des Kindes oder Jugendlichen. Sie vermitteln den Mitarbeitern in den komplementären Diensten die notwendigen Hintergrundinformationen und erläutern ihnen den Therapieplan. Umgekehrt erkundigen sie sich nach den besonderen Erfahrungen dieser Mitarbeiter mit „ihren" Kindern und Jugendlichen, um diese Erfahrungen wiederum in die Patenbesprechungen, in die Gespräche mit der Familie, in die Fortschreibung des Therapieplanes im Patenteam und in die Stationsbesprechung einzubringen.

Der Patenbericht

In Übereinstimmung mit KÖGLER (1982: 46) halten wir es für wichtig, daß die Paten den Therapieverlauf regelmässig, auf einer akut- bis mittelfristigen Therapiestation 14-tägig, dokumentieren und nach Abschluß des stationären Aufenthaltes ihren eigenen Therapiebericht, den Patenbericht, verfassen.

7.4 Die Stationsbesprechung

Elementarste Voraussetzung für ein therapeutisches Handeln auf der Station ist, daß alle Mitarbeiter sowohl über die Kinder und Jugendlichen als auch über die aktuellen interpersonalen Prozesse auf der Station möglichst gut informiert sind. Dazu dienen zum einen die täglichen Übergabebesprechungen der Betreuer, an denen nach Möglichkeit auch der Stationsleiter und der zuständige Arzt/Psychologe teilnimmt. Sie dienen der aktuellen Information und schaffen die Voraussetzung, auf kurzfristige Entwicklungen angemessen reagieren zu können.

Im Zentrum der therapeutischen und pädagogischen Arbeit der Station steht jedoch die wöchentliche Stationsbesprechung, an der alle Betreuer der Station (Krankenschwestern/-pfleger, ErzieherInnen) teilnehmen, wie auch der Stationsleiter (Arzt oder Psychologe), der mitarbeitende Psychologe oder Arzt, der Abteilungspfleger respektive Oberpfleger und der oberärztlich Zuständige (Chefarzt und Oberarzt). Jeweils nach Bedarf werden Mitarbeiter der komplementären Dienste (Sozialdienst, Heilpädagogischer Dienst, Anlernwerkstatt, Schule für Kranke) eingeladen. In der Stationsbesprechung werden Entscheidungen getroffen, die jeder Mitarbeiter bejahen und vertreten kann, Therapiekonzepte abgesprochen und den jeweiligen Fortschritten oder Rückschritten der Kinder und Jugendlichen angepaßt, werden die Interaktionen zwischen den Kindern und Jugendlichen einerseits und zwischen den Kindern und Jugendlichen und den Mitarbeitern andererseits thematisiert.

Über die einzelnen Kinder und Jugendlichen werden Informationen ausgetauscht sowie die ganz persönlichen Sichtweisen der einzelnen Mitarbeiter erörtert. Dabei kommt es darauf an, das Äußern möglichst vielfältiger, unterschiedlicher, ja gegensätzlicher Wahrnehmungen zu stimulieren, um ein differenziertes und relativ umfassendes Bild darüber entstehen zu lassen, welche Reaktionen das Verhalten des einzelnen auslöst. Die Vielfältigkeit und Widersprüchlichkeit dieser Reaktionen schützt davor, das Kind oder den Jugendlichen allzu vorschnell zu etikettieren.

Sodann berichten die Paten über ihre Gespräche mit den Eltern und den sonstigen Familienangehörigen im Verlauf der letzten Woche sowie ggf. über das letzte Familiengespräch. Der Familientherapeut wird die aktuellen Hypothesen über das familiäre Zusammenspiel referieren. Im gemeinsamen Gespräch wird versucht, ein schlüssiges Funktionsmodell des symptomatischen Verhaltens des identifizierten Patienten innerhalb seiner Familie zu entwickeln, und es wird die Frage geklärt, ob dies auch dem Kind oder Jugendlichen – und wenn, dann möglichst einheitlich – als Erklärungsmodell angeboten werden soll.

Ein derartiges Erklärungsmodell erscheint für einen Jugendlichen beispielsweise besonders wichtig bei bzw. nach einer akuten Phase psychotischen Verhaltens, das zumeist beim Jugendlichen selbst äußerste Beunruhigung und Ratlosigkeit hervorruft. Hier hilft – und bietet sich zumeist auch an – ein schlüssiges Erklärungsmodell, das das Verhalten des Jugendlichen so "normal" wie möglich kennzeichnet, als eine Entscheidung angesichts unlösbar erscheinender Unvereinbarkeiten, woraus sich dann auch logischerweise die prinzipielle Lösbarkeit des Problems durch den Jugendlichen – unter entsprechender Hilfe der Klinikmitarbeiter und der Familie – ergibt.

Oft ist es auch hilfreich, zwischen dem Ziel des symptomatischen Verhaltens (bzw. der möglichst nützlichen Hypothese darüber) und der Art und Weise zu unterscheiden, wie dieses Ziel angestrebt wird. Auch dies ist ein Weg, den „gesunden", „berechtigten", „richtigen", „guten" Anteil des symptomatischen Verhaltens zu erkennen (oder zu erfinden) – z.B. den berechtigten Wunsch nach Eigenständigkeit und/oder Loslösung von den Eltern – und die rigide Koppelung des Zieles mit der unakzeptablen Art, wie dieses Ziel angestrebt wird, aufzulösen. Andererseits wird es aber auch möglich, das Ziel zu thematisieren – beispielsweise den selbst auferlegten Zwang eines Jugendlichen, mit Mädchen innerhalb kürzester Zeit intim werden zu müssen –, um von dort aus Verhaltensänderungen anzuregen. (siehe auch: SIMON, ALBERT, RECH 1982)

Darüber hinaus werden in der Stationsbesprechung die Beziehungsmuster besprochen, die sich einmal zwischen den Kindern und Jugendlichen untereinander und zwischen den Kindern oder Jugendlichen und den Mitarbeitern entwickeln. Insbesondere ist dabei zu beachten, ob das familiäre Beziehungsmuster in diesen Interaktionen reinszeniert wird. Ist das der Fall und bleibt dieses Muster unbearbeitet, wird kein Raum für ein neues Verhalten des Kindes oder Jugendlichen geschaffen.

KNÖLL und ZAUNER (1970: 34) schreiben dazu: „Die Bezugssysteme innerhalb der Kinderstation lassen eine mehrschichtige Verflechtung und gegenseitige Beeinflussung von individuellen und kollektiven Verhaltens- und Interaktionsmustern erkennen. Ihre Dynamik bestimmt, ob auf der Station eine Atmosphäre herrscht, die es den Kindern ermöglicht, im Umgang mit den Bezugspersonen neue, emotional korrigierende Erfahrungen zu machen, oder ob sie dazu beiträgt, in dieser Realitätsauseinandersetzung die individuelle pathogene Familiensituation in fixierter Form wieder herzustellen. So different einerseits die Ansichten der Autoren über die Rolle der Handhabung von Übertragungsphänomenen in der Kindertherapie sind, so besteht andererseits eine weitgehende Einigung darüber, daß sich innerhalb einer Klinik nach einer gewissen Übergangzeit die gewohnte Familiensituation wieder konstelliert. Das Kind schafft sich mehr oder weniger unbewußt die vertrauten Beziehungen zu den Mitpatienten und den Betreuungspersonen. Es bevorzugt diejenigen, die aufgrund ihrer Persönlichkeitsstruktur sich dazu eignen, als Projektionsfiguren an Stelle von Eltern und Geschwistern zu treten. Aus diesem Grunde kommt den aktuellen Ereignissen auf der Station eine besondere Bedeutung zu, da ihre Verarbeitung in der Therapie eine Wiederbelebung pathogener Familienpatterns in einer besonderen emotionalen Wirklichkeit erlaubt."

Während diese beiden Autoren eine Reinszenierung der familiären Muster letztlich für unvermeidbar halten und sie wohl auch als therapeutisch nützlich bzw. therapeutisch nutzbar ansehen, versuchen familientherapeutisch-systemisch arbeitende Autoren, diese Wiederherstellung der alten familiären Muster auf der Station nach Möglichkeit zu vermeiden. So formuliert ORVIN (1974: 803): „Das zentrale Bemühen des Milieus ist darauf ausgerichtet, eine Verdoppelung der Elemente zu vermeiden, die das Zuhause kennzeichnen, aus dem der Patient gekommen ist." LETULLE (1979: 50) sieht dies ganz ähnlich und findet auch durch diesen Gesichtspunkt die Ansicht bestätigt, daß eine genaue Kenntnis der in der Familie bevorzugten Verhaltensweisen, der familiären Rollen, der Beziehungsmuster, der Kommunikationsstile und der Konfliktlösungsmechanismen großen Vorteil für eine Verständnis und die Änderung des Verhaltens eines Kindes in der Klinik erbringt. Auf diese Weise könnten nicht nur dysfunktionale familiäre Muster in der Klinik vermieden und neue funktionalere Interaktionsmuster angeboten werden. Vielmehr könnten darüber hinaus durch die Wahrnehmung wiederholter relationaler Verhaltensschemata Rückschlüsse auf noch unerkannte und kaum beachtete familiäre Verhaltensschemata gezogen werden, die dann als neue Anregung in den Familiengesprächen zu nutzen seien.

Abschließend zu diesem kurzen Überblick über die Themen der Stationsbesprechung soll MASSON (1982: 1044) mit einer Erfahrung zitiert werden, die wir glauben, in ganz ähnlicher Weise gemacht zu haben: „Wir haben das Gefühl, daß bei der Besprechung der Vorgänge auf der Station eine systemische Sichtweise leichter geteilt und verstanden wird als psychodynamische Formulierungen. Dies bezieht sich nicht nur auf das interne Miteinander-Umgehen der Betreuer, sondern auch auf ihre Beziehungen mit den Patienten. Es ist gegebenenfalls einfacher, Vorgänge auf der Station mit Begriffen wie Koalition und Allianz oder mit sonstigen Beziehungsbeschreibungen zu kommentieren, als ganz individuell bezogen bei dem einen oder anderen Betreuer persönliche Abwehrleistungen zu beschreiben. Die Betreuergruppe nimmt aktiven Anteil sowohl an der Erarbeitung als auch an der Verwirklichung der Therapiepläne.

Wenn man den Akzent mehr auf diesen formalen Aspekt beim Verständnis der auf der Station ablaufenden Transaktionen setzt als auf die Inhalte, ist es möglich, mit der Betreuergruppe leichter zu akzeptierende und weniger verletzende Erklärungen zu erarbeiten. Statt über die persönlichen Probleme und die Abwehrmechanismen in einer bestimmten Situation zu sprechen, können wir beispielsweise sagen: ‚Ich glaube, wenn Du Dich so verhältst, schaffst Du eine symmetrische Beziehung zwischen den Eltern und uns, selbst wenn wir uns für die Lauterkeit Deines Verhaltens verbürgen. Es läßt sich eine Eskalation voraussehen, die zu einer Krise führen kann, möglicherweise zu einem Abbruch. Laß uns überlegen, welche Verhaltensänderungen auf unserer Station und Deinerseits geeignet wären, diesen relationalen Teufelskreis zu unterbrechen.' Diese Art des Kommentars lädt zum Dialog ein, schafft eine kreative Aktivität im Sinne von konkreter Arbeit an dem eigenen Verhalten (manchmal mit Auswirkung auf das persönliche Problem) und gestattet die Erarbeitung von geeigneten Vorgehensweisen. Rollenspiele erweisen sich bei dieser Arbeit als eine sehr nützliche Methode."

7.5 Die Stationsgruppe

Ein wesentliches Hilfsmittel bei der Gestaltung eines therapeutischen Milieus auf der Station ist die regelmäßige Durchführung einer Stationsgruppe (auch: Stationsversammlung, bei uns in Viersen: Kinderkonferenz und Jugendkonferenz genannt). Dabei erscheint es weniger wichtig, in welchen Abständen die Stationsgruppe durchgeführt wird. Nach eigenen Erfahrungen sollte sie auf einer Kinderstation täglich und dann kürzer (eine halbe Stunde) stattfinden, während auf den Jugendlichen-Stationen sich eine Durchführung an ein oder zwei Tagen in der Woche über eine Stunde bewährt hat. Wesentlicher aber ist die Regelmäßigkeit und Selbstverständlichkeit der Stationsgruppe innerhalb der Tages- und Wochenstruktur der Station. Je eindeutiger der Termin der Stationsgruppe feststeht und je klarer die Regel lautet, daß alle Kinder und Jugendlichen sowie alle Mitarbeiter daran teilnehmen (mit Ausnahme vielleicht des akut psychotischen Jugendlichen und des Mitarbeiters, der bei ihm bleibt), um so einfacher ist die Durchführung. Unterstützt wird dies dadurch, daß die Betreuer im Verlauf des Tages bei bestimmten Fragen der Kinder oder Jugendlichen auf die Stationsgruppe verweisen, in der solche Fragen erörtert werden können.

BRUGGEN (1979) sowie KÖGLER und LEIPERSBERGER (1985) haben offensichtlich gute Erfahrungen damit gemacht, die Übergabezeit von Früh- und Spätschicht für die Stationsgruppe zu nutzen. Die Autoren berichten übereinstimmend, daß sie es zunehmend als merkwürdig und unangemessen erlebt hatten, wenn sich die Betreuer und der Stationsleiter zur Übergabebesprechung in das Schwesternzimmer zurückzogen, während die Kinder und Jugendlichen − im Wissen, daß man über sie redet − um so mehr randalierten. Dies hat sie zu dem Schritt veranlaßt, die Übergabebesprechung vor den Kindern und Jugendlichen durchzuführen, was zwar zunächst Angst ausgelöst habe (bei den Mitarbeitern), dann aber als konstruktiver und guter Schritt anerkannt worden sei.

In den meisten Einrichtungen wird die Rolle des Gesprächsleiters von dem Leiter der Station wahrgenommen, während die Paten „ihren" Kindern und Jugendlichen zur Seite sitzen, um ihnen Rückhalt zu geben und ggf. in der Anfangszeit Hilfs-Ich-Funktion zu übernehmen, und dies nicht nur beim Äußern von Gefühlen, Wünschen und Bedürfnissen, sondern auch beim Ertragen von Frustration, wenn das spontane Äußerungsbedürfnis zugunsten dessen, der gerade redet, zurückgestellt werden muß. Allerdings ist der Stationsleiter häufig sehr stark in das aktuelle Geschehen auf der Gruppe verwoben, so daß es von Vorteil sein kann, die Leitung der Stationsgruppe dem zuständigen Sozialarbeiter als mehr Außenstehendem zu übertragen. BRUGGEN (1979) berichtet, daß sie auf Antrag der Jugendlichen diesen selbst nach einiger Zeit mit vollstem Erfolg die Gesprächsleitung übertragen hätten, – allerdings in Delegation, d.h. ohne die letzte Verantwortung für den Ablauf der Sitzung abzugeben.

Derselbe Autor schildert, daß sie schließlich eine Regel eingeführt hätten, nach der jeder – Mitarbeiter oder Patient – eine Stationsgruppe aus aktuellem Anlaß einberufen könne. Nach einem festgelegten Ritual müsse dieser am Anfang seinen Wunsch persönlich begründen („Ich habe die Gruppe zusammengerufen, weil ...") und sie am Ende mit einer persönlichen Stellungnahme beschließen.

Thematisch steht üblicherweise die Auseinandersetzung der Kinder und Jugendlichen mit der Klinikrealität im Vordergrund. So werden aktuelle Ereignisse zu erörtern sein, besondere Vorkommnisse, Spannungen zwischen den Kindern und Jugendlichen untereinander sowie solche mit den Mitarbeitern. Ein „neuer" Jugendlicher stellt sich vor, und es wird abgesprochen, wer sich in den ersten Tagen besonders um ihn kümmert, ihm die Schule, die Werkstatt, den Abenteuerspielplatz, das Freizeitzentrum zeigt. Möglicherweise muß auch das Verhalten des Jugendlichen thematisiert werden, der sich hoch psychotisch zeigt, damit nicht die Angst, die dieses Verhalten auslöst, in Aggression umschlägt. Andere Kinder und Jugendliche berichten darüber, daß im Familiengespräch ihr Entlassungstermin abgesprochen wurde und planen ihre Abschiedsfeier.

Ein anderes Thema der Stationsgruppe ist die Gestaltung des Gruppenlebens. Gemeinsame Aktivitäten werden geplant (Ausflüge, Sport, Kino, Feste und Feiern, Kuchenbacken, Mahlzeiten selber kochen etc.), Unternehmungen werden besprochen, die in kleinen Gruppen stattfinden sollen. Auf der Kinderstation hat die in der Mittagszeit stattfindende Stationsgruppe große Bedeutung für die Strukturierung des schulfreien Nachmittags. Hier besteht die Regel, daß jeder genau angeben muß, welche Termine oder Pläne er für diesen Tag noch hat oder an welcher Gruppenunternehmung er teilnehmen will. Eine konsequente Besprechung dieser Nachmittagsaktivitäten hat zu einer starken Reduzierung der Zerstörungen im Gelände und in der Umgebung geführt, gerade seitens der bei uns lebenden 9 - 13 Jährigen, die durchweg von sich aus nicht in der Lage sind, sich selbst sinnvoll zu beschäftigen und den Tag zu strukturieren.

Die Interaktion in der Gruppe selbst ist ein wesentlicher Teil des sozialen Lernens in der Station. Die Kinder und Jugendlichen lernen zuzuhören, sich für den anderen zu interessierten, sich in den anderen hineinzuversetzen, Erfahrungen auszutauschen, eigene Wünsche, Bedürfnisse, Gefühle der Befriedigung oder des Ärgers zu äußern. Auch wenn die in die Klinik aufgenommenen Kinder und Jugendlichen durchweg nur sehr bedingt gruppenfähig sind, kann es durch die Unterstützung der Paten gelingen, zumindest Schritte in Richtung auf eine Atmosphäre von Respekt und Toleranz zu verwirklichen und ein Erleben von Solidarität zu wecken. Das eigene Erleben von Autonomie bei den Kindern und Jugendlichen wird gefördert ebenso wie ihre Bereitschaft, die Autonomie der anderen anzuerkennen. (siehe dazu auch: ZAUNER 1972: 170, ZAUNER und STIEBER 1976: 88, BARRELET 1983: 3161, 1985: 813, BECKER 1988: 44, LOHMER 1988: 119 f und 129 ff, vor allem auch: BRUGGEN 1979: 349 ff, SCHMIDT 1982, KÖGLER und LEIPERSBERGER 1985)

Abschließend sei SCHMIDT (1982: 140) zitiert mit einigen Erfahrungen aus der Stationsgruppen-Arbeit in einer psychiatrischen Klinik für Erwachsene. Er berichtet unter anderem: „Wie schon angeführt, wurde die Stationsgruppe als Betätigungs- und Übungsfeld gesehen; sie wurde zur Stätte sozialen Lernens. Diese Funktion konnte die Stationsgruppe aufgrund ihrer Doppelnatur ausüben: Einmal war sie ein Ort mit hohem gleichzeitigen Realitätsbezug für alle Mitglieder, was den einzelnen Patienten erheblich fordern konnte, zum anderen konnten sich die Patienten aufgehoben wissen unter therapeutischem Schutz ohne Furcht vor Sanktionen. Die Gruppensituation forderte auf, sich zu beteiligen, sich zu erproben, was Folgen für Durchsetzungsvermögen und Selbstgefühl haben kann. Manche Patienten blieben allerdings verbal überwiegend zurückhaltend; für sie konnten im Einzelfall andere Patienten (‚Zuschauer-Therapie' im Sinne von SLAVSON), der Gruppenleiter oder Teammitglieder als ‚Modell' wirksam gewesen sein, wobei Imitations- und Identifikationsvorgänge eine Rolle spielten. Gruppenleiter wie Behandlungsmitglieder waren bemüht, sich selbst einzubringen, dabei ich-bezogen zu sprechen und konkrete Fragen an die eigene Handlungskompetenz verständlich zu beantworten. Dabei war uns bewußt, daß der Umgang des Teams mit sich selbst modellhaft wirkt."

7.6 Arzt oder Psychologe als verantwortlicher Therapeut und Stationsleiter

Es kann kein Zweifel darüber bestehen, daß an den Arzt in der Kinder- und Jugendpsychiatrie Erwartungen gestellt werden, auf die er in seinem Studium kaum vorbereitet wurde. Die wenigsten haben die Kinder- und Jugendpsychiatrie in ihrer Zeit an der Universität näher kennengelernt und Gelegenheit gehabt zu erfahren, wie sehr die Kinder- und Jugendpsychiatrie ein Grenzfach zu den Sozialwissenschaften ist und wie sehr neben einem medizinisch-psychotherapeutischen Denken pädagogisches und psychologisches Sehen, Verstehen und Handeln notwendig ist. Durchaus verwirrt stellt die junge Ärztin/der junge Arzt nach einiger Zeit fest, daß sie/er in der Kinder- und Jugendpsychiatrie mehr als Person und Mensch gefordert ist denn als Rollenträger. Das bedeutet aber auch, daß sie/er den Halt durch die Rolle vermissen muß, wie sie üblicherweise in der Klinik klar vorgegeben wird. MAIN formuliert das sehr deutlich, wenn er (1981: 43) schreibt: „Es muß hervorgehoben werden, daß es einem Mediziner schwer fällt, der auf eine grandiose Rolle gegenüber dem Kranken hin ausgebildet wurde, auf seine Macht zu verzichten und statt dessen soziale Verantwortung im Krankenhaus zu übernehmen und seinen Patienten Unabhängigkeit und Erwachsensein (in der Kinder- und Jugendpsychiatrie: Unabhängig-Werden und Erwachsen-Werden - Erg.d.Verf.) zu ermöglichen."

Auch im Verhältnis zu dem Psychologen, mit dem er zusammen arbeitet, spielt die berufliche Rollendefinition eine untergeordnete Bedeutung. Mit HILDEBRANDT u.a. (1982: 140) sehen wir Psychologen und Ärzte in erster Linie als Therapeuten, deren Aufgabenbereiche sich zum weitaus größten Teil überschneiden, während sozusagen an den Rändern für den Psychologen die Testdiagnostik und für den Arzt die körperlich-neurologische Untersuchung und die medizinische Behandlung im engeren Sinne als berufsspezifische Aufgaben reserviert bleiben.

Aus dem in den vorangegangenen Kapiteln Geschilderten dürfte zudem sehr deutlich geworden sein, daß sich auch die Funktionen der Ärzte und Psychologen sowie die der Mitarbeiter des Pflege- und Erziehungsdienstes erheblich angenähert haben, wie es auch HEINZMANN und Kolleginnen in ihrer Darstellung der Bedeutung des Alltags in der Kinder- und Jugendpsychiatrie hervorheben (1983: 386): „Die Ärzte übernehmen auch ‚pflegerische' Aufgaben und nehmen mehr am Alltag teil; sie würden sich sonst selbst z.B. bei schwer regredierten Patienten für längere Zeit aus der Behandlung ausschließen. Umgekehrt führen die Bezugspersonen aus dem Pflegepersonal Gespräche mit ihrem Patienten, was sich organisch aus einer intensiven Beziehung ergibt. Über wichtige Entscheidungen, z.B. die Aufnahme und Entlassung eines Patienten, grundsätzliche Behandlungsstrategien, Medikation usw. wird immer in der ganzen Gruppe gesprochen, es ist sehr selten, daß man sich bei gründlicher Diskussion nicht einigen kann. Dies wirkt sich auch für die Patienten durchweg positiv aus, denn jeder einzelne Mitarbeiter sollte in der Lage sein, wichtige Entscheidungen vor dem Patienten zu vertreten, und dies kann er besser, wenn er am Entscheidungsprozeß beteiligt war und die Entscheidung innerlich für sich besetzen kann."

Aber auch wenn die Annäherung in den Funktionen zwischen den Stationsmitarbeitern einerseits und den Psychologen und Ärzten andererseits unseres Erachtens wünschenswert und notwendig ist, soll hier keineswegs einer Rollendiffusion das Wort geredet werden. Gegenteilig haben Arzt und Psychologe klar umgrenzte Aufgabenbereiche. So hat der Psychologe oder der Arzt je nach Absprache im jeweiligen Einzelfall *die Aufgabe des verantwortlichen Therapeuten* und Koordinators aller therapeutischen Aktivitäten zu übernehmen. Der verantwortliche Therapeut sollte der Familie bereits im Erstgespräch begegnen und ihr auch nach Abschluß der stationären Behandlung für die Nachsorge-Kontakte zur Verfügung stehen. Er leitet die Familiengespräche und wählt jeweils das ihm geeignet erscheinende Setting (Sitzungen mit der ganzen Familie, mit den Eltern und dem Kind oder Jugendlichen, mit den Eltern allein, nur mit den Geschwistern und dem identifizierten Patienten, Gespräche unter Einschluß des Lehrers aus der Krankenhausschule oder des Lehrers aus der Heimatschule, unter Einschluß des Jugendamtmitarbeiters etc.). Der verantwortliche Therapeut ist Ansprechpartner für die Eltern bzw. die sonstigen Sorgeberechtigten in allen Fragen des Therapieverlaufs und der Therapieplanung (nicht jedoch für Fragen des Stationsalltags – s. oben). Er hält engen Kontakt zu den Paten, organisiert die Sitzungen des Patenteams und koordiniert die sonstigen therapeutischen Aktivitäten. Das bedeutet, daß er für einen ausreichenden Informationsaustausch unter den an dieser Therapie Beteiligten Sorge trägt und die Einzelmaßnahmen zu einem sinnvollen Ganzen im Sinne der Gesamttherapieplanung bündelt. Er ist auch zuständig für die Dokumentation des Gesamttherapieverlaufs und schreibt die notwendigen Berichte für die Kostenträger.

CIOMPI (1986: 402) hält diese Aufgabe für so wichtig, daß er sie unter seiner fünften allgemeinen therapeutischen Regel: „Adäquate Koordination und Kontinuität" gesondert beschreibt. Unter anderem führt er aus: „Insbesondere bei Schizophrenien oder anderen Störungen, welche längerfristige Behandlungsprogramme mit pluriprofessionellen Betreuerteams nötig machen, wirken Diskontinuitäten und Widersprüche aller Art sehr verwirrend. Zumindest ein zentraler Therapeut sollte während der ganzen Behandlungszeit, d.h. unter Umständen über Jahre, alle Fäden in der Hand behalten und sowohl dem Patienten selber wie seinen Angehörigen und den wechselnden Betreuern kontinuierlich als Bezugsperson dienen."

Hinzu tritt für den Arzt oder Psychologen die *Aufgabe des Stationsleiters* (bei uns in Viersen für Ärzte und Psychologen jeweils auf einer der beiden Stationen, auf denen sie tätig sind). Der Stationsleiter wendet sich dem zu, was im täglichen Umgang auf der Station geschieht. In der stationären therapeutischen Arbeit erfahrene Kollegen haben immer wieder auf die Bedeutung des Alltags auf der Station hingewiesen. So führen beispielsweise HILPERT und SCHWARZ (1981: 24) an, daß schon MARTIN (1962) ausgebildeten Therapeuten geraten habe, „ihre Fähigkeit nicht ausschließlich dem einzelnen Patienten zugute kommen zu lassen. Ein größerer Effekt werde erzielt, wenn sie mehr Zeit für das Training und die Supervision der Mitarbeiter investierten, die ständig mit dem Patienten umzugehen haben. Die therapeutische Wirksamkeit der Kontakte mit dem Patienten und die Koordination der therapeutischen Bemühungen werden dadurch wesentlich gefördert. Bei einer Vernachlässigung dieses Gesichtspunktes erhöht sich nicht nur der Pegel der Unzufriedenheit mit einem unverbindlichen Pragmatismus im Kreis des Personals, sondern nach aller Erfahrung bedeutet dies auch einen Verzicht auf potentiell vorhandene therapeutische Einflußmöglichkeiten in der Behandlungsgemeinschaft."

HEINZMANN und KollegInnen beschreiben denselben Tatbestand in ihrem bereits erwähnten Aufsatz (1983: 382/383): „Wir haben die Erfahrung gemacht, daß hier der Klinikalltag, das tagtägliche Leben über 24 Stunden, eine sehr viel größere Rolle spielt als einige abgegrenzte Therapiestunden in der Woche. Immer wieder werden die vielen 'kleinen' Ereignisse des Tages, die die meiste Zeit der Patienten auf Station ausmachen, in ihrer Bedeutung verkannt oder gar nicht wahrgenommen, geschweige denn therapeutisch durchdrungen. Zumindest findet man sie sehr viel seltener in Veröffentlichungen als ausführliche psychopathologische Beschreibungen oder Beschreibungen von spektakulären Ereignissen und Interventionen. Und dies ist kein Zufall: Die Therapeuten nehmen am Alltag meist nicht teil, der längste Teil des Tages ist Aufgabe des Pflegepersonals.

Die Kinder und Jugendlichen selbst messen gerade diesem Bereich sehr viel mehr Bedeutung bei, weil sie schneller zu jemandem Vertrauen finden, wenn er mit ihm ißt, ihn zu Bett bringt, mit ihm spielt, die Konflikte des Alltags austrägt usw.; hier finden meist auch die ersten Übertragungen statt. Läßt man diese unberücksichtigt und unreflektiert, geht oft ein wesentlicher

Teil verloren. ... Soll jeder Mitarbeiter in der Lage sein, den Patienten zu verstehen und angemessen zu handeln, muß zunächst einmal jeder Mitarbeiter gut informiert sein über die Patienten, d.h., daß sowohl das Pflegepersonal über die Arbeit der Ärzte und Psychologen genau Bescheid weiß als auch, daß die Ärzte wissen, was den ganzen Tag passiert." (Siehe dazu auch KÖHLE, 1979, in seinem sehr eingehenden Bericht über einen Modellversuch einer internistisch-psychosomatischen Krankenstation, insbesondere Seite 310/311.)

RÖPCKE u.a. schätzen die Bedeutung der Ereignisse auf der Station ganz ähnlich ein, so daß es ihnen nicht verwunderlich erscheint, wenn der Stationsleiter mehr als 50 % seiner Arbeitszeit für Gespräche, Konferenzen und Supervisionen mit dem Stationsteam bzw. einzelnen Stationsmitarbeitern aufwendet. LUDEWIG und von VILLIEZ verweisen ebenfalls auf die therapeutische Wirksamkeit dieser Arbeit, gerade auch unter systemtherapeutischer Orientierung (1984: 52): „Für die Therapie im stationären Setting gilt u.E., daß der Therapeut sein Bemühen um systemisches Arbeiten intensiver auf das Team als auf die Patienten konzentriert. Unsere Erfahrung zeigt uns, daß der Wechsel des Blickwinkels bei Interventionen von der Familie auf das Team Veränderungen in der Familie anstoßen kann."

Mit anderen Worten läßt sich formulieren: Entwicklungsprozesse, die im Stationsteam angeregt werden, haben vielfach auch stimulierende Wirkung auf die Entwicklungsprozesse in den Familien der von diesem Team betreuten Kinder oder Jugendlichen. Das bedeutet aber auch, daß es eine wichtige Aufgabe des Stationsleiters ist, immer wieder Anregungen und Impulse in das Stationsteam einzugeben. Denn wie ein Individuum und eine Familie erstarren und neuen Aufgaben nicht mehr gewachsen sind, wenn nicht ständig Entwicklung stattfindet, so wird auch ein Stationsteam erstarren und unflexibel werden, das nicht durch neue Impulse immer wieder zu kreativer Weiterentwicklung angeregt wird.

Eine weitere Aufgabe des Psychologen oder Arztes ist die *Durchführung von Einzeltherapien.* Ihre grundsätzliche Notwendigkeit auch im Rahmen einer systemisch familientherapeutischen Ausrichtung kann nicht in Frage stehen, selbst wenn sie aus Gründen der Zeitkapazität im konkreten Fall häufig unterbleiben muß. Gerade Kinder und Jugendliche versäumen wichtige Entwicklungsschritte, wenn es in der Familie zur Stagnation und beim Individuum zum Auftreten symptomatischen Verhaltens kommt. Dementsprechend benötigt das Kind oder der Jugendliche in einem im Einzelfall sehr unterschiedlichen Umfang Anregungen und Hilfen, um Versäumtes nachzuholen und Anschluß an die Gleichaltrigengruppe zu finden. BOSCO-

LO hat auf diesen Tatbestand auf dem 7. Internationalen Symposium über die Psychotherapie der Schizophrenie in Heidelberg sehr eindeutig hingewiesen (1985: 283): „Selbst wenn die Familientherapie erfolgreich die rigiden, sich wiederholenden für diese Systeme typischen Kommunikationsmuster verändern kann und die Familienmitglieder zu Individuation und Abgrenzung befähigt werden, bleiben beim identifizierten Patienten dennoch große Lernlücken zurück. Zum Beispiel hatte ein Kind oder ein jugendlicher Schizophrener, der sich jahrelang in dem Netz der pathologischen Familienkommunikation verfangen hatte, nie die Möglichkeit, die für einen befriedigenden Reifungsprozeß notwendigen sozialen und Lernfähigkeiten zu entwickeln. Aus diesem Grund scheinen neben der Familientherapie weitere Therapien, wie die Einzel- oder Gruppentherapie, angezeigt."

In einem früheren Kapitel wurde schon darauf hingewiesen, daß die Einzeltherapie nicht von dem Therapeuten durchgeführt werden sollte, der die regelmäßigen Gespräche mit der Familie leitet. Der Einzeltherapeut muß eine so starke Bindung zu seinem Klienten eingehen, daß es ihm unmöglich wird, mit der notwendigen Allparteilichkeit in der Familie aufzutreten. Allerdings mag es zuweilen durchaus möglich sein, daß er beispielsweise zur Stärkung der Ich-Funktionen des Kindes oder Jugendlichen an der Familiensitzung teilnimmt oder aber auch, daß er die Rolle des Kotherapeuten hinter der Scheibe übernimmt. Dieses letzte Modell hat den offensichtlichen Nachteil, daß der Therapeut bezüglich seiner Allparteilichkeit möglicherweise schlecht supervidiert wird, hat jedoch nach eigenen Erfahrungen bei guter persönlicher Zusammenarbeit zwischen den beiden Therapeuten den Vorteil, daß der durch die Einzeltherapie erweiterte Blickwinkel mit in die Arbeit mit der Familie eingehen kann.

Sehr eingehend wird in der Literatur die Frage diskutiert, wieweit die *Rolle des Therapeuten* vereinbar ist mit der des *Stationsleiters*. Schwierigkeiten und Gefahren ergeben sich zweifellos, wenn der Stationsleiter die Einzeltherapie durchführt. In der Einzeltherapie schafft er ein sehr akzeptierendes gewährendes Klima, während er kurze Zeit später möglicherweise als Stationsleiter die vom Stationsteam beschlossenen Sanktionen wegen eines Fehlverhaltens mit vertreten muß. Selbst wenn er dem Jugendlichen gegenüber beide Rollen explizit zu trennen sucht, mag es für manchen Jugendlichen zunächst schwer sein, diese Differenzierung zu akzeptieren. Für den Therapeuten ist dann – wie KNOKE (1988: 131) hervorhebt – die Versuchung groß, durch Formulierungen wie „das Team hat entschieden ..." seine persönliche Distanz zu dieser Entscheidung zu vermitteln und damit jedoch ein Spaltungsangebot zu machen, das Kinder und Jugendliche üblicherweise sehr sensibel wahrnehmen und aufgreifen.

Unserer Erfahrung nach ist es allerdings den meisten Kindern und Jugendlichen durchaus zuzumuten, soziale Situationen zu unterscheiden bzw. unterscheiden zu lernen. Nur in seltenen Fällen sehen wir die Notwendigkeit, Therapeuten, die mit dieser Station überhaupt nichts zu tun haben, zu einer Einzeltherapie heranzuziehen. Der große Vorteil der Vereinigung der Funktionen des Therapeuten und des Stationsleiters auf eine Person liegt – wie auch SCHWARZ und HILPERT (1981: 139) betonen – in der deutlichen Erleichterung des Austausches im therapeutischen Team. PLOYÉ (1981:201) berichtet, daß das – wie er es nennt – Therapeut-cum-Manager (Stationsleiter)-System am Cassel-Hospital in Richmond/England trotz allen Wissens um seine Nachteile die letzten 26 Jahre ohne große Modifikation überdauert habe, was er als Hinweis für seine Brauchbarkeit wertet.

Im Zusammenhang dieses Kapitels soll keineswegs der Versuch unternommen werden, ein auch nur einigermaßen umfassendes Bild von den Möglichkeiten und Schwierigkeiten zu geben, die sich dem Stationsleiter stellen. Lediglich auf einen Punkt sei eingegangen, der die Tatsache berührt, daß der Stationsleiter – und selbstverständlich in der weiteren hierarchischen Folge der Oberarzt und der Chefarzt – Verantwortung tragen für das therapeutische (und möglicherweise eben auch weniger therapeutische oder untherapeutische) Milieu auf der Station. Während in einem somatischen Krankenhaus die notwendigen Maßnahmen – zumindest in ihrem Großteil – recht eindeutig angeordnet werden können und auch eine relativ leichte Überprüfung möglich ist, ob die Anordnungen durchgeführt wurden, läßt sich therapeutisches Handeln in der Kinder- und Jugendpsychiatrie wie auf jeder psychotherapeutischen Station nicht „befehlen". Zumindest kann dies nur für eine minimale Grundversorgung gelten. Alles darüber Hinausgehende, das sensible Eingehen auf das Kind oder den Jugendlichen, das Sich-Einbringen als Person ist nicht anzuordnen. Der Stationsleiter kann nur einen Prozeß anstoßen, in dem die Mitarbeiter selbst ihre Fähigkeiten zu solchem therapeutischen Handeln entdecken sowie ihre Bereitschaft zu persönlichem Engagement entwickeln. Gerade in der Anfangszeit einer solchen Entwicklung kann es aber durchaus geschehen, daß der Stationsleiter beispielsweise Entscheidungen, die das Gesamtteam gefällt hat, vertreten muß, die er zwar angesichts des Entwicklungsstandes des Gesamtteames für durchaus angemessen einschätzt, die jedoch nicht dem entsprechen, was er eigentlich für notwendig und richtig hält. Im Einzelfall wird der Stationsleiter die Entscheidung treffen müssen, was er verantworten kann und was nicht.

Grundsätzlich haben wir, ähnlich wie LEMPP, die Erfahrung gemacht, daß auch eine sehr stark demokratisierte Entscheidungsstruktur auf der

Station kein Problem ist, sobald ein gewisses Mindestmaß an kooperativem Handeln gelingt. LEMPP schreibt dazu (1983: 165): „Wenn im therapeutischen Team nach einiger Überlegung gemeinsam ein Entschluß gefallen ist, dann bleibt der Arzt als verantwortlicher Leiter der Station oder der Abteilung auch für diesen gemeinsamen Entschluß verantwortlich, und er kann auch diese Verantwortung ohne weiteres übernehmen, da ja auch er mit seiner Erfahrung an dem Entschluß und an der Entscheidung mitgewirkt hat und sich hat überzeugen lassen, daß die Entscheidung richtig oder zumindest auch ärztlich vertretbar war. Wenn er als Arzt vom erfahrenen und den Patienten besser kennenden Personal überzeugt wurde, ist eine solche Entscheidung vielleicht sogar eher vertretbar, als wenn er sie als junger und noch unerfahrener Arzt in einsamer Entscheidung getroffen hätte. Zu den immer wieder berufenen Grenzsituationen, in welchen in der Gruppe Meinung gegen Meinung steht und keiner nachgeben kann, kann es ja bei Führung einer solchen Station oder Abteilung mittels Information, Besprechung und Supervision schon deswegen nicht kommen, weil Prestigegesichtspunkte – im Gegensatz zu manchen Situationen in einer Klinik – gar nicht zum Tragen kommen, und weil natürlicherweise die Erfahrung gegenüber der Unerfahrenheit das stärkere Gewicht hat. Allerdings kann sich der verantwortliche Arzt auch nicht dadurch aus der Verantwortung stehlen, daß er diese einfach weitergibt. Das Vertrauen aber in die Zusammenarbeit, in die gegenseitige Kontrolle der Mitarbeiter unter sich, das Vertrauen in die deutlich verminderte Gefahr, die dadurch entsteht, daß man die Mitarbeiter oder den Arzt nicht fragt, weil man sich zu blamieren fürchtet, machen demgegenüber die Übernahme ärztlicher Verantwortung eher leichter, ja es macht überhaupt erst möglich, daß man auch für etwas die Verantwortung übernimmt, über dessen Details man gar nicht im einzelnen voll unterrichtet sein kann."

Allerdings stellt sich noch eine weitere Problematik, die dadurch bedingt ist, daß der Stationsleiter Verantwortung für das Handeln von Mitarbeitern übernehmen muß, die ihm zumindest in organisatorisch-administrativer Hinsicht nicht unterstellt sind. (Dies trifft zumindest für die Krankenhäuser zu, die in uns durchaus sinnvoll erscheinender Weise eine dreiköpfige Betriebsleitung und dementsprechend eine dreisäulenhierarchische Gliederung - ärztlich-therapeutische Säule, Pflegedienstsäule, Verwaltungssäule - haben.) Konkret bedeutet das, daß der Stationsleiter für Situationen Verantwortung übernehmen muß, in denen beispielsweise aufgrund der Dienstplangestaltung eine rein zahlenmässig ausreichende Versorgung der Patienten nicht mehr möglich ist. Hier konstellieren sich Konfliktbereiche, die eine intensive Kooperation und Auseinandersetzung zwischen dem Pflegedienst und dem ärztlich-therapeutischen Dienst in seinen verschiedenen hierarchischen Ebenen notwendig machen. Anderenfalls treten Spannungen auf, die das gesamte Klima auf einer Station massiv be-einträchtigen und zu einer hohen Arbeitsunzufriedenheit sowohl im pflege-rischen als auch im ärztlich-therapeutischen Bereich führen können und letztlich zu Lasten der Patienten gehen.

Abschließend seien noch einmal SCHWARZ und HILPERT (1981:142) zi-tiert, die die Aufgabe des Arztes – und implizit damit die des Psychologen – folgendermaßen charakterisieren: „Im Vergleich zu der strahlenden, überhöhten Rolle muß der Arzt im psychotherapeutischen Krankenhaus ei-nige Kränkungen hinnehmen. Er als Einzelperson besitzt keinesfalls mehr diese herausrangende Wichtigkeit für den Patienten. Insgesamt ist das Team, dessen Entscheidungen sich der Arzt unterwerfen und mit dem er den Patienten teilen muß, bedeutender. Weniger der berufliche Status als menschliche Qualitäten gelten. Qualifikation wird eher an der Fähigkeit im Umgang mit Patienten und Mitarbeitern gemessen als in Ausbildungsjah-ren und Abschlüssen – was nicht heißen soll, daß auf diese verzichtet wer-den könnte. Neigung zur Selbstdarstellung, allzu große narzißtische Be-dürfnisse, sind mit Teamarbeit vor allem in einer psychotherapeutischen Klinik nur schwer vereinbar."

7.7 Ein Unterschied, der einen Unterschied macht: Erziehung oder Therapie

Es kann keinerlei Zweifel darüber bestehen, daß innerhalb einer kinder- und jugendpsychiatrischen Klinik sowohl Erziehung als auch Therapie stattfindet, ja, daß es geradezu das Kennzeichen stationärer kinder- und ju-gendpsychiatrischer Arbeit ist, daß Erziehung in hohem Maß verwirklicht werden muß. Kinder und Jugendliche haben ein Recht auf Erziehung, um-gekehrt die Sorgeberechtigten eine Pflicht zu erziehen. Nicht zuletzt durch die Erziehungsbedürftigkeit von Kindern und Jugendlichen ist dann auch der hohe Personalbedarf einer kinder- und jugendpsychiatrischen Einrich-tung begründet. Denn zunächst einmal wird von den Eltern die ihnen zu-kommende Erziehungsaufgabe delegiert, die nur durch die personale Prä-senz von Mitarbeitern erfüllt werden kann. Erst als zweites kann die Aufga-be der Therapie übernommen werden, die Psychotherapie ist und deshalb wiederum Menschen als Medium benötigt.

So selbstverständlich uns die Unterscheidung von Erziehung und Thera-pie erscheint, so groß werden die Unsicherheiten, wenn der Frage intensi-ver nachgegangen wird und eindeutige Unterscheidungskriterien beschrie-ben werden sollen. Die erste Antwort dürfte allerdings in der Regel lauten: Therapie geschieht nur dort, wo Krankheit vorliegt; erzogen demgegenüber wird der Gesunde. „Diese Verbindung von Therapie und Krankheit auf der einen, und Pädagogik und Gesundheit auf der anderen Seite erscheint zunächst selbstverständlich und keiner besonderen Erörterung wert. Sie gilt auch weitgehend unbestritten, was Therapie und Krankheit anbelangt, für die somatische Medizin. Und überall, wo Krankheit vorlag, war das, was derjenige, der dazu berufen war, dagegen unternahm, Therapie, gleichgültig, ob er Arzt, Medizinmann, Zauberer oder Kräuterfrau war. Das war schon immer so und auch – soviel ich weiß – in allen Kulturen. Auch dort, wo Krankheit als Besessenheit von bösen Geistern und Dämonen galt, war die Handlung, die diesem Zustand ein Ende bereiten sollte, Heilung, war Therapie, auch wenn sie vom Priester oder von Exorzisten vorgenommen wurde." (LEMPP 1988a: 2).

Allerdings verschiebt sich damit nur das Problem: Es wäre jetzt zu klären, was psychische Krankheit und was psychische Gesundheit ist. Und so schließt auch LEMPP an das obige Zitat sofort die Frage an: „Aber gilt das auch für die psychischen Krankheiten, mit denen sich die Psychiatrie befaßt?"

Daß die Begriffe Krankheit und Gesundheit für psychische Störungen und Auffälligkeiten wenig nützlich sind, braucht hier nicht weiter ausgeführt zu werden. Es wäre demnach nach anderen definitorischen Abgrenzungen zwischen Therapie und Erziehung zu suchen. Hierzu zieht LEMPP als Beispiel für Erziehung die Durchsetzung der Anpassung und Einordnung eines Menschen in eine gegebene Ordnung – die Anpassung des Kindes und vieler Jugendlichen an die Stations- und Hausordnung einer kinder- und jugendpsychiatrischen Klinik – heran und führt weiter aus: „Man kann auch sagen, daß die Begegnung des Patienten auf der Station mit den Zwängen der Realität, also mit den Zwängen, die sich aus dem Umgang mit den Mitpatienten und der Einhaltung der Stationsordnung ergeben, eine pädagogische Aufgabe darstellt, die neben der Psychotherapie bewältigt werden muß, welche letztere sich auch in der Phantasie, der Irrealität oder Nebenrealität – wie wir sagen –, abspielen kann und auch –, zumindest zeitweise – dort abspielen muß." (1988a: 7)

Daraus leitet er dann seine Unterscheidung von Therapie und Pädagogik ab: „Pädagogik ist die Auseinandersetzung mit der gemeinsamen Realität", der „Alltagsorientierung", Therapie demgegenüber ist die „Auseinandersetzung mit der Nebenrealität oder der privaten Phantasie", ein „Umweg zum Ziel". Er erläutert dazu (1988a: 7/8): „Während der Erzieher bemüht sein muß, den Patienten in seinem eigenen Interesse und dem Interesse der Mitpatienten zur selbstverantwortlichen Anerkennung und Einhaltung der zwischenmenschlichen Regeln anzuhalten und zu führen, sieht der Therapeut seine Aufgabe darin, etwa in der Übertragung der Rolle als gewährende Vaterfigur oder schutzbietende Mutterfigur solche Konfrontationen zu vermeiden und den Patienten erleben zu lassen, wie er trotz seines Vergehens gegen die Bedürfnisse der gemeinsamen Realität akzeptiert und anerkannt bleibt." Allerdings ist diese Definition unseres Erachtens allzu eng gekoppelt an ein psychoanalytisches Verständnis von Therapie, als daß sie, zumindest im Rahmen des hier entwickelten Konzeptes stationären systemtherapeutischen Arbeitens, nützlich sein könnte.* Sehr zu Recht allerdings weist LEMPP auf die Unmöglichkeit hin, die Funktion des Erziehers und diejenige des Therapeuten personell zu trennen, wie dies in älteren Konzepten psychotherapeutischer Kliniken versucht wurde. So hat er auch seinem Aufsatz, aus dem hier zitiert wurde, den sehr anschaulichen Titel gegeben: „Das Pädagogische in der Therapie – das Therapeutische in der Pädagogik." Entsprechend seiner Definition von Therapie und Pädagogik führt er später dazu aus (1988a: 10): „Das Pädagogische in jeder Therapie – und das gilt im Grunde genommen letztlich gar nicht nur für die Psychotherapie, wenn auch für diese ganz besonders – ist ihre zukunftsorientierte Konfrontation mit der gemeinsamen Realität. Das Therapeutische in der Pädagogik ist die dabei vom Pädagogen gelebte Akzeptanz des Patienten und damit die Möglichkeit zur Übertragung und Gegenübertragung, mit deren Hilfe emotional Versäumtes nachgeholt und retrospektiv die Probleme überwunden werden können."

Auch unsere Erfahrung geht dahin, daß jeder in der Kinder- und Jugendpsychiatrie Tätige sowohl erzieherisch als auch therapeutisch wirksam wird. Doch scheint es uns wichtig, ein Bewußtsein dafür zu entwickeln, wann und warum das eine geschieht, und wann und warum das andere. Wir halten es für verhängnisvoll, wenn dort, wo Erziehung stattfinden sollte, therapiert wird, und ebenso wenn dort, wo Therapie stattfinden sollte, erzogen wird.

Nicht zuletzt aus solchen Überlegungen heraus wurden die „Dritten Viersener Therapietage 1986" unter das Generalthema „Erziehung und Therapie in systemischer Sicht" gestellt (siehe ROTTHAUS 1987a). Bei dieser Gelegenheit erarbeitete LUDEWIG (1987b: 90ff) von einem systemtheoreti-

---

* Nebenbei sei angemerkt, daß u.E. die Diskussion über Erziehung und Therapie vielfach dadurch erschwert wird, daß nicht zwischen Sozialisation, Erziehung und Unterricht bzw. Ausbildung differenziert wird. Auf die Wichtigkeit der Unterscheidung von Sozialisation und Erziehung hat LUHMANN (1984, 1987) verwiesen, indem er darauf aufmerksam machte, daß Sozialisation „immer Selbstsozialisation" sei. Die Abgrenzung von Unterricht bzw. Ausbildung und Erziehung wird an der Andersartigkeit der Ausbildung Erwachsener und der Schulpädagogik erkennbar; letztere hat bekanntlich immer auch den Anspruch von Erziehung.

.

schen Standpunkt aus die folgenden Gegenüberstellungen von Therapie und Erziehung. Therapie finde statt, wenn ein soziales System – das sog. therapeutische System – unter folgenden Bedingungen gebildet werde:

„1. Mindestens ein Beteiligter (bzw. ein Erzeuger des Systems) übernimmt in bezug auf einen anderen die Rolle des **Therapeuten,** d.h. er verhält sich im Rahmen von wie auch immer definierten Erwartungen an einen Therapeuten;

2. mindestens ein anderer Beteiligter, der einen oder mehrere Aspekte seines Lebens als Problem definiert (oder definiert bekommen hat), übernimmt die zum Therapeuten reziproke Rolle des **Patienten,** d.h. desjenigen, der

3. innerhalb einer prinzipiell begrenzten **Zeitdauer** seine Probleme zum Thema seiner Beziehung zum Therapeuten macht."

Demgegenüber bilde sich das System Erziehung wie folgt:

„1. Mindestens einer der Beteiligten (oder Erzeuger des Systems) übernimmt in bezug auf einen anderen die Rolle des **Erziehers,** d.h. desjenigen, der mit seinen Handlungen die Veränderung des anderen im Sinne eigener Ziele anstrebt;

2. mindestens ein anderer Beteiligter akzeptiert die reziproke Rolle des **zu Erziehenden,** d.h. desjenigen, der

3. über eine beliebige Zeit bereit ist, vom anderen zu lernen."

Dementsprechend hebt LUDEWIG drei Unterschiede zwischen Therapie und Erziehung hervor:

„1. Während Therapie die Lösung von Lebensproblemen zum Thema hat, ist das Thema von Erziehung die gezielte Veränderung des anderen;

2. während Therapie konstitutiv zeitlich begrenzt sein muß, ist dies keine notwendige Bedingung für Erziehung; und

3. während Therapie vom Therapeuten verwirklicht wird, wird Erziehung vom Erzogenen vollzogen."

Zu der ersten dieser Unterscheidungen führt er später aus, daß Therapie prinzipiell nicht die Veränderung von Personen verlange. Sie strebe vielmehr an, andere Handlungsweisen aus dem Repertoire des Patienten zu aktivieren als jene, die das Problem erzeugen und erhalten und die zudem geeignet sind, andere als Problem-Systeme zu bilden. Nicht die Person solle sich ändern, sondern die Auswahl der manifestierten Verhaltensweisen.

Zum zweiten Kriterium verweist er darauf, daß Therapie nur solange andauern brauche, bis das Problem gelöst worden sei. Erziehung andererseits könne ein ganzes Leben andauern. Dazu reiche es aus, daß es jemanden gebe, der bereit sei, sich unaufhörlich erziehen zu lassen.

Bezüglich des dritten Unterscheidungsmerkmals verweist er auf eigene frühere Arbeiten (1985, auch 1987c), in denen er versucht hat, Therapie dadurch zu definieren, daß einer der daran Beteiligten am Erfüllen eines methodischen Programms, nämlich an der kohärenten Ausübung der Therapeutenrolle erkannt werden kann. Demgegenüber könne die Frage, ob Erziehung stattgefunden habe, erst entschieden werden, wenn eine Korrelation zwischen dem Tun des Erziehers und dem Tun des Zu-Erziehenden festgestellt werde. Zwar brauche diese Korrelation nicht den Erfolg des Erziehers anzuzeigen, sie müsse aber irgendwie, wenn vielleicht auch in negativer Ausprägung, zu erkennen sein; denn ein einflußloser Erzieher habe definitionsgemäß keine Erziehung betrieben. Demgegenüber werde Therapie nicht durch den Therapieerfolg definiert.

Zweifellos ist der Hinweis LUDEWIGs auf die Dauer als wichtiges Unterscheidungskriterium zwischen Therapie und Erziehung von größter Bedeutung. Eine endlose Therapie ist u.E. ein Widerspruch in sich. Ziel des Therapeuten muß es immer sein, sich so schnell wie möglich überflüssig zu machen. Dies gilt in ganz besonderem Maße für die Therapie mit Jugendlichen, bei denen die altersgemäßen Entwicklungsaufgaben „Verselbständigung" und „Überwindung des Erwachsenen-geleiteten Status" im Grunde in einem prinzipiellen Widerspruch zu dem Hilfeersuchen an den Therapeuten stehen.

Auch das zweite Merkmal, die Zielsetzung, erscheint als Unterscheidungsmerkmal außerordentlich geeignet, – allerdings unter einem etwas anderen Blickwinkel, als LUDEWIG ihn einnimmt. LUDEWIG führt nämlich durch die Unterscheidung „Lösung von Lebensproblemen" einerseits und „Veränderung der Person" andererseits eine Schwierigkeit ein, die Systemtherapeuten üblicherweise sorgsam zu meiden suchen, nämlich den Rückschluß auf Veränderungen bzw. Vorgänge in einer Person, die nicht beobachtbar sind. Solche Veränderungen in der Person, wie LUDEWIG sie als Ziel der Erziehung beschreibt, sind lediglich an den Verhaltensweisen feststellbar, deren Veränderung er wiederum als das Ziel der Therapie erklärt.

Diese Schwierigkeit löst sich dann auf, wenn man lediglich darauf zentriert, wessen Zielsetzung das therapeutische oder das pädagogische Tun begründet. Ein therapeutisches System wird dann etabliert und Therapie kommt dann zustande, wenn einer der Beteiligten – der Klient – ein Problem beschreibt, für dessen Lösung er um Hilfe ersucht. Die Zielbeschreibung – Lösung des Problems – erfolgt durch den Klienten.

Demgegenüber entsteht ein erzieherisches System und findet Erziehung dann statt, wenn einer der Beteiligten – der Erzieher – einen oder mehrere andere als Zu-Erziehende(n) benennt und selbst die Zielbeschreibung vornimmt, nämlich die Erziehungsziele festlegt. Die Sätze „Ich bitte darum, daß Sie mich erziehen" oder unter Einschluß des Erziehungsziels „Ich bitte darum, zu einem sozial angepaßten Menschen erzogen zu werden" klingen deshalb komisch, weil die Bitte um Erziehung im Gegensatz zu der Bitte um Therapie ein Widerspruch in sich ist.

Eine therapeutische Beziehung setzt also Anstoß und Initiative von seiten des Klienten voraus, wobei der Klient eine Einzelperson oder eine Familie, ein Problemsystem sein kann; jeder Klient nimmt auch eine Zielformulierung vor (die sich im Lauf der Therapie ändern kann). Ziel von Therapie muß es sein, mit möglichst wenig Interventionen des Therapeuten zum Ziel zu kommen, damit der Klient den erfolgreichen Abschluß der Therapie als seine eigene Leistung erfährt und damit eine größtmögliche Sicherheit für seine Problemlösungsversuche in der Zukunft gewinnt. Anders ausgedrückt: Ziel des Therapeuten ist es, sich möglichst rasch überflüssig zu machen bzw. überhaupt so überflüssig und randständig zu bleiben, wie nur möglich. Therapeutisches Ideal sind kurzfristige Bindungen.

Eine therapeutische Beziehung demgegenüber verlangt eine Entschiedenheit zum Erziehen auf seiten des Erziehers; dieser formuliert auch seine Erziehungsziele. Erziehung ist ein globaler, langfristiger, umfassender Prozeß; auch wenn der einzelne Erzieher möglicherweise nur umschriebene Ziele verfolgt, sieht er sich doch als Teil dieses langfristigen Gesamtprozesses. (siehe auch: REMSCHMIDT 1988: 151) Erzieherisches Ideal sind langfristige Bindungen. (Erziehung und Therapie haben demgegenüber gleichermaßen das Ziel einer größtmöglichen Selbstverwirklichung und Selbstbestimmung des einzelnen als soziales Wesen in der Gesellschaft.)

Dieser „Unterschied, der einen Unterschied macht", um BATESON zu zitieren, umfaßt auch zwei bereits angesprochene Differenzierungsgesichtspunkte: Zum einen schließt er „Krankheit" als Voraussetzung für Therapie in einem neutralen und unbelasteten Sinne mit ein; denn niemand wird Anstoß und Initiative zur Lösung eines eigenen Problems unternehmen, der nicht erlebt, daß seine Lebensführung von einem Problem belastet ist. Zum anderen kommt auch der Gesichtspunkt zum Tragen, der von LUDEWIG angesprochen wurde, daß Therapie der Lösung umschriebener Probleme dient, während Erziehung in seiner Gesamtheit ein umfassender Prozeß ist.

Nun könnte man allerdings einwenden, daß gerade Kinder und Jugendliche häufig durchaus nicht von sich aus Initiative für eine Therapie, beispielsweise in der Kinder- und Jugendpsychiatrie, übernehmen. Dies verweist auf ein weiteres wichtiges Problem, nämlich auf die Notwendigkeit, die Beziehungsebene genau zu beachten, wenn über die Frage Erziehung oder Therapie entschieden wird. Wenn beispielsweise ein Kind mit seinen Eltern und auf Initiative seiner Eltern beispielsweise zur stationären Aufnahme in eine Kinder- und Jugendpsychiatrie kommt, dann etabliert sich eine therapeutische Beziehung zwischen der Familie und dem Therapeuten. Auf dieser Ebene der Beziehung sind alle obengenannten Charakteristika von Therapie erfüllt. Fügt das Kind sich auf der Station lediglich in sein Schicksal und formuliert selbst kein Problem, das es lösen will, so entsteht zwischen dem Kind und dem Betreuer auch keine therapeutische Beziehung. Der Betreuer übernimmt vielmehr die Rolle des Erziehers, der selbst Erziehungsziele formuliert bzw. Erziehungsziele mit den Eltern abspricht und erzieherische Aufgaben in Delegation übernimmt. Bei Jugendlichen allerdings kommt es häufiger vor, daß sie selbst Zielsetzungen formulieren bzw. die von den Eltern formulierten annehmen, so daß dann zwischen dem Jugendlichen und dem Betreuer ebenfalls eine therapeutische Beziehung entstehen kann.

Daraus wird deutlich, daß die Betreuer auf der Station ständig in ihren Rollen wechseln, bei dem einen Kind oder Jugendlichen einmal Erzieher sind, bei dem anderen Kind oder Jugendlichen dann jedoch Therapeut. Es ist für die Betreuer auf der Station deshalb von Bedeutung, immer wieder diese Unterscheidung zwischen Erziehung und Therapie zu treffen. Denn nur wenn es ihnen gelingt, eine konsistente Beziehungsbeschreibung als Erzieher oder als Therapeut zu einem Kind oder Jugendlichen durchzuhalten, werden sie größtmögliche Wirkung erzielen. Kommt es demgegenüber zu einer Rollendiffusion zwischen Erzieher und Therapeut, wird auch das Kind oder der Jugendliche verwirrt werden, da er ständig unklare Botschaften erhält. (siehe auch: 6.7)

7.8 Stationäre Behandlung als regressionförderndes Angebot

Jedes stationäre Behandlungsangebot stellt – gewollt oder ungewollt – eine mehr oder weniger starke Verführung zu regressivem Verhalten dar. Dies kann sich äußern in einem Sich-verwöhnen-Lassen, einem Nutzen und Ausnutzen des stationären Schutzraumes und einer Flucht vor der Wirklichkeit, indem auf der Station eine Entlastung von den Mühen und Konflikten des Alltags gesucht wird. Wesentliches Kennzeichen eines solchen regressiven Verhaltens ist die Entwicklung kindlicher Bedürfnisse und Erwartungen sowie die Neigung, Verantwortung und Aktivität innerhalb des therapeutischen Prozesses auf die Mitarbeiter der Klinik abzuwälzen, wozu Krankheitsdiagnosen (für Krankheiten ist man nicht verantwortlich) nützlich sind.

Im psychoanalytischen Verständnis handelt es sich um ein Zurückgehen auf frühe Zustände von Ich-Strukturen, die therapeutisch nutzbar gemacht werden sollen. Im Extremfall regrediert der Patient jedoch zumindest partiell auf ein präambivalentes Niveau, hält an der Klinik als idealisiertem und gutem Objekt zunehmend fest und erlebt schließlich ein Leben ohne Klinik als kaum noch vorstellbar. Eine solche Situation wird dann als „maligne Regression" gekennzeichnet.

RAPAPORT (1967) – nach ZAUNER und STIEBER (1976: 76) – spricht von der Gefahr, daß eine Station zu einer „ökologischen Nische" werden kann, die es den Patienten erlaubt, die Realität zu verleugnen. Entsprechende Bilder sind bekannt: Passiver Musikkonsum, Rauchen, Initiativlosigkeit bestimmen das Bild der Station. Es entwickelt sich eine „depressive Kultur" (ZAUNER), in der jede Forderung des Alltags zu einer unzumutbaren Härte wird.

HELLWIG (1981: 174) hat folgende regressionsfördernde Faktoren des klinischen Settings herausgestellt:

1. Die relative Zeitlosigkeit: Die Aufenthaltsdauer in einer Klinik ist oft nicht genau limitiert; es entsteht dadurch eine geringe Zeitstrukturierung und das Gefühl von wenig vergangener Zeit.

2. Die relative Aufgabenlosigkeit: Den Patienten ist die Sorge um Wohnung, Nahrung und Geld abgenommen; sie haben viel weniger zu tun als zu Hause. Der normale Zusammenhang zwischen Ursache und Wirkung, der das Leben draußen bestimmt, wird damit aufgehoben.

3. Die relative Ziellosigkeit: Hier verweist der Autor darauf, daß eine an der Psychoanalyse orientierte Behandlung Zielformulierungen vermeide; das analytische Therapieziel, verdrängte Affekte bewußt zu machen, werde oft mißdeutet.

4. Die relative Folgenlosigkeit: Dem Patienten wird ein relativ großer Freiraum eingeräumt, in dem „draußen" sanktioniertes Verhalten mehr oder weniger folgenlos bleibt, so daß die Patienten eine Tendenz entwickelten, nach Lust und Laune zu leben.

5. Die relative Hemmungslosigkeit: Aufgrund des therapeutischen Settings kommt es zu einer Auflockerung von Über-Ich-Strukturen. Ein Teil der Verantwortung für das eigene Tun wird an die Klinik delegiert.

BECKER (1988: 200) weist zudem darauf hin, daß dem Patienten unter den gegebenen Bedingungen häufig keine andere Wahl bleibt, als zu regredieren. Denn stereotype Rollenaufteilungen in aktiv Helfende und passiv Hilfsbedürftige ermöglichten dem Patienten vielfach lediglich den Weg der Regression, um Sanktionen zu entgehen. Und schließlich dürfte auch – in Abhängigkeit von dem jeweiligen Konzept der stationären Einrichtung – die mehr oder weniger ausschließliche Beschäftigung mit sich selbst in der Therapie, die Betonung von Introspektion und Selbstexploration das Auftreten von Regression und Hospitalisierung fördern. Viele Autoren verweisen auf die Zauberberg-Atmosphäre, die in solchen Einrichtungen entstehen kann.

Nutzen und Gefahr, Wert oder Nachteil von Regression werden unterschiedlich beurteilt. Das Spektrum reicht von der Ansicht, die Regression sei eine unvermeidbare Bedingung der stationären Arbeit, die zwar in Kauf genommen, aber möglichst eingedämmt werden müsse, bis hin zu der Sicht, daß über die Regression die pathologischen Beziehungsmuster der Patienten in der Klinik noch verstärkt und damit deutlicher sichtbar würden, was eine Bearbeitung in der Therapie erst ermögliche. Tendenziell scheint allerdings in den letzten Jahren die Meinung Oberhand zu gewinnen, durch organisatorische Prinzipien die Verführung zur Regression möglichst gering zu halten. Mehrere Autoren verweisen auf FREUD, der 1919 schrieb: „Wer als Analytiker etwas aus der Fülle seines hilfsbereiten Herzens dem Kranken alles spendet, was ein Mensch vom anderen erhoffen kann, der begeht denselben ökonomischen Fehler, dessen sich unsere nicht analytischen Nervenheilanstalten schuldig machen. Diese streben nichts anderes an, als es dem Kranken möglichst angenehm zu machen, damit er sich dort wohlfühle und gerne wieder aus den Schwierigkeiten des Lebens seine Zuflucht dorthin nehme. Dabei verzichten sie darauf, ihn für das Leben stärker, für seine eigentlichen Aufgaben leistungsfähiger zu machen. In der analytischen Kur muß jede solche Verwöhnung vermieden werden. Der Kranke soll, was sein Verhältnis zum Arzt betrifft, unerfüllte Wünsche reichlich übrig behalten." (1960: 188)

Die Gefahren allzu stark regressionsfördernder Strukturen sind insbesondere mit Hinblick auf ich-strukturell gestörte Patienten und den bei ihnen drohenden Identitätsverlust immer wieder beschrieben worden, beispielsweise bereits von BION (siehe dazu das ausführliche Zitat von MAIN in Kapitel 7.1). Dies muß Anlaß geben, gerade in der stationären Behandlung von Jugendlichen dem potentiell regressionsfördernden Angebot der Station besondere Aufmerksamkeit zu widmen.

ZAUNER (1978) gibt interessante Hinweise, wie die Gefahren regressiven Verhaltens von Jugendlichen (das er grundsätzlich als eine Voraussetzung einer analytisch orientierten Psychotherapie sieht) eingedämmt werden können. Dabei hebt er einen wichtigen Aspekt hervor, wenn er kritisiert, daß das diagnostische Augenmerk häufig zu sehr auf die gestörten Objektbeziehungen und Ich-Funktionen gerichtet werde, eben auf das, was ausgefallen sei. Demgegenüber sei es aber gerade bei strukturell ich-gestörten Patienten mindestens ebenso wichtig, möglichst initial schon zu ermitteln, welche Funktionen intakt sind. Ausreichende Belastung von Anfang an trage wesentlich zur Vermeidung einer malignen Regression bei. Theoretisch wichtige Konzepte, wie das von Margret MAHLER, suggerierten eine besondere Gebrechlichkeit und Empfindlichkeit dieser Patienten. Man dürfe jedoch nicht vergessen, daß diese Gebrechlichkeit und Empfindlichkeit nur partielle Beziehungs- und Wahrnehmungsbereiche betreffe. Sehr häufig würden diese Patienten von Anfang an unterfordert und so unter Umständen in ihren Vitalfunktionen eher behindert als gefördert. Gerade bei Kranken mit Borderlinestrukturen habe sich das Prinzip bewährt: Soviel Schonung wie nötig, soviel Belastung wie möglich.

Im übrigen verweist er darauf, daß eine zeitliche Eingrenzung des Aufenthaltes nützlich sei und eine rechtzeitige Information darüber, daß während des therapeutischen Aufenthaltes in der Klinik nur begrenzte Ziele – beispielsweise lediglich die Befähigung zu einer ambulanten Behandlung – erreichbar seien. Darüber hinaus diene auch die Einbeziehung der Familie schon bei der Aufnahme dem Ziel der Minderung regressiver Tendenzen. Schließlich würden auch sozialtherapeutische Aktivitäten, wie Stationsgruppen, Sport und Arbeitsbelastungsversuche sowie Beschäftigungstherapie einen steuernden Einfluß auf das Ausmaß der Regression in der Klinik haben. HEYMANNS (1988: 143) berichtet in seiner Arbeit über die Erfahrung mit einem Co-Therapie-Modell, daß nach seinen Beobachtungen durch den Einbezug von Stationsmitarbeitern in die therapeutische Arbeit die Abhängigkeit der Patienten von einem Therapeuten eingeschränkt wurde und dadurch allein schon maligne Regressionen hätten vermieden werden können.

In verhaltenstherapeutischen Kliniken scheint das Bestreben noch sehr viel stärker zu sein, regressionsfördernde Bedingungen der Klinik abzubauen. Dies steht in engem Zusammenhang damit, daß in der Verhaltenstherapie Verhalten und Befinden ganz wesentlich als Resultat vorausgehender und nachfolgender Bedingungen betrachtet wird, so daß es sinnvoll

ist, „die Probleme des Patienten in seiner Interaktion mit der Umwelt zu be-
arbeiten und weitgehenden Realitätsbezug herzustellen" (KOSARZ,
SCHWARZ 1988: 151 ff). So spielen in derartigen Kliniken sogenannte
„Hausaufgaben" eine große Rolle, d.h. also Aktivitäten des Patienten zwischen den Therapiesitzungen mit dem Ziel, frühzeitig Kontakt und Auseinandersetzung mit der Umwelt zu stimulieren. Dem gleichen Ziel dienen die
Einbeziehung von Familienangehörigen sowie Beurlaubungen unter bestimmten therapeutischen Zielsetzungen, Arbeitserprobungen u.ä.

DREES (1986: 26) weist darauf hin, daß er einen großen Vorteil systemtherapeutischen Denkens und Handelns in einer Klinik darin sehe, daß die
Regressionsneigung der Patienten sehr gering werde. Diese Beobachtung
ist unseren Erfahrungen nach berechtigt und dürfte ganz wesentlich mit
der Zukunftsorientierung systemtherapeutischen Denkens und Handelns
in Zusammenhang stehen, wie sie in der Ausrichtung auf überschaubare
Ziele und in der Forcierung einer frühzeitigen Auseinandersetzung mit der
Realität − ähnlich wie für verhaltenstherapeutische Kliniken beschrieben
− zum Ausdruck kommt.

Die Wichtigkeit dieser Zukunftsorientierung spricht auch ZAUNER an
(1978: 47), wenn er formuliert: „Die Entlassung beginnt mit der Aufnahme."
Denn die Probleme auch gewollter Regression treten spätestens dann auf,
wenn im Verlaufe einer psychotherapeutischen Behandlung das Thema
Entlassung angesprochen wird. Deshalb auch empfehlen KÖNIG und
SACHSSE (1981), die zeitliche Limitierung stationärer Psychotherapie immer wieder deutlich zu machen, beispielsweise während der regelmäßigen
Visiten, in regelmäßigen Bilanzgesprächen oder in der Begrenzung der
therapeutischen Angebote auf eine bestimmte Stundenzahl, wie es in Tiefenbrunn praktiziert wird. Entsprechend hat es sich uns bewährt, im regelmässigen Familiengespräch immer auch die Perspektive der Beendigung
des Aufenthaltes, d.h. die Entlassung bzw. den Entlassungszeitpunkt, zu
thematisieren.

Nun kann jedoch nicht gesagt werden, daß aus systemtherapeutischer
Sicht das Regressionsangebot einer Station lediglich ein möglichst zu ver-
meidendes Übel sei. Vielmehr ist es Sinn und Aufgabe, letztlich auch die
einmalige Chance stationären Arbeitens, die Anforderungen an den Jugendlichen (das Kind) − im Sinne der „Passung" bzw. des Prinzips, ihn
dort abzuholen, wo er ist − so zu gestalten, daß er sie unter Nutzung seiner (augenblicklichen) Möglichkeiten und Fähigkeiten erfüllen kann. Das
bedeutet, daß an ein regressives Verhalten, wie es der Jugendliche im Augenblick zeigt, angeknüpft wird. Daß kein Therapeut dabei sicher einschätzen kann, was der Patient nicht kann und was er verweigert, braucht in die-

Zusammenhang nicht bekräftigt zu werden. Eben darin besteht die Kunst der Therapie, mit diesen Ungewißheiten umzugehen, sie immer wieder in Gesprächen und in Handlungen zu thematisieren und ins Zentrum der Auseinandersetzung zu stellen.

Entsprechendes scheinen HOEHNE und WOLF (1986: 343) zu meinen, wenn sie die stationäre Aufnahme mit dem Regressionsangebot eher – auch wenn das auf Anhieb paradox erscheine – als Freiraum definieren, in dem der überforderte Jugendliche in kleinen Schritten die Übernahme der Eigenverantwortung soweit wie möglich angstfrei üben und dabei Erfolge erleben könne. Hierzu böten sich im Verlauf des Tages zahlreiche Möglichkeiten an, wie z.B. die Reflexion über den Tagesablauf, im Idealfall täglich zusammen mit dem Betreuer, gemeinsam erarbeitete Konsequenzen bei Fehlverhalten und Nichteinhalten von Pflichten, Auseinandersetzungen zwischen dem Jugendlichen und dem Personal, Umgang mit Geld, Verdienst oder Taschengeld, körperliche Hygiene und äußeres Erscheinungsbild. Als weiterer Bereich der Entwicklung zur Eigenverantwortung diene der Umgang mit der Freizeit.

Auch wenn das Regressionsangebot der Klinik in dieser Art genutzt wird, muß das Ende der Therapie rechtzeitig angesprochen und ins Auge gefaßt werden. Für einen Jugendlichen, der Fortschritte gemacht hat, wird es über einen gewissen Zeitraum nützlich sein, daß er auch riskante Dinge erproben kann in dem Wissen, letztlich durch die Mitarbeiter der Klinik aufgefangen zu werden, wenn er sich überfordert. Dieses wichtige Angebot wird aber von dem Augenblick an gefährlich, da es nicht mehr unbedingt notwendig ist. Hier wird nochmal deutlich, daß Therapie von allen Beteiligten in dem Bewußtsein geschehen muß, daß es sich um eine zeitlich begrenzte Maßnahme handelt mit dem Ziel, diese Maßnahme möglichst bald überflüssig zu machen.

7.9 Einige grundsätzliche Anmerkungen zur Medikamententherapie

Rechtliche Aspekte

Aus rechtlicher Sicht ist eine Behandlung mit Psychopharmaka und anderen Medikamenten nur nach „informierter Zustimmung" des erwachsenen Patienten bzw. des minderjährigen Patienten und seiner Sorgeberechtigten statthaft. Das bedeutet für den Regelfall: Der Patient und seine Eltern sind über die erwünschten Wirkungen des Medikamentes und die unerwünschten Nebenwirkungen aufzuklären und haben ihre Zustimmung zu dieser Behandlung zu geben.

Bei erwachsenen Patienten ist eine Medikamententherapie gegen den Willen des Patienten nur möglich, wenn die entsprechenden rechtlichen

Voraussetzungen, z.B. in NRW nach dem PsychKG, beachtet werden. Analog dazu müßte ein solches Verfahren auch bei minderjährigen Patienten für den Fall durchgeführt werden, daß Patient und Eltern die medikamentöse Therapie verweigern, diese aber von dem Behandelnden als notwendig zur Verhinderung von Selbst- und Fremdgefährdung angesehen würde.

Falls der minderjährige Patient die Medikamententherapie ablehnt, die Eltern diese jedoch nach ausreichender Information wünschen bzw. ihr zustimmen, muß die Zustimmung des Vormundschaftsgerichtes von den Eltern resp. Sorgeberechtigten des Patienten eingeholt werden.

Die Botschaft der Medikamentengabe

Nonverbale Kommunikationen wirken oft sehr viel eindrücklicher und nachhaltiger als verbale, gerade wenn sie bewußt gar nicht wahrgenommen werden. Deshalb ist sorgfältig darauf zu achten, welche Aussagen durch bestimmte Handlungen transportiert werden. Dies gilt unserer Erfahrung nach in besonderem Maße bei Medikamententherapie.

Der Therapeut mag sich im Gespräch noch so geschickt um eine Verflüssigung des Krankheitskonzepts der Familie bemühen und versuchen, das Problemverhalten wieder in seinen interaktionalen Kontext zu stellen; wenn er anschließend dem Kind oder Jugendlichen ohne nähere Erläuterung Medikamente gibt, dann transportiert er die bei Medikamentengabe übliche Botschaft „Du bist krank. Ich werde deine Krankheit zu heilen versuchen." Damit ist dann aber der Tatbestand einer klassischen „doppelten Botschaft" erfüllt.

Es lohnt sich deshalb, einige Aufmerksamkeit auf die Begründung für die Medikamentengabe zu verwenden. Zunächst einmal gilt es auch hier, zwischen der Person und dem Verhalten der Person zu unterscheiden. Das Medikament wird nicht gegeben, weil das Kind oder der Jugendliche krank **ist,** sondern weil es/er ein bestimmtes Verhalten **zeigt.** Abgesehen von der Ausnahme, daß das Kind/der Jugendliche von sich aus ein Medikament erbittet, wird es üblicherweise gegeben, weil die Mitarbeiter der Einrichtung oder aber die Eltern oder beide ein bestimmtes Verhalten des Kindes oder Jugendlichen nicht mehr ertragen können oder wollen.

Es geht also auch hier darum, die Problemeignerschaft (Problem-Eigentümerschaft) im Sinne von GORDON (1972, 1978) zu klären und „ehrliche" Begründungen für die Medikamententherapie in der Form von Ich-Botschaften zu geben. Nur so kann die Forderung nach einer klaren und eindeutigen Kommunikation erfüllt werden. Eine derartige Begründung kann beispielsweise lauten: „Ich bin nicht mehr bereit zu dulden, daß du deinen Mitpatienten wie auch uns mit deinem Verhalten solche Angst machst." Oder: „Ich bin nicht bereit zu dulden, daß du das gesamte Mobiliar deines Zimmers zerstörst." Oder: „Wir können es nicht ertragen mitanzusehen, wie du dich selbst verletzt."

Unerträglich sind Äußerungen wie: „Ich gebe dir (gegen deinen Willen) Medikamente, weil ich dir helfen will." Das mag zwar auf einer Meta-Ebene richtig sein; auf der Ebene der aktuellen Auseinandersetzung würde dies jedoch ein Nicht-Ernst-Nehmen, eine Entmündigung und Entwertung des anderen bedeuten. Die entsprechende Ich-Botschaft könnte beispielsweise lauten: „Ich gebe dir ein Medikament, weil ich nicht mitansehen kann, wie du hier ständig getrieben auf dem Flur umherläufst. Ich habe mit deinen Eltern gesprochen und wir haben uns entschlossen, das notfalls auch gegen deinen Willen durchzusetzen." Auch wenn es sich beispielsweise um eine Rückzugsverhalten handelt, dessentwegen das Medikament gegeben wird, sollte deutlich werden, daß Eltern und Mitarbeiter „das Problem haben" und über diese Art von Verhalten so besorgt sind, daß sie eine medikamentöse Therapie wünschen.

EASSON (1969: 122 - 136) geht sehr ausführlich in einem Kapitel „Der Einsatz von Medikamenten in der stationären Behandlung von gestörten Jugendlichen" auf diese begleitenden Botschaften ein und betont: „Auch wenn es extrem wichtig ist, die spezifische pharmakologische Wirkung bei der Medikamentengabe zu beachten, mag der psychologische Effekt und die Bedeutung einer solchen Medikation eine sogar noch stärkere Wirkung auf den jugendlichen Patienten haben." So berichtet er über einen Jugendlichen, in dessen Erleben die Medikamentengabe mit der Botschaft verbunden war: 'Sie geben mich auf.' Er hatte aus dem Verhalten der Gleichaltrigen und einiger Betreuer geschlossen, daß Medikamente nur verabreicht würden, wenn alle anderen Behandlungsansätze versagt hätten, – eine Gefahr, die EASSON in rein psychotherapeutisch ausgerichteten Einrichtungen für besonders hoch hält.

Der Autor unterstreicht im übrigen, daß die mit der Medikamentengabe verbundene Absicht und die Wirkung jedes Medikamentes mit dem jugendlichen Patienten ausführlich besprochen werden müßten. Der Arzt müsse mit dem Patienten überlegen, wie sie gemeinsam ein optimales Programm pharmakologischer Unterstützung erarbeiten könnten. Wie bei anderen Behandlungsansätzen hänge letztlich die Wirksamkeit einer speziellen Medikation in hohem Maße von dem Verstehen und der Kooperation des gestörten Jugendlichen, der die Medikamente nehme, ab.

Insbesondere müsse der Jugendliche auf das Auftreten unkontrollierter Bewegungen als Nebenwirkung bei Neuroleptika-Gabe vorbereitet werden, weil sie gerade bei Jugendlichen sehr viel Angst auslösen könnten. Jugendliche, die sowieso schon viel Mühe auf die Kontrolle ihrer impulsiven Aktivitäten aufwenden müßten, würden nun unter dem Einfluß von Medikamenten plötzlich solche Bewegungen gar nicht mehr unter Kontrolle bekommen, was zu einer Steigerung ihrer Unkontrolliertheit oder aber zu einem regressiven Verhalten führen könne. Für andere Jugendliche, die noch unsicher in der Entwicklung ihrer männlichen Identität seien, könne die Entwicklung einer Gynäkomastie während einer Medikamentenbehandlung unerträgliche Ängste auslösen. Andererseits, so betont EASSON, könne seiner Erfahrung nach die Medikamentengabe bei Beachtung dieser Gefahren und einem guten Kooperieren zwischen dem Arzt bzw. den Betreuern und dem Jugendlichen zu einem Angelpunkt für den Aufbau einer guten und intensiven Beziehung werden. (siehe auch: ZAUNER 1974b)

Die Medikamententherapie im Rahmen der Gesamtbehandlung

Grundsätzlich ist die Entscheidung zu einer Medikamententherapie in einer Familiensitzung zu erarbeiten. Falls der Wunsch nach einer Medikamentengabe von den Mitarbeitern der Einrichtung ausgeht, ist es entscheidend wichtig, daß das Kind oder der Jugendliche ausreichend deutlich von seinen Eltern erfährt, daß sie diese Behandlung wegen der konkreten Verhaltensweisen ebenfalls wünschen. Ebenso wichtig ist es, daß alle Mitarbeiter, die mit dem Kind oder Jugendlichen zusammenkommen, deutlich machen können, welches Verhalten nach Meinung der Eltern und der Klinikmitarbeiter diese Behandlung notwendig gemacht hat.

Geht der Wunsch nach Medikamentengabe von den Eltern aus, wird er häufig von sehr unrealistischen Erwartungen getragen, die dem Hoffen auf eine Wunderdroge entsprechen. Allerdings erscheint es unangemessen, sich über solche Wünsche zu ärgern oder sich darüber zu mokieren; vielmehr sollte man sich vergegenwärtigen, wie sehr solche Erwartungen in unserem gesamten Gesundheitssystem geweckt und bestärkt werden. Läßt man sich auf eine ernsthafte Auseinandersetzung mit den Eltern über diese Fragen ein, wird man sehr bald feststellen, daß auch bei ihnen hinter solchen Wünschen und Hoffnungen auf eine Wunderdroge sehr viel an realitätsgerechter Skepsis zu finden ist. In Einzelfällen allerdings ist der Wunsch der Familie nach Medikamentenbehandlung getragen von einem Wunsch nach dem Krankheitsetikett, das als entlastend erlebt wird. In solchen Fällen wird der Therapeut überdenken müssen, ob er nicht trotz aller gegenteiliger Bemühungen bereits in einem untergründigen Kampf mit der Familie um das Krankheitskonzept und damit um die Verantwortlichkeit befangen ist. Er wird nach Alternativen suchen müssen, um nicht in ein Dilemma zwischen unnötiger Medikamentengabe und einem Verlieren der Familie mit ungewissem Schicksal für das Kind oder den Jugendlichen zu geraten.

Indikationen zur Medikamententherapie

Es ist hier nicht der Platz, auf Indikationsfragen medikamentöser Behandlung einzugehen. Hierzu sei beispielsweise auf die 1984 erschienene Monographie von NISSEN, EGGERS und MARTINIUS verwiesen.

Grundsätzlich kann kein Zweifel daran bestehen, daß es Situationen gibt, in denen eine Therapie mit Psychopharmaka indiziert ist, in denen auch bei günstigen personellen Betreuungsmöglichkeiten diese Behandlung als ein Mittel der Wahl im Zusammenspiel mit den anderen therapeutischen Möglichkeiten erscheint. Realistischerweise wird man auch anerkennen müssen, daß z.B. ein krankheitsbedingter personeller Notstand auf einer Station einmal dazu führen kann, daß Psychopharmaka gegeben werden, die unter günstigsten Voraussetzungen nicht notwendig wären. Ethisch hochproblematisch wird es jedoch, wenn Psychopharmaka häufiger als Ersatz für eine ausreichende personelle Versorgung eingesetzt werden.

Generell scheinen Psychopharmaka bei Kindern fast immer entbehrlich; gerade bei Kindern und bei Jugendlichen sollten sie unseres Erachtens auf das Allernotwendigste und auf kurze Zeiten beschränkt werden. Insbesondere die Gefahr der Irritierung des Identitäts- und Selbstkontrollerlebens muß sorgfältig bedacht werden. Leider haben viele Kinder und Jugendliche, wenn sie zu uns kommen, in ihren Familien bereits gelernt, Pillen und Drogen als Problembewältiger einzusetzen. Deshalb gehört es auch zu unseren Aufgaben, sie zu lehren, daß Probleme und Ängste zwar schlimm, aber aus dem Leben eines jeden nicht wegzudenken sind, daß man sie durchstehen kann und daß es z.B. durch einfühlendes Mitgehen von nahestehenden Personen möglich ist, solche schweren Lebensphasen zu ertragen.

Wenn man sich z.B. bei einem Jugendlichen, der sich psychotisch verhält, zur Medikamententherapie entschließt, sollte diese u.E. auch entschieden, d.h. nicht mit zu kleinen Dosen durchgeführt werden. Gegenüber einer Dauermedikation demgegenüber ist nach unseren Erfahrungen größte Zurückhaltung zu empfehlen. Vorzuziehen ist beispielsweise auch in der Langzeittherapie von psychotisch auffälligen Jugendlichen, die Medikamente ganz abzusetzen, sie aber rechtzeitig erneut nehmen zu lassen, wenn unter Belastungssituation sich erste Anzeichen einer Entwicklung zur Dekompensation – sogenannte individuelle Frühwarnsymptome – zeigen. (siehe dazu: MÜLLER 1983: 477 - 485, Herz, Melville 1980) Das setzt allerdings voraus, daß der therapeutische Kontakt auch nach der Entlassung weiter aufrechterhalten wird.

7.10 Der Heilpädagogische Dienst

Kinder und Jugendliche, bei denen eine stationäre Aufnahme notwendig ist, haben zumeist schon über längere Zeit angemessene Entwicklungserfahrungen entbehren müssen. Hier liegt eine Besonderheit kinder- und jugendpsychiatrischer Arbeit, die dadurch bedingt ist, daß das Kindes- und Jugendalter – verglichen mit dem Etwachsenenalter – die Zeit einer besonders stürmischen und dynamischen Entwicklung ist. Die Auswirkungen eines mehrjährigen Entwicklungsstillstandes sind deshalb bei Kindern und Jugendlichen viel gravierender als bei Erwachsenen. Während Erwachsene – kommt im Laufe einer gelungenen Therapie die Koevolution wieder in Gang – zumeist auf einigermaßen gesichert ausgebildete Persönlichkeitsmerkmale, auf basale Fähigkeiten und Fertigkeiten zurückgreifen können, liegen bei Kindern und Jugendlichen in solchen Fällen häufig erhebliche Entwicklungsdefizite vor. Sie betreffen die Fähigkeit zur Freizeitgestaltung ebenso wie die soziale Kompetenz oder ganz umschriebene kognitive Wahrnehmungsfertigkeiten. Eine wesentliche Chance des Kindes oder Jugendlichen besteht deshalb darin, während des stationären Aufenthaltes versäumte Entwicklungserfahrungen in gedrängter Form nachvollziehen zu können.

Diesem Ziel dient der geplante, auf den einzelnen Jugendlichen zugeschnittene Einsatz unterschiedlicher Milieufaktoren auf der Station (siehe: 7.14). In Ergänzung dazu sind jedoch nicht nur gezielte Trainingsmaßnahmen für umschriebene Funktionsbereiche – in Ergänzung zur schulischen Förderung – wünschenswert und wichtig, sondern auch ungezielte, offene Angebote außerhalb der Station. Letztere ermöglichen dem Kind oder Jugendlichen, in eigener Initiative und Verantwortung – wenn auch im geschützten Raum der Klinik – Lernerfahrungen in den unterschiedlichsten Dimensionen zu machen.

Diese gezielten und ungezielten außerstationären Angebote werden in Viersen durch den sogenannten „Heilpädagogischen Dienst" gemacht, d.h. durch Erzieher und Sondertherapeuten, die unter Anleitung von Sozialpädagogen vornehmlich außerhalb der Stationen arbeiten (dementsprechend auch nicht dem Pflege- und Erziehungsdienst zugeordnet sind). Die Tätigkeiten der Mitarbeiter des Heilpädagogischen Dienstes lassen sich in folgende Teilbereiche gliedern:

- Freizeitarbeit/Jugendbildung
- Soziale Gruppenarbeit
- Heilpädagogische Einzelarbeit
- Schwerstbehindertenförderung
- Beschäftigungstherapie

Freizeitarbeit und Jugendbildung

Bemerkenswertes Kennzeichen nahezu aller Kinder und Jugendlichen, die zur stationären Aufnahme kommen, ist, daß sie zu einer eigenständigen Planung und Gestaltung ihrer Freizeit nicht in der Lage sind. Bleibt dies bei der Betreuung dieser Kinder und Jugendlichen unberücksichtigt, steigt das Ausmaß der Zerstörungen im Bereich der Klinik und in der Umgebung in kürzester Zeit signifikant an, oder es kommt zu Gruppenbildungen mit Schnüffeln, Alkoholkonsum u.ä. Diese Unfähigkeit zur Freizeitgestaltung ist einer der Gründe für die erforderliche Intensität und den notwendigen Personalaufwand bei der Betreuung und Behandlung von psychisch gestörten Kindern und Jugendlichen. Zwar werden die Betreuer auf der Station als erste versuchen, durch praktisches Tun mit den Kindern und Jugendlichen Anregungen zu sinnvollen Tätigkeiten in der Freizeit zu geben. Diese Arbeit bleibt jedoch unzureichend, wenn sie nicht ergänzt wird durch Gelegenheiten, bei denen die Kinder und Jugendlichen weitgehend selbständig und vorwiegend unbeaufsichtigt durch ihre Gruppenbetreuer die neuerfahrenen und neugelernten Verhaltensweisen erproben können. Ein solches Angebot stellt beispielsweise das von Mitarbeitern des heilpädagogischen Dienstes betreute Freizeitzentrum dar, das ähnliche Möglichkeiten bietet, wie entsprechende Einrichtungen in der Gemeinde, jedoch durch seine Einbindung innerhalb der Klinik (Lage, telefonische Kontaktmöglichkeiten mit der Station und umgekehrt etc.) bereits besucht werden kann, lange bevor Kinder und Jugendliche in der Lage sind, das Gelände der Klinik eigenständig zu verlassen. Entsprechend zu nutzen sind ein Abenteuer- oder Bauspielplatz, spezielle Aktivitätsgruppen insbesondere während der schulfreien Wochen und die Bücherei, die zu aller Überraschung von den Kindern und Jugendlichen sehr lebhaft in Anspruch genommen wird.

Kennzeichen dieser Freizeitarbeit ist, daß sie Eigeninitiative der Kinder und Jugendlichen verlangt. Es steht in ihrem Belieben und unterliegt ihrer Entscheidung, ob und wie sie die Angebote wahrnehmen. Eine Lernzielkontrolle findet nicht statt. Ein wichtiges Merkmal ist zudem der integrative Charakter: Freizeitzentrum, Bauspielplatz, Gruppenangebote sowie die Feste und Feiern werden gleichermaßen besucht von Geistigbehinderten wie von Gymnasiasten.

Die Freizeitarbeit fördert Eigeninitiative und Eigenständigkeit. Sie schafft Möglichkeiten zu Peer-Group-Kontakten und bietet somit ein Feld für soziales Training. Durch die Freiwilligkeit hat sie eine kompensatorische Funktion gegenüber den teilweise sehr zahlreichen Pflichtaufgaben durch Schule, Schulaufgaben, Einzeltherapie, Gruppentherapie, Trainings etc.

Unter dem Stichwort Freizeitarbeit sei noch auf eine wichtige Form der Förderung vor allem geistigbehinderter Patienten verwiesen: das *Snoeze-len*. Zwar würde eine Zuordnung zur heilpädagogischen Einzel- oder Gruppenarbeit mit mindestens gleichgroßer Berechtigung erfolgen. Das Snoezelen ist jedoch ursprünglich als Freizeitaktivität „erfunden" worden, und auch wenn es heute therapeutisch genutzt wird, bleibt ein wichtiges Prinzip, daß es niemals zur Pflicht gemacht werden soll.

Snoezelen dient der Aktivierung Behinderter. Es soll elementare Sinneserfahrungen anregen wie Sehen, Hören, Tasten, Fühlen, Riechen, Schmecken etc. Dies geschieht in speziell eingerichteten Räumen, die leicht abgedunkelt mit farbiger Beleuchtung, ruhiger Musik, weichen Teppichen eine warme Atmosphäre bieten. Besondere Licht- und Toneffekte (Spiegelkugeln, Flüssigkeitsprojektoren, rhythmische Klangfolgen etc.) vermitteln optische und akustische Reize, Wasserkissen fördern das Körperempfinden, Stofftiere, Luftballons, Tastbretter regen die taktilen Wahrnehmungsprozesse an. Durch diese elementaren Erfahrungen, die in angenehmer, entspannender Umgebung gemacht werden, können wie beim Kleinkind Entwicklungsprozesse in Gang gesetzt werden. Der Betreuer ist dabei Modell und Stimulans zugleich, richtet sich jedoch nach den Bedürfnissen des Patienten.

Die Erfolge beim Snoezelen entwickeln sich allmählich. Besonders eindrucksvoll ist es, wenn Behinderte zunächst in dieser Umgebung – und später dann auch im „normalen" Lebensraum – auf ihre stereotypen Verhaltensweisen zunehmend verzichten können, insbesondere wenn autoaggressives Verhalten allmählich zurückgeht. (siehe dazu: HULSEGGE, VERHEUL 1986, BLOEMENDAL 1987a,b)

Soziale Gruppenarbeit

Unter dem Begriff der sozialen Gruppenarbeit werden Interaktionsgruppen, gestaltungstherapeutische Gruppen, Psychomotorik- oder Rhythmik-Gruppen u.a. zusammengefaßt. Diese Angebote sind in der Regel stationsübergreifend; sie finden grundsätzlich außerhalb der Stationen statt. Wichtig ist die Regelmäßigkeit des Angebots und die Kontinuität der Mitarbeiter, die das Angebot gestalten. Steht die therapeutische Zielsetzung im Vordergrund, so hat es sich bewährt, gleich zu Beginn eine bestimmte Stundenzahl festzulegen, d.h. klarzustellen, daß das Angebot nicht endlos ist, sondern daß innerhalb einer überschaubaren Zeit die gewünschten Ziele erreicht werden sollen. Ist demgegenüber der erzieherische Anteil von höherer oder zumindest gleichhoher Bedeutung – beispielsweise bei der längerfristigen lebenspraktischen Förderung von verhaltensgestörten Geistig- und Mehrfachbehinderten – ist eine derartige zeitliche Begrenzung nicht sinnvoll. Grundsätzlich findet für jedes Kind/jeden Jugendlichen eine Lernzielkontrolle statt, die in einem Therapiebericht festgehalten wird.

Ziel dieser Gruppenarbeit ist in erster Linie eine Förderung der sozialen Kompetenz, vor allem in den Dimensionen von Wahrnehmen und Kommunikation. Je nach Angebot in unterschiedlich starker Ausprägung soll das Kind/der Jugendliche Gelegenheit erhalten, sich der eigenen Stärken und Schwächen – auch im Vergleich zu den anderen – bewußt zu werden. Es/Er soll seine individuelle Besonderheit, seine Einzigartigkeit erfahren, gleichzeitig aber auch die der anderen sehen und anerkennen lernen. Selbstverständlich werden auch soziale und introspektive Fähigkeiten und Fertigkeiten geübt. Über allem steht das Motto: Anregung zur Übernahme von Verantwortung für sich selbst.

Heilpädagogische Einzelarbeit

Förderungsangebote im Einzelkontakt, z.B. bei Teilleistungsstörungen oder aber auch bei schwerer Behinderten, sind dann erforderlich, wenn das Kind oder der Jugendliche kaum über Gruppenfähigkeit verfügt. Bei diesen Angeboten ist eine intensive Zuwendung möglich sowie eine hohe Kontinuität, d.h. ein sehr regelmäßiges Beziehungsangebot zu immer demselben Mitarbeiter. Auf seiten des Patienten sind die Angebote verpflichtend. Auf seiten der Mitarbeiter ist eine genaue Ziel-, Leistungs- und Verlaufskontrolle erforderlich. Je nach Bedarf wird mit einem erweiterten Wahrnehmungsprogramm nach Marianne FROSTIG oder mit MONTESSORI-Material gearbeitet, werden Elemente der Gestalttherapie mit geistig Behinderten nach Thiys BESEMS eingesetzt (BESEMS, VAN VUGT 1983, VAN VUGT, BESEMS 1985), eine klientenzentrierte Spieltherapie durchgeführt u.v.a.m. Über die Durchführung dieser Arbeit gibt es eine umfassende Literatur, so daß hier auf weitere Ausführungen verzichtet werden kann.

Auch die heilpädagogische Einzelarbeit findet grundsätzlich außerhalb der Station statt, auch wenn zumeist ein Mitarbeiter des heilpädagogischen Dienstes schwerpunktmäßig einer Station zugeordnet ist, um die notwendigen intensiven Kontakte zu den Betreuern dort zu halten. In früheren Jahren hatte ein Mitarbeiter des heilpädagogischen Dienstes sein Arbeitszimmer auf der Station, was mit dem Ziel geschah, die heilpädagogische Arbeit den Stationsbetreuern nahezubringen und Elemente dieser Arbeit in die Stationsarbeit zu integrieren. Heute halten wir dieses Ziel für erreicht und schätzen den Vorteil höher ein, wenn grundsätzlich die Kinder und Jugendlichen die Station verlassen, um zur Therapie im heilpädagogischen Dienst (wie zur „Schule für Kranke" und zur Anlernwerkstatt) zu gehen. Uns erscheint dies am „Normalen" orientierte Prinzip Normalität zu fördern; es dient auch als wichtige Strukturierungshilfe für alle Kinder und alle Jugendlichen, insbesondere aber für die schwerer Gestörten. BOSCH (1966: 300) hat darauf hingewiesen, daß diese Trennung auch funktionell von Vorteil ist: Die Bildungseinrichtungen gewinnen gegenüber der Station ein eigenes Gewicht und finden leichter ihre eigene innere Organisation. Auch seiner Meinung nach ist dies wichtiger als der nicht zu leugnende Nachteil des vermehrten, organisatorischen Aufwandes mit Stundenplänen und gegebenenfalls mit den Erfordernissen des Holens und Bringens.

Beschäftigungstherapie

Beschäftigungstherapie im engeren Sinne der „psychiatrischen Beschäftigungstherapie" (also nicht der „funktionellen Beschäftigungstherapie" – siehe HARLFINGER 1966) wird von den Mitarbeitern des heilpädagogischen Dienstes in der sogenannten Förderwerkstatt durchgeführt. Sie wird von akut gestörten Patienten besucht, die nicht und solange sie nicht in der Lage sind, auch nur für begrenzte Zeit am Unterricht in der Schule für Kranke oder an der Arbeit in der Anlernwerkstatt teilzunehmen. Sie sollen möglichst bald nach der Aufnahme von der Station zur Förderwerkstatt gehen (in diesen Fällen fast durchweg: gebracht werden), um dort anfangs vielleicht nur eine halbe Stunde lang Gelegenheit zu bekommen, in irgendeiner Weise kreativ, produktiv, aktiv sich zu betätigen und Ansätze für Interesse und Konzentration zu finden.

Die Vorteile der kleinen und überschaubaren Förderwerkstatt liegen u.a. darin, daß auf den einzelnen Jugendlichen individuell eingegangen werden kann. Es ist möglich, mit ausreichender Flexibilität den Wünschen und Möglichkeiten des Patienten nachzugehen, ihm andererseits soviel äußere Struktur zu geben, wie er angesicht seiner inneren Desorganisation bedarf. Anfangs werden zumeist einfache Tätigkeiten wie Malen mit Ölkreide und Fingerfarbe, Weben am Handwebrahmen und Arbeiten mit Ton angeboten. Möglich sind im übrigen verschiedene Webtechniken, Knüpfen (Makramee), Flechten, Peddigrohr, Stricken, Batiken, Nähen, Stoffdruck, verschiedene Maltechniken (Glas, Stoff, Holz, Keramik), Töpfern, Holzarbeiten, Lederarbeiten und viele andere Kreativität anregende Techniken. Jeder Patient macht seine Erfahrungen mit den unterschiedlichen Materialien, abhängig von seinen Fähigkeiten und seiner Motivation. Allgemeines Kennzeichen ist das Fehlen fremdbestimmter Tätigkeiten. Dementsprechend wird Geld als Anreiz versagt. Die Patienten erhalten jedoch ihre Produkte zur eigenen Verfügung.

Zeitliche Steigerungen sind von zu Beginn 1/2-stündiger oder 1-stündiger Tätigkeit bis zu maximal 3 Stunden vorgesehen. Ziel bleibt immer die Integration in die „Schule für Kranke" oder die Anlernwerkstatt. Insofern hat die Arbeit in der Förderwerkstatt einen auch ausgeprägt diagnostischen Charakter. Der gesamte Prozeß muß im engen Kontakt zum Paten auf der Station geschehen. Nach Möglichkeit nehmen die Eltern Kontakt zu den Mitarbeitern der Förderwerkstatt auf, begleitet ein Elternteil in den ersten Tagen sein Kind zur Förderwerkstatt oder nimmt mit ihm für bestimmte Zeit an der Arbeit teil.(Zur Beschäftigungstherapie in der Kinder- und Jugendpsychiatrie siehe u.a.: BOSCH 1963, MENEGHINI, DUPLAIN, HERZKA 1983, WIMMER und WILKENING 1989)

7.11 Arbeitstherapie in der Anlernwerkstatt

Die Anlernwerkstatt ist ein Teil der komplementären Dienste innerhalb der Kinder- und Jugendpsychiatrie, wie beispielsweise die „Schule für Kranke" und der „Heilpädagogische Dienst". Die in der Anlernwerkstatt durchgeführte Arbeitstherapie steht unter dem doppelten Auftrag, der für die gesamte Arbeit innerhalb einer Kinder- und Jugendpsychiatrie kennzeichnend ist: dem therapeutischen Auftrag einerseits und dem Erziehungs- und Bildungsauftrag andererseits. Jeder dieser beiden Aufträge kann nur erfüllt werden, wenn auch der jeweils andere angemessene Berücksichtigung findet.

Wenn Eltern die Entscheidung zu einer stationären Aufnahme ihres Kindes in der Kinder- und Jugendpsychiatrie treffen, steht zunächst der Wunsch nach Therapie angesichts von zu Hause nicht lösbaren Schwierigkeiten im Vordergrund. Darüber hinaus erwarten sie jedoch, daß die Mitarbeiter der Einrichtung für die Zeit des stationären Aufenthaltes nicht nur einen zumindest großen Teil ihrer elterlichen Erziehungsaufgaben übernehmen – auch wenn seitens der Betreuer versucht wird, die Elternrolle soweit wie möglich den Eltern zu belassen –, sondern auch die von der Gesellschaft getragenen Bildungsaufgaben schulischer und beruflicher Art zu erfüllen. Dieses Nebeneinander der Notwendigkeiten von Therapie einerseits und Erziehung sowie Bildung andererseits prägt das Bild einer Kinder- und Jugendpsychiatrie. Es erscheint zwar sinnvoll und notwendig, diese verschiedenen Aufgaben logisch voneinander zu trennen; in der Praxis jedoch greifen sie ständig ineinander. Im einzelnen kann das Aufgabenspektrum und die Bedeutung der Arbeitstherapie in der Kinder- und Jugendpsychiatrie unter vier Gesichtspunkten beschrieben werden:

- Diagnostische Aufgaben

Die Arbeitstherapie in der Anlernwerkstatt nimmt in dem ständigen diagnostischen Prozeß, der den Aufenthalt des Jugendlichen begleitet, einen hohen Stellenwert ein: Wie stark ist der Jugendliche zu belasten? Wie groß ist sein Leistungswille und seine Einsatzbereitschaft? Kann er sich an Regeln halten, z.B. pünktlich zum Dienst erscheinen? Wie groß ist seine Zuverlässigkeit bei Erledigung von Aufgaben? Kann er Ausdauer entwickeln? Ist es möglich, ihn für einen bestimmten Zeitraum selbständig arbeiten zu lassen? Vor allem: Wie ist sein Sozialverhalten im Kontakt mit den übrigen Jugendlichen und im Kontakt mit den Meistern?

Die Antworten auf diese Fragen sind wichtige Rückmeldungen für den Jugendlichen selbst und für den Therapeuten, der den Gesamttherapieplan koordiniert. Bei der Planung der Entlassung des Patienten sind solche Werkstatterfahrungen von besonderer Bedeutung: Sie stehen zentral in dem Bündel an Informationen, auf das der Patient, seine Eltern, der zuständige Sozialarbeiter und der die Klinik aufsuchende Mitarbeiter des Arbeitsamtes gegen Ende des Aufenthaltes alle weiteren Perspektiven aufbauen.

- *Realitätsorientierung innerhalb des psychotherapeutischen Gesamtkonzeptes*

Innerhalb der therapeutischen, d.h. in der Kinder- und Jugendpsychiatrie vornehmlich psychotherapeutischen Arbeit vertritt die Arbeitstherapie in besonderem Maße das Realitätsprinzip. Gerade bei Jugendlichen ist es von hoher Bedeutung, daß Selbstreflexion und persönliche Auseinandersetzung nicht im luftleeren Raum stattfinden, sondern sich immer wieder an altersgemäßen Aufgaben orientieren. Realitätsprinzip bedeutet also die Selbstverständlichkeit der Ausrichtung des Jugendlichen auf die „normalen" alterstypischen Aufgaben und Anforderungen im Jugendalter, wenn eben auch unter den schützenden und sich an die Möglichkeiten des einzelnen Jugendlichen anpassenden Bedingungen, in der Anlernwerkstatt ebenso wie in der „Schule für Kranke". Dieses Realitätsprinzip bedeutet auch, daß der Tagesablauf in der Klinik unter dem Gesichtspunkt der „Normalität" strukturiert wird, daß es selbstverständlich ist, morgens früh aufzustehen und zur Arbeit zu gehen – es sei denn, der einzelne Patient sei so „krank", daß er dazu auch unter den besonderen, erleichternden Bedingungen nicht in der Lage ist. Wichtig ist, daß der Jugendliche nicht lernt, „Probleme-Haben" schaffe ihm ein erfülltes Leben und mache ihn zu einem wertvollen und interessanten Menschen. Vielmehr soll er erfahren, daß u.a. Einsatzfreude, Leistungsbereitschaft und Kooperationsfähigkeit und -willigkeit erfüllende und selbstbestätigende Werte sind.

- *Förderung praktischer Fähigkeiten und Fertigkeiten*

Darüber hinaus sollen alle jugendlichen Patienten nach Abschluß ihrer Schulpflicht – teils auch bereits einsetzend während der Schulzeit – in ihren praktischen Fähigkeiten und Fertigkeiten gefördert werden mit dem

Ziel, eine bestmögliche berufliche Eingliederung in die Wege zu leiten. Dies entspricht dem Bildungsauftrag, den Eltern und Gesellschaft gegenüber den ihnen anvertrauten Kindern und Jugendlichen haben. Angesichts der mannigfachen Störungsbilder der uns anvertrauten Jugendlichen mit körperlich und/oder psychisch imponierenden Einschränkungen muß ein ausreichend differenziertes Angebot zur Verfügung stehen, um ein Erfassen von Fähigkeits- und Fertigkeitsschwerpunkten sowie von besonderen Neigungen und Interessen des Jugendlichen möglich zu machen.

Für eine kinder- und jugendpsychiatrische Einrichtung wie Viersen bedeutet dies zudem, daß die große Spannbreite bezüglich der intellektuellen und manuellen Fähigkeiten der Patienten zu berücksichtigen und somit ein breites Spektrum an Tätigkeitsangeboten in der Anlernwerkstatt zu verwirklichen ist, damit beispielsweise der schwerbehinderte Patient für eine ganz einfache Tätigkeit in einer Behindertenwerkstatt angelernt, der recht begabte, aber verhaltensgestörte oder seelisch beeinträchtigte Patient an eine differenzierte Werkstattarbeit herangeführt werden kann mit dem Ziel der Vermittlung in eine entsprechende Anlern- und Berufstätigkeit. Dementsprechend ist ein im Anforderungsniveau sehr breitgefächertes Angebot notwendig, beispielsweise mit den Bereichen textiles Arbeiten, Schneiderei, Schreinerei, Schlosserei, jeweils mit vorgeschalteten Anlern- und Trainingsstufen; unbedingt wünschenswert wäre zudem ein Arbeitsbereich für Bürotätigkeiten.

Dabei soll nicht verschwiegen werden, daß aufgrund der Arbeitsmarktlage eine Korrektur der Zielvorstellungen in den letzten Jahren erforderlich wurde: Während in früheren Jahren die Vermittlung der Patienten in Handwerksbetriebe am Ort bzw. am Heimatort des Patienten im Vordergrund stand und auch häufig gelang, ist dies aufgrund der Arbeitsmarktsituation heute kaum noch möglich. Damit ist die Vermittlung allgemeiner praktischer und handwerklicher Grundfähigkeiten in den Vordergrund getreten, die die Patienten in die Lage versetzen sollen, später mit geringen finanziellen Ressourcen (Sozialhilfe) möglichst eigenständig sich zu versorgen, selbst zu kochen, zu nähen, die Wohnung anzustreichen etc.

- *Ziele habilitativer Art im Aufbau wichtiger Haltungen und Grundfertigkeiten*

Die langfristigen Ziele der Arbeitstherapie decken sich grundsätzlich mit den Entwicklungsaufgaben, denen sich Jugendliche alterstypisch gegenübergestellt sehen. So geht es bei der Arbeitstherapie um
- den Aufbau einer realistischen Selbstwahrnehmung,
- die Entwicklung eines realitätsgerechten Selbstwertgefühls,
- die Entwicklung von Eigenständigkeit und Selbstverantwortlichkeit,

212

- die Förderung der Fähigkeit zur Zusammenarbeit mit anderen,
- den Aufbau einer arbeitsgerechten Arbeitshaltung,
- das Anbahnen der Ausbildung einer beruflichen Identität.

Besonders bei der langfristigen habilitativen bzw. rehabilitativen Arbeit in der Anlernwerkstatt treten diese Aspekte wesentlich in den Vordergrund gegenüber der Vermittlung ganz bestimmter handwerklicher Tätigkeiten. Wenn es Jugendlichen im Laufe des Aufenthaltes gelingt, ein ihrem Leistungsvermögen adäquates Selbstbild zu entwickeln, wenn sie zudem ein sozialverträgliches Verhalten ausbilden, Ausdauer und Sorgfalt zeigen können, dann werden eine geringe manuelle Geschicklichkeit und ein unzureichendes Überschauvermögen über die handwerklichen Handlungsabläufe in ihrer Bedeutsamkeit zurücktreten. Solche Jugendliche konnten relativ oft in eine ihren Möglichkeiten entsprechende Berufstätigkeit vermittelt werden, mit der sie ihren Lebensunterhalt verdienen.

Entsprechend dem obengenannten Realitätsprinzip ist der Besuch der Anlernwerkstatt für den Jugendlichen eine Pflicht, ebenso selbstverständlich wie der Schulbesuch. Dabei ist ein wichtiges pädagogisches Element, daß jede Tätigkeit entlohnt wird, wenn sie – relativen – Mindestansprüchen genügt. Diese Entlohnung erfolgt möglichst unmittelbar, d.h. zumindest wöchentlich, und richtet sich nach einer für den Jugendlichen einsehbaren Bewertung in einem Punktesystem unter den Bewertungsaspekten: Pünktlichkeit und Regelmäßigkeit, Leistungswille, Ausdauer und Konzentration, Selbständigkeit, Sozialverhalten. Die Entlohnung wird dann aufgrund der Punktezahl in einer Tabelle, die zusätzlich noch die Anwesenheitszeit berücksichtigt, abgelesen und liegt im Augenblick zwischen DM 4,00 und DM 120,00 pro Monat.

Entscheidend für eine erfolgreiche Arbeitstherapie in der kinder- und jugendpsychiatrischen Anlernwerkstatt ist sowohl die ausreichende Zahl von Mitarbeitern als auch deren Qualifikation. Keineswegs kann ein Schlüssel von 1 : 12 wie im Produktionsbereich einer Werkstatt für Behinderte als hinreichend angesehen werden. Unseren Erfahrungen zufolge darf eine Mitarbeiter-Patienten-Relation von 1 : 4 in der Anlernwerkstatt nicht überschritten werden. Es ist also eine bessere Ausstattung notwendig, als im Trainingsbereich einer Werkstatt für Behinderte (dort 1 : 6). Entscheidend ist zudem die Qualifikation der Mitarbeiter sowohl als Handwerker, die über ein solides arbeitstechnisches Grundwissen und eine entsprechende manuelle Fertigkeit verfügen, als auch als Beschäftigungs- bzw. Arbeitstherapeuten, die in der Lage sind, auf die vielfältigen Schwierigkeiten des einzelnen Jugendlichen angemessen einzugehen, sein Leistungsvermögen einzuschätzen und störungsbedingte Fehlhaltungen zu ertragen.

Implizit ist schon gesagt, daß die Anlernwerkstatt räumlich getrennt sein sollte von den stationären Bereichen, so daß der Jugendliche seine Wohnung (Station) verläßt, um zur Arbeit zu gehen. Es sollte auch deutlich geworden sein, daß die Erfüllung der Aufgaben einer Anlernwerkstatt nur möglich ist, wenn diese technisch (handwerklich) ausreichend ausgestattet ist, d.h. vom Anforderungs- und Anregungsmilieu tatsächlich als Werkstatt imponiert und nicht einem Bastelzimmer entspricht.

Die Vorteile einer relativen Autonomie des Bereiches „Anlernwerkstatt" können aber nur zum Tragen kommen, wenn es gleichzeitig gelingt, aufgrund einer guten Kooperation zwischen Werkstatt und Station die Arbeitstherapie in den Gesamtbehandlungsplan zu integrieren. Diese Kooperation beginnt mit einer ausreichend informativen Anmeldung, die Aufschluß gibt über die schulischen und beruflichen Vorerfahrungen, die Neigungen und Interessen, die in Aussicht genommene Aufenthaltsdauer und die vor allem in der Arbeitstherapie anzustrebenden Ziele, z.B.:

- Erprobung der Arbeitsfähigkeit, Diagnostik des Leistungsverhaltens;
- Belastungserprobung (Zeit, Menge, Tempo, Qualität, Komplexität, Kommunikation);
- Erfassen der Fähigkeits- und Fertigungsschwerpunkte sowie besonderer Neigungen und Interessen;
- Aufbau einer Arbeitshaltung und Entwicklung einer beruflichen Perspektive.

Darüber hinaus ist über Besonderheiten zu berichten, die von den Mitarbeitern der Anlernwerkstatt zu beachten sind: Suizidale Neigungen, Entweichungstendenzen z.B. bei Kritik durch Erwachsene, leichte Reizbarkeit, unkontrollierte Aggressivität z.B. bei Auseinandersetzungen mit Gleichaltrigen, cerebrale Anfälle, Körper- oder Sinnesbehinderungen, u.a.

Natürlich wird der Pate „seinen" Jugendlichen auch persönlich vorstellen, weitere Informationen geben und sich als ständigen Ansprechpartner anbieten. In manchen Fällen wird der Pate einen Jugendlichen in den ersten Tagen zur Werkstatt begleiten und ggf. sogar die ersten Stunden bei ihm bleiben, um ihm ein Eingewöhnen zu erleichtern und seine ersten Arbeitsschritte zu begleiten.

In vielen Fällen hat es sich bewährt, daß der zuständige Arbeitstherapeut selbst mit dem Jugendlichen eine Arbeitstherapie-Anamnese erhebt und diese durch ein Elterngespräch ergänzt. Die Eltern sollten wissen und sehen, wo ihr Kind arbeitet, und den zuständigen Arbeitstherapeuten kennen, um sich regelmäßig nach Fortschritten wie auch Schwierigkeiten zu erkundigen und Informationen für ihre Überlegungen zur weiteren Perspektive ihres Kindes zu bekommen. Der große Stellenwert der Arbeitstherapie sollte zudem durch einen arbeitstherapeutischen Abschlußbericht zu Ende des Aufenthaltes dokumentiert werden, dessen Informationen einen wichtigen Teil des Gesamtabschlußberichtes darstellen.

Grundsätzlich ist zu sagen: Die Arbeitstherapie in der kinder- und jugendpsychiatrischen Anlernwerkstatt unterscheidet sich in typischer Weise von der Arbeitstherapie für Erwachsene. Gefordert ist nicht nur die Berücksichtigung der jeweiligen Störung des einzelnen Patienten, sondern gleichzeitig die Beachtung des jeweiligen Entwicklungsstandes. D.h.: Angebot und Anforderungen sind auszurichten auf die störungsbedingten Einschränkungen, gleichzeitig aber auch nach dem grundlegenden Prinzip der „Passung" zu orientieren an den entwicklungsbedingten Fähigkeiten und Fertigkeiten sowie den Lernmöglichkeiten des einzelnen. Das bedeutet neben dem oben schon erwähnten hohen Personalaufwand, daß die kinder- und jugendpsychiatrische Anlernwerkstatt trotz ihrer realitätsnahen handwerklich-technischen Ausstattung ähnlich wie eine Lehrwerkstatt wenig produktorientiert arbeitet, also in eingeschränktem Maße Arbeitsaufträge nur entgegennehmen kann. Zwar wird auch hier das fertiggestellte Werkstück als Motivation und Erfolgsbeleg eine Rolle spielen. Doch darf dies nicht die Breite und Vielfältigkeit der arbeitstherapeutischen Anforderungsskala einschränken, die es ermöglicht, die sehr hohe Unterschiedlichkeit hinsichtlich Störungsart, Störungsgrad sowie Stand der bislang ausgebildeten Fähigkeiten und Fertigkeiten angemessen zu berücksichtigen.

Die Arbeitstherapie in der Anlernwerkstatt ist ein unverzichtbarer Bestandteil der therapeutisch-pädagogischen Arbeit in einer Kinder- und Jugendpsychiatrie, und zwar sowohl in der kurz- bis mittelfristigen Therapie als auch in der Langzeitbehandlung, sowohl für den Jugendlichen mit vorwiegend seelischen Beeinträchtigungen als auch für den Jugendlichen mit mehr oder weniger stark ausgeprägten geistigen und körperlichen Behinderungen. (zur Arbeitstherapie mit Jugendlichen siehe u.a.: BOSCH 1963, MENEGHINI, DUPLAIN, HERZKA 1983, Bundesministerium für Arbeit und Soziales 1984, WATTENBERG 1985, 1987, WIMMER, WILKENING 1989, auch MÜHLIG 1989)

7.12 Die „Schule für Kranke" in der Kinder- und Jugendpsychiatrie

Die „Schule für Kranke" hat im Rahmen einer Klinik oder Abteilung für Kinder- und Jugendpsychiatrie einen sehr bedeutsamen Stellenwert. Dieser leitet sich zunächst einmal aus dem Recht eines jeden Kindes oder Jugendlichen auf Schulbildung auch in Zeiten des Krankseins ab, wie es durch entsprechende Gesetze und Erlasse der einzelnen Bundesländer geregelt wird. Darüber hinaus hat die Sonderbeschulung einen wichtigen Platz im multidisziplinären Konzept stationärer kinder- und jugendpsychiatrischer Arbeit und zählt somit als wesentlicher Bestandteil einer effektiven Diagnostik, Therapie und Prävention, wie das auch in der Psychiatrie-Enquete hervorgehoben wird.

Die Tatsache, daß die „Schule für Kranke" integrativer Bestandteil einer kinder- und jugendpsychiatrischen Klinik oder Abteilung ist, unterscheidet sie grundlegend von einer Schule für Kranke an anderen Krankenhäusern. Die Schule für Kranke beispielsweise an einer Kinderklinik führt vornehmlich therapiebegleitende schulische Maßnahmen durch, und ihr wesentliches (wenn auch nicht einziges) Ziel besteht darin zu verhindern, daß das Kind/der Jugendliche den Anschluß an seine Heimatschule verliert. Dementsprechend wird in den Richtlinien der Schule für Kranke in Nordrhein-Westfalen unter dem ersten Abschnitt „Ziele und Aufgaben" formuliert: „Unter Berücksichtigung seiner Individuallage soll der Schüler nach Möglichkeit soweit gefördert werden, daß er den Anschluß an den Stand seiner Klasse halten kann. Auf diese Weise soll erreicht werden, daß der Schüler nach der Genesung möglichst in den gewohnten Klassenverband zurückkehrt." (Erlaß des Kultusministers vom 24.10.1984) Demgegenüber sind die Aufgaben der Schule in der Kinder- und Jugendpsychiatrie ungleich komplexer und umfangreicher. Dies leitet sich daraus ab, daß die in der Kinder- und Jugendpsychiatrie zur Behandlung anstehende „Krankheit", die Störung bzw. Verhaltensauffälligkeit sich fast immer auch, häufig sogar vorwiegend im schulischen Verhalten manifestiert, sei es in seinem Lernverhalten (einschließlich Konzentration, Ausdauer oder Lernstörungen im engeren Sinne), sei es in seinem Sozialverhalten (Aggressivität gegenüber Mitschülern oder Lehrern, Hemmungen, passiver Rückzug in der Schule, Schulverweigerung, Schulphobie etc.).

Diese besonderen Aspekte der Schule in der Kinder- und Jugendpsychiatrie finden in den Richtlinien der „Schule für Kranke" nur insoweit Berücksichtigung, als sie (und mehr ist wahrscheinlich auch nicht möglich) einen relativ weiten Rahmen formulieren, der von der jeweiligen Schule für Kranke unter Berücksichtigung der jeweils spezifischen Bedingungen auszufüllen ist.

Zumindest kurz angesprochen werden die Besonderheiten der Schule in der Kinder- und Jugendpsychiatrie in dem Curriculum-Heft des Landesinstituts für Schule und Weiterbildung (TAMBLÉ u.a.1985). Darüber hinaus wurde im Referat Krankenpädagogik des Verbandes Deutscher Sonderschulen e.V. von einer Arbeitsgruppe eine Vorlage über „Die Schule für Kranke in Kinder- und Jugendpsychiatrischen Kliniken" ausgearbeitet

(BLEEK u.a. 1984). Hier wird u.a. formuliert: „Der schulische Unterricht in der Kinder- und Jugendpsychiatrischen Klinik ist integrativer Bestandteil der klinischen Behandlung und erfolgt unter sonderpädagogischen Gesichtspunkten. Form und Umfang des Unterrichts werden von den Lehrkräften in Absprache mit dem therapeutischen Team geregelt. Anhand einer sorgfältigen Bedingungsanalyse ist ein auf den einzelnen Schüler zugeschnittener Förderplan zu erstellen. Motivation und Belastbarkeit sind in besonderem Maße zu berücksichtigen.

Das sonderpädagogisch orientierte Förderkonzept ist derart zu gestalten, daß der Schüler nach Möglichkeit den Anschluß an den Unterrichtsstoff seiner Stammklasse nicht verliert bzw. ihn wieder erreichen kann. Auswahl des Unterrichtsstoffs und methodisch didaktische Überlegungen sind somit sowohl auf die individuelle Situation des Schülers als auch nach den amtlich geltenden Lehrplänen auszurichten. Dem Abbau spezifischer Lerndefizite kommt besondere Bedeutung zu. Gleichzeitig sollte der Fächerkatalog möglichst dem der Stammschule soweit entsprechen, daß keine größeren Nachteile hinsichtlich einer Reintegration des Schülers entstehen. In diesem Zusammenhang erweist sich ein breitgestreutes Fächerangebot als erforderlich, das den unterschiedlichen Belangen des zumeist heterogenen Schülerguts Rechnung trägt. In besonderen Fällen müssen auch Lehrkräfte mit speziellen Qualifikationen zusätzlich eingesetzt werden."

Und etwas später: „Die Schule für Kranke kann ihre Aufgaben nur im Zusammenarbeit mit dem Klinikteam erfüllen. Unerläßlich sind außer der Erstellung eines Gesamttherapieplanes für jeden Schüler gemeinsame Konferenzen und Fallbesprechungen. Bei Bedarf können auch Mitarbeiter des Klinikteams in den schulischen Unterricht einbezogen werden. Im Sinne dieses multiprofessionalen Ansatzes sollte der Lehrer ebenso die Möglichkeit haben und nutzen, seinen Schülern auf der Station zu begegnen. Anfallende Berichte, Gutachten und Fragen der Beratung werden von den Lehrkräften und den klinischen Therapeuten gemeinsam abgesprochen. Zu den Aufgaben des Kliniklehrers gehören auch schulische Prävention und Nachsorge im Rahmen teilstationärer und ambulanter Behandlungen."

Aus dieser Skizzierung der Gesamtaufgabe des Lehrers in der Schule für Kranke lassen sich folgende Aufgabenschwerpunkte differenzierend hervorheben:

- Diagnostische Aufgaben

Wie schon gesagt, sind häufig Lernstörungen, Aufmerksamkeitsstörungen, Konzentrationsstörungen und Störungen des Sozialverhaltens in der Schule ein wesentlicher Grund für die stationäre Aufnahme in einer

Kinder- und Jugendpsychiatrie. Es liegt deshalb auf der Hand, daß zu einer umfassenden Diagnostik in der Kinder- und Jugendpsychiatrie die Unterrichtserfahrungen des Lehrers unerläßlich sind.

Zu den diagnostischen Aufgaben des Lehrers zählt zum einen eine Einschätzung des aktuellen Leistungsstandes des jeweiligen Schülers. Hierzu werden Berichte der Heimatschule ebenso herangezogen wie die unterrichtliche Beurteilung der Schulleistungen, möglicherweise ergänzt durch Schulleistungstests. Bedeutsamer ist aber noch die Erstellung einer „Lern-Diagnose", die im Sinne einer Förderdiagnostik die potentiellen Lern- und Leistungsfähigkeiten des Schülers erfaßt. Es geht darum, das Lern- und Leistungsverhalten ebenso wie das Sozialverhalten in der Schule unter den veränderten Lernbedingungen einer stärker auf die individuellen Bedürfnisse des einzelnen ausgerichteten Beschulung in kleinen Gruppen zu beobachten.

Die diagnostische Aufgabe des Lehrers ist nicht nur eine einmalige. Sie muß vielmehr eine den gesamten Therapieverlauf begleitende sein. So ist sie gerade gegen Ende des Aufenthalts von besonderer Bedeutung, wenn die Weichen für die weitere Lebenslaufbahn des Schülers und Patienten gestellt werden.

- Sonderpädagogische Aufgaben

Auffälligkeiten, Störungen, „Krankheiten" bei Kindern und Jugendlichen, die einer stationären kinder- und jugendpsychiatrischen Behandlung bedürfen, sind stets so gravierend, daß das Lern- und Leistungsverhalten erheblich betroffen ist. Das bedeutet, daß alle therapeutischen Maßnahmen verzahnt werden müssen mit einer schulischen Sonderpädagogik und daß nur ein beides zusammengreifender Behandlungsplan Chancen auf Erfolg hat. Dies gilt gleichermaßen für Lernstörungen im engeren Sinne als auch für Verhaltensstörungen, die mehr das Sozialverhalten betreffen.

Für die meisten Kinder und Jugendlichen, die in einer kinder- und jugendpsychiatrischen Klinik oder Abteilung betreut und behandelt werden, ist Schule negativ besetzt. Aufgrund der psychischen Problematik und ihrer Hintergrundsfaktoren haben sich schulische Mißerfolge eingestellt, die in rekursiver Verstärkung zu einer ausgeprägten Schulaversion geführt haben. So ist es häufig die erste Aufgabe der „Schule für Kranke", überhaupt wieder eine Offenheit für schulische Angebote zu wecken und eine Lernbereitschaft allmählich neu aufzubauen. Bevor es überhaupt darum gehen kann, schulische Defizite aufzuarbeiten, ist die Schulfähigkeit des Kindes oder Jugendlichen zu fördern – häufig das vornehmliche und wichtigste Ziel, um eine Rückführung auf die Heimatschule (eventuell unter Zurückstellung um ein Schuljahr) zu ermöglichen.

Nicht zu übersehen ist das Dilemma, in das die sonderpädagogische Arbeit des Lehrers leicht gerät: Auf der einen Seite steht seine Bereitschaft, eine der klassischen Aufgaben der Schule, die Durchführung von Selektion, zurückzustellen zugunsten eines Eingehens auf die individuellen Stärken und Schwächen des einzelnen. Das führt zu einem Unterrichtsprinzip, das die Selbstverantwortung der Schüler in den Vordergrund rückt und darauf ausgerichtet ist, die je individuellen Stärken aufzufinden. Auch wenn dies für den einzelnen Schüler unbestreitbar wichtig ist, so steht der Lehrer auf der anderen Seite dabei in Gefahr, beim Kind oder Jugendlichen unrealistische Vorstellungen über die eigene Leistungsfähigkeit zu wecken. Dies geschieht insbesondere dann, wenn Zeugnisse unter dem Aspekt der Ermutigung und Verstärkung positiver Ansätze entworfen werden, d.h. Zensuren eher eine Bewertung des Bemühens seitens des Schülers darstellen als eine Beurteilung seiner Leistungen im strengen Vergleich mit den üblichen Schülerleistungen dieser Klasse. Ein Entkommen aus diesem Dilemma scheint nur dadurch möglich, daß ausführlichere verbale Beurteilungen gegeben werden, solange die sonderpädagogische Arbeit im Vordergrund steht, daß aber eine realistische Leistungsbeurteilung in Abstimmung mit der üblichen Leistungsbeurteilung der vergleichbaren Schulformen stattfindet, sobald der Schüler Zeugnisse in der üblichen Zensuren-Form erhält.

- Die Schule als Realitätsebene im therapeutischen Geschehen

Ein Prinzip, das unseres Erachtens die gesamte Arbeit mit den Kindern und Jugendlichen während ihres stationären Aufenthalts durchziehen muß, gilt auch für die „Schule für Kranke": Soviel Normalität wie möglich, soviel „unnormale" Entlassung vom Druck der Leistungsanforderung wie nötig. Das bedeutet, daß jedes Kind und jeder Jugendliche auch nach einer Aufnahme in die Kinder- und Jugendpsychiatrie selbstverständlich zur Schule geht (entsprechend bei älteren zur Arbeit in die Werkstatt) und dort die Leistungen erbringt, die seinem augenblicklichen Leistungsvermögen entsprechen. In ähnlicher Weise formuliert ORVIN (1974: 801): „Jeder Jugendliche besucht die Schule jeden Tag, und man erwartet von ihm, daß er den schulischen Anforderungen entsprechend seinen Möglichkeiten nachkommt. Sogar der psychotische oder halluzinierende Patient besucht täglich die Schule, selbst wenn er nur fünf Minuten dort bleiben kann."

In Übereinstimmung mit unseren Erfahrungen hält es ORVIN darüber hinaus für notwendig, daß die Schulräume so plaziert sind, daß der Jugendliche seinen Lebensraum, die Station, verläßt und – in wörtlichem Sinn – „zur Schule geht". Dies Prinzip hilft, Struktur und Klarheit zu vermitteln. Zudem ist die „Normalität" des Schulbesuchs und die – wenn auch im

Einzelfall mehr oder weniger stark relativierte – Konfrontation mit realitätsgerechten Anforderungen ein wichtiges Erfahrungsfeld im psychotherapeutisch unterstützten Auseinandersetzungsprozeß (besonders des Jugendlichen) mit den eigenen Fähigkeiten und Fertigkeiten und damit mit den jeweiligen Möglichkeiten in der Zukunft.

- Die Schule als Bildungsinstitution

Alle Kinder und Jugendlichen haben ein Recht auf Beschulung, unabhängig davon, ob sie körperlich oder psychisch krank oder geistig behindert sind. Somit hat die „Schule für Kranke" auch in der Kinder- und Jugendpsychiatrie selbstverständlich die Aufgabe, den Schülern während des Aufenthalts in der Klinik den Anschluß an ihre schulische Laufbahn in der Heimatschule soweit wie möglich zu erhalten. Als Besonderheit tritt hinzu, daß die Aufenthalte in der Kinder- und Jugendpsychiatrie sich häufig über viele Monate erstrecken und die „Schule für Kranke" somit auch in der Lage sein muß, schulische Abschlüsse zu ermöglichen.

- Die Aufgabe der Elternarbeit

Auch im Rahmen eines Modells stationärer Kinder- und Jugendpsychiatrie, das die Arbeit mit den Familien bzw. den Eltern stark in den Vordergrund rückt, hat die Elternarbeit des Lehrers der Schule für Kranke einen wichtigen Stellenwert. Schon am Tag der Aufnahme melden die Eltern ihr Kind in der Schule an. Möglichst bald nach Einsetzen des Unterrichts sollten sie Kontakt aufnehmen zu dem Klassenlehrer ihres Kindes und im Gespräch mit ihm ihre speziellen Probleme, Wünsche und Erwartungen formulieren. Im weiteren Verlauf ist es wichtig, daß die Eltern immer wieder ihre eigenen Vorstellungen und Hoffnungen bezüglich der schulischen Leistungsfähigkeit ihres Kindes überprüfen, um solche Erfahrungen dann in die vom zuständigen Therapeuten geleiteten Familiengespräche selbst einbringen zu können. Insbesondere bei der Planung der Entlassung sind die schulischen Gesichtspunkte und die Erfahrungen des Lehrers sehr bedeutsam.

Diese kurze Skizzierung der Aufgaben der „Schule für Kranke" in der Kinder- und Jugendpsychiatrie verdeutlicht schon die besonderen Schwierigkeiten, mit denen sich die Lehrer einer solchen Schule konfrontiert sehen. Diese werden – wie RUPP 1980 mit Recht hervorhebt – verstärkt zum einen durch die große Inhomogenität der Schülerschaft (Beschulung des geistig Behinderten ebenso wie des Gymnasiasten) und zum anderen durch die hohe Fluktuation wegen der in der Regel kurz- bis mittelfristigen Klinikaufenthalte, die im Widerspruch stehen zu der prinzipiell langfristigen Arbeit einer schulischen Sonderpädagogik. So ist es nicht überraschend, daß Rita KOLLMAR-MASUCH (1987: 74) die Forderung nach einer eigenen sonderschulpädagogischen Fachrichtung für die unterrichtlichen Aufgaben innerhalb der Klinik für Kinder- und Jugendpsychiatrie aufstellt.

Probleme in der Zusammenarbeit zwischen Schule und Klinik

Nun darf aber nicht übersehen werden, daß es vielerorts neben den Schwierigkeiten, die sich aus der Aufgabenstellung ableiten, Probleme gibt, die aus einem traditionell gespannten Verhältnis zwischen Pädagogen und Medizinern resultieren. Zwar besteht historisch eine enge Beziehung zwischen der Kinder- und Jugendpsychiatrie und der Sonderpädagogik bzw. Heilpädagogik, doch scheint eine teils unklare Abgrenzung zwischen beiden immer wieder Konflikte heraufzubeschwören. (siehe auch ROTTHAUS 1989b)

NISSEN formuliert im Jahre 1975 dazu: „Die Frage, ob die Sonderpädagogik der Kinderpsychiatrie nützlicher sei als umgekehrt und wer wessen Dienstmagd sei, hat sich als Scheinproblem erwiesen, weil beide Disziplinen im Hinblick auf die optimale Förderung des psychisch gestörten und geistig behinderten Kindes aufeinander angewiesen sind. Wie weitgehend diese Interdependenz empfunden wird, ergibt sich beispielsweise daraus, daß in Österreich das medizinische Spezialgebiet der Kinderpsychiatrie noch heute als Heilpädagogik bezeichnet wird. Die Kinder- und Jugendpsychiatrie als Lehre von den Ursachen und Formen, der Verhütung und der Behandlung psychischer Störungen und Erkrankungen ist ein Teil der Medizin. Die Sonderpädagogik dagegen ist wesentlich Erziehungswissenschaft, die eine ‚spezielle, vertiefte Weise von Erziehung angesichts menschlicher Behinderungen, die besondere pädagogische Maßnahmen erfordern‘ (BLEIDICK), praktiziert. So wie die Sonder- und Heilpädagogik vom Blickpunkt der Medizin als ‚angewandte Kinderpsychiatrie‘, um ein oft mißverstandenes Zitat von STUTTE zu verwenden, bezeichnet werden kann, so sind Entwicklungspsychologie und Kinderpsychiatrie aus der Sicht der Erziehungswissenschaft Hilfswissenschaften der Sonderpädagogik."

Trotz solcher ausgleichender Betrachtungen, wie sie auch bei anderen Kinder- und Jugendpsychiatern zu finden sind, formuliert KOLLMAR-MASUCH 1987 als Titel zu ihrer Untersuchung über die Situation der „Schule für Kranke" in den kinder- und jugendpsychiatrischen Kliniken oder Abteilungen der Bundesrepublik: „Hat der Lehrer in der stationären Kinder- und Jugendpsychiatrie eine Chance?" Für die Schwierigkeiten der Zusammenarbeit sieht sie vor allem zwei Gründe, nämlich einmal die unklare Rolle des Sonderschulpädagogen im Rahmen der Gesamtbehandlung und zum anderen eine geringe Bereitschaft zur Kooperation seitens der Klinikmitarbeiter sowie organisatorische Probleme.

Das Haupthindernis dafür, daß der Sonderschulpädagoge im Rahmen der Kinder- und Jugendpsychiatrie einen eigenständigen Platz finden kann, sieht KOLLMAR-MASUCH mit anderen Autoren in einem Dominanzanspruch der Mediziner, der eine partnerschaftliche Zusammenarbeit zum Wohle einer ganzheitlichen Erfassung des Patienten erschwere. Mit anderen Autoren ist sie der Meinung, daß diesem Dominanzanspruch von seiten der Sonderpädagogen nicht energisch genug entgegengetreten werde. Allerdings gibt es auch Faktoren auf seiten der Schule, die ebenfalls nicht selten Konflikte heraufbeschwören und einschränkend auf die Arbeit und das Miteinander in der Klinik wirken. So führt die Einbindung der Schule für Kranke in den Rahmen der öffentlichen Schulen zu spezifischen Festlegungen, die mit folgenden Stichworten umrissen werden sollen: Ferienregelung, Pflichtstundenzahl der Lehrkräfte, Führung als Halbtagsschule, Stundentakt, Dienstrecht und beamtenrechtliche Bestimmungen.

Bezüglich der organisatorischen Probleme der Zusammenarbeit verweist KOLLMAR-MASUCH auf GROSSKLAUS (1981) und SPRENGEL (1976), nach denen sich eine Arbeit in kleinen Stationseinheiten, in denen der Lehrer direkt mitarbeite, gut bewährt habe. Der für die Kooperation notwendige Zeitaufwand konzentriert sich hier auf einen überschaubaren Bereich. Tägliche Begegnungen erleichtern einen Austausch über aktuelle Entwicklungen; ein Einbezug des Lehrers in die Teamsupervision ermöglicht die rasche Aufarbeitung von Kooperationsschwierigkeiten. Dieses Modell der Beschulung in einem gesonderten Raum auf der Station ist naheliegend für kleine kinder- und jugendpsychiatrische Abteilungen.

Aufgrund der eigenen Erfahrung bevorzugen wir das Modell der eigenständigen Schule, die wie die Schulen „draußen" ein eigenes Gebäude hat. Auf diese Weise wird anschaulich, daß es sich bei der „Schule für Kranke" um einen eigenständigen Bereich handelt, mit eigener Verantwortung unter Aufsicht der Schulbehörde; das Gebäude markiert den Bereich eigener Souveränität. Allerdings liegt in dieser Organisationsform die Gefahr, daß Schule und Klinik nebeneinander her arbeiten, ohne ausreichende Verzahnung ihrer unterschiedlichen, aber doch sich in den Grenzbereichen immer wieder überschneidenden Aktivitäten. Aus diesem Grunde sind gemeinsame Fallbesprechungen über jedes beschulte Kind und jeden beschulten Jugendlichen mit dem Ziel der Erstellung gemeinsamer Therapie-, Förder- und Erziehungspläne unerläßlich. Darüber hinaus sollte durch gemeinsamen Besuch von Fortbildungsveranstaltungen das unerläßliche Maß an Einheitlichkeit im Denken über und im Umgehen mit Verhaltensproblemen von Kindern und Jugendlichen angestrebt werden.

7.13 Der Sozialdienst

Die grundsätzliche Notwendigkeit und Bedeutung des sozialen Dienstes im Krankenhaus wird heutzutage nicht in Frage gestellt. Gegenteilig ist beispielsweise im Krankenhausgesetz des Landes Nordrhein-Westfalen vom 14.10.1987 formuliert: „Das Krankenhaus hat einen sozialen Dienst sicherzustellen." (§ 6) Konkret bedeutet dies, daß es sich dabei um eine Pflichtleistung handelt, die die Krankenkassen zu finanzieren haben. Weiter heißt es in diesem Gesetz: „Der soziale Dienst hat die Aufgabe, die ärztliche und pflegerische Versorgung des Patienten im Krankenhaus zu ergänzen, ihn in sozialen Fragen zu beraten, bei der Einleitung von Rehabilitationsmaßnahmen zu unterstützen und Hilfen, die sich an die Entlassung aus dem Krankenhaus anschließen, zu vermitteln."

Die Aufgabe des sozialen Dienstes in psychiatrischen Krankenhäusern beschreibt der „Bericht über die Lage der Psychiatrie in der BRD" als „Vermittler zwischen Behandlungsbereich und Umwelt psychisch Kranker und Behinderter (Familie, Arbeitsplatz, Freizeitbereich)" (1975: 336). Konzepte stationärer Erwachsenenpsychiatrie, Kinder- und Jugendpsychiatrie oder Psychotherapie erwähnen den Sozialdienst jedoch selten, geben — soweit uns bekannt — keine Auskunft über Rolle und Position der für den Sozialdienst zuständigen Sozialarbeiter/Sozialpädagogen (SA/SP) innerhalb der Klinik. In der Praxis sind die SA/SP in psychiatrischen Kliniken allerdings beliebte Ansprechpartner, wenn es um Taschengeld, Bekleidungshilfe, Vermittlung von Therapie- oder Heimplätzen u. ä. geht und wenn konkrete soziale Notsituationen zu lösen sind. Eine Einbeziehung in das „therapeutische Team" geschieht demgegenüber selten, und wenn, nur mit unklaren Aufgaben. (Siehe dazu u. a. das Schwerpunktheft der „Sozialpsychiatrischen Informationen" 1/88 zum Thema: Sozialarbeit in der Psychiatrie.)

Diese Situation mag Grund sein für eine weitverbreitete Unzufriedenheit von Sozialarbeitern und Sozialpädagogen in psychiatrischen Kliniken. Die Dominanz des klassischen medizinischen Krankheitsverständnisses gibt wenig Raum für das, was das Selbstverständnis von Sozialarbeit ausmacht. BEINS folgend will der Sozialarbeiter psychische Probleme „als subjektive Antwort auf gesellschaftliche Ansprüche, Belastungen und Widersprüche" (1988: 14) verstehen und erklären. Der Sozialarbeit in der Psychiatrie gehe es darum, individualisierende Ansätze zu überwinden. Psychosoziales Leiden sei als gesellschaftlich bestimmtes Leiden zu verstehen. Entsprechend müßten die Antworten auf psychosoziales Leiden auch in ihrer gesellschaftlichen Bestimmtheit reflektiert werden. HASELBECK meint inhaltlich das gleiche, wenn er die SA/SP zuständig sieht „für das komplexe Aufgabengebiet, das sich durch die gestörte Wechselbeziehung zwischen Menschen mit ihrer Lebenssituation ergibt" (1989: 1).

Schon diese wenigen Hinweise machen deutlich, daß in der Sozialarbeit solche Gesichtspunkte lange Tradition haben, die in der Anwendung von Systemtheorie auf Therapie in den letzten Jahrzehnten neu entdeckt und weiterentwickelt wurden. Dieser Aspekt läßt sich leicht vertiefen, wenn man die klassischen „Methoden der Sozialarbeit" betrachtet: Die Soziale Einzelhilfe (Casework), die soziale Gruppenarbeit und die Gemeinwesenarbeit. So basiert Casework auf einem Konzept „des Menschen in seiner spezifischen Situation" in dem Sinne, daß immer „verschiedene Grade des psychologischen Verständnisses aller Personen, die an einer Geschehenseinheit beteiligt sind", erforderlich seien. Der Caseworker sieht die Probleme seines Klienten in einer Wechselbeziehung zwischen ihm und einer oder mehreren anderen Personen oder seinen Lebensumständen (HOLLIS 1971: 27 ff). Er betrachtet die je individuellen Verhaltensspielräume, die durch die soziale Rolle definiert werden (PERLMAN 1969: 43 ff). Die therapeutische Arbeit konzentriert er immer auf „ein bestimmtes Problem, das in der Gegenwart seine reale Lösung verlangt". Dabei baut er darauf, daß der Klient „durch jede gelungene innere Konfliktlösung in der Entwicklung zur emotionellen Reife ein Stück vorwärts kommt" (BANG 1960: 160 f). Wesentliches Element der Methode ist es, den Klienten zu helfen, ihr Problem selbst zu lösen und sie in ihrer Selbstverantwortlichkeit zu stärken (PERLMAN 1969: 78). Als wichtige Arbeitsmethode beschreibt PERLMAN (1969: 30) die Erörterung von Zukunftsphantasien, was den Systemtherapeuten an die Technik des „Feed-Forward" von Peggy PENN (1986) denken läßt.

Es wäre zweifellos reizvoll und meines Erachtens überfällig, den Entsprechungen und den zweifellos vorhandenen Unterschieden zwischen den klassischen Methoden der Sozialarbeit und der systemischen Therapie oder Beratung nachzugehen (siehe dazu: HOLLSTEIN-BRINKMANN 1989). Im Zusammenhang des hier vorgestellten Konzeptes soll jedoch lediglich die Frage erörtert werden, welche Rolle den SA/SP im sozialen Dienst einer systemtherapeutisch orientierten Einrichtung zukommt. Hierzu sei die Metapher von SCHWEERS aufgegriffen, der den Sozialarbeiter in der Arbeit mit psychisch Kranken und Behinderten als „Mittler zwischen unterschiedlichen Welten" (1988: 5) kennzeichnet:

1. Zur Erfassung der ganzheitlichen Situation eines Kindes oder Jugendlichen gehört sicher noch mehr als die Berücksichtigung der Mitglieder des aktuell in Erscheinung tretenden Problemsystems, auch wenn dieses – neben den Familienmitgliedern aus möglicherweise mehreren Generationen – zusätzlich die Lehrer und die verschiedenen mit dem Problem befaßten Helfer mit einschließt. Während dieses Feld üblicherweise von Systemtherapeuten sehr aufmerksam betrachtet wird, bleiben gesellschaftspolitische Aspekte in ihren unterschiedlichen Dimen-

sionen zumindest in der Praxis meist unberücksichtigt. Das mag damit zusammenhängen, daß der systemtherapeutisch erfahrene Psychologe oder Arzt in seiner Ausbildung kaum mit politischen, soziologischen und juristischen Aspekten in Berührung gekommen ist. Hier hatte der Sozialarbeiter in seinem Studium einen umfassenderen Zugang, der ihn prädestiniert dafür, auch diese – in der Regel zwar noch schwerer zu beeinflussenden – Aspekte in die Betrachtung und in die Arbeit mit einzubeziehen. Konkret kann dies geschehen durch seine Mitwirkung bei den regelmäßigen Stationsbesprechungen.

2. In engem Zusammenhang mit diesem Aspekt spricht SCHWEERS von dem Sozialarbeiter auch als einem Mittler zwischen den „Sprachen", einerseits der therapeutisch geprägten Sprache von Ärzten und Psychologen und andererseits der eher an juristischem Denken und Verwaltungskriterien ausgerichteten Sprache von Mitarbeitern in Ämtern und Verwaltungen. Dabei handelt es sich um Sprachwelten, deren Mitglieder auf beiden Seiten häufig wenig Bereitschaft zeigen, den anderen zu verstehen. Diese Mittlerposition konkretisiert sich in vielfältigen Inhalten: als Kontaktperson für Mitarbeiter der Jugendämter und des Landesjugendamtes, der örtlichen Sozialämter und des überörtlichen Sozialhilfeträgers einerseits und den Paten, Psychologen und Ärzten andererseits; durch Unterstützung des Jugendlichen im Gespräch mit dem Berufsberater und beim Stellen des Reha-Antrages; durch Hilfestellung bei der Beantragung und Durchführung von Sozialleistungen, beispielsweise Information, Beratung und Aufnahme von Sozialhilfeanträgen; u.v.a.m.

3. Der Sozialarbeiter sollte sich in erster Linie als Vermittler zwischen den Hilfebedürftigen selbst und den Helfern außerhalb der Einrichtung verstehen. Dies besagt, daß er es als seine Aufgabe ansieht, den Hilfebedürftigen dabei zu unterstützen, Helfer selbst anzusprechen und sich eigenständig Hilfe zu besorgen. Mit einem Schlagwort: Devise des Sozialarbeiters muß sein, die Enteignung der Probleme zu vermeiden und demgegenüber die eigenständige Problemlösung zu unterstützen. Konkret kann das Jugendliche ebenso betreffen wie ihre Eltern, die beispielsweise im Familiengespräch auf die Sprechzeiten des Sozialarbeiters verwiesen werden, wo sie notwendige Informationen über die von ihnen einzuleitenden Schritte und eventuell erforderliche Unterstützung erhalten.

Der Sozialarbeiter wird darüber hinaus dem auf sich gestellten Jugendlichen und Heranwachsenden sein Wissen und seine Erfahrung zur Verfügung stellen bei der Suche nach einem geeigneten Zuhause im Anschluß an den Klinikaufenthalt, z.B. bei der Suche nach einer Wohngemeinschaft oder einem eigenen Zimmer, bei der Suche nach Arbeitsmöglichkeiten, beim Gang durch die Ämter. Er wird bei dieser Aufgabe also in klassischer Weise Hilfe zur Selbsthilfe leisten.

4. Schließlich hat der Sozialarbeiter eine wichtige Mittlerposition zwischen Klinik und Heimen. Es ist in den letzten Jahren intensiv über Abgrenzung und Zusammenarbeit zwischen Heimen der Jugendhilfe einerseits und der Jugendpsychiatrie andererseits diskutiert worden. Dabei ist ein Gesichtspunkt sehr deutlich geworden: Eine gute Kooperation zwischen beiden Bereichen – von der die betroffenen Kinder und Jugendlichen tatsächlich immens profitieren können – ist nur möglich bei einem intensiven Austausch zwischen den Einrichtungen. Dieser Austausch muß, zumindest wenn größere und entsprechend unübersichtliche Einrichtungen miteinander kooperieren wollen, koordiniert sein in Form persönlicher Kontakte zwischen den jeweils selben Mitarbeitern. Hier liegt eine der wichtigen Aufgaben des Sozialarbeiters in der Kinder- und Jugendpsychiatrie, der in solchen Fällen, in denen eine Heimverlegung ansteht, früh genug das Kind oder den Jugendlichen kennenlernen muß, der unter Unterstützung des Paten und des zuständigen Therapeuten ein Bild von der Persönlichkeit, den Stärken und Schwächen dieses Kindes/Jugendlichen gewinnt, der die ihm bekannten Heimgruppen vor seinem Auge vorbeiziehen läßt und dieses Kind/diesen Jugendlichen probeweise in die Gruppen denkt, der dann, wenn sich die Zahl der Gruppen einengt, mit seinem Ansprechpartner in dem jeweiligen Heim Kontakt aufnimmt und sich vergewissert, ob sein Bild von der Gruppe noch stimmt, der die in Frage kommenden Heimerzieher zu einem Besuch in die Klinik und zu einem Kennenlernen des Kindes einlädt, der diese soweit entwickelten Ideen mit dem Kostenträger bespricht und dessen grundsätzliche Zustimmung erfragt und der diesen Prozeß weiterführt bis zur Begleitung des Kindes/Jugendlichen in das Heim. (siehe dazu auch: Niessen 1980)

Aus dem bisher Gesagten läßt sich die Position des Sozialarbeiters in der Klinik entwickeln: Während der verantwortliche Therapeut und der Pate in ihrer Gebundenheit an die Station eine zentrale Position innerhalb der Klinik einnehmen, steht der Sozialarbeiter - aus seiner Mittlerrolle logisch folgernd - am Rande mit besonderer Offenheit zu anderen Einrichtungen und Ämtern. In der Hauptphase des Aufenthaltes ist die Position des Kindes oder Jugendlichen und seiner Familie nahe der des Paten und des verantwortlichen Therapeuten. Die Station mit den sie umgebenden komplementären Diensten ist der Mittelpunkt des Geschehens. In dieser Phase hält der Sozialarbeiter distanzierten Kontakt; er nimmt an der Stationsbesprechung teil und leitet möglicherweise auf der Station im Sinne der sozialen Gruppenarbeit die Stationsgruppe (Gruppenversammlung).

Gegen Ende des Aufenthaltes verändert sich die Position des Kindes oder Jugendlichen deutlich: Es/er rückt stärker in die Außenposition, da seine Orientierung sich jetzt nach außen wendet, rückt damit stärker an die Seite des Sozialarbeiters, der es/ihn bei seinen außengerichteten Planungen berät und unterstützt, während sich nun eine distanziertere Beziehung zwischen dem Kind/dem Jugendlichen und dem Paten sowie dem verantwortlichen Therapeuten ergibt. Als Mittler zwischen den unterschiedlichen Welten ist der Sozialarbeiter sozusagen die Tür nach draußen, der dem Kind/Jugendlichen – und seiner Familie – die Unterstützung gibt, die erforderlich ist.

7.14 Erstes Schwerpunktthema: Zwei plus vier Merkmale für ein wachstumsförderndes Stationsmilieu

An anderer Stelle wurde bereits auf die bahnbrechenden Arbeiten von BION, MAIN, JONES u.a. verwiesen, die die Bewegung der therapeutischen Gemeinschaft initiierten. Sie stießen damit eine Entwicklung an, in deren Verlauf das Krankenhaus- bzw. Stationsmilieu als wichtiger therapeutischer Faktor erkannt wurde. Das Verhalten der Mitarbeiter gegenüber den Patienten und untereinander, die Gestaltung des Tagesablaufes, die Art der Unterbringung etc. fanden nicht nur in ihren negativen Auswirkungen (Hospitalismus) Beachtung, sondern traten in zunehmend mehr Einrichtungen in das Zentrum neuer konzeptioneller Bemühungen (z.B. HEIM 1978, 1984). Dies ging einher mit der zunehmenden Wertschätzung soziotherapeutischer Verfahren wie Beschäftigungstherapie, Arbeitstherapie, Bewegungstherapie u.a.

Milieufunktionen nach GUNDERSON

In der Folge wurden Versuche unternommen, verschiedene Milieukonzepte zu unterscheiden und ihre Wirkfaktoren näher zu erfassen. Am bekanntesten wurde der Versuch von GUNDERSON, auf der Basis der bis dahin erschienenen Literatur und der eigenen Erfahrungen fünf Milieutypen oder Milieufunktionen zu unterscheiden, die er mit den Begriffen containment, support, structure, involvement und validation charakterisierte (GUNDERSON 1978, 1983, HUNTER 1985).

Kurz zusammengefaßt lassen sich diese Milieufunktionen wie folgt beschreiben:

— containment (Kontrolle)
  Die Beachtung der physischen Grundbedürfnisse der Patienten steht im Vordergrund sowie ihre Entlastung von unzumutbaren Selbstkontrollaufgaben oder von Omnipotenzgefühlen. Als Mittel dazu werden

bereitgestellt: Geeignete Unterkunft, angemessene Nahrung, geschlossene Türen, vergitterte Fenster, medikamentöse Betreuung. Tätlichkeiten und selbst- wie fremdgefährdende Handlungen werden auf ein Minimum verringert.

— support (Unterstützung)
Die Bemühungen sind darauf ausgerichtet, daß die Patienten sich besser fühlen, ihr Selbstbewußtsein gestärkt wird. Es besteht die Bereitschaft anzuerkennen, daß die Patienten Bedürfnisse haben, die die Betreuer erfüllen können, sowie Einschränkungen, die von den Betreuern zu mildern sind, z.B. durch Nahrung, Zigaretten und Aufmerksamkeit, durch Übernahme von Ich-Funktionen und Erziehung. Der Patient wird ermuntert, Aktivitäten aufzunehmen, von denen man weiß, daß er sie vorher bewältigte.

— structure (Strukturierung)
Hiermit sind alle Milieuaspekte angesprochen, die eine voraussehbare Organisation von Zeit, Ort und Person gewährleisten. Auf diese Weise können die Patienten sich in ihrer Umgebung sicherfühlen, weder bedrängt, noch im Stich gelassen. Besonders sozial schlecht angepaßte Patienten können hier die Folgen ihres Tuns erleben und seine Konsequenzen bedenken, vor allem aber lernen, impulsive Handlungen zu unterdrücken. Als Mittel, Strukturierungen zu erreichen, werden hierarchische Statussysteme angewandt, Namensschilder, therapeutische Verträge, Token-Programme, Medikamente, die Beachtung von Hygiene, Essens- und Schlafenszeiten etc. Sofern dieser Einsatz von Strukturierungen mit den Patienten geplant wird auf der Basis von gemeinsamen Vorstellungen darüber, was unangepaßtes bzw. angepaßtes Verhalten ist, gelingt der Schritt von der Be-Handlung zur Therapie.

— involvement (Beteiligung, Engagement)
Bei diesem Milieutyp stehen solche Prozesse im Vordergrund, die die Patienten veranlassen, sich aktiv ihrer sozialen Umgebung zuzuwenden und sich auf sie einzulassen. Das Ziel ist Ich-Stärkung. Die Neigung der Patienten zur Passivität soll verhindert, ihren Wünschen, daß andere die Dinge für sie regeln, entgegengesteuert werden. Mittel, um Beteiligung und Engagement zu erreichen, sind offene Türen, offene Versammlungen, patientengeführte Gruppen, gemeinsame Ziele, Verpflichtungen auf Gruppenaktivitäten, Verbalisieren von Gefühlen und Selbsterfahrung.

— validation (Akzeptanz und Anerkennung)
GUNDERSON schreibt zu dem Begriff „validation" in einer Anmerkung, er meine damit das Phänomen, daß die Wahrnehmung und Akzeptie-

rung eines bestimmten Aspektes einer Person dieser helfen kann, diesen Aspekt als real zu ihr selbst gehörig anzunehmen. In diesem Sinne dient das Verhalten der Betreuer dazu, die Individualität des Patienten zu bestärken. Dies geschieht durch individuelle Behandlungsprogramme, die Respektierung des Rechts eines Patienten, sich zurückzuziehen und Geheimnisse zu haben, durch häufige Vieraugenkontakte. Der Patient wird ermutigt, bis an die Grenzen seiner Fähigkeit zu gehen; gleichzeitig wird ihm aber auch zugestanden, Fehler zu machen und Schwächen zu zeigen. Inkompetenz und Regression werden akzeptiert und Symptome als bedeutungsvolle Ausdrucksformen einer Person angenommen, die nicht verhindert oder ignoriert werden müssen.

GUNDERSON betont, daß ein ideales Stationsmilieu all diese fünf Funktionen einschließen würde. Auf diese Weise sei es möglich, den Bedürfnissen des Patienten, die sich im Laufe seines Aufenthaltes in der Klinik wandeln, in optimaler Form zu begegnen. Allerdings, so führt er weiter aus, sei es unwahrscheinlich, daß ein Milieu all diese Funktionen optimal verwirklichen könne. Das bedeute die Notwendigkeit, sich entweder auf ein ganz bestimmtes Angebot zu spezialisieren und den Patienten im Verlaufe seines Aufenthaltes ggf. von einer Station zur anderen verlegen oder aber eine größtmögliche Flexibilität zu entwickeln, d.h. alle therapeutischen Funktionen einigermaßen gut anzubieten, wenn auch nicht in ihrer bestmöglichen Form.

Psychometrische Milieubeurteilung nach MOOS

Während GUNDERSON aus der Sicht des klinischen Praktikers seine Milieutypen entwickelte, versuchte MOOS (1974) mit psychometrischen Methoden zu einer Milieucharakterisierung zu kommen. Er entwickelte die Ward-Atmosphere-Scale (WAS) deren deutschsprachige Adaption von ENGEL, KNAB und DOBLHOFF-THUN (1983) als Stationsbeurteilungsbogen (SBB) bekannt wurde.

MOOS unterscheidet drei Hauptdimensionen des Stationsmilieus, die jeweils in drei bzw. vier Subskalen unterteilt werden:

— Die Dimension „Soziale Beziehung" (relationship-dimension) umfaßt die Skalen:

  1. Involvement (Engagement)
  2. Support (Unterstützung)
  3. Spontaneity (Spontaneität)

Es soll hier die unterstützende Qualität und die Intensität der persönlichen Beziehungen erfaßt werden, die zwischen den Patienten einerseits und zwischen den Patienten und dem Pflegepersonal andererseits bestehen.

— Die Dimension „Behandlungskonzept" (treatment-program-dimension) umfaßt die Subskalen

   4. Autonomy (Autonomie, Selbständigkeit)
   5. Practical orientation (Praxisorientiertheit)
   6. Personal problem orientation (persönliche Problemorientiertheit)
   7. Anger and aggression (Ärger und Aggression)

Diese vier Skalen beschreiben, wie die Patienten durch das Behandlungsprogramm zur Entfaltung ihrer Persönlichkeit angeleitet werden.

— Die Dimension „Systemerhaltung und -veränderung"
(administrative structure oder system maintenance dimension) umfaßt die Subskalen:

   8. Order and organization (Ordnung und Organisation)
   9. Program clarity (Klarheit des Behandlungsprogramms)
   10. Staff control (Kontrolle durch das Personal)

Hier soll die erlebte Klarheit und Ordnung der Stationsumwelt erfaßt und aufgezeigt werden, in welchem Ausmaß Kontrolle aufrechterhalten wird und wie groß die Zugänglichkeit für Änderungen ist.

MOOS (1975) hat mit diesem Instrument an 143 psychiatrischen Abteilungen Untersuchungen durchgeführt und anschließend sechs Milieuprogrammtypen isoliert, unabhängig davon, ob auf diesen Abteilungen überhaupt Milieutherapie intendiert war oder ob ein bestimmter Stil sich ohne gezielte Intention entwickelte. Die sechs von ihm beschriebenen Behandlungsprogramme sind (nach HEIM 1985: 7f):

— das Behandlungsprogramm der therapeutischen Gemeinschaft,
— das beziehungsorientierte Behandlungsprogramm,
— das handlungsorientierte Behandlungsprogramm,
— das einsichtsorientierte Behandlungsprogramm,
— das kontrollorientierte Behandlungsprogramm,
— das Behandlungsprogramm der akuten Aufnahmestation.

Merkmale eines therapeutischen Milieus in der
Kinder- und Jugendpsychiatrie

Angeregt durch diese Bemühungen, verschiedene Charakteristika und Aufgabenschwerpunkte von therapeutischen Milieus auf Erwachsenenstationen zu erfassen, soll im folgenden versucht werden, zwei grundlegende und durchgehende Prinzipien sowie vier variable Funktionen eines wachstumsfördernden Milieus auf einer kinder- und jugendpsychiatrischen Station zu beschreiben.

Die zwei grundlegenden Prinzipien bilden die Basis, auf der jedes therapeutische Arbeiten aufbaut. Sie zu verwirklichen, stellt eine ständige Aufgabe dar und fordert eine kontinuierliche Auseinandersetzung.

Die nachfolgenden Merkmale 3—6 sind nicht so sehr durchgehende Prinzipien wie die ersten beiden, sondern insofern variable Funktionen, als sie nach Notwendigkeit (und bis zum gewissen Grade auch in Abhängigkeit von der Persönlichkeit, der Ausbildung und den Zielen der Mitarbeiter) in unterschiedlichem Maße zu verwirklichen sind. Es sind prinzipiell aufeinander aufbauende Funktionen insofern, als sie elterlichen Funktionen im Laufe der Entwicklung eines Kindes und Jugendlichen entsprechen. Auch wenn die einzelne Station schwerpunktmäßig durch eine dieser vier Funktionen geprägt sein mag (und sich dadurch von der Nachbarstation unterscheidet), sind letztlich doch alle vier Funktionen gleichzeitig auf einer Station zu verwirklichen. In Abhängigkeit von seinem aktuellen Entwicklungsstand und seinem Störungsbild wird für den einzelnen Jugendlichen eine dieser Funktionen ganz im Vordergrund stehen, wobei sie möglicherweise nacheinander durchlaufen werden.

Aber auch jede einzelne Funktion wiederum wird in Abhängigkeit vom Störungsbild eine unterschiedliche Ausgestaltung erfahren. So wird z.B. „Fürsorge und Kontrolle" bei einem Jugendlichen, der sich psychotisch und desorientiert zeigt, anders zu verwirklichen sein, als bei einem aggressiv ausagierenden vollorientierten Patienten. Daraus mag deutlich werden, daß die Beschreibung solcher Funktionen nicht als Handlungsanweisung dienen kann, vielmehr zur Reflexion des eigenen Tuns zu nutzen ist.

1. Gemeinsame Überzeugungen

Bei aller Bedeutsamkeit, die der individuellen Persönlichkeit der Betreuer und ihrer Ausstrahlung im psychotherapeutischen Geschehen zuzumessen ist (wie KOCH — 1982 — zu Recht hervorhebt, symbolisiert durch die persönliche Kleidung statt Kittel, und die Anrede mit dem Familiennamen statt „Schwester"), muß die therapeutische Arbeit unter den komplexen Bedingungen des stationären Settings auf einem gewissen Maß gemeinsamer Überzeugungen aufbauen. Dabei ist es in einer systemtherapeutisch ausgerichteten Einrichtung nicht notwendig, daß die Betreuer auf der Station ausgebildete Systemtherapeuten sind; im Gegenteil: Beide Rollen, die des Betreuers und die des Therapeuten gleichzeitig einzunehmen, ist gar nicht möglich. Wünschenswert ist jedoch ein gemeinsames Überzeugtsein von der Zirkularität aller Lebensprozesse — eine Überzeugung, die dann stimmig ist und wirksam werden kann, wenn sie auch für die eigene Person eingenommen wird. Zirkularität aller Lebensprozesse bedeutet aber konkret — bei aller Anerkenntnis ungleicher Machtverteilung —,

— daß ich an den Aktivitäten meiner Umwelt (ursächlich) mitbeteiligt bin,
— daß ich auch das Verhalten des anderen (meines Partners, meines Kollegen, des Kindes und Jugendlichen, seiner Eltern) mitbestimme und mitverantworte,
— daß ich auch meine Arbeitsbedingungen mitgestalte,
— daß ich in zirkulärer Rückbezüglichkeit das, was ich dem anderen vorwerfe oder weswegen ich den anderen beschuldige („Denk doch mal nach!" — „Hör doch mal zu!" — „Du willst ja nur nicht zugeben, daß du unrecht hast!" — „Sei doch nicht so trotzig und stur!"), auf mich selbst anwenden muß,
— daß ich nicht weiß, wie einer „ist", sondern nur beschreiben kann, wie sich jemand in einer bestimmten Beziehungssituation „zeigt" (SORRENTINO — 1988: 35 — formuliert: „Häufig geschieht es jedoch, daß von seiten des Betreuungspersonals Urteile darüber abgegeben werden, ‚wie eine Person ist', und dies in völliger Unkenntnis darüber, daß Verhaltensweisen ihren Ursprung in Beziehungen haben."),
— daß ich nicht einen einzigen allein beschuldigen kann,
— daß Eltern und Kinder in negativen zirkulären Prozessen gefangen sein können, die auf die Beziehung wechselseitig zerstörerisch wirken.

Wenn dies noch ergänzt werden kann durch die Überzeugung, daß — zumindest in unserer Kultur — alle Eltern eigentlich gute Eltern und alle Kinder eigentlich gute Kinder sein wollen, dann läßt sich auch bei der Begegnung mit „Familien die hassen" (in Anlehnung an REDL und WINEMANs berühmten Titel „Kinder, die hassen": Familien mit besonders feindseligem Umgang untereinander) die Tragik erkennen, die sich hinter dem so bösartig wirkenden wechselseitigen Beschuldigen verbirgt. Die Überzeugung vom tragischen Mißlingen, was möglicherweise auch nicht mehr rückgängig zu machen ist, ist aber für die Therapeuten eine bessere Arbeitshypothese, als die Überzeugung von der Bösartigkeit der anderen, eine Überzeugung, die therapeutisch resignieren lassen muß. Gleichzeitig wird dadurch ein menschlich akzeptierender Zugang geschaffen, der die Hauptvoraussetzung für eine Erweiterung der Möglichkeiten der Familie bzw. des Patienten darstellt.

2. Klarheit und Deutlichkeit (Durchschaubarkeit)

Ein zweites grundlegendes Merkmal für stationäres therapeutisches Arbeiten, das CIOMPI (1982a, 1986) als ganz besonders wichtig nicht nur für den Umgang mit Schizophrenen bzw. schizophreniegefährdeten Menschen herausstellt, ist die Klarheit und Deutlichkeit, die Transparenz und Unmißverständlichkeit der Verhältnisse auf der Station. Vor allem der Kommunikationsstil sollte eindeutig und direkt sein; sogenannte „vielsagende" Andeutungen und ironische Anmerkungen sind besonders für labile und irritierte Jugendliche verwirrend und verunsichernd. Aufmerksames Wahrnehmen der eigenen Gefühle ist notwendig, um kongruent kommunizieren zu können und keine sog. Kanaldiskrepanzen aufkommen zu lassen zwischen dem, was die Worte sagen, und dem, was Gestik und Mimik ausdrücken. „Man"-Formulierungen sind zu vermeiden; vielmehr ist präzise deutlich zu machen, wer genau wann was fordert („Ich möchte . . .", „Wir bestehen darauf . . .", „Deine Eltern erwarten von dir . . .").

Die Forderung nach Klarheit und Deutlichkeit, nach Transparenz trifft auch die Rahmenbedingungen für den Aufenthalt. Wer hat die Aufnahme veranlaßt? Welches sind die Aufenthaltsziele? Wie lange soll der Aufenthalt dauern? Ist das Ende schon festgelegt? Wer entscheidet über das Ende? Sind regelmäßige Wochenendurlaube geplant? Wer entscheidet über Wochenendurlaube? Können die Eltern jederzeit anrufen? Kann der Jugendliche jederzeit telefonieren?

Wichtig ist zudem, dem Kind oder Jugendlichen die Strukturen auf der Station innerhalb der Mitarbeitergruppe deutlich zu machen. Wer hat hier welche Rolle? Wer hat welche Aufgaben? Worin bestehen die Kompetenzen der Stationsschwester, des Stationspflegers. Wann hat der Stationsleiter etwas zu sagen? Es braucht nicht betont zu werden, daß es hierbei vor allem wichtig ist, daß diese Fragen zwischen den Mitarbeitern geklärt sind. Steht es beispielsweise in der Kompetenz des Stationsleiters, eine Ausnahme von der Stationsregel zu genehmigen, beispielsweise einen längeren abendlichen Ausgang, oder hat lediglich der Pate (der Bezugsbetreuer) das Recht zu solchen Entscheidungen?

Als sehr wesentlich für die Klarheit und Deutlichkeit auf der Station hat sich die Einrichtung des Bezugsbetreuersystems erwiesen. Die Kinder und Jugendlichen sollten wissen, wann ihre Paten im Dienst sind. Ist der Dienstplan transparent? Hängt er irgendwo auf der Station aus? Welche Kompetenzen hat der Pate innerhalb der Mitarbeitergruppe? Welche Position haben die Paten im Verhältnis zu den Eltern des Patienten?

Sehr genau sollten die Kinder und Jugendlichen darüber informiert sein, was von ihnen erwartet wird. Ebenso ist es wichtig, sie bei der Aufnahme ausführlich über die Stationsregeln zu informieren. Bewährt hat sich in verschiedenen Einrichtungen, diese Stationsregeln schriftlich festzuhalten, sie die Jugendlichen selbst lesen zu lassen, sie schriftlich auszuhändigen oder irgendwo auszulegen, wo sie immer wieder nachgelesen werden können. Auch muß den Kindern bzw. Jugendlichen deutlich gemacht werden, welche Verhaltensweisen nur den Betreuern vorbehalten und welche reversibel sind.

Wichtig ist auch eine Klärung der Tagesstruktur. Wann finden die gemeinsamen Mahlzeiten statt, an denen jeder teilzunehmen hat? Ist es selbstverständlich, daß jeder zur Schule oder zur Arbeit geht, es sei denn, er sei „krank"?

Das Bemühen um Klarheit und Transparenz erfordert immer wieder Absprachen im Team und die Bereitschaft eines jeden, sich der Kritik des anderen zu stellen. Erfahrungsgemäß gelingt dies auf den Stationen am ehesten, auf denen eine regelmäßige externe Supervision zum selbstverständlichen Wochenprogramm zählt.

Die folgenden Merkmale 3—6 sind, wie gesagt, nicht so sehr durchgehende Prinzipien wie die ersten beiden, sondern bis zu einem gewissen Grade aufeinander aufbauende Funktionen, die je nach Störungsbild des einzelnen Jugendlichen in unterschiedlichem Maße zu verwirklichen sind. Sie entsprechen den Funktionen von Eltern gegenüber ihren Kindern.

3. *Fürsorge und Kontrolle* oder: Das kustodiale Milieu

Mit diesen beiden Stichworten sollen alle die Maßnahmen umschrieben werden, die einmal der Sorge um das körperliche (und damit auch das seelische) Wohl des Jugendlichen dienen sowie zum anderen der Eingrenzung aggressiv ausagierender und zerstörerischer Verhaltensweisen.

Hierzu zählt zunächst einmal die Versorgung mit Essen und Getränken, der appetitlich gedeckte Tisch, gemeinsame Essensriten u.ä. bis hin zum gemeinsamen Kuchenbacken. Das Beachten der körperlichen Pflege, der Kleidung etc. läßt Interesse an dem einzelnen Kind oder Jugendlichen deutlich werden und gibt ihm Anregungen zum Umgang mit sich selbst. Möglichkeiten und Hilfen zur Gestaltung eines eigenen Bereiches, zumindest einer eigenen Ecke im Schlafzimmer mit eigenen Bildern, wohin es/er sich auch mal zurückziehen kann, unterstützen die Individualität des einzelnen. Auch eine respektvolle Sprache der Mitarbeiter dem Kind oder Jugendlichen gegenüber (auch untereinander) sowie die Wahrung der Intimsphäre gehören dazu. Das bedeutet, nicht in Anwesenheit von Jugendlichen über Dritte zu sprechen und sich die eigenen Gegenübertragungsprozesse zu vergegenwärtigen, die sich in verbalen Abwertungen äußern können.

Fürsorge und Kontrolle kann bei stark retardierten Patienten bedeuten, auch einen 16jährigen zu pflegen wie einen Säugling, ihn über längere Zeit zu füttern, ggf. durch die Sonde, ihn zu baden, einzucremen, die Haare zu waschen, die Nägel zu schneiden u.v.m., und dieses so zu tun, daß er ein Erleben des Gehaltenwerdens, des „holding" (WINNICOTT) machen kann.

Fürsorge und Kontrolle beinhaltet aber gleichermaßen, den psychotisch getriebenen, ausagierenden Patienten an einer Selbstgefährdung zu hindern, bedeutet also: geschlossene Türen, evtl. sogar Fixierung, möglicherweise Medikamente usw. Ist ein Patient auf der Station, der suizidal gefährdet ist oder der sich selbst durch Messerschnitte verletzt, muß der Zugang zu Messern unter Kontrolle gehalten werden.

Fürsorge und Kontrolle vermitteln heißt auch: ein Milieu schaffen mit klaren, eindeutigen Grenzsetzungen. Denn die psychische Störung beispielsweise in der Pubertät ist u.a. verstehbar als eine Überforderungsreaktion des Jugendlichen angesichts der verschiedenartigen schwierigen Entwicklungsaufgaben dieser Altersstufe. (So kann das autistisch-hebephrene Verhalten verstanden werden als eine Verweigerung jeder ernsthaften Auseinandersetzung mit diesen Aufgaben, das paranoid-halluzinatorische Verhalten als ein Ausweichen in eine Nebenrealität, die schließlich eine solche Dominanz gewinnt, daß ein Zurück nicht bzw. z.Zt. nicht oder kaum möglich ist.) Die Grenzsetzungen, die die Mitarbeiter auf der Station vorübergehend vornehmen, dienen als Ersatz für die unzureichenden oder zusammengebrochenen internalen Kontrollen des Jugendlichen. Sie strukturieren das Feld und engen es ein, so daß der Jugendliche sich auf umschriebene Entwicklungsaufgaben konzentrieren und dort eigene und für ihn selbst angemessene Lösungen finden kann. Grenzsetzungen können dazu dienen, dem Jugendlichen Struktur und Ordnung, auch ein Geordnetsein zu vermitteln. Bei vielen Jugendlichen wird es erst später möglich (vielleicht sogar gar nicht mehr notwendig) sein, an dem „eigentlichen Konflikt" zu arbeiten.

FINEBERG, SOWARDS und KETTLEWELL (1980: 916 ff) führen in einer Literaturübersicht über die stationäre Behandlung Jugendlicher aus, daß externale Strukturen und Kontrollen durch genau definierte Regeln und Erwartungen wichtige Kennzeichen einer Jugendlichenstation sind, weil aggressives und destruktives Verhalten sehr häufig Anlaß für die stationäre Behandlung Jugendlicher ist. Sie zitieren HACKER und GELEERD, für die es ein „unbestreitbares empirisches Ergebnis" sei, daß ausagierende Jugendliche besser mit Grenzen zurechtkämen als mit absoluter Freiheit. Übereinstimmend werde auch von vielen anderen Autoren darauf verwiesen, daß das ausagierende Verhalten erst reduziert werden müsse, bevor verbale Psychotherapie möglich sei.

Die eigene Erfahrung zeigt, daß Grenzsetzungen von Kindern und Jugendlichen um so besser akzeptiert werden, je eindeutiger und einheitlicher sie sie erfahren, das heißt aber auch, je deutlicher sie erkennen, daß die Regeln von allen Mitarbeitern und beiden Eltern bzw. den sonstigen Sorgeberechtigten vertreten werden. Auf diese Weise kann ein tragender Hintergrund geschaffen werden, der ausagierendes Verhalten unnötig macht.

Fürsorge und Kontrolle ist im übrigen auch ein wichtiges Merkmal im *Umgang mit Familien.* Hier bedeutet es, aktiv auf die Eltern zuzugehen und sie in die Arbeit einzubeziehen, ihnen auf diese Weise die Angst zu nehmen, daß ihnen ihr Kind weggenommen wird, und die Befürchtung zu widerlegen, daß ihre Sorge und ihre Verzweiflung nicht auf Verständnis stoßen. Auf der anderen Seite kann es aber auch heißen, „ausufernden" Eltern, die mehrmals am Tage anrufen oder die Station zu ihrem Zuhause machen wollen, Grenzen aufzuzeigen. In wenn auch seltenen Fällen wird es erforderlich sein, den Jugendlichen vor dem ungesteuert ausagierenden Verhalten der Eltern zu schützen.

Die große Schwierigkeit bei der *Verwirklichung* des Merkmals Fürsorge und Kontrolle liegt nun darin, beide Anteile gleichzeitig deutlich werden zu lassen. Fürsorge allein übermittelt nicht den notwendigen Halt, das „holding". Grenzsetzung allein wird als aversiv erlebt, als einengend, als willkürlich, als böswillig. Die Lösung liegt in einer klaren Trennung von Person und Verhalten. Ein bestimmtes Verhalten mag eindeutig unerwünscht sein und ist nicht zu tolerieren; für die Person darf das nicht gelten. Diese Botschaft muß das Kind/der Jugendliche hören können —, was sicherlich leicht gesagt und bereitwillig geplant, aber schwer zu verwirklichen ist. BRUGGEN hat sich in einem Aufsatz mit dem Titel „Autorität in der Arbeit mit jungen Adoleszenten" sehr eindrucksvoll mit diesem Problem auseinandergesetzt, Autorität zu vermitteln, ohne autoritär zu sein. Er zitiert zum Abschluß einen Jugendlichen, der an seine Eltern schreibt: „Habt keine Angst davor, ihr könntet hart zu mir sein. Ich ziehe es vor. Es gibt mir mehr Sicherheit." (1979: 353).

Schwierigkeiten bei der Verwirklichung dieser Funktionen Fürsorge und Kontrolle können daraus entstehen, daß einzelne Mitarbeiter therapeutisches Arbeiten lediglich als permissives, verständnisvolles Eingehen auf die Probleme des Jugendlichen verstehen und Maßnahmen wie das Abschließen von Türen, das Fortschließen von Messern u.ä. als unzumutbar, als unangenehm oder untherapeutisch empfinden, den Wert dieser Maßnahmen bestenfalls als notwendiges Übel einstufen. Anderen Mitarbeitern fällt es schwer, beispielsweise aggressive Handlungen von Jugendlichen immer wieder auf dem Hintergrund der Gestörtheit des Jugendlichen zu sehen, sie nicht als (möglicherweise persönlich gegen sie gerichtete) Böswilligkeit zu verstehen, so daß sie evtl. notwendige Eingrenzungen, time-out-Maßnahmen u.ä. eindeutig verhaltensbezogen, ohne Abwertung der Person und vor allem ohne „Rache" durchführen können (siehe auch KÖGLER 1982). So ist es immer wieder schwer, die notwendige Auseinandersetzung anzunehmen, trotz aller Erregung Selbstkontrolle zu bewahren und trotz aller Mißbilligung der Handlung die Person zu akzeptieren.

Eine angemessene Realisierung von Fürsorge und Kontrolle gegenüber den Kindern und Jugendlichen durch die Betreuer wird aber nur möglich sein, wenn dieselben Prinzipien von den *Dienstvorgesetzten* gegenüber den Mitarbeitern angewendet werden. Dadurch, daß auch deutlich Grenzen ihres Zuständigkeits- und Verantwortungsbereichs markiert werden, wird der Freiraum für eigene Entscheidungen gekennzeichnet und Sicherheit gegeben. Dadurch, daß Supervisionsmöglichkeiten angeboten werden, wird bestätigt, daß die Arbeit mit Kindern und Jugendlichen eine Arbeit mit der ganzen Persönlichkeit ist und es als wichtig angesehen wird, daß jeder Mitarbeiter auch für die eigene psychische „Gesundheit" sorgt.

4. Stützung und Anleitung oder: Das handlungs-orientierte Milieu

Unter diesen beiden Stichworten sind alle jene Maßnahmen zusammengefaßt, die den Kindern oder Jugendlichen zunächst von außen Struktur und Stützung geben und sie kontinuierlich dazu anregen, sich selbst äußere Strukturen zu schaffen und innere Struktur zu gewinnen. Zudem wird dazu angeleitet, Problemlösungsschritte zu erproben und Bewältigungsmechanismen in der aktiven Auseinandersetzung mit der Umwelt zu erlernen. Bei dieser Funktion steht konkretes Handeln im Vordergrund, das von allen Mitarbeitern möglichst einheitlich vertreten werden sollte.

Der Tagesablauf eines „normalen" Kindes oder Jugendlichen hat zumeist klare Strukturen durch eine Fülle fester Termine, bestimmt durch Schule, außerschulische Sportaktivitäten, sonstige Hobbies etc. Demgegenüber besteht für den stationär untergebrachten Jugendlichen die Gefahr, daß diese Tagesstruktur sehr viel weniger deutlich und klar ist — dies, obwohl jeder gestörte Jugendliche in besonderem Maße die Hilfe durch eine klare Struktur benötigt. Hieraus leitet sich die Forderung ab, daß der Stationsablauf klar strukturiert sein muß mit festen Zeiten für gemeinsame Aktivitäten wie Mahlzeiten, Jugendlichengruppe u.ä. Diese Strukturierung sollte sich orientieren an dem „Normalen" außerhalb der Klinik, d.h. nicht vorwiegend durch Klinikorganisation oder Mitarbeiterbedürfnisse bestimmt sein.

„Normal" ist es auch, daß der Jugendliche die Station verläßt, um zu klar abgegrenzten Zeiten seinen Aufgaben — Schule, Werkstatt, Therapie — nachzugehen. Auf der Station bewährt sich eine Silentiumzeit für die Erledigung der Hausaufgaben. Arbeiten mit Ton, Bastelarbeiten, Malen etc. auf der Station sind Hilfen und Anregungen zur Strukturierung der Freizeit, unterscheiden sich aber von „beruflichen" Aktivitäten, die ähnliche Medien benutzen können.

Entscheidend ist die Selbstverständlichkeit der Strukturierung des Tagesablaufes, die Selbstverständlichkeit der Anforderung, daß ein Kind zur Schule, ein Jugendlicher zur Werkstatt geht. Das bedeutet, daß diese Struktur soweit wie möglich von Anfang an gilt und für den Schwergestörten so früh wie möglich in Kraft tritt. Erreicht werden muß, daß die Forderungen der Realität im Alltagsleben und in den Auseinandersetzungen des Jugendlichen einen hohen Stellenwert erhalten und damit der Gefahr vorgebeugt wird, daß die therapeutisch zu bearbeitenden Probleme überwertig werden und sich ein Milieu etabliert, in dem nur **der** Jugendliche sich anerkannt und wertvoll erlebt, der Probleme hat und über Probleme redet bzw. Probleme agiert.

Ebenso wie der Tag sollte auch die Woche deutlich strukturiert sein, so daß sich das Wochenende ohne „Berufstätigkeit" und ohne Therapiestunden als freies Wochenende von den Wochentagen abhebt. Als wichtige Hilfe für eine gute Strukturierung haben sich individuelle Stundenpläne bewährt. Ziel muß es sein, den Jugendlichen in immer stärkerem Maße die eigene Struktur bestimmen und verantworten zu lassen. Hilfen auf diesem Weg sind das gemeinsame Ausarbeiten von Tages- und Wochenstrukturen mit dem Jugendlichen und die Ausarbeitung und schriftliche Fixierung von Verträgen. Zu dem Vertrag gehört selbstverständlich auch die Festlegung der Konsequenzen, die bei Nichteinhaltung der Vertragsbedingungen in Kraft treten. Dabei muß es von der Fähigkeit des einzelnen zur Selbstkontrolle abhängig gemacht werden, ob Überprüfungen stündlich, täglich oder weitmaschiger erfolgen.

Auch wenn diese Funktion vornehmlich handelnd verwirklicht wird, sollte das Kind oder der Jugendliche ermuntert werden, seine Meinung bzw. Einstellung frei zu äußern, ohne Angst haben zu müssen, daß diese sofort als unsinnig oder wertlos deklariert wird. Langfristiges Ziel ist zu lernen, daß eine Auseinandersetzung mit aufgestellten Normen sinnvoll ist, auch wenn diese Normen dann nicht sofort revidiert werden, und daß langfristig die Durchsetzung der eigenen Bedürfnisse auf der interaktionellen Ebene nützlich ist, womit Beziehungsfähigkeit angeregt und gefördert wird.

Grundsätzlich kann gesagt werden, daß ein Milieu dann als stützend erlebt wird, wenn klare, eindeutige und durchsetzbare Konsequenzen für ein Nichteinhalten von allgemein verbindlichen Regeln oder vereinbarten Vertragsbedingungen feststehen. Diese Konsequenzen müssen von den Eltern mitgetragen werden. Handelt es sich um individuelle Verträge, so ist es zumeist empfehlenswert, die Eltern die Konsequenzen formulieren zu lassen. Sie sind dem Jugendlichen meist wichtiger als solche, die nur von den Stationsmitarbeitern getragen werden; zudem wird auf diese Weise ein Gegeneinander vermieden.

Strukturierende Maßnahmen zur Stützung des Kindes oder Jugendlichen sind aber nur die eine Seite dieses Merkmals. Auf der anderen Seite ist es notwendig, Impulse zum Erproben und Erlernen neuer Bewältigungsmechanismen zu vermitteln. Das Kind/der Jugendliche soll zur aktiven Auseinandersetzung mit seiner Umwelt angeregt werden, wobei er Hilfe und Anleitung benötigt. Der Aufbau positiver und sozial angemessener Verhaltensweisen muß parallel gehen zu dem Ausblenden des sozial destruktiven Verhaltens. Hier bieten sich verhaltenstherapeutische Konzepte an, was zumindest bedeutet, daß genau erfaßt wird, wo Ansätze zu positivem Verhalten im Sinne der Aufenthaltsziele vorhanden sind und welche Verhaltensfortschritte in die gewünschte Richtung bereits einer Verstärkung bedürfen. Dabei ist es ein nicht geringes Problem, geeignete und wirksame Verstärker zu finden. Unsere Erfahrung geht dahin, daß materielle Verstärker sehr bald ihre Wirksamkeit einbüßen; soziale Verstärker sind demgegenüber zwar wesentlich wirksamer (beispielsweise gemeinsames Schlittschuhfahren), jedoch personell sehr aufwendig. Auch hierbei hat es sich als wichtig erwiesen, die Eltern in die Arbeit miteinzubeziehen.

In der Erwachsenentherapie scheint diese Art milieutherapeutischen Arbeitens durch Stützung und Anleitung übrigens vorwiegend bei der Behandlung von Borderline-Patienten praktiziert zu werden. Hier ist u.a. auf SWENSON (1987) und auf LINEHAN (1987, 1988) zu verweisen.

In der Kinder- und Jugendpsychiatrie ist Stützung und Anleitung um so wichtiger, je jünger ein Kind ist. Aber auch viele ältere Kinder und Jugendliche sind oft nur über den handelnden Umgang erreichbar und beeinflußbar. Gerade Kinder und Jugendliche mit ausgeprägten Beziehungsstörungen sind häufig nur in einem Stationsmilieu zu fördern, das diese Funktionen in großer Einheitlichkeit zu verwirklichen vermag. Je weniger sie durch das Gespräch erreichbar sind, je mehr Sprache als Medium entfällt, um so mehr müssen die alltäglichen Ereignisse und Handlungen als Ausdrucksmittel dienen, d.h. auch: gut reflektiert sein.

Auch im *Umgang mit der Familie* des Jugendlichen kann strukturiertes und strukturierendes Handeln oft mehr Anregungen vermitteln und familiäre Ressourcen anstoßen, als viele Worte es vermögen. Wesentliches Mittel ist hier die Vorbildfunktion im Verhalten mit dem Kind oder Jugendlichen. Aber auch im direkten Kontakt mit den Eltern kann es beispielsweise notwendig werden, darauf zu bestehen, daß diese die grundlegenden Stationsstrukturen anerkennen und respektieren (Regelungen des Therapievertrags, Besuche nicht zur Schul- oder Arbeitszeit des Kindes oder Jugendlichen, Zeiten der Wochenendurlaube, Regelmäßigkeit der Wochenendurlaube u.v.m.). Hinzu kommen konkrete Anregungen, wie Eltern beispielsweise ein Problem bewältigen könnten, nicht im Sinne von Weisungen, sondern mit dem Ziel der Erweiterung des Gedankenhorizontes für die Fülle an möglichen Lösungsansätzen.

Stützung und Anleitung durch klare Strukturen findet man zumeist auf verhaltenstherapeutisch organisierten *Stationen.* Die Konflikte zwischen den Mitarbeitern sind hier meist gering. Allerdings fühlen sich die Mitarbeiter leicht durch zu starre Vorgaben entwertet. Tatsächlich kann eine zu starke Betonung fester Absprachen Kreativität und Sensibilität für die Bedürfnisse des einzelnen Patienten ersticken. Gerade wenn Strukturierung und gleichzeitiger Erhalt einer ausreichenden Flexibilität angestrebt ist, wird von den Mitarbeitern sehr viel Selbstdisziplin gefordert, beispielsweise beim Einhalten der abgesprochenen Termine oder beim rechtzeitigen Reagieren mit deutlichen Konsequenzen.

Auch dieses Merkmal kann durchaus Anwendung finden auf die Beziehung des bzw. der *Dienstvorgesetzten* zu den Stationsmitarbeitern. So gibt es beispielsweise Krisen und Belastungssituationen im Verlauf der Entwicklung eines Stationsteams, die strukturierendes Handeln von seiten der Leitung erfordern. Dies ist dann nicht nur direkt hilfreich, sondern wiederum auch im Sinne der Modellfunktion. Bis auf einige rahmensetzende Vorgaben wird der Vorgesetzte selten einmal ein bestimmtes Problemlösungsverhalten vorgeben, geschweige denn vorschreiben können; aber er kann zu aktivem erprobenden Handeln anregen und Sicherheit geben.

5. *Bestätigung und Auseinandersetzung* oder:
Das beziehungs-orientierte Milieu
Unter diesen Stichworten wird alles gefaßt, was dazu dient, das Selbstbild des Kindes oder Jugendlichen aufzuwerten, sein Selbstwertgefühl zu stärken und es/ihn zu sozial angemessenem Verhalten zu motivieren. Während bei dem vorigen Merkmal das gemeinsame rahmengehende Handeln dominiert, steht hier die Beziehung Kind/Jugendlicher — Betreuer, oft besonders zu einem bestimmten Betreuer, im Vordergrund. Über

verbale Auseinandersetzung wird Einsicht in den Sinn und Nutzen sozial angemessenen Verhaltens angestrebt.

Das Kind, dessen Aufnahme in eine kinder- und jugendpsychiatrische Station notwendig wurde, hat zumeist über viele Monate und Jahre nur noch gehört, was es falsch gemacht hat und wie schlecht es ist. Der Jugendliche, der zu uns kommt, sieht sich überfordert von den vor ihm liegenden Aufgaben des Jugendalters, beispielsweise dem Sich-Lösen von den Eltern, dem Finden einer beruflichen Perspektive, dem Finden einer Identität als Person, einer Geschlechtsidentität u.a. Für beide kann es ein großes Erlebnis sein zu erfahren, welche Anteile es/ihn liebenswert machen, daß es/er etwas kann und daß es/er etwas leistet.

Traditionell sind alle Erzieher, alle Berater, alle Therapeuten darin geschult, Defizite bei einem anderen zu erkennen. Nun ist es aber normalerweise schon wenig hilfreich, immer nur auf Schwächen aufmerksam zu machen. Dies gilt in verstärktem Maße für schwer gestörte Kinder und Jugendliche. In der Arbeit mit diesem Klientel muß es darum gehen, die andere versteckte Seite der Medaille aufzudecken, wenn Schwäche, Versagen, Fehlverhalten offen zutage liegen. So steht der Labilität, Störbarkeit und Irritierbarkeit des Jugendlichen, der sich psychotisch zeigt, seine zuweilen faszinierende Sensibilität gegenüber; die Unruhe und Getriebenheit ist auch Aktivität, die Aggressivität kann auch Durchsetzungsfähigkeit sein. Allerdings kostet es nicht nur Mühe und Training, die jeweils andere Seite zu sehen, sondern es erfordert auch eine hohe Bereitschaft, sich nicht vom jeweils Dominanten, nämlich dem Störenden gefangennehmen zu lassen.

Anerkennung und Bestätigung vermitteln, das Selbstbild des Jugendlichen aufzuwerten und sein Selbstgefühl zu stärken, bedeutet u.a. **anzuerkennen,**
— daß die Kindheit nicht die sorglose, sonnige Lebenszeit ist und das Jugendalter ein schwieriger Lebensabschnitt mit einer Fülle von problematischen Aufgaben (die für viele Betreuer selbst auch nicht leicht zu lösen waren),
— daß dieses Kind/dieser Jugendliche es vielleicht besonders schwer hat, daß er vielleicht viel ungünstigere Bedingungen hat als andere,
— daß das Symptom des Kindes oder Jugendlichen (auch!) ein interessanter/brillanter Lösungsversuch ist, der jedoch die Gefahr in sich trägt, daß der Einsatz zu hoch wird.

Es bedeutet aber auch **zu bestätigen,**
— daß es/er und seine Familie sicher eine bessere Lösung finden werden,
— daß es/er viele Fähigkeiten und liebenswerte Seiten hat,

— daß auch die Mutter und der Vater — trotz allem, was schiefgelaufen ist und was vielleicht schlecht für das Kind/den Jugendlichen war — Eltern sind, die sich bemüht und im Rahmen ihrer Möglichkeiten angestrengt haben,
— daß auch er seinen Weg finden wird, der vielleicht allerdings ein anderer ist, als der einmal von ihm selbst und von anderen erträumte.

Weiterhin zählt hierzu, den Jugendlichen **zu ermutigen,**
— etwas auszuprobieren,
— auch mal ein Risiko einzugehen,
— die eigenen überspannten Erwartungen an sich selbst aufzugeben und auf einer realitätsgerechteren Ebene wieder anzufangen,

und schließlich den Jugendlichen dabei **zu unterstützen,**
— die Aufgaben anzupacken, die er wahrscheinlich bewältigen kann,
— sich seiner jetzigen Situation angemessene Ziele zu setzen.

Da er so wichtig erscheint, sei auf einen Punkt nochmals besonders hingewiesen: Jedes Kind und jeder Jugendliche wird genau darauf schauen, wie die Betreuer und die Therapeuten seine Eltern bewerten. Auch wenn er selbst seine Mutter und seinen Vater massiv angreift und entwertet, wird er sehr sensibel darauf reagieren, wenn die Betreuer dies in gleicher oder eventuell noch schärferer Weise tun. Für jeden sind die eigenen Eltern auch ein Stück von sich selbst. Jeder Mitarbeiter sollte sich immer klarmachen, daß er mit seinen wertenden Aussagen über die Eltern auch Aussagen über das Kind oder den Jugendlichen macht. Dies ist keine Aufforderung zur Kritiklosigkeit gegenüber den Eltern der betreuten Kinder oder Jugendlichen; es ist aber eine dringende Warnung vor Einseitigkeit und einem Übersehen der positiven Anteile. Jeder sollte sich an eigene Erfahrungen erinnern. Es ist ein großer Unterschied, ob man selbst seine Eltern kritisiert oder ob der Partner es — vielleicht mit denselben Worten — tut.

Anerkennung und Bestätigung ist die Basis der Beziehung zum Jugendlichen, die dann wieder Grundlage dafür ist, sich mit ihm verbal auseinandersetzen zu können. Es geht dann darum, Einsicht in soziale Zusammenhänge zu vermitteln und zur Introspektion anzuregen. Erfahrungen in klientenzentrierter Gesprächsführung sind dabei hilfreich und nützlich.

In diesem Zusammenhang ist auf das „Life Space Interview" zu verweisen, das REDL (1978: 48-71) als wichtiges Instrument im Rahmen des therapeutischen Milieus entwickelte. Es handelt sich dabei um die Art und Weise, wie eine erwachsene Bezugsperson einen Vorfall oder einen Konflikt, in den ein Kind oder ein Jugendlicher verwickelt ist, sofort aufgreift und mit ihm durchspricht. Der Schwerpunkt dieses Gespräches liegt nicht auf der Bewußtmachung vergangener psychischer Ereignisse, wie etwa im traditionellen therapeutischen Gespräch, sondern vielmehr auf der Erhellung gegenwärtiger Verhaltensabläufe und psychodynamischer Mechanismen, die zu dem Konflikt geführt haben. Es soll dem Kind damit eine emotionale „Soforthilfe" gegeben und versucht werden, auf dem Hintergrund des langfristigen Behandlungsziels realitätsgerechtere Verhaltensweisen aufzuzeigen, vorhandene Wertvorstellungen zu aktivieren und neue aufzubauen.

Das Merkmal Bestätigung und Auseinandersetzung setzt zu seiner *Verwirklichung* ein gewisses Minimum an Bindungsfähigkeit bei dem Kind oder Jugendlichen voraus. Es entspricht im wesentlichen dem Erziehungsideal der Mittelschicht. Der Betreuer pflegt sich dabei sehr viel stärker persönlich zu engagieren, steht deshalb auch immer in der Gefahr, enttäuscht zu werden. Häufig entwickelt sich dabei zwischen einem Kind oder Jugendlichen und einem Betreuer eine besonders intensive Beziehung, so daß das Kind/der Jugendliche von diesem Betreuer gut zu leiten und zu führen ist, jedoch bei anderen weiterhin große Schwierigkeiten macht. Da daraus sehr leicht tiefgreifende Teamkonflikte erwachsen, ist gerade für Stationsteams, die dieses Merkmal in hohem Maße verwirklichen, eine Supervision besonders wichtig.

Gegenüber der *Familie* faßt dieses Merkmal Bestätigung und Auseinandersetzung im Grunde all das zusammen, wovon dieses Buch handelt. Wie schon mehrfach betont, haben die Betreuer in der Arbeit mit der Familie einen hohen Stellenwert. Die Familie ist sehr sensibel dafür, ob sie auf der Station Ablehnung und Kritik oder Anerkennung und Bestätigung erfährt; denn Kränkung haben die Eltern bereits vor der Aufnahme viel erfahren, und kränkend ist die Notwendigkeit, Hilfe erbitten zu müssen. Gelingt es jedoch den Betreuern, eine Beziehung zu der Familie bzw. zu den Eltern aufzubauen, dann kann gerade auf dieser Ebene eine ungemein fruchtbare Auseinandersetzung stattfinden, dann kann die Komplexität des stationären Settings therapeutisch voll genutzt werden.

Im übrigen ist es auch bei diesem Merkmal nützlich, seine Anwendung auf die Beziehung zwischen Betreuern und ihren *Dienstvorgesetzten* zu durchdenken. Auch auf dieser Ebene ist Anerkennung und Bestätigung die Basis für eine Beziehung, die eine Auseinandersetzung in wechselseitiger Wertschätzung möglich macht, eine Auseinandersetzung, die angesichts der ungeheuren Verhaltensprobleme, die gerade Kinder und Jugendliche häufig zeigen, immer wieder notwendig ist. Bleiben solche Auseinandersetzungen aus, dürfte die Weiterentwicklungsdynamik auch eines Stationsteams erstarren, so daß — ganz entsprechend wie bei Familien — die Problemlösungsfähigkeit immer geringer wird.

6. Bestärkung und Konfrontation
oder: das gemeinschafts-orientierte Milieu

Unter diesen beiden Begriffen sollen alle Maßnahmen gefaßt werden, die dazu dienen, die Eigenständigkeit und Eigenverantwortlichkeit des Kindes, in diesem Falle aber besonders des Jugendlichen, soweit wie möglich zu erhalten und weiter zu fördern. Dies Merkmal beschreibt einen Milieustil, der dem der therapeutischen Gemeinschaft in der Erwachsenenpsychiatrie sehr nahe kommt, und wird deshalb am ehesten auf Jugendlichen- und Heranwachsendenstationen zu finden sein.

Die Aufnahme auf eine jugendpsychiatrische Station ist zumeist notwendig, weil der Jugendliche über bestimmte Fähigkeiten im Augenblick nicht (mehr) verfügt oder aber sie nicht nutzt. Die Station bietet dann einen Rahmen, in dem er trotzdem leben kann, ohne sich oder andere zu gefährden. Die große Gefahr allerdings liegt darin, daß die Stationsmitarbeiter auch solche Funktionen übernehmen, die der Jugendliche selbständig ausführen könnte.

Aus diesem Grund ist es wichtig, genau darauf zu achten, über welche Kompetenzen der Jugendliche verfügt, um ihn in dieser Beziehung in seinen positiven Aktivitäten nicht zu beschränken und ihm die Verantwortung für sich selbst soweit wie möglich zu überlassen, so daß er sich als handelnde und verantwortliche Person erleben kann. Es müssen deshalb immer wieder die Fragen gestellt werden: Wieviel Eigenverantwortlichkeit kann dem einzelnen Jugendlichen im Stationsgeschehen zugebilligt werden? Kann eine Jugendlichengruppe unter wechselseitiger Gesprächsleitung eines Jugendlichen (mit oder auch ohne Betreuer) angeregt werden? Welche Kompetenzen hat die Gruppe? Welche Rechte und Pflichten, welche Planungsmöglichkeiten für Stationsaktivitäten? Welche Befugnisse bei der Lösung von Krisensituationen? etc.

Bestärken des Jugendlichen heißt aber nicht nur, seine „normalen" Fähigkeiten zu erkennen und in diesen Bereichen Verantwortlichkeit zu fordern. Wichtig ist auch, daß das symptomatische Verhalten des Jugendlichen zunehmend als in seiner Verantwortung stehend definiert wird. Das Symptom soll zunehmend behandelt werden als willentliche Aktion im interpersonellen Beziehungsgeschehen, z.B. die Halluzination als Mittel, sich aus einer schwierigen Situation zurückzuziehen oder um Gefühle nicht direkt äußern zu müssen, das „Schnibbeln" am Handgelenk als Druckmittel, um bestimmte Ziele durchzusetzen. Solche Deutungen müssen zwar nicht „wahr", jedoch unbedingt „auch richtig" sein, d.h. **einen** Aspekt aus der vielfältigen Palette der Funktionen eines Symptoms treffend erfassen. Sie können die Gefahr der Überforderung bergen, die schädlich sein kann. Wie immer liegt auch hier die Kunst der Therapie darin, den Grad zwischen zu großer Entlastung und Pathologisierung einerseits und mangelnder Sensibilität für Nichtkönnen und Überforderung andererseits zu finden.

Ein Jugendlicher kann Eigenständigkeit und Eigenverantwortlichkeit nur entwickeln, wenn er auch mit den Anforderungen des täglichen Lebens in seinen funktionalen und sozialen Bezügen auf der Station konfrontiert wird. Dazu zählen alle Bemühungen, den Jugendlichen nicht durch das Irreale des therapeutischen Milieus zu schädigen. So bewähren sich Regeln, daß der Jugendliche nach Zerstörung von Mobiliar o.ä. einen angemessenen Beitrag von seinem Taschengeld für die Neuanschaffung abgeben muß. Bei schweren Delikten, insbesondere bei Körperverletzung, ist es zuweilen wichtig, die Eltern des angegriffenen Jugendlichen zu einer Anzeige bei der Polizei zu motivieren. Auch das unerfüllte Bedürfnis des Jugendlichen nach Verständnis (das bei dem therapeutisch engagierten Mitarbeiter so rasch Mitgefühl und schlechtes Gewissen weckt) sollte soweit wie möglich beschrieben werden als Unfähigkeit oder Unwilligkeit, sich deutlich auszudrücken und verständlich zu machen. Die „unverstandenen Bedürfnisse" sind häufig als unrealistische Wünsche zu entlarven. Die „gemeinen" oder „aggressiven" Aktionen der anderen werden in einen wechselseitigen Kontext gestellt, um den Anteil des Patienten an seinem „Schicksal" aufzudecken.

Auf einer Station zur kurz- bis mittelfristigen Behandlung fällt es den Betreuern meist nicht allzu schwer, die möglicherweise in der Anfangsphase notwendigen Funktionen, wie sie auf den vorangegangenen Seiten beschrieben wurden, die stützenden und haltgebenden Maßnahmen rechtzeitig abzubauen, soweit sie als Ersatz für die vorübergehend oder noch nicht ausreichend vorhandenen oder zusammengebrochenen Eigensteuerungskräfte des Jugendlichen notwendig waren. Viel schwieriger und ein sehr viel bewußteres Handeln bedeutet es für die Betreuer von langfristig untergebrachten Patienten, darauf zu achten, sich parallel mit der wachsenden Kompetenz des Jugendlichen immer stärker abzugrenzen und in steigendem Maße die Eigenständigkeit und Eigenverantwortlichkeit des Patienten zu respektieren, was ggf. ja auch bedeutet, ertragen zu können, daß der Jugendliche Fehler macht und in Mißerfolge rennt. Hierher gehört selbstverständlich auch der Respekt für Wünsche des Jugendlichen, allein zu sein und Geheimnisse zu haben. Der Jugendliche soll erleben, daß seine Meinung anerkannt wird, auch wenn sie im Widerspruch steht zu der des Betreuers. Letztlich muß auf solchen Stationen das geschehen, was in Familien geschieht, daß nämlich die Eltern ihren Anteil an der wechselseitig wachsenden Trennung erbringen.

Stationsteams, die das Merkmal Bestärkung und Konfrontation bevorzugt *verwirklichen,* tun viel für die Entwicklung der Eigenverantwortlichkeit der von ihnen betreuten Jugendlichen, laufen jedoch Gefahr, einzelne stärker gestörte bzw. retardierte Jugendliche zu überfordern. Für die Mitarbeiter selbst ist die Fähigkeit, sich abzugrenzen, sehr wichtig. Dabei geht es sowohl innerhalb der Arbeit um Abgrenzung von den Jugendlichen, als auch um eine Abgrenzung des privaten und dienstlichen Bereiches. Im Umgang mit den Jugendlichen ist immer wieder im Sinne von GORDON die Problemeignerschaft zu klären, d.h. deutlich zu machen, wer in der jeweiligen Situation tatsächlich das Problem hat.

Im *Umgang mit der Familie* wird dieses Merkmal in einzelnen Fällen von Anfang an vorherrschen, immer jedoch gegen Ende des Aufenthaltes an Bedeutung gewinnen. Hier geht es darum, die Eltern in den vorhandenen und in den neugewonnenen Kompetenzen zu bestärken und über möglicherweise zunehmend ausgedehnte Urlaube sie mit der angestrebten Realität der Rückkehr des Kindes in die Familie zu konfrontieren.

Auch auf der Ebene Betreuer — *Vorgesetzte* kann dieses Merkmal als Zielverhalten auf einer Entwicklungslinie gesehen werden. Denn zentrales Zeichen für Fortschritte in der Klinik ist die zunehmende Übernahme von Eigenverantwortlichkeit durch die Mitarbeiter auf den verschiedenen hierarchischen Ebenen.

Abschließende Bemerkungen

Einleitend zu den Merkmalen 3—6 wurde angemerkt, daß es sich um variable, prinzipiell aufeinander aufbauende Funktionen handelt, die je nach Störungsbild in unterschiedlichem Maße zu verwirklichen sind. Zentrales Kriterium dieses Fortschreitens ist die Eigenverantwortlichkeit des Jugendlichen, wie sie auch im Laufe der familiären Erziehung fortschreitet. Selbstverständlich wird die Entwicklung gerade im klinischen Milieu keineswegs geradlinig verlaufen; es kann Rückschritte geben, die ein Zurückgehen auf frühere Stufen notwendig macht. Dabei mag die Unterscheidung dieser vier aufeinander aufbauenden Funktionen dabei helfen, ein den wechselnden Patientenbedürfnissen entsprechendes, im Laufe des stationären Aufenthaltes sich veränderndes Stationsmilieu zu konzipieren.

Solche Beschreibungen machen aber auch die große Schwierigkeit deutlich, ein für jeden Jugendlichen passendes (um nicht mit GUNDERSON zu sagen: optimales) Milieu zu gestalten. Ist es überhaupt möglich, alle vier Funktionen auf einer einzigen Station, möglicherweise gleichzeitig, zu verwirklichen? Ist es möglich, bei dem einen Patienten Eigenständigkeit und Eigenverantwortlichkeit zu betonen, was möglichst viel freien Ausgang bedeutet, und gleichzeitig für einen stark gestörten, aller internalen Kontrollen verlustigen Patienten Fürsorge und Kontrolle zu vermitteln, was geschlossene Türen und sonstige restriktive Maßnahmen erfordert. Kann von den Mitarbeitern erwartet werden, auf der einen Seite Sicherheitsaspekte fest im Auge zu haben und auf der anderen Seite möglichst viel Freiheit zu gewähren und Selbständigkeit zu fördern?

All diese Funktionen auf einer Station zu verwirklichen, erfordert zweifellos ein Höchstmaß an Flexibilität. Andererseits hieße die Alternative, daß ein Patient — je nach Entwicklungsstand — von der einen auf die andere Station wechseln, ggf. im Verlaufe krisenhafter Entwicklung wieder zurückverlegt werden müßte. Ein solcher ständiger Stationswechsel — sowieso nur in sehr großen Einrichtungen realisierbar — würde sich für Patienten und Mitarbeiter als unzumutbar darstellen. So kommt auch REDL, der sich intensiv mit den Problemen der Gestaltung eines therapeutischen Milieus für Kinder und Jugendliche auseinandergesetzt hat, zu dem Ergebnis, daß eine Station dann therapeutisch sei, wenn es ihr gelinge, „klinische Elastizität" — ein Begriff, den er dem der Flexibilität vorzieht — zu verwirklichen. „Was eine Einrichtung ‚therapeutischer' macht als die andere, ist nicht nur die Art der Annehmlichkeiten oder der Programmgestaltung, die als Inhalt eines möglichen Milieus vorgesehen ist, sondern auch die Weise, wie gut es sich an die permanenten Änderungen des klinischen Betriebs und der therapeutischen Erfordernisse anpassen läßt. Mit ‚klinischer Elastizität' bezeichne ich die Eignung eines besonderen Milieuaspekts oder -bestandteils dafür, sich besonderen therapeutischen Erfordernissen anzupassen, ohne daß im Laufe dieses Wechsels die Gesamtstruktur völlig verlorengeht." (1978: 79)

Eine weitere Überlegung, die gegen eine allzu strikte Trennung verschiedener Stationsmilieus spricht, besteht darin, daß die Belegung einer Station mit sehr gleichartig gestörten Jugendlichen leicht zu einer großen Unlebendigkeit einerseits oder einer völlig chaotischen, nicht mehr zu regulierenden Situation andererseits führen kann, was beides eine Massierung der Probleme für Patienten und Mitarbeiter bedeuten würde.

Zentrales Kriterium dafür, welche der vier aufeinander aufbauenden Funktionen im jeweiligen Fall am passendsten und therapeutisch am wirksamsten ist, ist die Frage der Fähigkeit und Bereitschaft zur Übernahme von Verantwortlichkeit. Diese Frage steht im Mittelpunkt des gesamten Aufenthaltes vom ersten Patientenkontakt bis zum Zeitpunkt der Entlassung. Sie bestimmt im „normalen" Leben, wieweit Eltern Hilfsfunktionen für ihr Kind bzw. ihren Jugendlichen ausüben müssen, und sie bestimmt im klinischen Leben, wieweit im Sinne elterlicher Fürsorge (und zumeist auch im Auftrag der Eltern) Hilfsfunktionen für das Kind oder den Jugendlichen durch die Betreuer auf der Station übernommen werden müssen, respektive wieweit der Jugendliche Eigenständigkeit und Eigenverantwortlichkeit selbst übernimmt.

Dieselbe Frage ist angesprochen in dem Augenblick, in dem von der Familie gefragt wird, ob ihr Kind oder ihr Jugendlicher nun „krank" oder aber ungehorsam, flegelhaft, aufsässig o.a. sei. Denn nach den üblichen Vorstellungen verbindet sich mit „Krankheit" die Annahme von „Nicht-Verantwortlichkeit" und somit der Auftrag, der Arzt möge etwas in Ordnung bringen, was offensichtlich in Unordnung geraten sei. Es ist schon früher darauf hingewiesen worden, daß unter einer solchen Annahme psychotherapeutisches Arbeiten unmöglich ist. Genauso unsinnig ist allerdings die Unterstellung, der Jugendliche könne ohne weiteres sein symptomatisches Verhalten ablegen, wenn nur er und seine Familie das wollten.

Auch wenn der Therapeut in der systemischen Arbeit immer wieder einmal die Erfahrung macht, daß vergleichsweise geringfügige Anstöße überraschende und diskontinuierliche Veränderungen auslösen können, so gibt es doch Einschränkungen, die nicht übersehen werden sollten. Viele Kinder und Jugendliche, die stationär aufgenommen werden —, möglicherweise liegt hier ein wesentlicher Unterschied gegenüber Erwachsenen — haben oft eine lange Geschichte verpaßter Lernerfahrungen. Selbst wenn Änderungen im Systemkontext eine Offenheit für neues Verhalten schaffen, fehlen ihnen Fähigkeiten und Fertigkeiten, auf die sie zurückgreifen könnten. Wenn wir das ignorieren, geht der therapeutische Optimismus — die eine wichtige Seite unserer Ambivalenz — ins Leere und verkehrt sich ins Gegenteil.

Deshalb sollte der Lerngeschichte der Kinder und Jugendlichen Aufmerksamkeit geschenkt werden. Ebenso sind die emotionalen Reaktionen und Verhaltensweisen in den unterschiedlichen Systemkontexten genau zu beobachten. Auf diese Weise die Verhaltensmöglichkeiten des Jugendlichen auszuloten und ihn diesen Möglichkeiten entsprechend zu fördern, ohne ihn zu überfordern, aber auch ohne ihn zu pathologisieren, darin besteht — wie schon gesagt — die Kunst therapeutischen Handelns. So wird es immer wieder notwendig sein, aus den verschiedensten Bereichen — Station, Schule, Werkstatt, Therapiegruppe, Einzeltherapiestunde u.a. — die Beobachtungen und Wahrnehmungen der Therapeuten zusammenzutragen und zu entscheiden, welche der oben beschriebenen Funktionen bei den einzelnen Jugendlichen erforderlich sind und wie sie gerade für diesen Jugendlichen ausgestaltet werden müssen.

7.15 Zweites Schwerpunktthema: Stationäres Arbeiten mit psychotisch auffälligen Jugendlichen und ihren Familien

7.15.1 Anmerkungen zu einer systemtherapeutischen Sicht psychotischen Verhaltens

Bei einer Befragung der Stationsmitarbeiter danach, was sie veranlaßt, bei einem Jugendlichen zu sagen: Der zeigt sich oder verhält sich psychotisch, erhielten wir u.a. folgende Antworten: „In der Begegnung mit solchen Jugendlichen herrscht bei mir die Empfindung vor, sie nicht erreichen zu können. Es entsteht ein Erleben von ‚Nicht-Kontakt'. Es scheint keine ‚gemeinsame Welt' herstellbar zu sein. Man hat das Gefühl, in ‚Parallel-Welten' zu leben, die sich nirgendwo oder nur selten berühren, so daß es auch keine gemeinsame Ebene gibt, auf der Begegnung stattfindet. Aktionen und Reaktionen wirken losgelöst, unverbunden, als wenn sie nicht auf eine für beide Beteiligte geltende Realität bezogen seien. . . . Zuweilen kommt es zu völligem Rückzug des Jugendlichen, der auf mein Verhalten überhaupt keine für mich erkennbare Reaktion zeigt. Viele Jugendliche reagieren auf mich wie ein Echo: Sie greifen jeden Impuls auf und werfen ihn zurück, ohne daß ich eigene Anteile erlebe. . . . Bei anderen Jugendlichen habe ich das Gefühl, jedes meiner Worte wird ‚auf die Goldwaage' gelegt. Ich habe Schwierigkeiten, mich abzugrenzen. Der Jugendliche übt einen Sog auf mich aus." (ROTTHAUS 1989c: 11)

Legen wir solche Beschreibungen derer zugrunde, die am meisten mit Jugendlichen umgehen, die sich psychotisch verhalten, dann wird deutlich: Mit dem Begriff „psychotisches Verhalten" wird eine bestimmte Art von Beziehung definiert, eine Beziehung, die in sehr fundamentaler Weise als schwierig, als mißglückend erlebt wird. Diese Schwierigkeit scheint darin zu liegen, daß entweder eine unüberwindliche Grenze zwischen dem Mitarbeiter und dem Jugendlichen zu bestehen scheint oder aber keine Grenze wahrgenommen wird.

Wenn Psychose in dieser Weise eine Beziehungsbeschreibung ist, bedeutet das: Beide Partner dieser Beziehung sind daran beteiligt; die Schwierigkeit kann prinzipiell nicht einem einzelnen Beteiligten zugeordnet werden. Dies sollte man im Sinn behalten, auch wenn wir sicher sind in der Aussage: Der Jugendliche verhält sich psychotisch. Unsere Sicherheit rührt daher, daß wir uns der gleichen Beurteilung durch andere vergewissern. Die Zuordnung von Verrücktheit oder Psychose zu einer Person ist also eine „Mehrheitsentscheidung" (KRETSCHMER). Deshalb, so sagt LEMPP (1989b: 60), könne ein einzelner Mensch auf einer einsamen Südseeinsel keine schizophrene Psychose haben.

Gegen eine derartige Mehrheitsentscheidung ist auch nichts einzuwenden. Denn zumindest in systemisch-konstruktivistischem Verständnis ist das, was wir Realität nennen, ebenfalls eine allgemeine Übereinkunft darüber, wie wir unsere Erfahrung organisieren. Allerdings ist es gut, sich immer mal wieder daran zu erinnern. Auf diese Weise wird man davor bewahrt, den psychotischen Jugendlichen für fundamental gestört oder pathologisch oder defizitär o.ä. zu halten.

Über Psychosen ist unendlich viel geforscht worden. Allerdings hebt LU-DEWIG (1989: 23f) zu Recht hervor, daß die Kinder- und Jugendpsychiater sich überraschend wenig daran beteiligt haben, obwohl doch in einem großen Prozentsatz der Fälle die Erstmanifestation im Jugendlichen- bzw. Heranwachsendenalter erfolgt. Trotz dieses großen Forschungsaufwandes muß man jedoch resümieren, daß entscheidende Fortschritte in der Erkenntnis dieses Phänomens nicht gemacht worden sind. Allerdings scheinen sich in den letzten Jahren einige Ergebnisse relativ eindeutig herauszukristallisieren. Es handelt sich dabei um Aussagen über individuelle und familiäre Besonderheiten, die offensichtlich mit dem Auftreten psychotischer Verhaltensweisen in Zusammenhang stehen und die nicht nur zum Zeitpunkt des ersten Auftretens einer solchen Symptomatik oder anschließend zu beobachten sind, sondern auch schon vor der Erstmanifestation.

Als individuelle Besonderheiten werden übereinstimmend eine sehr hohe nervöse Erregbarkeit, eine Reizempfindlichkeit und Hypersensibilität geschildert, die mit einer großen Verletzlichkeit und Streßempfindlichkeit in Zusammenhang stehen. Als zweites individuelles Merkmal werden Störungen der kognitiven Funktionen geschildert, vor allem herabgesetzte Fähigkeiten, einen Aufmerksamkeitsfokus beizubehalten, adäquate Kategorien und logische Sequenzen zu bilden, Unterschiede in der Hierarchie und den logischen Klassen zu erkennen, Wesentliches von Unwesentlichem zu unterscheiden. (siehe dazu u.a. EGGERS 1986)

Bezüglich der familiären Besonderheiten ist auf die große finnische Adoptionsstudie von TIENARI und Kollegen (1985a, b) sowie auf die Untersuchung von WYNNE und SINGER (1965) zu verweisen, nach denen vielfältige konfusionsschaffende Kommunikationsstörungen, von Unklarheiten, Zweideutigkeiten, Widersprüchen aller Art bis hin zu double-bind-Phänomenen, als besondere Risikofaktoren für das Entstehen psychotischer Auffälligkeiten anzusehen sind. Das gleiche gilt für das Auftreten eines außergewöhnlichen Maßes an Überengagement, Feindseligkeit, von kritischen Bemerkungen der Angehörigen des Patienten und von emotionalen Spannungen, was in der Forschung zusammengefaßt wird unter den Begriffen „emotional over-involvement" und „high expressed emotion" (siehe dazu: VAUGHN, LEFF 1976, GOLDSTEIN 1985, 1988a, b).

Nun ist dringend davor zu warnen, zwischen solchen Befunden und dem Auftreten von psychotischem Verhalten allzu einfache Kausalitätsbeziehungen herzustellen. So werden die kognitiven „Störungen" häufig als eine „Ursache" — wenn auch unter Anerkenntnis der Multifaktorialität — psychotischer Dekompensation in Belastungssituationen angesehen.

Dabei scheint es zumindest ebenso naheliegend anzunehmen, daß bei der Überprüfung kognitiven Verhaltens durch an der statistischen Norm ausgerichtete Testverfahren genau der gleiche Prozeß stattfindet wie bei der Kennzeichnung eines bestimmten Verhaltens als psychotisch: Es erfolgt dieselbe Mehrheitsentscheidung — nur auf einer anderen Ebene.

Das heißt: Die kognitiven Leistungen des Probanden sind vielleicht gar nicht schlechter, nur weniger geeignet für die spezielle Aufgabenstellung, die wir mehrheitlich für das Zurechtkommen in unserer Welt für wichtig halten. Die Situation ist vergleichbar der eines sprachunkundigen Deutschen, der in England schlechte Ergebnisse in einem Intelligenztest erbringt. Aber wie der Deutsche wegen seiner fehlenden Sprachkenntnisse nicht nur im Intelligenztest schlecht zurechtkommt, sondern auch im täglichen Leben, so sind auch die kognitiven Prozesse dieser Probanden, die später schizophrenes Verhalten zeigen, ungeeigneter, um die Komplexität der Welt so zu reduzieren, wie die Mehrheit das zu tun pflegt. Eine solche Reduzierung von Komplexität ist aber für die Orientierung unerläßlich, und es wird offensichtlich von uns als beruhigend erlebt, wenn wir dies in Übereinstimmung mit den Mitmenschen in unserer Umwelt tun. Dies schafft Sicherheit und damit auch eine Belastbarkeit. Umgekehrt bedeutet die Wahrnehmung von Nichtübereinstimmung offensichtlich Beunruhigung, damit geringe Belastbarkeit, damit rasche Überforderung, was insgesamt heute unter dem Begriff der erhöhten Vulnerabilität gefaßt wird.

CIOMPI (1986: 399) verweist auf die Resultate der modernen Krisenforschung, nach denen es bei wachsender Überforderung praktisch ubiquitär zu psychopathologischen Störungen in Form von nervöser Gespanntheit, Unsicherheit, Angst kommt, die sich progressiv zu Stupor, Erregung und affektiv kognitiver Verwirrung, ja schließlich zu Depersonalisations- und Derealisationserscheinungen und zu weiteren psychotischen Phänomenen mit Einschluß von Halluzinationen steigern können. Er ergänzt dies mit dem Hinweis auf die bekannten Ergebnisse der life-event-Forschung, nach denen psychiatrische Krisen statistisch signifikant mit kritischen Lebensereignissen wie Schul- und Arbeitswechsel, Ablösung aus dem Elternhaus, Partnerwahl, Partnerverlust, Heirat etc. zusammenfallen. Derartige kritische Lebensereignisse fordern Wechsel und Neuanpassung und gehen einher mit erhöhtem Streß und Belastungserleben. Möglicherweise muß beispielsweise der Jugendliche feststellen, daß die für ihn bislang maßgebliche Realität seiner Primärgruppe mit der Realität „außerhalb" nicht kompatibel ist, er seiner Orientierung verlustig geht und den Anforderungen nicht gewachsen ist.

Solche Zustände lösen Aktivitäten zum Zweck ihrer Verringerung aus. Im Sinne eines versuchten „Selbstheilungsprozesses" (LUDEWIG 1989: 34) kann man dann entweder einen vermehrten Rückzug (autistisches Verhalten, Abkapselung) oder vermehrte Aktivität und Außenorientierung (getriebenes Verhalten) beobachten. Was jedoch im ersten Augenblick als Lösung erscheint, wird nach kurzer Zeit zum eigentlichen Problem: Die Umwelt wird denjenigen, der sich nun „psychotisch" zeigt, vermehrt auf sein Anderssein aufmerksam machen (zum jetzigen Zeitpunkt auch seine Familie!), er selbst wird seine Nicht-Integration wahrnehmen, was Streß, Beunruhigung, Angst hervorruft. Dieses Angstproblem wird wieder auf die gleiche Weise zu lösen versucht etc.; es entsteht also ein verzweiflungsvoller circulus vitiosus.

Der weitere Verlauf dieser Entwicklung ist ein Problem der Zeit. LUDEWIG (op. cit.) führt an, daß nicht die Qualität oder Quantität der Symptome, sondern Dauer und Stabilität dieser Zustände entscheidend sind. Dieser Gesichtspunkt der Dauer ist auch im DSM-III-R erfaßt, nachdem die Diagnose Schizophrenie nur erfolgen kann, wenn „ein mindestens sechsmonatiges ununterbrochenes Bestehen der Erkrankungsmerkmale" vorliegt (1989: 241).

Aus ähnlichen Überlegungen folgert Ch. MÜLLER (1985: 217f), daß bei psychotischen Manifestationen die Krisenintervention die vornehmste Aufgabe der psychiatrischen Institution sei, die einerseits ihren medizinischen Charakter nicht verleugnen solle, andererseits dafür Sorge tragen müsse, daß der familiäre Clinch gelöst und neue Beziehungs- und Verhaltensmuster aufgebaut werden könnten. Wenn diese Krise nicht zu einer Auflockerung, zu neuen Lösungen führe, sondern steril bleibe, drohe — auf den Kranken bezogen — Chronizität. Für den Therapeuten heißt das, alles zu vermeiden, das den derzeitigen Zustand festigen könnte, beispielsweise mit einer aufgrund fachlicher Autorität etablierten Krankheitsdiagnose, die in der Regel außerordentlich stabilisierend wirkt.

Mit anderen Worten: Die Phänomene der akuten psychotischen Krise — darauf haben CIOMPI (1982a, 1986) und LEMPP (1984, 1988b) mehrfach hingewiesen — sind zu verstehen als generelle Möglichkeiten menschlichen Handelns in belastenden, verwirrenden Situationen. Sämtliche Phänomene der psychotischen Krise können auch bei sonst „Gesunden" unter extrem belastenden, natürlichen oder experimentellen Bedingungen (z.B. bei sensorischer Deprivation) vorkommen. Der Unterschied zu „normalen" Reaktionen auf Streß liegt, CIOMPI zufolge, in Ausschließlichkeit, Stabilität und Dauer des „verrückten" Zustandes bzw. in der Unfähigkeit des Patienten als Beobachter seiner selbst, sie auf verstehbare Auslöser zu beziehen. Diese Uneinortbarkeit bzw. Unverstehbarkeit psychotischer Verhaltensweisen sowohl für den Beobachter als für den Betroffenen selbst dürfte sich vor allem als Ergebnis von Dauer und Stabilität des Phänomens erklären lassen. Das Problem liegt also wesentlich in dem Nicht-Erkennen einer angemessenen erscheinenden Ursache-Wirkung-Kontinuität sowie in der scheinbaren Unverhältnismäßigkeit zwischen dem Ausmaß der herrschenden Krise und dem Ausmaß des Auslösers. Damit nimmt die psychotische Krise einen sich selbst verstärkenden Verlauf.

Wenn diese Überlegungen zutreffend sind, muß es therapeutisches Ziel sein, die Krise rasch zu unterbrechen, stabilisierende Einflüsse so gering wie möglich zu halten und überzeugende Erklärungen, überzeugende Ursache-Wirkung-Beziehungen herzustellen, durch die es möglich ist, diesen negativen Verstärkerzyklus zu unterbrechen. (siehe auch: LUDEWIG 1989: 29ff sowie die 3. Regel des folgenden Unterkapitels).

7.15.2 Fünf Regeln für therapeutisch wirksames Verhalten

1. Geh davon aus, daß der Jugendliche und seine Familienangehörigen für ihr Verhalten verantwortlich sind!

Psychotherapeutisches Handeln ist nur möglich unter der Annahme, daß der andere für sein Verhalten Verantwortung übernehmen kann. Das bedeutet nicht zu glauben, der Jugendliche und seine Familienmitglieder könnten jetzt und sofort jede Art neuen Verhaltens zeigen. Das Verhalten des einzelnen im Augenblick wird bestimmt durch die rekursive Verknüpfung seiner aktuellen Persönlichkeitsstruktur als Ergebnis seiner individuellen Geschichte und dem Verhalten seiner Partner im aktuellen Interaktionsbereich. Als Beobachter können wir nicht wissen, wie groß sein Verhaltensspielraum ist, wir können nur Vermutungen anstellen, die mehr oder weniger große Wahrscheinlichkeit haben. Jeder einzelne hat aber die Möglichkeit, in Koevolution mit den anderen seine Persönlichkeitsstruktur fortzuentwickeln, und er trägt somit prinzipiell Verantwortung für sich und andere.

Wenn ich dem Jugendlichen gegenüber seine Psychose als seine Entscheidung (unter seinen Bedingungen) formuliere, dann formuliere ich auch, daß er die Möglichkeit zu einer anderen Entscheidung hat.

Es geht also darum, Verantwortlichkeit immer wieder implizit deutlich zu machen, ohne jedoch dabei zu vergessen, daß es Grenzen des Handlungs- und Entwicklungsspielraumes gibt — bei dem psychotischen Jugendlichen ebenso wie bei jedem von uns —, von denen wir nicht genau wissen, wie eng oder wie weit sie sind.

2. Nimm Abschied von der Suche nach den Ursachen!

Einer der häufigsten und verhängnisvollsten Fehler in der Arbeit mit Familien ist die — möglicherweise noch nicht einmal ausgesprochene — Vorstellung, die Familie verursache die Schwierigkeiten des Jugendlichen bzw. habe sie verursacht. Die Familie verursacht aber, wie Ludewig (1989: 33f) beschreibt, ebensowenig Schizophrenie wie etwa die Gene. Solche Fehlannahmen entstehen durch die Übernahme eines linealen Ursache-Wirkungs-Denkens auf ein größeres Feld, nämlich die Familie. Dies ist zwar naheliegend, da wir generell ein solches Ursache-Wirkungs-Denken benutzen, um uns die Welt zu erklären. Solche Denkmuster sind auch äußerst nützlich, beispielsweise beim Kaffeekochen oder beim Reparieren eines Autos. Sie sind jedoch nicht geeignet, psychische und soziale Phänomene zu erfassen. Auch in der Physik weiß man inzwischen, daß dieses Ursache-Wirkungs-Denken nur für den Bereich der uns normalerweise zugängigen Welt angemessen ist, daß es aber sowohl in der Weltraumphysik als auch in der Atomphysik versagt. Man hat auch da erkannt, daß ein vernetztes Denken in Kreisprozessen, in unendlich vielen wechselseitigen Abhängigkeiten und Schleifen notwendig ist und daß darüber hinaus Zufallseinflüsse eine große Rolle spielen.

Die Aussage, daß das Ursache-Wirkungs-Denken psychischen und sozialen Prozessen nicht angemessen ist, heißt nun nicht, daß die Vergangenheit keine Bedeutung für das Jetzt, für die Struktur des einzelnen heute und für die derzeitigen Muster in einem bestimmten System hätte. Es gibt aber inzwischen zahllose Nachweise für die ebenfalls außerordentliche Bedeutsamkeit von Zufallsereignissen, die im Sinne von Weichenstellungen Entwicklungen entscheidend beeinflussen.* Darum sollten Ursache-Wirkungs-Überlegungen (Überlegungen, „warum" etwas entstanden ist) im-

---

* Man wird davon ausgehen müssen, daß das Verhalten von Lebewesen den mathematischen Gesetzmäßigkeiten nichtlinearer Systeme folgt. Danach ist unser Handeln zwar determiniert, durch den Ausgangszustand festgelegt, aber nicht vorhersagbar; denn winzigste, unmeßbar kleine Unterschiede im Ausgangszustand können – und das scheint der typische Fall zu sein – langfristig zu völlig verschiedenen Endzuständen (z.B. Verhaltensweisen, Entscheidungen) führen. Das bedeutet: Zufällig – oder auch absichtlich – ausgelöste kleinste, möglicherweise nicht wahrnehmbare Änderungen des jeweiligen Ausgangszustandes können im Entwicklungsverlauf nichtlinearer Systeme größte, nichtvorhersehbare Auswirkungen haben. (siehe: Eilenberger 1990, auch: Prigogine, Stengers 1981, Eigen, Winkler 1985, Gerok 1990)

mer nur durchgeführt werden im Bewußtsein dessen, daß es sich um einzelheitliche, einen kleinen Aspekt möglicherweise erfassende Annahmen hypothetischer Art handelt, die eventuell ein Verständnis für den anderen wecken können und vielleicht Anregungen geben bei der wichtigeren Frage nach dem „Wozu".

Um es noch einmal deutlich zu sagen: Die Frage nach dem „Warum" ist zum einen nicht beantwortbar. Die Beantwortung dieser Frage ist zum anderen aber auch nicht notwendig; denn sie ist nicht Voraussetzung für die Beeinflussung des derzeitigen Verhaltens. Wichtiger ist es, nach den Mustern zu schauen, in denen ein Verhalten aktuell auftritt, bzw. die Systemregeln zu betrachten, die den einzelnen in seinem Verhalten bestimmen.

SIMON (1985: 456f) hat den Unterschied zwischen einem solchen, die Regeln betrachtenden Konzept und einem Ursachen-suchenden-Konzept durch ein Beispiel zu verdeutlichen versucht: „Das konkrete Verhalten eines Fußballspielers während eines Matches ist nicht zu verstehen, wenn man vom Kontext dieses Verhaltens abstrahiert. Betrachtet man nur ihn allein — denkt man sich gewissermaßen die Mitspieler weg —, so verliert sein Verhalten jegliche Sinnhaftigkeit. Es kann als total irrational und chaotisch diagnostiziert werden. Die Ursache dafür müßte in irgendwelchen intraindividuellen Funktionsstörungen vermutet werden. Erweitert man das Blickfeld und betrachtet man die Interaktion der Spieler, so läßt sich das Verhalten der Beteiligten zueinander in Beziehung setzen und es gewinnt dadurch eine neue soziale Bedeutung. Das heißt jedoch nicht, daß sich das Verhalten des einen kausal aus dem Verhalten des anderen im Sinne eines Reiz-Reaktions-Schemas ableiten ließe. Erst auf der abstrakteren Metaebene der Regeln lassen sich die Interaktionen aller klassifizieren. Damit ist keinerlei deterministische Ursache-Wirkungs-Beziehung erfaßt, der konkrete Spielverlauf ist nicht vorhersagbar. Es können jedoch Wahrscheinlichkeitsaussagen über das gemacht werden, was passieren kann. Die Grenzen des möglichen Interaktionsbereichs sind dabei durch die Regeln des Spieles bestimmt."

Weil wir grundsätzlich dem Ursache-Wirkungs-Denken so verhaftet sind und dieses sich ja auch im alltäglichen Leben so bewährt (allerdings schon nicht mehr, wenn es sich um Auseinandersetzungen in Ehe oder im Berufsfeld o.ä. handelt), bedarf es besonderer Anstrengung, um sich aus diesem Denkschema zu lösen. Dies ist deshalb so wichtig, weil Familien sich durch solche Annahmen fälschlich beschuldigt fühlen. Berechtigterweise wehren sie sich dagegen, was dann jede Offenheit für ein Suchen nach eigenen Ressourcen, nach neuen Entwicklungsmöglichkeiten verlorengehen läßt. CECCHIN (1985: 284) erläutert: „Der Beobachter/Therapeut muß sich selbst viele lineare, plausible, jedoch oft widersprüchliche Erklärungen geben, bevor er den Sprung zur mehr systemischen zirkularen Beschreibung wagen kann. . . . Arbeiten Studenten zusammen, geben wir jedem die Aufgabe, eine Hypothese zu bilden, womit er einem anderen Familienmitglied die Schuld zuschreibt. Alsbald wird deutlich, daß Schuldzuschreibung keine ausreichende Erklärung bietet, und das Team entwickelt gewöhnlich spontan eine neue systemische Hypothese. Dieses Hin und Her zwischen linearem und zirkularem Denken verstärkt die Kreativität des Therapeuten und versetzt ihn in die Lage, originelle Lösungen und Verordnungen zu finden."

3. Schau nach der Funktion und dem Sinn des Symptoms!

Jedes Verhalten entwickelt sich in einem Beziehungsraum, in Bezugnahme auf seine Umwelt. In einem System bestimmt jeder einzelne mit seinem Verhalten den Verhaltensspielraum der anderen ebenso, wie sein Verhaltensspielraum zugleich durch das Verhalten der anderen bestimmt wird. Man könnte sagen: Das Verhalten aller Beteiligten trifft sich auf einem gemeinsamen Spielfeld und kehrt verändert und die Beteiligten jeweils verändernd wieder zurück. Dadurch, daß sich dieses ständig wiederholt, entstehen Spielregeln. Ziel der Therapie ist es, der Familie neue Möglichkeiten zu eröffnen, die erstarrten und im Verlauf des Entwicklungsprozesses nicht mehr angemessenen Spielregeln zu verändern. Dies gelingt, wenn wir die Frage nach der Funktion bzw. nach den Funktionen eines Symptoms in den Mittelpunkt stellen.

Statt nach dem „Warum" zu fragen, sollten wir also unsere Aufmerksamkeit auf das „Wozu" lenken, auf die speziellen Funktionen eines bestimmten Symptomes in seinem Systemkontext. Das verrückte Verhalten des Jugendlichen mag vielleicht zunächst fast zufällig entstanden sein, erhält aber sehr rasch unterschiedliche funktionale Bedeutung: Gelingt es der psychotischen Tochter als „Kranke", die inzestuösen Wünsche des Vaters abzuwehren, ohne seine Zuwendung zu verlieren? Gewinnt der Jugendliche Macht und sonstige Vorteile, weil die Eltern sich aus Angst vor einer Verschlimmerung der Symptomatik nicht mehr trauen, ihm Wünsche zu versagen? Löst der Jugendliche seine Ablösungsproblematik, indem er sich durch seine Symptomatik abgrenzt, aber gleichzeitig die Aufmerksamkeit der Eltern vermehrt auf sich zieht? Oder hat er Sorge, daß die Eltern eine Ablösung nicht verkraften? Sprengt er mit seinem aktiven ausagierenden Verhalten, z.B. mit seinem Wahn, „Schimanski" oder sonst ein „Super-Wesen" zu sein, die einengenden Familienregeln, und lebt er in seiner Psychose seine bisher ungelebte Seite? Oder schützt er sich mit seinem Rückzug vor der Überforderung durch uneinlösbare Delegationen?

Es ist therapeutisch nützlich zu unterstellen, daß das Symptom in seinem Systemkontext einen Sinn hat. Es ist aktivierend und förderlich, der Familie gegenüber unsere Überzeugung zu äußern, daß das Verhalten des

Jugendlichen aus bester Absicht heraus geschehe, auch wenn wir diese Absicht noch nicht erkennen können, möglicherweise noch lange nicht verstehen würden. Derartige positive Konnotationen, Interpretationen des Symptoms als Bewältigungsversuch schwieriger Situationen oder als Selbstheilungsversuch, sind nicht neu und verbinden sich mit Namen wie FREUD 1919 (im Fall SCHREBER), M. MÜLLER 1930, SCHARFETTER 1981, BÖKER, BRENNER 1983 u.v.a.

Sie müssen bzw. können nicht „richtig", müssen aber den Beteiligten plausibel sein. Sie sind von allergrößter Bedeutung, da durch die „Positivierung des schizophrenen Erlebens" (BENEDETTI 1983) Gefühle der Beunruhigung, Verzagtheit und Hoffnungslosigkeit aufgefangen werden, die Zukunft des Patienten im therapeutischen Dialog neu und positiv definiert und dem Patienten ein positives Selbstbild vermittelt wird. Zudem ist es für viele Jugendliche wichtig, das eigene psychotische Verhalten nachträglich zu verstehen und es — im Idealfall als positiv genutzte Krisenphase — in ihren Lebenszusammenhang einzuordnen. (siehe auch: BUCHKREMER, WINDGASSEN 1987).

4. Informiere klar, kommuniziere eindeutig und arbeite an konkreten Therapiezielen!

Klarheit und Eindeutigkeit als grundlegendes Merkmal eines therapeutischen Milieus wurde bereits an anderer Stelle behandelt. Sie gelten übereinstimmend als fundamental wichtig in der Behandlung psychotisch Auffälliger. CIOMPI (1986: 403) formuliert als seine sechste allgemeine therapeutische Regel: „Einfachheit und Klarheit im Umgang" und erläutert: „Der Erleichterung der Informationsverarbeitung dient ebenfalls eine jederzeit klare, offene und vor allem affektiv-kognitiv übereinstimmende Haltung aller Beteiligten. Harmonie zwischen Denken und Fühlen bzw. Reden und Handeln befördert eine entsprechende Harmonisierung auch im innerpsychischen Raum. Umgekehrt schwächen Widersprüche und Zweideutigkeiten aller Art die ohnehin verworrenen innerpsychischen Strukturen zusätzlich."

BUCHKREMER und WINDGASSEN (1987) fordern nicht nur einen klaren und eindeutigen Kommunikationsstil, sondern verweisen auch auf die Wichtigkeit einer einfachen und übersichtlichen Information, die Metaphern, Symbolsprachen und ambivalente Äußerungen vermeidet. Informationen über die Krankheit, den Krankheitsverlauf und die Behandlungsmöglichkeiten — insbesondere auch bei der Pharmakotherapie — sollten eindeutig, nicht beschwichtigend, verschönernd oder bagatellisierend sein und durch Klarheit, Sachlichkeit sowie Präzision entängstigend wirken.

Ergänzend betonen sie die Bedeutung der „Transparenz der Verantwortlichkeit im Team: Da sich die familiären Probleme der Patienten auch im

Umgang des therapeutischen Teams mit dem Patienten aktualisieren und widerspiegeln können, muß das therapeutische Team klar und transparent in seiner Verantwortungshierarchie strukturiert sein. Nur so können Überforderungen der Patienten, wie sie sie in der Familie als ‚Verwischung der Generationsgrenzen', ‚Kaschierungstendenzen beim Austragen familiärer Konflikte' oder ‚einseitiges Hervortreten der sozialen Rangproblematik' (KISKER 1962, FELDES, BACH 1970) erleben, durch das therapeutische Team vermieden werden." (1987: 410).

Schließlich verweisen die letztgenannten Autoren auch auf die Bedeutsamkeit der Formulierung eines klaren Therapieziels. Therapieziele und therapeutische Mittel sollten klar erkenntlich sein. Aus der sachlich klaren Formulierung kurz- und langfristiger Therapieziele leiten sich für Patient und Arzt transparent und folgerichtig die nächsten notwendigen Behandlungsschritte ab.

5. Stimuliere die Selbstorganisationskräfte der Familie, um die Koevolution der Familienmitglieder wieder in Gang zu setzen!

Ziel der Therapie ist es, die erstarrte, festgefahrene Entwicklungsdynamik der Familie wieder in Gang zu setzen. Es wurde schon mehrfach darauf hingewiesen, daß es unter anderem darum geht, Bewegung in die Bewertungshierarchien zu bringen, Regeln und Strukturen offenzulegen, bestimmte Vorausannahmen und familiäre Spielregeln in Frage zu stellen, neue Sichtweisen, neue Arten, die Wirklichkeit zu konstruieren, einzuführen. Hier liegt die Chance des stationären Aufenthaltes, daß der Jugendliche in einem neuen Systemkontext neue Regeln und Wertungen erfahren kann.

Besonders wesentlich ist es bei diesem Prozeß, die gesamte Familie in die Stationsarbeit miteinzubeziehen. Viele der Familien psychotischer Jugendlicher sind sehr isoliert und weichen häufig den Stationsmitarbeitern aus. Hier ist im besonderen eine aktive, auf die Familie gerichtete Haltung notwendig.

Sowohl im Umgang mit dem Jugendlichen als auch mit den Familien ist die Fixierung auf die Symptome, auf das, was mißlingt, was auffällig und abnorm ist, zu vermeiden. Demgegenüber sind die positiven Aspekte des jeweiligen Verhaltens herauszukehren, die kreativen Seiten des Jugendlichen und seiner Familienangehörigen zu wecken und die gesunden Ich-Anteile zu stützen.

7.15.3 Der Verlauf des therapeutischen Prozesses mit Familien von Jugendlichen, die sich psychotisch zeigen

In der Arbeitsrealität stationärer Einrichtungen begegnet man häufig Familien psychotisch auffälliger Jugendlicher, die nur (noch) über geringe

258

Ressourcen verfügen. Vielfach ist dies überhaupt der wesentliche Grund für die stationäre Aufnahme, zumal die Jugendlichen aus diesen Familien sich eher depressiv und antriebsschwach zeigen (siehe auch REMSCHMIDT u.a. 1988), ausagierendes Verhalten selten ihre Aufnahme erforderlich macht. Bei der Arbeit ist es dann eine der schwierigsten Aufgaben, die hohe Sensibilität und genaues Hinschauen erfordert, der Frage nachzugehen, welche Ressourcen das jeweilige System hat. Diese Frage stellt sich im gesamten Behandlungsprozeß immer wieder von neuem. Sie ist wichtig, weil solche Familien leicht zu überfordern sind, falls sich die Therapeuten nicht geduldig auf den Prozeß der Beziehungsanbahnung und der allmählichen Neuorientierung einlassen.

Die Arbeit mit diesen Familien weicht nicht prinzipiell vom bisher Dargestellten ab, zeigt jedoch einige Schwerpunkte, die u.E. besonderer Beachtung bedürfen. Sie läßt sich in fünf Phasen gliedern, die allerdings nur einen groben Ablauf des therapeutischen Geschehens darstellen und sich in der praktischen Arbeit nie klar trennen lassen, sondern vielmehr ständig überlappen.

1. Herstellung des Arbeitsbündnisses

Diese Phase nimmt bei manchen dieser „schizopräsenten Familien", die sich häufig erst nach langem Hin und Her zu einer stationären Aufnahme eines Familienmitgliedes haben durchringen können, mehrere Sitzungen in Anspruch. Es handelt sich ja häufig um Familien, die kaum Außenkontakte pflegen, die eine eigene Welt entwickelt haben, zu der Zugang zu finden nicht leicht ist. Die möglicherweise schon länger bestehende Auffälligkeit ihres Familienmitgliedes und die damit zusammenhängenden Probleme mögen die Tendenz zum Rückzug auf sich selbst in den letzten Jahren noch verstärkt haben. Häufig haben diese Familien bereits eine lange Geschichte mißlungener therapeutischer Bemühungen, von Schuldzuschreibungen und belastenden Auseinandersetzungen durchlebt.

Viele Eltern sind darüber verbittert geworden und treten uns gegenüber fordernd und vorwurfsvoll auf, andere sind völlig verunsichert. Die einen haben „gelernt", daß sie dem Jugendlichen in allem nachgeben müssen, um Ausuferungen zu vermeiden; die anderen haben resigniert, haben keinen Mut mehr, möchten den Jugendlichen nur abliefern, sich zurückzuziehen. In manchen dieser Familien ist zudem ein Elternteil psychisch krank, hat es Kampf und Auseinandersetzung auch darum gegeben.

Mitglieder solcher Familien schauen sehr aufmerksam darauf, wie der Therapeut ihnen begegnet. Anerkennt er das, was sie geleistet haben, spürt er, wie dünn ihre Haut ist, die doch vor Verletzungen schützen soll? Auch sind sie äußerst wachsam gegenüber therapeutischen Interventionen aus Sorge um ihr mühsam gehaltenes Gleichgewicht und fürchten die Unbedachtsamkeit des Therapeuten, die zur familiären Dekompensation führen kann. (Häufig handelt es sich ja um Familien mit Voraussetzungen — beispielsweise der Psychose eines Elternteils —, die früher als Gegenindikationen für „Familientherapie" galten.) Das genaue Hinhören auf die Geschichte an Bemühungen und Enttäuschungen und das Interesse für die uns häufig fremd erscheinende Wert- und Vorstellungswelt der Familie ist in solchen Fällen elementare Voraussetzung, um die Ressourcen der Familie und ihre Reorganisationsfähigkeit zu wecken.

2. Information über das Verständnis von und den Umgang mit psychotischem Verhalten

Eltern stehen dem psychotischen Verhalten ihrer Tochter oder ihres Sohnes zunächst völlig ratlos und verständnislos gegenüber: Es ist nicht mehr das Kind, das sie kennen. Dies macht Angst, die verstärkt wird durch die Vorstellung über Erblichkeit und lebenslange Krankheit. Welcher Elternteil hat das „schlechte Erbe" eingebracht? Gibt es überhaupt noch eine Chance für diesen Jugendlichen?

Angst haben Menschen vor allem vor dem, was sie nicht verstehen und was sie nicht kennen. Darum muß die Familie nicht nur die Überzeugungen der Therapeuten dieser Klinik erfahren, sondern auch über andere Meinungen informiert werden. Forschungsergebnisse zu psychotischem Verhalten im Jugendalter sind vorzustellen, soweit sie einigermaßen gesichert sind. Auf die Frage der Erblichkeit ist einzugehen, ebenso wie auf die der Prognose. Uns ist es vor allem wichtig, die Überzeugung zu vermitteln, daß die Familie das psychotische Verhalten nicht verursacht hat, daß es jedoch gute Gründe gibt anzunehmen, daß sie den weiteren Verlauf des Geschehens beeinflussen kann und daß wir für eine gute therapeutische Arbeit auf die Mitarbeit der Familienmitglieder angewiesen sind. Zudem läßt sich aufzeigen, daß Klarheit, Deutlichkeit und Transparenz seitens der Familie für den Jugendlichen wichtig sind und daß es günstig ist, wenn jeder sich möglichst klar abgrenzt, seine eigenen Bedürfnisse wahrnimmt und auf eine eindeutige Kommunikation achtet.

Offensichtlich ist es vorteilhaft, diese Informationsphase als Mehrfamilien-Veranstaltung durchzuführen. Ein offizieller Charakter verleiht ihr Gewicht. Die Informationen sollen den Familienmitgliedern die Sicherheit eines einheitlichen Bildes vermitteln, das mit dem Konzept der Einrichtung übereinstimmt. Das Zusammenkommen mit mehreren Familien bzw. Elternpaaren erleichtert es, die Fragen zu stellen, anhand derer die vielfältigen Informationen gewichtet und eingeordnet werden können, die sich die Familien aus Lexika und Gesundheitsbüchern angelesen und in Gesprächen gesammelt haben. Nicht zuletzt schafft es Erleichterung, anderen Familien zu begegnen, die ganz ähnliche Schwierigkeiten und Probleme haben.

CAROL ANDERSON (1985, 1987, 1988) berichtet, daß sich diese Phase ihres Behandlungsprogramms als der aufregendste und wirkungsvollste Teil erwiesen habe. Zunächst widerstrebende und skeptische Familien habe man interessieren und für die Unterstützung des Behandlungsprogramms und damit des Patienten gewinnen können. Viele hätten geäußert, daß zwar nicht alles, was sie hörten, positiv gewesen sei, aber daß es nun als besser erlebt werde, Bescheid zu wissen und das Gefühl zu haben, die Fachleute sagten die Wahrheit. Offensichtlich sei auch der Kontakt zwischen den Familien wichtig gewesen. ANDERSON gestaltet diese Phase (die auch dazu dient, die Grundthemen des gesamten Familienprogramms festzulegen) übrigens als eintägige Veranstaltung mit allen Angehörigen von vier bis fünf Familien ohne die Patienten.

3. Individuelle Zielklärung und Realitätsorientierung

In vielen Fällen ist das psychotische Verhalten eines Jugendlichen als Problemlösung in psychischen Überforderungssituationen unterschiedlichster Art zu verstehen. Nicht selten sieht man den Jugendlichen unter vielfältigen Delegationen seiner Eltern, seiner Großeltern und anderer Familienangehöriger geradezu zusammenbrechen. Besonders in solchen Fällen bedarf es in der Arbeit mit dem Jugendlichen und seiner Familie individueller Zielklärung und einer möglicherweise schmerzlichen Orientierung auf die Realität. Welche Fähigkeiten und Fertigkeiten hat (und hatte) der Jugendliche tatsächlich? Wie selbständig ist er „zu seinen besten Zeiten" gewesen? Hat er je Spaß an Kontakten zu Gleichaltrigen gehabt? Oder war er immer ein Einzelgänger? Nehmen wir mal an, es geht in Zukunft alles gut: Wie groß sind seine Chancen, das von den Eltern erhoffte Ziel zu erreichen? — Die Klärung solcher Fragen ist notwendig, damit Familie und Therapeut sich nicht in Illusionen wiegen darüber, welche Ergebnisse die gemeinsame Arbeit bringen kann. Auch Berichte über die bisher durchgeführten Therapien und Fördermaßnahmen mit dem Jugendlichen helfen, alle Beteiligten mit dem realistischerweise Erreichbaren zu konfrontieren.

Vielfach ist es unverzichtbar, in dieser Weise mit den Eltern zurückzuschauen und sie die Beobachtung machen zu lassen, daß ihr Kind offensichtlich schon seit langer Zeit und vielen Jahren deutlich gemacht hat, daß es mit den Erwartungen der Eltern überfordert ist. Möglicherweise ist Trauerarbeit mit den Eltern zu leisten beim Abschied von ihren vielen unrealistischen Hoffnungen und Wünschen, um auf diese Weise dem Jugendlichen Raum für seine Entwicklungschancen zu geben. Das Paradox dieser Arbeit lautet: Hoffnung ist möglich, wenn alle Hoffnungen aufgegeben werden.

4. Hilfe bei der Übernahme elterlicher Verantwortung

Psychotisches Verhalten ist auch regressives und unverantwortliches Verhalten, das die Verantwortung der Eltern für das Kind provoziert. Dies muß mit möglichst großer Klarheit, Deutlichkeit und Transparenz erfolgen. Eine Einigkeit der Eltern wird gefordert angesichts der akuten Notsituation. Gerade im Hinblick auf das Ziel, jede Verfestigung psychotischen Verhaltens zu vermeiden, werden die Eltern aufgefordert, Konflikte zurückzustellen und sich ganz auf ihr Kind zu konzentrieren. Partnerprobleme können später bearbeitet werden. Die Eltern werden ermutigt, dem Jugendlichen gegenüber klare Erwartungen zu äußern, Regeln und Einschränkungen zu setzen. Sie werden darin unterstützt, angemessene Schritte vorzuzeigen. Sie werden ermutigt, auch kleine Schritte als Erfolg zu erleben.

5. Motivation zur Individuation unter Vorwegnahme des zu erwartenden Widerstandes

In dieser Phase wird sozusagen „normale" systemtherapeutische Arbeit gemacht. Während die Phasen 1 bis 4 in vielen Fällen zweckmäßigerweise ohne den Jugendlichen stattfinden, der im akuten Zustand psychotischen Verhaltens möglicherweise auch kein geordnetes Gespräch zulassen würde, nimmt er jetzt selbstverständlich an den Sitzungen teil. Es wird versucht, Motivation zur Individuation bei allen Familienmitgliedern zu wecken, ihre Auseinandersetzung mit der nun anstehenden neuen Phase des Familienzyklus zu stimulieren und die wechselseitige Abhängigkeit dieser Prozesse deutlich zu machen. Gleichzeitig kommt es darauf an, dem zu erwartenden Widerstand zu begegnen, vor zu eiligen Entwicklungsschritten zu warnen und mittels einer solchen „dialektischen Strategie" (STIERLIN 1985), die häufig mit paradoxen oder paradox anmutenden Deutungen, Empfehlungen und Verschreibungen arbeiten muß, der Familie die Möglichkeit zu geben, ihr eigenes Entwicklungstempo ebenso wie ihren Entwicklungsweg selbst zu finden.

7.15.4 Wichtige Therapeutenmerkmale beim Umgang mit psychotisch auffälligen Patienten und ihren Familien

Abschließend sei auf eine Arbeit von CANCRO (1985) verwiesen, der den interessanten Versuch gemacht hat, die Arbeit von Kollegen, die ihr ganzes berufliches Schaffen der Psychotherapie Schizophrener gewidmet haben, auf Gemeinsamkeiten hin zu untersuchen. Dazu hat er sowohl die klinische Arbeit als auch die Schriften von FEDERN, SECHEHAYE, SCHWING, FROMM-REICHMANN, SULLIVAN, HILL u.a. einer sorgfältigen Auswertung unterzogen und verschiedene Persönlichkeits- und Prozeßvariablen erarbeitet, die in der Therapie Schizophrener besondere Bedeutung haben. Unseres Erachtens handelt es sich dabei um Merkmale, die für alle Mitarbeiter gleichermaßen wichtig sind.

Als erstes verweist CANCRO auf die Aufrichtigkeit des Therapeuten, eine einfache und überzeugende Aufrichtigkeit, die frei sei von jeder Künstlichkeit. Er verbindet dies mit einem zweiten Merkmal, nämlich dem Vertrauen, das diese Therapeuten in die Entwicklungsfähigkeit ihrer Patienten setzen, und verweist darauf, daß das zweite Merkmal von dem ersten fundamental abhängig ist. Weiterhin scheine ein guter Therapeut über eine hohe Flexibilität zu verfügen, d.h. wenig auf dogmatische Doktrinen und Theorien fixiert zu sein, vielmehr diese lediglich bzw. vornehmlich als Verständnishilfe zu benutzen.

Eine weitere Prozeßvariable, die auch Persönlichkeitsmerkmale des Therapeuten einschließe, sei die Ausdauer. Gerade die Arbeit mit Schizophrenen verlaufe gewöhnlich weder kurzfristig noch geradlinig. Der Therapeut müsse oft für unbestimmte Zeit auf die Befriedigung verzichten können, eine positive Entwicklung des Patienten zu erleben. Dies wiederum dürfte eng mit einem weiteren Merkmal zusammenhängen, nämlich der Wichtigkeit einer gewissen „Erwartungslosigkeit". Die emotionale Beteiligung des Therapeuten dürfe nicht zu übersteigerten Erwartungen in bezug auf den Erfolg führen. In diesem Widerspruch zwischen dem Vertrauen in die Entwicklungsfähigkeit und der „Erwartungslosigkeit" scheint sich die obengenannte dialektische Strategie widerzuspiegeln.

Schließlich hebt CANCRO ein Merkmal hervor, das wohl für alle Therapien und für alle Therapeuten von Bedeutung ist, möglicherweise jedoch (wie alle anderen?) gerade bei diesen besonders schwierigen Therapieaufgaben mit Psychotikern besonders gefragt ist, nämlich: Toleranz für Ungewißheiten, d.h. eine Toleranz dafür, daß der Patient sich anders entwickelt, anders verhält, als der Therapeut erwartet, anstrebt, erhofft. Eine solche Toleranz für Ungewißheiten müßte dem Therapeuten naheliegen, der von der prinzipiellen Nicht-Instruierbarkeit des anderen überzeugt ist. Im Grunde genommen könnte er diese Ungewißheit geradezu genießen und gerade deswegen den Patienten mit wacher Neugierde begleiten, wie man dies bei manchen systemischen Therapeuten auch tatsächlich erleben kann, die ein hohes Maß an fachlicher Sicherheit mit therapeutischer Bescheidenheit zu verbinden vermögen.

8. Die Entlassung

„Die Entlassung beginnt mit der Aufnahme." — Dieser Satz von ZAUNER (1978: 47) wurde bereits zitiert bei der Erörterung der Regressionsgefahren einer stationären Therapie. Er findet sich in ähnlicher Form auch bei anderen Autoren, so wenn HARBIN (1982: 22) schreibt: „Die Vorbereitung der Entlassung sollte am ersten Tag des Klinikaufenthaltes beginnen, und die Familie sollte intensiv darin einbezogen werden." SCHRAML formuliert (1971: 792) in seinem Beitrag „Probleme der stationären Kinderpsychotherapie": „Da die Mehrzahl der Indikationen zur stationären Therapie nicht im Kinde und seinen Störungen selbst, sondern im Milieu gegeben sind, ist die Frage der Indikation zur stationären Behandlung sehr eng mit der Frage der Zeitdauer und der Art und Weise der Entlassung verknüpft. Extrem formuliert, sollte man sich bei der Einweisung bereits Gedanken über die Dauer des Aufenthaltes und über die Art der Rückführung in das familiäre oder ein äquivalentes Milieu machen."

Wie diese Forderung zu verwirklichen ist, wird von den verschiedenen Autoren unterschiedlich beantwortet. Übereinstimmend scheinen jedoch alle Kliniker es für wichtig zu halten — obwohl dies nirgends so deutlich angesprochen wird —, daß das Kind/der Jugendliche und seine Familie konsequent auf die Zukunft orientiert werden und den stationären Aufenthalt lediglich als zeitlich eng begrenzte Maßnahme ansehen. TRIMBORN u.a. (1981) kritisieren, daß die Frage der zeitlichen Terminierung der stationären Therapie zu selten gestellt und erörtert werde. Es werde zu selten gefragt, wie lange eine stationäre Therapie dauern müsse, um wirksam sein zu können, und welchen Zeitraum sie nicht überschreiten dürfe, um nicht zu schaden.

Tatsächlich gibt es in der ambulanten Systemtherapie gute Erfahrungen mit einer engen Begrenzung der Stundenzahl von Anfang an. Hier ist auf die „Palo-Alto-Gruppe" (WATZLAWICK u.a.), auf die Heidelberger Gruppe um Helm STIERLIN, das Milwaukee-Team um Steve de SHAZER und auf Kurt LUDEWIG (1988) zu verweisen, die — mit geringen Variationen — als Rahmenbedingung der Therapie setzen, daß die Familie oder der/die EinzelklientIn über insgesamt 10 Therapiestunden — und nicht mehr — verfügen können. Hiermit wird einmal der empirisch vielfach belegten Tatsache Rechnung getragen, daß, wenn bis zur 7. Stunde keine Änderungen erreicht werden, auch in der Folgezeit die erwünschten Entwicklungen selten eintreten. Vor allem aber wird durch eine solche Terminierung der Patient zu höherer Aktivität angeregt, selbst eine Lösung seines Problems zu finden, umgekehrt: Es wird einer therapeutischen Konsumhaltung vorgebeugt.

Es wäre naheliegend, diese Erfahrung auf die stationäre Therapie zu übertragen, zumal die Gefahren der Konsumhaltung dort eher noch größer sind als bei ambulanten Behandlungen. TORNOW (1983: 407) berichtet über eine derartige Befristung von vornherein in einer heilpädagogisch-therapeutischen Tagesstätte, um „Ende-offen-Behandlungen" zu vermeiden. Allerdings wählt er relativ lange Therapiezeiten (Terminierung auf 2 Halbjahressemester, ggf. Aushandeln eines neuen Kontraktes für ein weiteres Semester).

HILDEBRAND u.a. (1981: 150f) erörtern, welches die optimale Dauer eines stationären Aufenthaltes für Kinder sei und kommen auf einen Zeitraum von ca. 3 Monate. In einer kürzeren Zeit sei es schwierig, Familien mit derart verfestigten Problemen, wie sie bei stationären Behandlungen anzutreffen seien, ausreichend zu helfen und positive Entwicklungszyklen in Gang zu setzen; andererseits sei es problematisch, Kinder für längere Zeit von Familie, Schule und Freunden fernzuhalten. Grundsätzlich halten sie es für notwendig, das Thema Entlassung in der Arbeit mit der Familie immer wach zu halten.

Die eigenen Erfahrungen gehen dahin, daß Festlegungen der Aufenthaltsdauer schon bei der Aufnahme eher ungünstige Auswirkungen haben. Entweder wird der Zeitraum zu groß gewählt oder er scheint auch nur zu Anfang sehr groß zu sein, was sich beides negativ auf die Auseinandersetzungsbereitschaft von Kind und Familie auswirkt, oder aber er ist zu eng gefaßt, so daß notwendige Entwicklungsprozesse bei der Entlassung noch nicht erfolgt bzw. ausreichend angebahnt sind, neues Verhalten noch so instabil ist, daß das „alte Spiel" in der Familie wieder beginnt. Vor allem aber führt eine Festlegung der Aufenthaltsdauer bei der Aufnahme zu einer geringen Flexibilität. Ein solches Vorgehen beraubt den Therapeuten der Möglichkeit, die Erörterung des richtigen Entlassungszeitpunkts als wichtiges „Spielmaterial" im therapeutischen Prozeß zu nutzen.

So erweist es sich in unserer Arbeit immer wieder als nützlich, anhand der Frage des Entlassungszeitpunktes das Kind/den Jugendlichen und seine Familie auf ihre Verantwortlichkeit für den Therapieprozeß zu verweisen. Was muß noch geschehen, bis Sie glauben, wieder gemeinsam leben zu können? Wer in der Familie wird die meiste Arbeit noch zu tun haben? Wer würde am liebsten heute schon den Versuch machen und wer hat am meisten Angst davor? Nehmen wir einmal an, die Mutter würde wieder einer Berufstätigkeit außer Hause nachgehen; würde die Entlassung dann gar nicht oder aber eher oder später stattfinden?

TRIMBORN u.a. (1981: 165) berichten aus der Abteilung für Psychotherapie und psychosomatische Medizin der Universität Freiburg ebenfalls, die besten Erfahrungen damit gemacht zu haben, die Dauer der stationären Therapie nicht festzulegen. „Die Patienten wissen, daß wir einen Aufenthalt unter 2—3 Monaten nicht für sinnvoll halten. Sie wissen ebenso, daß der Aufenthalt durchschnittlich zwischen einem viertel und einem halben Jahr, manchmal darüber liegt. Der Patient wird darüber in den Aufnahmegesprächen informiert. Die Entscheidung über die Beendigung der Therapie liegt beim Patienten. Es ist unsere Aufgabe dafür zu sorgen, daß die Fragen der Dauer und der Beendigung der Therapie mit in den therapeutischen Prozeß einbezogen werden. So vereinbart der Patient nach einer 14tägigen Probezeit immer wieder neu die Aufenthaltsdauer. Dazu ist er verpflichtet. Er verlängert mit uns in den Einzelgesprächen jeweils seinen Aufenthalt (z.B. um 2 oder 4 Wochen), oder er legt einen möglichen Entlassungstermin fest, der aber jederzeit revidierbar bleibt. So ist der Patient für die Dauer seines Aufenthalts und für die Festlegung des Endes seiner stationären Therapie selbst verantwortlich."

Selbstverständlich wird man sich gerade bei Kindern und Jugendlichen darum bemühen, die Ausgliederung aus Familie oder Heim so gering wie möglich zu halten. Hierzu dienen möglichst baldige Wochenendbeurlaubungen, eventuell, besonders gegen Ende des Aufenthalts, auch längere Urlaube. Gleichzeitig können diese Wochenendbeurlaubungen als — wie HARBIN (1979: 282) es ausdrückt — Mini-Experimente genutzt werden für die Möglichkeit der Familie, bereits wieder alleine zurechtzukommen, was wiederum die Frage nach dem Entlassungszeitpunkt impliziert. In entsprechender Weise richtet ein konsequentes Arbeiten an Aufenthaltszielen, wie es im Vorausgegangenen beschrieben wurde, den Blick immer wieder auf das Ende des Aufenthaltes bzw. auf die Zeit danach.

Es gibt eine Fülle von Möglichkeiten, die Entlassung rechtzeitig vorzubereiten und das Kind/den Jugendlichen und seine Familie zu diesem — meist angstbesetzten — Schritt zu ermutigen. Bestehen ausreichende Verkehrsverbindungen, so bietet sich die Umwandlung des stationären Aufenthaltes in einen teilstationären an. Soll eine Rückführung auf die Heimatschule bereits vor der Entlassung erfolgen? Oder ist es sinnvoll, daß das Kind/der Jugendliche nach der Entlassung — beispielsweise bis Schuljahresende — noch die Klinikschule besucht? Besonders wichtig ist für alle Beteiligten das Angebot des Therapeuten, er selbst werde sie auch nach der Entlassung ambulant weiterbetreuen (entsprechend: FINEBERG u.a. 1980, STRUNK, BERGER 1981, HOEHNE, WOLF 1986). Vielfach hat es sich zudem als sehr hilfreich erwiesen, wenn sich der Pate als Ansprechpartner für den Jugendlichen nach der Entlassung weiter anbietet, ggf. sogar von sich aus Besuche im Elternhaus im Sinne der „Übergangspflege" macht (STRUNK, BERGER 1981). Alternativ schlägt HARBIN (1982: 22) vor, den Überweiser als zukünftigen ambulanten Therapeuten vor der Entlassung einmal einzuladen und anschließend in seinen Räumen die endgültige Therapieübergabe durchzuführen.

Am schwierigsten dürfte es bei längerfristigen Therapien sein, den richtigen Entlassungszeitpunkt zu finden. Trotz allen Einbezugs der Eltern werden sich diese auf ein Leben ohne unmittelbare Anwesenheit des Kindes oder Jugendlichen eingerichtet haben. Die Aussicht auf seine Rückkehr wird zumeist mindestens ambivalent erlebt, mit Hoffnung, aber auch verstärkten Ängsten. Auch wenn der Jugendlichen nicht nach Hause zurückkehrt, sondern in ein eigenes Zimmer oder eine Wohngemeinschaft entlassen wird, ist es für die Eltern verständlicherweise ängstigend, nun die Verantwortung für ihn — vor allem, wenn er diesen Schritt nicht schaffen sollte — wieder allein tragen zu müssen.

Die Betreuer auf der anderen Seite und der Jugendliche selbst — vorwiegend wird es sich bei längeren Aufenthalten ja um Jugendliche handeln — haben in der langen Zeit enge Bindungen aufgebaut. Beide werden Ablösungen mit all ihren Schmerzen leisten müssen, und zwar unter den üblicherweise erschwerten Bedingungen von „behinderten" Jugendlichen und ihren Eltern. So können die Betreuer sich häufig überhaupt nicht vorstellen, daß dieser Jugendliche bereits in der Lage ist zu eigenverantwortlichem und selbständigem Handeln, und stehen in der Gefahr, dies im Sinne einer selbsterfüllenden Prophezeiung zu bestätigen.

Andererseits ist für den Jugendlichen oder Heranwachsenden die Versuchung groß, durch unkompetentes Verhalten darauf hinzuweisen, daß Entlassung noch nicht angesagt ist. So wird man ggf. den Spieß umdrehen müssen und die stationäre Weiterbehandlung davon abhängig machen, daß der Jugendliche sich kompetent und zunehmend selbstverantwortlich verhält.

STURM und ZIELKE (1988: 47) haben die gleiche Erfahrung gemacht bei der Therapie psychosomatisch erkrankter Erwachsener: „Gerade bei chronifizierten Krankheitsverläufen ist es geradezu notwendig, die Weiterbehandlung von der erfolgreichen Bewältigung konkreter Aufgaben abhängig zu machen und nicht davon, daß es dem Patienten noch nicht gut genug geht. Die Gefahr ist hierbei nicht zu übersehen, daß Patienten lange, erfolglose Behandlungen als Argument für die Chronizität und Schwere ihrer Erkrankung verwenden und wir selbst diesen Chronifizierungsprozeß dadurch fördern. Manchmal ist es sogar notwendig, dem Patienten — so absehbar — sehr früh mitzuteilen, daß er arbeitsfähig entlassen wird. Die eigentliche therapeutische Auseinandersetzung wird sich dann im wesentlichen damit beschäftigen, welche praktischen Folgerungen der Patient heute aus dieser Entscheidung zieht."

Ähnlich fordert HELLWIG (1981: 177ff), sich während des gesamten Klinikaufenthaltes, unbedingt aber in der letzten Phase folgenden vier Lebensbereichen zu widmen: (1) Wie werden die sozialen Kontakte des Patienten aussehen? (2) Wie wird der Patient wohnen? (3) Wie wird der Patient arbeiten? (4) Welche Therapiemöglichkeiten wird er haben?

Eine besondere Situation ergibt sich, wenn die Entlassung nicht ins Elternhaus erfolgt, sondern in ein Heim. Für das Kind (oder den Jugendlichen) ist dies in besonderem Maße ein Schritt in eine unbekannte Zukunft. Hilfreich ist es, wenn es mit seinem Paten die Einrichtung vor der Entlassung bereits aufsucht und erste Kontakte knüpft. Manche Einrichtungen lassen die Kinder auch vor der Aufnahme für ein Wochenende probewohnen. Allerdings sollte weder einem Kind noch einem Jugendlichen die zumeist sowohl unrealistische als vor allem auch überfordernde Vorstellung vermittelt werden, es/er könne sich das Heim aussuchen. Umgekehrt sollten Besuche und Probewohnen für die Gruppen- und Heimleitung nicht dazu dienen, das Kind auf seine Eignung für das Heim hin zu beobachten. Letzteres bringt das Kind in eine unerträgliche Situation, im Extremfall in die Gefahr, vier- oder fünfmal hintereinander erleben zu müssen, daß eine Einrichtung es ablehnt.

Selbstverständlich müssen Heime die Möglichkeit haben, ein Kind (oder einen Jugendlichen) kennenzulernen, um beurteilen zu können, ob sie der Aufgabe, die sich da stellt, gewachsen sind. Dies ist aber — auf menschlich annehmbare Weise — nur möglich durch Besuche der Mitarbeiter des Heims bei dem entsprechenden Kind und seinen derzeitigen Betreuern. Bei der Entlassung und Verlegung in ein Heim sollte der Pate dann selbstverständlich sein Kind an diesem so wichtigen Tag begleiten.

Auch eine intensiv vorbereitete Entlassung aus der stationären Behandlung ist ein wichtiger Schritt für das Kind oder den Jugendlichen. Es heißt Abschied zu nehmen und Trauerarbeit zu leisten. Darum ist es wichtig, daß der Pate mit seinem Kind oder Jugendlichen rechtzeitig über die Entlassung spricht und beispielsweise überlegt, wie es/er die Abschiedsfeier auf der Station gestalten will. Sollen die Eltern daran teilnehmen? Wird der Lehrer eingeladen, welche Therapeuten? etc. Darüber hinaus ist es wichtig, in der Phantasie gemeinsam die Zeit danach durchzuspielen. Was wirst du am meisten genießen zu Hause? Was wird am schwierigsten? Besuchst du uns später mal? Oder rufst du an? Erzählst du, wie es in der Schule klappt?

9. Der Abschlußbericht

Der Arztbrief, der kinder- und jugendpsychiatrische Bericht, der Abschlußbericht — welchen Namen auch immer man wählt — ist traditionell wichtiger Bestandteil einer stationären Behandlung. Er soll sicherstellen, daß der niedergelassene Kollege über die diagnostischen Befunde und den Therapieverlauf hinreichend informiert ist, um die stationäre Behandlung fortsetzen und/oder bei einer späteren Erkrankung auf die Erfahrungen des stationären Aufenthaltes zurückgreifen zu können.

Nach einer kinder- und jugendpsychiatrischen Behandlung mit intensiver Familienarbeit stellen sich allerdings eine Reihe von Problemen: Der einweisende Arzt ist — zumindest zur Zeit noch — zumeist kein Fachkollege, und eine Weiterbehandlung des Problemverhaltens findet bei ihm nicht statt. Er ist in der Regel an einem seitenlangen Brief über die familiäre Entwicklung während des stationären Aufenthaltes, über familiäre Regeln und Verhaltensmuster, über Partnerschaftsprobleme der Eltern u.v.a. nicht interessiert. Vieles, das im Laufe der Therapie vertraulich geschildert wurde und zum Verständnis der bearbeiteten Probleme wesentlich sein mag, „paßt" nicht in solche Berichte, bedeutet dort gleichsam einen Verrat an der Vertraulichkeit, die sich zwischen den Familienangehörigen und den Therapeuten entwickelt hat.

Mit dem Austausch von Arztbriefen wird Vertraulichkeit zwischen den behandelnden Ärzten vorausgesetzt, gemeinhin unter Ausschluß der Patienten. Diese Gepflogenheit basiert auf der Idee des — „wörtlich verstandenen" — Be-handelns, d.h. auf der Idee ärztlicher Aktivitäten, die vom Patienten weder zu verstehen sind noch (unbedingt) verstanden werden sollen. Demnach ist das, was während eines stationären Aufenthaltes geschehen ist, mehr eine Sache der Ärzte und der Helfer als der Patienten und der Hilfesuchenden selbst. Das gleiche Verständnis liegt in der Regel dem Austausch von Berichten mit Erziehungsberatungsstellen, Jugendämtern und anderen Institutionen zugrunde.

Wenn nun aber richtig ist, daß die Therapie psychischer Probleme nicht Be-handlung im üblichen Sinne sein kann, vielmehr ein partnerschaftlich gleichberechtigtes und vertrauliches Verhältnis zwischen Patienten und Therapeuten voraussetzt, dann paßt eine solche Art von Arztbrief oder Abschlußbericht nicht zu dem angestrebten und während des Aufenthalts hoffentlich erreichten Beziehungsverhältnis.

Worin kann die Lösung bestehen? Auffallenderweise findet dieses Thema in der Literatur kaum eine Beachtung. Lediglich LANGENAKENS und VAN DER LINDEN verweisen 1978 darauf, daß die Einführung von therapeutischer Familienarbeit in ihr Therapieheim auch beim Verfassen von Berichten erhebliche Änderungen notwendig gemacht habe. Die Tatsache, daß die „Eltern als die am meisten Betroffenen zu ‚Partnern' im Behandlungsplan" geworden seien, bringe „es mit sich, daß die Eltern sowohl Einsicht in die Berichte haben, die für die Erfassung des Verlaufes der Behandlung verfaßt werden, wie auch ihren Beitrag dazu leisten" (1978: 130).

Ein entsprechendes Vorgehen beim Abschlußbericht würde bedeuten, daß der Brief nach Fertigstellung den Eltern zugängig gemacht und ihnen die Möglichkeit zu Korrekturen gegeben wird. Damit hätten sie auch die Möglichkeit zu entscheiden, welche Informationen an welchen Kollegen weitergegeben werden, was der zuweisende Arzt erfahren soll, was der die Behandlung fortsetzende Therapeut, was das Jugendamt etc. Es ist jedoch leicht ersichtlich, daß dieses Vorgehen wenig praktikabel ist. Es stellt für die meisten Familien eine Überforderung dar. Zudem wird der Bericht erst nach dem Entlassungstag verfaßt, die Erörterung seiner Inhalte während einer persönlichen Begegnung ist allein schon organisatorisch schwer erreichbar.

Wir selbst (siehe: PLEYER 1983: 141) haben deshalb einen anderen Lösungsweg gewählt. Aus den oben dargestellten Überlegungen sind wir damals dazu übergegangen, den ausführlichen Abschlußbericht an die Eltern selbst zu richten und dem einweisenden Arzt eine relativ knappe Mitteilung über Dauer des Aufenthalts, die eingesetzten Verfahren und unsere Einschätzung des Behandlungserfolges zuzusenden mit dem Hinweis, daß ein detaillierter Therapiebericht an die Eltern gesandt worden sei. Die Eltern können damit selbst entscheiden, ob und wem sie den Bericht weitergeben wollen. Allerdings ist zu empfehlen, bei Überweisung seitens eines Kollegen, der selbst eine Weiterbehandlung durchführen kann, ein solches Vorgehen vorher abzusprechen oder aber nach Absprache mit der Familie die übliche Form des Abschlußberichtes zu wählen.

Beim Verfassen unserer Berichte an die Eltern ergaben sich zwei bedeutsame Konsequenzen. Zum einen wurde uns augenblicklich deutlich, wie leicht es ist, **über** die Patienten und ihre Familie zu schreiben, wie ungleich schwieriger es fällt, sich direkt **an** die Beteiligten zu richten. Zum anderen wurde aus dem Bericht eine Botschaft. Die Darstellung der Untersuchungsergebnisse, unserer Beobachtungen, unserer Symptomdeutungen und unserer Hypothesen wurde im Sinne wohlüberlegter therapeutischer Interventionen und Verschreibungen formuliert. Sie gewinnen dadurch die Chance erhöhter Wirksamkeit, da der Charakter des schriftlich fixierten und nicht mehr zu diskutierenden Resümees nach langer Arbeit ihr Gewicht und ihre Bedeutsamkeit unterstreicht.

DIEFFENBACH hat 1988 auf weitere Möglichkeiten verwiesen, mit routinemäßig verfaßten Schreiben aus der ärztlichen und gutachterlichen Praxis

systemverändernd zu wirken. Tatsächlich ist es verwunderlich, daß Therapeuten, die schriftliche Interventionen sonst vielfach einsetzen, diese
Chancen offensichtlich bislang noch wenig genutzt haben. Als letzter, aber
sicherlich nicht bedeutungslosester Teil der stationären Behandlung sollten — diese generelle Forderung muß in jedem Fall aufgestellt werden —
Form und Inhalt der Abschlußberichte ebenfalls im systemtherapeutischen
Sinne durchdacht sein.

10. Die Tagesklinik

Tagesklinische Behandlungsmöglichkeiten gehören heute — zumindest dort, wo sie aufgrund der örtlichen Erreichbarkeit durchführbar sind — zu den wichtigen Therapieangeboten einer kinder- und jugendpsychiatrischen Einrichtung. SCHMIDT (1989b: 154) hält den Bedarf an teilstationären Plätzen in der Kinder- und Jugendpsychiatrie für deutlich höher als in der Erwachsenenpsychiatrie und spricht von einem Anteil von 40%, immer bezogen auf regionale Versorgung. Die derzeitig realisierte Zahl dürfte in der BRD und Westberlin demgegenüber bei ca. 4% der kinder- und jugendpsychiatrischen Behandlungsplätze liegen.

Zumeist werden die tagesklinischen Plätze zu besonderen Stationen bzw. Gruppen zusammengefaßt, häufig räumlich deutlich getrennt von den vollstationären Stationen. SCHMIDT (1989a) favorisiert demgegenüber die integrierte Tagesklinik, d.h. die gemeinsame Behandlung und Betreuung teilstationär und vollstationär untergebrachter Patienten. Dieses Modell scheint dann als Methode der Wahl, wenn die tagesklinische Behandlung im Anschluß an einen vollstationären Aufenthalt stattfindet; auf diese Weise kann ein Wechsel der Bezugspersonen vermieden werden, und bei Rückschlägen stellt ein möglicherweise vorübergehend wieder notwendiger vollstationärer Status einen weniger gravierenden Einschnitt dar. Als weiterer Vorteil des integrierten Tagesklinik-Modells erwähnt SCHMIDT die bessere Durchmischung der Patienten auf allen Stationen, weil eine Ansammlung von Patienten bestimmter Diagnosen oder Altersgruppen auf der tagesklinischen Station vermieden werde.

Grundsätzlich bezieht sich das in diesem Buch dargestellte systemtherapeutische Konzept gleichermaßen auf die Arbeit im teilstationären und im vollstationären Setting, es scheint jedoch für die teilstationäre Therapie in besonderem Maße naheliegend und angemessen. FÄRBER (1989) formuliert denn auch als einen der drei Leitgedanken für ihre Tagesklinik: „Tagesklinikarbeit in der Kinder- und Jugendpsychiatrie erfordert systemisches Denken." Dies leuchtet unmittelbar ein, da ein intensiver Einbezug der Eltern in die Arbeit allein schon durch das tagesklinische Setting nahegelegt wird und somit der Schritt zu einer systemischen Perspektive nicht mehr allzu groß ist..

Es sollen deshalb im folgenden lediglich kurz einige Besonderheiten der tagesklinischen Behandlung angesprochen werden. Zunächst einmal ist offensichtlich, daß die Integration des Kindes oder Jugendlichen in seine Herkunftsfamilie in viel stärkerem Maße gewahrt bleibt, die gerade für jüngere Kinder ungünstigen Trennungserlebnisse vermieden oder zumindest wesentlich gemildert werden. Besonders für den Jugendlichen ist von Bedeutung, daß er seine sozialen Kontakte zu den Gleichaltrigen im Herkunftsmilieu besser aufrechterhalten kann. Die Familie nimmt ein tagesklinisches Behandlungsangebot zumeist mit geringeren Schuldgefühlen an als eine vollstationäre Unterbringung ihres Kindes. Sie erfährt eine Entlastung durch die tagesklinische Aufnahme, durch die tägliche Rückkehr des Kindes oder Jugendlichen nach Hause bleibt aber ein Druck in Richtung auf Engagement in die Therapie und Veränderung der familiären Muster und Werthierarchien erhalten. Das tagesklinische Setting führt zu einer geringeren Etikettierung des Kindes oder Jugendlichen als Sündenbock oder Versager und mildert das grundsätzliche Paradox zwischen systemtherapeutischer Perspektive und stationärer Aufnahme. (siehe auch: EGGERS 1989: 33ff, EISERT 1986, HESSE, LANDSBERG 1989, PAUL 1989, SCHUHMACHER, FÄRBER 1989 u.a.)

LEHMANN (1989) verweist in diesem Zusammenhang auf einen anderen Aspekt, wenn er — im Hinblick auf vorwiegend erwachsene Patienten — schreibt: „Durch eine tagesklinische Behandlung verliert der Patient nicht seine eigentliche Identität, die er sonst im vollstationären Bereich gegen die eines Krankenhauspatienten eintauscht." Auch wenn u.E. durch das in diesem Buch beschriebene systemtherapeutische Konzept voll- und teilstationären Arbeitens in der Kinder- und Jugendpsychiatrie die passive Patientenrolle weitgehend verhindert wird, muß doch eingeräumt werden, daß Stigmatisierung und Aussonderung im tagesklinischen Setting geringer ist als bei vollstationärer Behandlung. Die Hereinnahme des Lebensalltags des Patienten geschieht noch unmittelbarer und eröffnet zusätzliche Behandlungsqualitäten derart, daß Aktivität und Kreativität bei der Lösung der eigenen Probleme noch stärker gefordert werden. Zumindest tendenziell dürften die Untersuchungsergebnisse von CONSTOCK und Mitarbeitern (nach LEHMANN 1989) auch für die Kinder- und Jugendpsychiatrie Gültigkeit haben, die besagen, daß es im tagesklinischen Setting leichter gelingt, die Patienten selbständiger zu machen und damit weniger in einem schädlichen Sinne abhängig von den Dienstleistungen der Ambulanz und der Klinik. UCHTENHAGEN (Zürich) berichtete im Mai 1988 in Düsseldorf einen Befund, der u.E. von hoher therapeutischer Relevanz ist und deshalb in dem hier vorgelegten Konzept mehrfach angesprochen wurde. Er schildert, daß sich das Selbstverständnis vieler Patienten durch die tagesklinische Behandlung grundlegend geändert habe: „Sie sind nicht mehr nur Patienten, sondern sie sind Menschen in Problemlagen, in Ausnahmesituationen; sie wollen nicht mehr behandelt werden; sie fühlen sich nicht in erster Linie als Opfer einer Krankheit, sondern sie möchten, daß ihnen in ihrer Lebensproblematik und in der vorübergehenden — hoffentlich vorübergehenden — Krisensituation beigestanden wird."

Aus der eigenen Erfahrung nach Eröffnung unserer Tagesklinik ist vor allem zu berichten, daß wir von der Dichte und Dynamik der Beziehungen im therapeutischen System überrascht wurden. Die Öffnungszeiten von fünfmal acht Stunden in der Woche führen zu einer hohen Konstanz und Transparenz der Begegnungen zwischen den Kindern/Jugendlichen und den Mitarbeitern, wie das aufgrund von Schichtwechsel und einer Versorgung über siebenmal 24 Stunden in einem vollstationären Setting unerreichbar ist. Ein Ausweichen vor Konflikten — bewußt, unbewußt oder auch tatsächlich zufällig — ist kaum möglich. Die Kontakte auch zu den Eltern und sonstigen Familienangehörigen werden enger, Konflikte erhalten mehr Dynamik durch einen unmittelbaren Auseinandersetzungsdruck. Auch innerhalb des kleinen und überschaubaren Tagesklinik-Teams erzeugen Spannungen einen sehr viel direkteren Problemdruck, damit aber auch größere Chancen auf positive Lösungen.

Die Grenzen der tagesklinischen Behandlungsmöglichkeiten sollen hier nicht erörtert werden, zumal kaum eigene Erfahrungen hierzu vorliegen. Wichtig erschien es nur, auf die Möglichkeiten und Chancen tagesklinischer Behandlungen hinzuweisen, die u.E. in der deutschen Kinder- und Jugendpsychiatrie noch viel zu wenig genutzt werden. Zugleich ging es darum, deutlich zu machen, daß ein systemtherapeutisches Konzept stationären Arbeitens in der Kinder- und Jugendpsychiatrie auch für ein tagesklinisches Setting angemessen, wenn nicht gar unverzichtbar ist.

Literatur

ACKERMAN, N. W. (1966): Treating the Troubled Family. New York

ADLER, A. (1974): Die Technik der Individualpsychologie. Teil II. Frankfurt, Fischer

ALTHERR, P. (1983): Organisationsmodell einer verhaltenstherapeutisch orientierten Station der Kinderpsychiatrie Landeck. In: SCHYDLO, R., VAN HUSEN, B. (Hg): Kinder- und Jugendpsychiatrie in Klinik und Praxis. Düsseldorf, Berufsverband

AMERICAN PSYCHOLOGICAL ASSOCIATION (1977a): Ethical Standards of Psychologists. Washington

AMERICAN PSYCHOLOGICAL ASSOCIATION (1977b): Standards for Providers of Psychological Services. Washington

ANDERSON, C. M. (1985): Ein psychopädagogisches Modell zur Familientherapie der Schizophrenie. In: STIERLIN, H., WYNNE, L. C., WIRSCHING, M. (Hg): Psychotherapie und Sozialtherapie der Schizophrenie. Berlin, Springer: 263 - 273

ANDERSON, C. M., HOGARTY, G. E., REISS, D. J. (1980): Family Treatment of Adult Schizophrenic Patients: A Pscho-Educational Approach. Schizophrenic Bulletin 6: 490 - 505

ANDERSON, C. M., REISS, D. J. (1982): Family Treatment of Patients with Chronic Schizophrenic: The Inpatient Phase. In: HARBIN, H. T. (ed) The Psychiatric Hospital and the Family. New York, Spectrum

ANDERSON, C. M., ERSTLING, S. S. (1983): Common problems in application. In: LUBER, R. F., ANDERSON, C. M. (Hg): Family intervention with psychiatric patients. New York, Human Sciences

ANDERSON, C.M., HOGARTY, G. E., BAYER, T., NEEDLEMAN, R. (1984): Expressed Emotion and Sozial Networks of Parents of Schizophrenic Patients. Brit J Psychiat 144: 247 - 255

ANDERSON, H., GOOLISHIAN, H. A., WINDERMAND, L. (1986): Problem Determined Systems: Towards Transformation in Family Therapy. Journal Strategic and Systemic Therapies. 5: 1 - 13

ARENDT, G., BOSSELMANN, R. (1981): Familientherapie im Heim. Unsere Jugend: 208 - 216

ASHBY, W. R. (1952): Design for a Brain. London, Chapman and Hall

BAILEY, D. B., SIMEOUSSON, R. J. (1988): Asessing needs of families with handicapped infants. J Special Education 22: 117 - 127

BANDLER, R., GRINDER, J. (1981a): Neue Wege der Kurzzeittherapie. Neurolinguistische Programme. Paderborn, Junfermann

BANDLER, R., GRINDER, J. (1981b): Metasprache und Psychotherapie. Paderborn, Junfermann

BANDLER, R., GRINDER, J. (1982): Kommunikation und Veränderung. Paderborn, Junfermann

BANG, R. (1960): Hilfe zur Selbsthilfe. München, Reinhardt

BARRELET, L. (1983): Nouvelle approche pour la prix en charge institutionelle: l'exemple du Centre thérapeutique de jour de Carouge (Genéve), Méd et Hyg 41: 3156 - 3162

BARRELET, L. (1984): Le traitement des psychotiques et des schizophrénes dans une psychiatrie de secteur. Schweiz Rundschau Med (PRAXIS) 73: 1109 - 1112

BARRELET, L. (1985): Traitement institutionell et traitement de famille: spécificité thérapeutique ou thérapeutique spécifique? L'Information Psychiatrique 61: 807 - 814

BARRELET, L., MENTHONNEX, A., ARCHINARD, M. (1986): Traitement de famille et travail institutionnel: Au-delà de la triangulation? Thérapie Familiale 7: 347 - 361

BATESON, G. (1958): Language and Psychotherapy. Psychiatry 21: 96 - 100

BATESON, G. (1971): The Cybernetics of „Self": A Theory of Alkoholism. Psychiatry 34: 1 - 18

BATESON, G. (1984): Geist und Natur. Frankfurt/M, Suhrkamp

BATESON, G., JACKSON, D., HALEY, J., WEAKLAND, J. (engl.:1956): Vorstudien zu einer Theorie der Schizophrenie. In: BATESON, G. (1981): Ökologie des Geistes. Frankfurt, Suhrkamp: 270 - 301

BAUERS, W. (1983): Familientherapie bei stationärer Psychotherapie von Kindern und Jugendlichen. Prax Kinderpsychol Kinderpsychiat 32: 224 - 233

BAUERS, W. (1988): Erfahrungen mit Indikationsstellungen zur stationären psychotherapeutischen Behandlung von Kindern und Jugendlichen. Prax Kinderpsychol Kinderpychiat 37: 298 - 304

BÄUERLE, W., MARKMANN, J. (1974): Reform der Heimerziehung. Weinheim, Beltz

BECK, B. (1980): Zur psychotherapeutischen Arbeit unter den besonderen Bedingungen einer Kinder- und Jugendpsychiatrischen Klinik. In: FÄRBER, H., ROTTHAUS, W. (Hg): Kinder- und Jugendpsychiatrie Viersen. Entwicklung - Stand - Perspektiven. Viersen: 68 - 73

BECKER, H. (1988): Das Heidelberger stationäre Psychotherapiekonzept. In: BECKER, H., SENF, W. (Hg): Praxis der stationären Psychotherapie. Stuttgart, Thieme

BECKER, J. (1986): Ökomedizin. Systemische Ansätze gegen die Entmündigung von Patient und „Gesundheitsarbeiter". Dt. Ärztebl. 86: B-1672 - B-1674

BECKERS, S. (1981): Das Pflegepersonal als Therapiefaktor bei der Behandlung von psychotischen und Borderline-Patienten in der Adoleszenz. In: LEMPP, R. (Hg): Adoleszenz. Wien, Huber: 113 - 127

BEESE, F. (1977): Klinische Psychotherapie. In: Die Psychologie des XX. Jahrhunderts, Bd. III. Zürich, Kindler: 1144 - 1160

BEESE, F. (1981): Krankenschwestern im Konflikt zwischen Organmedizin und klinischer Psychotherapie - Ein historischer Überblick. In: HILPERT, H., SCHWARZ, R., BEESE, F. (Hg): Psychotherapie in der Klinik. Berlin, Springer: 77 - 97

BEINS, W. (1988): Gegen das „Wursteln aus dem hohlen Bauch" - Für die Entwicklung einer „sozialen Therapie". Sozialpsychiatrische Informationen 1/88: 12 - 18

BENEDETTI, G. (1983): Die Positivierung des schizophrenen Erlebens im therapeutischen Symbol. Nervenarzt 54: 150 - 157

BENOIT, J. C. (1982): L'équipe dans la crise psychiatrique. Les Editions ESF

BENOIT, J. C. (1984a): La théorie systémique dans la practique psychiatrique institutionnelle. Thérapie Familiale 5: 383 - 393

BENOIT, J. C. (1984b): Les théories systémiques et la thérapeutique institutionelle. Paris, Masson

BERGER, W. P. (1974): Die Einbeziehung der Eltern in die stationäre Psychotherapie von Kindern und Jugendlichen. Prax Kinderpsychol Kinderpsychiat 23: 193 - 202 / auch in: HAU T. T. (1975)

BERNDT, W. (1988): Schule in der Psychiatrie: Kooperation zwischen Abgrenzung und gegenseitiger Beeinflussung. In: TÖLLE, R. (Hg): Der Pädagoge in der Psychiatrie. Münster

BESEMS, T., VAN VUGT (1983): Integrative Körpertherapie bei behinderten Kindern und Jugendlichen. In: FÄRBER, H. (Hg): Integrative Therapie mit geistig und psychisch behinderten Kindern und Jugendlichen. Therapie in der Kinder- und Jugendpsychiatrie, Bd. 2. Dortmund, modernes lernen: 23 - 47

BERNHARD, P. (1984): Spaltungsprozesse in der institutionellen Zusammenarbeit eines psychotherapeutischen Teams. Prax Psychother Psychosom 29: 282 - 289

BETTELHEIM, B. (1974): Der Weg aus dem Labyrinth. Frankfurt, Ullstein

BETTSCHART, W. (1982): Zehnjährige Arbeit an der Tagesklinik mit psychotischen Kindern und ihren Familien. Prax Kinderpsychol Kinderpsychiat 31: 87 - 92

BIDDLE, J. R. (1978): Working with families within inpatient settings. Mar and Fam Coun: 43 - 51

BLACK, D. (1982): Family Therapy in Child Guidance Clinics. In: BENTOVIM, A., BARNES, G. G., COOKLIN, A. (ed) Family Therapy. Vol 2 London, Academic Press: 479 - 486

BLACKMAN, M., PITCHER, S., RAUCH, F. (1986): A Preliminary Outcome Study of a Community Group Treatment Programme for Emotionally Disturbed Adolescents. Can J Psychiatry 31: 112 - 118

BLACKWELL, R. D., WILKINGS, M. (1984): Systemische Therapie in Institutionen, die Probleme aufrechterhalten. Z system Ther 2: 17 - 28

BLEEK, G., DIENG, H., FOITZIK, N., LANGE, J. M., SPECK, O., TISCHLER, B. (1984): Diskussion: Die Schule für Kranke. Z Heilpäd 35: 36 - 41

BLEIDICK, U. (1957): Psychologie und Erziehung und der Standort der Sonderpädagogik. Z Heilpäd 18: 1 - 11

BLESKEN, K. W. (1989): Systemisch orientierte Supervision in der Psychotherapie von Kindern und Jugendlichen. Prax Kinderpsychol Kinderpsychiat 38: 322 - 329

BLOEMENDAL (1987a): Snoezelen met demente bejaarden, dl 1: de begrippen. Tijdschrift voor bejaarden-, kraam- en ziekenverzorging 20: 98 - 103

BLOEMENDAL (1987b): Snoezelen met demente bejaarden, dl 2: vormen van snoezelen. Tijdschrift voor bejaarden-, kraam- en ziekenverzorging 20: 134 - 139

BLOUNT, A. (1985): Towards a Systemically Organized Mental Health Center. In: CAMPBELL, D., DRAPER, R. (ed): Applications of Systemic Family Therapy: The Milan Method. New York, Academic Press

BÖCKENFÖRDER (1980): Elternrecht, Recht des Kindes, Recht des Staates. In: Essener Gespräche zum Thema Staat und Kirche

BÖKER, W., BRENNER, H. D. (1983): Selbstheilungsversuche Schizophrener. Nervenarzt 54: 578 - 589

BONABESSE, M., FRYSON, Y. M., GAUTIER, J. Y., BLANCHARD, D., CHRISTEN, M., GAUDIN, N. (1982): Introduction des modéles systémiques dans une practique de secteur. L'Information Psychiatrique 58: 33 - 42

BÖRSCH, B., CONEN, M. L. (Hg) (1987): Arbeit mit Familien von Heimkindern. Therapie in der Kinder- und Jugendpsychiatrie, Bd.6 Dortmund, modernes lernen

BOSCH, G. (1963): Arbeitstherapie - Beschäftigungstherapie - Rehabilitation - Beschützte Arbeit. Versuch einer Begriffsabgrenzung. Lebenshilfe 2: 49 - 54

BOSCH, G. (1966): Erfahrungen beim Aufbau der Organisation einer jugendpsychiatrischen Landesklinik. Nervenarzt 37: 298 - 304

BOSCH, G. (1969): Aufgaben der Sondererziehung in jugendpsychiatrischen Einrichtungen. Lebenshilfe 8: 124 - 134

BOSCOLO, L. (1985): Diskussionsbeitrag in: STIERLIN, H., WYNNE, L. C., WIRSCHING, M. (Hg): Psychotherapie und Sozialtherapie der Schizophrenie. Berlin, Springer: 283

BOSZORMENYI-NAGY, J., SPARK, G. (1973): Unsichtbare Bindungen. Stuttgart, Klett-Cotta

BOVENSIEPEN, G. (1985): Die Einleitung der stationären kinder- und jugendpsychiatrischen Behandlung durch das Familien-Erstinterview. Prax Kinderpsychol Kinderpsychiat 34: 172 - 176

BOWEN, M. (1965): Family Psychotherapy with Schizophrenia in the Hospital and in Private Practice. In: BOSZORMENYI-NAGY, I, FRAMO, J. L. (eds): Intensive Family Therapy. Hagerstown, Harper and Row

BOYD, J. H. (1979): The interaction of family therapy and psychodynamic individual therapy in an inpatient setting. Psychiatry 42: 99 - 110

BRAJSA, P.: The Varazdin Comprehensive Psychiatry Care in the Community. Unveröffentl. Manuskript

BRAJSA, P. (1983): Theoretical Bases of Modern Psychiatric Aim toward the 21 th Century Psychiatry. Unveröffentl. Manuskript

BRAJSA, P. (1984): Neubau, Umbau, systemische Psychiatrie - Eine jugoslawische Perspektive. Z system Ther: 141 - 144

BREUNLIN, C., BREUNLIN, D. C. (1979): The family therapy approach to adolescent disturbances: A review of the literature. Journal of Adolescence 2: 153 - 169

BRODEY, W. M. (1959): Some Family Operations and Schizophrenia. Arch Gen Psych 1: 379 - 402

BRÖNNEKE, M. (1988): Familientherapie in der Heimerziehung: Bedingungen, Chancen und Notwendigkeiten. Prax Kinderpsychol Kinderpsychiat 37: 220 - 226

BRUGGEN, P. (1979): Authority in work with young adolescents: a personal review. Journal of Adolescence 2: 345 - 354

BRUGGEN, P., O'BRIAN (1982): An Adolescent Unit's Focus on Family Admission Decisions. In: HARBIN, H. T. (Hg): The Psychiatric Hospital and the Family. New York, Spectrum: 27 - 48

BRUGGEN, P., BYNG-HALL, J., PITT-AIKENS, T. (1973): The Reason for Admission as a Focus of Work for an Adolescent Unit. British Journal of Psychiatry 122: 319 - 330

BRUNNER, E. J. (1988): Abschlußstatement zur Diskussion. Z system Ther 6: 155-156

BUCHKREMER, G., FIEDLER, P. (1987): Kognitive versus handlungsorientierte Therapie. Nervenarzt 58: 481 - 488

BUCHKREMER, G., WINDGASSEN K. (1987): Leitlinien des psychotherapeutischen Umgangs mit schizophrenen Patienten. Psychother med Psychol 37: 407 - 412

BUDDEBERG, B. (1980): Indikationen zur Familientherapie in der Kinderpsychiatrie. Familiendynamik 5: 125 - 139

BUNDESMINISTER für Arbeit und Sozialordnung (1984): Arbeitstherapie in Psychiatrischen Krankenhäusern - Leitlinien und Bestandsaufnahme. Bonn

BUNDESMINISTER für Jugend, Familie, Gesundheit (1975): Bericht über die Lage der Psychiatrie in der Bundesrepublik Deutschland - Zur psychiatrischen und psychotherapeutischen/psychosomatischen Versorgung der Bevölkerung. Bonn

BUNDESMINISTER für Jugend, Familie, Frauen und Gesundheit (1989) Sozialgesetzbuch (SGB) - Jugendhilfe (Entwurf, Stand 5.8.89)

BUNDESMINISTER für Jugend, Familie, Frauen und Gesundheit (1989) Sozialgesetzbuch (SGB) - Jugendhilfe (Entwurf, Stand 5.8.89) Begründung

BUNK, D., EGGERS, C. (1987): Kognitive Funktionsstörungen bei Kindern und Jugendlichen mit akuten Psychosen und solchen mit Schizophrenierisiko. Prax Kinderpsychol Kinderpsychiat 36: 8 - 15

BYNG-HALL, J., BRUGGEN, P. (1974): Family Admission Decisions as a Therapeutic Tool. Family Process 13: 443 - 459

CAILLÉ, Ph. (1976): Qu'est-ce que le syndrome psychiatrique? Ann de psychotherapie 7: 22 - 28

CAMPBELL, D. (1982): Adolescence in Families. In: BENTOVIM, A., BAINES, G. G., COOKLIN, A.: Family Therapy. Vol 2. London, Academic Press: 337 - 352

CANCRO, R. (1985): Einige Überlegungen zur Psychotherapie der Schizophrenie. In: STIERLIN, H., WYNNE, L. C., WIRSCHING, M. (Hg): Psychotherapie und Sozialtherapie der Schizophrenie. Berlin, Springer: 163 - 169

282

CAPLAN, G. (1989): Bevölkerungsorientierte Familienpsychiatrie. Stuttgart, Enke

CAPRA, F. (1983): Wendezeit. München, Scherz

CAPRA, F. (1987): Das neue Denken. München, Scherz

CAPRA, F. (1988): Im Zeitalter der Hinwendung zu einem ganzheitlichen Weltbild. In: FETZER, G. (Hg): Das Heyne Jubiläums Lesebuch. München, Heyne / auch in: FAULHABER, T., REIF, A. (Hg) (1987): Mut zum Morgen. Konturen der Zukunft. München, Langen Müller

CECCHIN, G. (1985): Schlußdiskussion. In: STIERLIN, H., WYNNE, L.C., WIRSCHING, M. (Hg): Psychotherapie und Sozialtherapie der Schizophrenie. Berlin, Springer: 284

CECCHIN, G. (1988): Zum gegenwärtigen Stand von Hypothetisieren, Zirkularität und Neutralität: Eine Einladung zur Neugier. Familiendynamik 13: 190 - 203

CHRIST, H. (1985): Familientherapeutische Aspekte jugendlicher Dissozialität. In: ROTTHAUS, W. (Hg): Psychotherapie mit Jugendlichen. Therapie in der Kinder- und Jugendpsychiatrie, Bd 3. Dortmund, modernes lernen: 90 - 100

CIERPKA, M., SCHNÜRLE, K. (1988): Selbsteinschätzung und Fremdbeobachtung von Familien mit einem schizophrenen Jugendlichen. In: KASCHKA, P., JORASCHKY, P., LUNGERSHAUSEN, E. (Hg): Die Schizophrenie. Berlin, Springer: 187 - 199

CIOMPI, L. (1981): Wie können wir die Schizophrenen besser behandeln? Eine Synthese neuer Krankheits- und Therapiekonzepte. Nervenarzt 52: 506 - 515

CIOMPI, L. (1982a): Affektlogik. Stuttgart, Klett-Cotta

CIOMPI, L. (1982b): Ist die chronische Schizophrenie ein Artefakt? Deutsches Ärzteblatt 79, Heft 25: 44 - 46

CIOMPI, L. (1985): Schizophrenie als Störung der Informationsverarbeitung - Eine Hypothese und ihre therapeutischen Konsequenzen. In: STIERLIN, H., WYNNE, L. C., WIRSCHING, M. (Hg): Psychotherapie und Sozialtherapie der Schizophrenie. Berlin, Springer: 59 - 72

CIOMPI, L. (1986): Zur Integration von Fühlen und Denken im Licht der 'Affektlogik'. Die Psyche als Teil eines autopoietischen Systems. In: Psychiatrie der Gegenwart, Bd. 1. Berlin, Springer

CIOMPI, L. (1988): Außenwelt - Innenwelt. Die Entstehung von Zeit, Raum und psychischen Strukturen. Göttingen, Vandenhoeck

CLARK, D. H. (1965): The therapeutic community-concept, practice and future. Br J Psychiatry III: 947 - 954

COHORS-FRESENBORG, M. (1983): Systemisches Denken in der Familientherapie. In: ROTTHAUS, W. (Hg): Systemische Familientherapie im ambulanten und stationären Bereich. Therapie in der Kinder- und Jugendpsychiatrie, Bd 1. Dortmund, modernes lernen

CONRAD, K. (1979): Die beginnende Schizophrenie. Stuttgart, Thieme

COPPERSMITH, E. J. (1984): Wie man Trainees anleiten kann, triadisch zu denken. Z System Therapie 2: 103 - 112

DE LA MARCHE, J. (1984): Residentiele behandeling in het kader van gezinstherapie. In: BOECKHORST, F. u.a. (Hg): Handboek Gezinstherapie. Deventer, van Loghum Slaters G 1

DELL, P. F. (1980): The Hopi Familiy Therapist and the Aristotelian Parents. Journal of Marital and Family Therapy 6: 123 - 130

DELL, P. F. (1981): Untersuchung der Familientheorien zur Schizophrenie: Eine Übung in epistemologischer Konfusion. Familiendynamik 6: 310 - 332

DELL, P.F., GOOLISHIAN, A. (1981): „Ordnung durch Fluktuation": Eine evolutionäre Epistemologie für menschliche Systeme. Familiendynamik 2: 104 - 122

DE SHAZER, S., KIM BERG, I., LIPCHIK, E., MUNALLY, E., MOLNAR, A., GINGERICH, W., WEINER-DAVIS, E. (1986): Kurztherapie - Zielgerichtete Entwicklung von Lösungen. Familiendynamik 11: 182 - 205

DE SHAZER, S. (1989): Der Dreh. Überraschende Wendungen und Lösungen in der Kurzzeittherapie. Heidelberg: Auer

DSM-III-R: Diagnostisches und statistisches Manual psychischer Störungen R, herausgeg. von WITTCHEN, H. U., SASS, H., ZANDIG, M., KOEHLER, K., Weinheim, Beltz

DETER, H. C., SAMEITH, W., MAROSKA, U., FERNER, H., REINDELL, A. (1986): Katamnese-Ergebnisse von 64 Patienten fünf Jahre nach der psychosomatischen Therapie. Z Psychosom Mod Psychoanal 32: 231 - 248

DETER, H. C., SCHNEIDER, P. (1988): Allgemeiner Rahmen und Behandlungsgrundsätze. In: SCHEPANK, H., TRESS, W. (Hg): Die stationäre Psychotherapie und ihr Rahmen. Berlin, Springer: 119 - 124

DIEFFENBACH, R. (1988): Gutachten und Arztbriefe als systemische Interventionen? Familiendynamik 13: 335 - 344

DÖRNER, K., PLOG, U. (1986): Irren ist menschlich. Lehrbuch der Psychiatrie/Psychotherapie. 3. überarb. Aufl. Bonn, Psychiatrie

DOLBER, A., GREENBERG, W. D., LINDER, R. (1977): From Symptom to Problem in Living: Family Approach to the Treatment of the Hospitalized Psychiatric Patient. Psychotherapy: Theorie, Research, Practice 14: 52 - 56

DORNETTE, W. (1985): Behinderte Jugendliche und ihre Familien im Spannungsfeld zwischen Überbehüten und Ausklammern. In: ROTTHAUS, W. (Hg): Psychotherapie mit Jugendlichen. Therapie in der Kinder- und Jugendpsychiatrie, Bd 3. Dortmund, modernes lernen

DREES, A. (1986): Systemisches in klinischer Psychiatrie. Z system Ther 4: 22 - 27

DÜHRSSEN, A. (1963): Psychotherapie bei Kindern und Jugendlichen. Göttingen, medizinische Psychologie

DUSS-VON WERDT, J. (1987): Von der systemischen Sicht zum therapeutischen Handeln. Psychother med Psychol 37: 126 - 132

EASSON, W. M. (1969): The Severly Disturbed Adolescent: Inpatient, Residential and Hospital Treatment. New York, Int. Universities Press

EGGERS, C. (1986): High-Risk-Faktoren für die spätere Manisfestation schizophrener Psychosen. In: NISSEN, G. (Hg): Psychiatrie des Jugendalters. Stuttgart, Huber: 45 - 69

EGGERS, C. (1989): Entwicklung und psychische Störung im Kindesalter. In: REINHARD, H. G.: Die kinder- und jugendpsychiatrische Tagesklinik Düsseldorf, Acta Paedopsychiatrica

EIGEN, M., WINKLER, R. (1985): Das Spiel. München: Piper

EILENBERGER, G. (1990): Komplexität. Ein neues Paradigma der Naturwissenschaften. In: DITFURTH, H. v., FISCHER, E. P.: Mannheimer Forum 89/90. München, Piper.

EISERT, M. (1986): Beschreibung, Definition und Einschätzung der Behandlungsmodalitäten. In: REMSCHMIDT, H., SCHMIDT, M. H. (Hg): Therapieevaluation in der Kinder- und Jugendpsychiatrie. Stuttgart, Enke

ENGEL, R. R., KNAB, B., DOBLHOFF-THUN, C. V. (1983): Stationsbeurteilungsbogen, SBB. Weinheim, Beltz

ENKE, H. (1965): Bipolare Gruppenpsychotherapie als Möglichkeit psychoanalytischer Arbeit in der stationären Psychotherapie. Z Psychother med Psychol 15: 116 - 121

ENKE, H., HOUBEN, A., FERCHLAND, E., MAASS, G., ROTAS, P., WITTICH, G. H. (1964): Gruppenpsychotherapie - Ihre Bedeutung für die stationäre Psychotherapie in der inneren Klinik. In: KEIDERLING, W. (Hg): Beiträge zur Inneren Medizin. Stuttgart, Schattauer: 699 - 711

ERIKSON, E. H. (1981): The Galileyn Sayings and the Sense of „I". Yale Review 70: 321 - 362

ERMANN, M. (1988): Die stationäre Langzeit-Psychotherapie als psychoanalytischer Prozess. In: SCHEPANK, H., TRESS, W. (Hg): Die stationäre Psychotherapie und ihr Rahmen. Berlin, Springer: 51 - 60

EUEN, E. v., TRESS, W. (1988): Eigenständige psychotherapeutische Kliniken mit überregionalem Einzugsbereich. In: SCHEPANK, H., TRESS, W. (Hg): Die stationäre Psychotherapie und ihr Rahmen. Berlin, Springer: 138 - 141

FÄRBER, H. (1989): Fünf Jahre Tagesklinik Pionierstraße. Leitgedanken und Konstruktionen. Unveröff Vortrag

FÄRBER, H., SCHUMACHER, A. (1989): Die Tagesklinik Pionierstraße in Köln. In: REINHARD, H. G. (Hg): Die kinder- und jugendpsychiatrische Tagesklinik. Düsseldorf, Acta Paedopsychiatrica: 113 - 120

FELDES, D., BACH, O. (1970): Grundsätzliches zur Angehörigengruppentherapie im Vergleich zu den Hypothesen der soziologischen und psychologischen Forschungsrichtungen der Schizophrenie und schizophrenieähnlichen Psychosen. Psychiat Neurol Med Psychol 9: 321 - 328

FERBER, A., RANZ, J. (1973): Wie man bei der Familientherapie Erfolg hat: Setze erreichbare Ziele, stelle lösbare Aufgaben. In: SAGER, C. J., KAPLAN, H. S. (Hg): Handbuch der Ehe-, Familien- und Gruppentherapie. München, Kindler

FERNER, H. (1988): Familiendynamische Gesichtspunkte in der Arbeit einer allgemeinmedizinischen Station. In: ZIELKE, M., STURM, J., MARK, N. (Hg): Die Entzauberung des Zauberbergs. Dortmund, modernes lernen: 429 - 440

FERREIRA, A. J., WINTER, W. D. (1968): Decision-Making in Normal and Abnormal Two-Child-Families. Family Process 7: 17 - 36

FINEBERG, B. L., SOWARDS, S. K., KETTLEWELL, P. W. (1980): Adolescent-Inpatient Treatment - A Literature Review. Adolescence 15: 913 - 925

FIVAZ, E., FIVAZ, R., KAUFMANN, L. (1979): Therapy of Psychotic Transaction Families: An Evolutionary Paradigm. In: MÜLLER, C. (Hg): Psychotherapy of Schizophrenia. Excepta Medica Amsterdam: 203 - 223

FIVAZ, E., CORNUT-ZIMMER, B., GRASSET, F., ROUGEMONT, Th., TORNIER, S. (1981): Therapie et institutions: dimension et communications internes du systéme d'encadrement thérapeutique. Ann med-psychol 139: 853 - 868

FOERSTER, H. VON (1987): Entdecken oder Erfinden - Wie läßt sich Verstehen verstehen? In: ROTTHAUS, W. (Hg): Erziehung und Therapie in systemischer Sicht. Therapie in der Kinder- und Jugendpsychiatrie, Bd 5. Dortmund, modernes lernen: 22 - 60

FREI, A. (1985): Wie wirkt sich systemisches Denken auf das Heim und die Arbeit des Erziehers aus? Sozialarbeit 11/85: 2 - 9

FREUD, S. (1919): Wege der analytischen Therapie. G W XII Frankfurt, Fischer 6 A 1960

FROSCH, J. P., GUNDERSON, J. G., WEISS, R., FRANK, A. (1985): Die Therapeuten schizophrener Patienten - Eine Charakterisierung. In: STIERLIN, H., WYNNE, L. C., WIRSCHING, M. (Hg): Psychotherapie und Sozialtherapie der Schizophrenie. Berlin, Springer: 195 - 204

FULDE, D. (1988): Ein systemisches Modell auf einer Station der Kinder- und Jugendpsychiatrie. In: KELLER, T. (Hg): Sozialpsychiatrie und systemisches Denken. Bonn, Facultas: 151 - 155

FÜRMEIER, A. M. (1984): Therapeutisches Konzept stationärer Krisenintervention. Psychother med Psychologie 34: 70 - 75

GEBSER, J. (1949): Ursprung und Gegenwart. Band 1: Die Fundamente der aperspektivischen Welt. Stuttgart, Deutsche Verlags-Anstalt

GEBSER, J. (1953): Ursprung und Gegenwart. Band 2: Die Manifestationen der aperspektivischen Welt. Stuttgart, Deutsche Verlags-Anstalt

GERLICHER, K., JUNGMANN, J., SCHWEITZER, J. (1986): Dissozialität und Familie - Zur Kooperation von Jugendhilfe und Jugendpsychiatrie unter familientherapeutischer Sichtweise. Therapie in der Kinder- und Jugendpsychiatrie, Bd 4. Dortmund, modernes lernen

GEROK, W. (1990): Die gefährdete Balance zwischen Chaos und Ordnung im menschlichen Körper. Gesundheit und Krankheit als komplexe Lebenserscheinung. In: DITFURTH, H. v., FISCHER, E. P.: Mannheimer Forum 89/90. München, Piper.

GLASERSFELD, E. VON (1985): Konstruktion der Wirklichkeit und des Begriffs der Objektivität. In: GUMIN, H., MOHLER, A. (Hg): Einführung in den Konstruktivismus. München, Oldenbourg

GOLDSTEIN, M. J. (1985): Family factors that antedate the outset of schizophrenia and related disorders. The results of a fifteen year prospective longitudinal study. Acta Psychiat Scand Suppl 319 ad Vol 71: 7 - 18

GOLDSTEIN, M. J. (1988a): Familieninteraktionen: Muster, die Entstehung und Verlauf einer Schizophrenie besser vorhersagen lassen. In: STIERLIN, H., WYNNE, L. C., WIRSCHING, M. (Hg): Psychotherapie und Sozialtherapie der Schizophrenie. Berlin, Springer: 7 - 23

GOLDSTEIN, M. J. (1988b): Die UCLA-Risikostudie zur Vorhersage schizophrener Störungen aufgrund familiärer Kommunikationsvariablen. In: KASCHKA, W. P., JORASCHKY, P., LUNGERSHAUSEN, E. (Hg): Die Schizophrenien. Berlin, Springer: 157 - 171

GOOLISHIAN, H. A. (1987): Jenseits von „Jenseits von". Ein Gespräch mit H.A.G. Z system Ther 5: 105 - 111

GORDON, T. (1972): Familienkonferenz. Die Lösung von Konflikten zwischen Eltern und Kind. Hamburg, Hoffmann und Campe

GORDON, T. (1978): Familienkonferenz in der Praxis. Wie Konflikte mit Kindern gelöst werden. Hamburg, Hoffmann und Campe

GOULD, E., GLICK, J. D. (1977): The effects of family presence and brief family intervention on global outcome for hospitalized schizophrenic patients. Family Process 16: 503 - 507

GRAU, U., MÖLLER, J., GUNNARSON, J. (1986): Zur Beratung von Trainern im Mannschaftssport durch Psychologen. Entwurf eines systemisch orientierten Beratungskonzepts. Z system Ther 4: 120 - 133

GRAU, U., BRAUCKMANN, L. (1987): Systemische Beratung von Trainern und Lehrern. In: ROTTHAUS, W. (Hg): Erziehung und Therapie in systemischer Sicht. Therapie in der Kinder- und Jugendpsychiatrie, Bd 5. Dortmund, modernes lernen

GRAWE, K. (1977): Indikation in der Psychotherapie. In: PONGRATZ, L. J., WEWETZER, K. H.: Handbuch der Psychologie, Bd. 8: Klinische Psycholcgie II. Göttingen: Hogrefe

GROSS, J. (1982): Zur Funktion des Pflegepersonals in einer Psychiatrischen Universitätsklinik. In: PUTZKE, M. u.a. (Hg): Das Handwerk und die Kunst der Pflege. Festschrift für Clemens THOMSEN, Oberpfleger am Psychiatrischen Universitätskrankenhaus Hamburg-Eppendorf zu seiner Verabschiedung und für alle Schwestern und Pfleger. Rehburg-Loccum. Psychiatrie: 24 - 29

GROSSKLAUS, P. (1981): Pädagogik an der Klinikschule. Deutschunterricht im therapeutischen Feld einer Kinder- und Jugendpsychiatrie. Eine Fallstudie an einer Klinikschule. Erste Dienstprüfung für das Lehreramt an Sonderschulen. Heidelberg

GROSSMANN, G., SCHMITZ, W. (1966): Sonderpädagogik verhaltensgestörter Kinder.Grundzüge einer ärztlich pädagogischen Gemeinschaftsarbeit. Berlin

GRUBER, T., FUNKEN, M., SCHÜREN, A. (1989): Chancen und Probleme der stationären Behandlung von Jugendlichen mit psychotischen Verhaltensweisen. In: ROTT-HAUS, W. (Hg): Psychotisches Verhalten Jugendlicher. Therapie in der Kinder- und Jugendpsychiatrie, Bd. 8. Dortmund, modernes lernen: 174 - 183

GUNDERSON, J. G. (1978): Defining the Therapeutic Processes in Psychiatric Milieus. Psychiatry 41: 327 - 335

GUNDERSON, J. G. (1979): Functions of Milieu Thearpy. In: MÜLLER, Chr. (Hg) Psychotherapy of Schizophrenia. Excerpta Medica Amsterdam: 109- 119

GUNDERSON, J. G. (1983): An Overview of Modern Milieu Therapy. In: GUNDERSON, J. G., WILL, O. A., MOSHER, C. R. (Hg): Principles and Practice of Milieu Therapy. New York, Jason Aronson: 1 - 13

GÜNTER, M., KRAUTWALD, P., MAAS, M., PRENTE, H., WEISS-BAYER, M. (1985): Das Betreuerteam einer Jugendlichenstation als wichtiger Therapiefaktor. In: ROTT-HAUS, W. (Hg): Psychotherapie mit Jugendlichen. Therapie in der Kinder- und Jugendpsychiatrie, Bd. 3. Dortmund, modernes lernen: 168 - 180

GUNDERSON, J. G., CAROLL, A. (1985): Klinische Probleme im Lichte empirischer Forschung. In: STIERLIN, H., WYNNE, L. C., WIRSCHING, M. (Hg): Psychotherapie und Sozialtherapie der Schizophrenie. Berlin, Springer: 141 - 162

GUNTERN, G. (1980): Die kopernikanische Revolution in der Psychotherapie: Der Wandel vom psychoanalytischen zum systemischen Paradigma. Familiendynamik 5: 2- 41

GUNTERN, G. (1983): Die Welt, ein schwingendes Gewebe. Brig, ISO

GUNTERN, G. (1984): Das Konzept der Person in der Systemtherapie. Z personzentrierte Psychol Psychother 3: 301 - 326

HAAN, T. F. (1975): Klinische Psychotherapie in ihren Grundzügen. Stuttgart, Hippokrates

HÄFNER, H. (1981): Der Krankheitsbegriff in der Psychiatrie. In: DEGKWITZ, R., SIEDOW, H. (Hg): Standards der Psychiatrie. Bd. 2. München, Urban und Schwarzenberg: 16 - 54

HALDANE, J.D., McCLUSKEY, U., PEACEY, M. (1980): Development of a Residential Facility for Families in Scotland: Prospect and Retrospect. Int J Family Psychiatrie 1: 357 - 371

HALEY, J. (1963): Gemeinsamer Nenner Interaktion. München, Pfeiffer

HALEY, J. (1975): Why a Mental Health Clinic Should Avoid Family Therapy. J Marr Fam Counsel 1: 3 - 13 (dtsch. Kontext 2: 76 - 95, 1980)

HALEY, J. (1977): Toward a Theorie of Pathological Systems. In: WATZLAWICK, P., WEAKLAND, J. (Hg): The Interactional View. New York, Norton

HANRAHAN, G. (1986): Beginning Work with Families of Hospitalized Adolescents. Family Process 25: 391 - 405

HARBIN, H. T. (1979): A Family Oriented Psychiatric Inpatient Unit. Family Process 18: 281 - 292

HARBIN, H. T. (1980): Family Training for Psychiatric Residents. Am J Psychiatry 137: 1595 - 1598

HARBIN, H. T. (1982): Family Treatment of the Psychiatric Inpatient. In: HARBIN, H. T. (Hg): The Psychiatric Hospital and the Family. New York, Spectrum: 3 - 26

HARE-MUSTIN, R. T. (1980): Family therapy may be dangerous for your health. Professional Psychology 11: 935 - 938

HARE-MUSTIN, R. T., MARECEK, J., KAPLAN, A. G., LISS-LEVINSON, N. (1979): Rights of Clients, Responsibilities of Therapists. American Psychologist 34: 3 - 16

HARLFINGER, H. (1966): Milieutherapie, Arbeits- und Beschäftigungstherapie. Der Landarzt: 103-109

HARTMANN, H. (1989): Informationsverarbeitung und Psychose aus dem Blickwinkel der Zwei-Prozeß-Theorie. In: ROTTHAUS, W. (Hg): Psychotisches Verhalten Jugendlicher. Dortmund, modernes lernen: 60 - 68

HASELBECK, H. (1988): Zu diesem Heft. Sozialpsychiatrische Informationen 1/88

HAU, T. F. (1973): Prinzipien stationärer Psychotherapie. In: HAU, T. F. (Hg) Psychosomatische Medizin in ihren Grundzügen. Stuttgart, Hippokrates

HAU, T. F. (1975): Klinische Psychotherapie in ihren Grundzügen. Stuttgart, Hippokrates

HEEKERENS, H. P. (1983): Institutionelle Aspekte familientherapeutischer Arbeit in der Ambulanz für Kinder und Jugendliche. Prax Kinderpsychol Kinderpsychiat 32: 98 - 105

HEEKERENS, H. P. (1986): Zehn Jahre Familientherapie in Erziehungsberatungsstellen - Entwicklung und Fehlentwicklung. Prax Kinderpsychol Kinderpsychiat 35: 294-302

HEIGL-EVERS, A. (1981): Festvortrag zum 25-jährigen Bestehen des Niedersächsischen Landeskrankenhauses Tiefenbrunn. In: HEIGL, F., NEUN, H. (Hg): Psychotherapie im Krankenhaus. Göttingen, Vandenhoeck und Ruprecht

HEIGL-EVERS, A., HEIGL, F. (1973): Gruppentherapie: interaktionell-tiefenpsychologisch fundiert (analytisch orientiert - psychoanalytisch). Gruppenpsychother. Gruppendynamik 7: 132 - 157

HEIGL-EVERS, A., HEIGL, F. (1975): Zur tiefenpsychologisch fundierten oder analytisch orientierten Gruppenpsychotherapie des Gottinger Modells. Gruppenpsychother. Gruppendynamik 9: 237 - 266

HEIGL-EVERS, A., HEIGL, F. (1988): Eine überregionale Psychotherapie-Klinik - ihr Rahmen und ihr therapeutisches Konzept. In: SCHEPANK, H., TRESS, W. (Hg): Die stationäre Psychotherapie und ihr Rahmen. Berlin, Springer: 41 - 50

HEIM, E. (Hg) (1978): Milieu-Therapie. Erlernen sozialer Verhaltensmuster in der psychiatrischen Klinik. Stuttgart: Huber

HEIM, E. (1985): Praxis der Milieutherapie. Berlin, Springer

HEINZMANN, B., KNIES, G., KÖNIG, C., RUCKGABER, K. H., BECKERS, S. (1983): Bedeutung und Veränderungsprozesse des „Alltags" bei stationärer Psychotherapie. Z Kinder- Jugendpsychiat 11: 379 - 387

HEISENBERG, W. (1984): Schritte über Grenzen. München, Piper

HELLWIG, A. (1981): Die Vorbereitung der Entlassung aus der stationären Psychotherapie. In: HEIGL, F., NEUN, H. (Hg): Psychotherapie im Krankenhaus. Göttingen, Vandenhoeck und Ruprecht: 173 - 180

HERZ, M. J., ENDICOTT, J., SPITZER, R. L. (1976): Brief Versus Standard Hospitalization: The Families. Am J Psychiatry 133: 795 - 801

HERZ, M. J., ENDICOTT, J., GIBBON, M. (1979): Brief Hospitalization. Arch Gen Psychiatry 36: 701 - 705

HERZ, M. J., MELVILLE, C. (1980): Relapse in schizophrenia. Am J Psychiatry 137: 801 - 805

HERZ, M. J., GLAZER, W., MIRZA, M., MOSTERT, M., HAFEZ, H. (1989): Treating Prodromal Episodes to Prevent Relapse in Schizohrenia. Brit J Psychiatry 155 (suppl 5): 123 - 127

HERZKA, H. (1978): Kinderpsychiatrische Krankheitsbilder. Basel, Schwabe

HESSE, A., LANDSBERG, W. (1989): Die kinder- und jugendpsychiatrische Tagesklinik der Elisabeth-Klinik. In REINHARD, H. G. (Hg): Die kinder- und jugendpsychiatrische Tagesklinik. Düsseldorf, Acta Paedopsychiatrica: 93 - 98

HEYMANNS, H. (1988): Überlegungen zum Einsatz von Co-Therapeuten in der Psychosentherapie. Psychother med Psychologie 38: 141 - 145

HILDEBRAND, J., JENKINS, J., CARTER, D., LASK, B. (1981): The introduction of a full family orientation in a child psychiatric inpatient unit. Journal of Family Therapy 3: 139 - 152

HILPERT, H., SCHWARZ, R. (1981): Entwicklung und Kritik des Konzepts der therapeutischen Gemeinschaft. In: HILPERT, H., SCHWARZ, R., BEESE, F. (Hg): Psychotherapie in der Klinik. Berlin, Springer: 9 - 39

HOEHNE, D., WOLF, M. (1986): Stationäre Psychotherapie mit Jugendlichen. In: LAUX, G., REIMER, F. (Hg): Klinische Psychiatrie, Bd II. Stuttgart, Hippokrates: 333 - 348

HOEHN-SARIC, R., FRANK, J. D., STANLEY, D. T., NASH, E. H., STONE, R., BATTLE, C. C. (1964): Systematic preparation of patient for psychotherapy. J Psychiatric Research 2: 267 - 281

HOFFMAN, L. (1982): Grundlagen der Familientherapie. Hamburg, Isko

HOFFMAN, L. (1987): Jenseits von Macht und Kontrolle: Auf dem Weg zu einer systemischen Familientherapie „zweiter Ordnung". Z system Ther 5: 76 - 93

HOGARTY, G. E., ANDERSON, C. M., REISS, D. J., KORNBLITH, S. J., GREENWALD, D. T., JAVNA, C. D., MADONIA, M. J. (1986): Family Psychoeducation, Social Skills Training and Maintenance Chemotherapy in the Aftercare Treatment of Schizophrenia. Archives of General Psychiatry 43: 633 - 642

HOHN, E. (1989): Zu dumm, um verrückt sein zu dürfen? Geistige Behinderung und Psychose. In: ROTTHAUS, W. (Hg): Psychotisches Verhalten Jugendlicher. Therapie in der Kinder- und Jugendpsychiatrie, Bd 8. Dortmund, modernes lernen: 150 - 173

HOLLIS, F. (1971): Soziale Einzelhilfe als psychosoziale Behandlung. Freiburg, Lambertus

HOLLSTEIN-BRINKMANN, H. (1989): Sozialarbeit und Systemtheorie. Z system. Ther 7: 255 - 259

HOSEMANN, D., HOSEMANN, W. (1987): Therapeutische Erziehung oder erzieherische Therapie in der Arbeit mit „Verwahrlosten". In: ROTTHAUS, W. (Hg): Erziehung und Therapie in systemischer Sicht. Dortmund, modernes lernen: 147 - 156

HOLST, G., HORN, A., TÖPEL, K., TÜMMERS, G. (1985): Ambulante Behandlung auffälliger Jugendlicher im Spannungsfeld von Familie und öffentlichen Institutionen. In: ROTTHAUS, W. (Hg): Psychotherapie mit Jugendlichen. Therapie in der Kinder- und Jugendpsychiatrie, Band 5. Dortmund, modernes lernen: 115 - 123

HUBSCHMID, T. (1981): Psychiatrisches Denken - Systemisches Denken. Familiendynamik 6: 366 - 378

HUBSCHMID, T. (1988): Schizophreniebehandlung ohne Heilungsanspruch - Die rehabilitative Familientherapie. In: KELLER, Th. (Hg): Sozialpsychiatrie und systemisches Denken. Bonn, Psychiatrie: 43 - 50

HULSEGGE, J., VERHEUL, A. (1986): Snoezelen, een andere wereld. Een Praktijboek voor de zwazinnigezorg. Nijkerk, Intro (1989: Snoezelen - Eine andere Welt. Marburg, Bundesvereinigung Lebenshilfe)

HUNT, R. G. (1983): Design of Psychiatric Milieus. In: GUNDERSON, J. G., WILL, O. A., MOSHER, L. R. (Hg): Principles and Practice of Milieu Therapy. New York, Jason Aronson: 159 - 175

HUNTER, D. (1985): On the Boundary: Family Therapy in a Long-Term Inpatient Setting. Family Process 24: 339 - 355

HUSEN, VAN (1987): Aufgaben und Möglichkeiten moderner klinischer Kinder- und Jugendpsychiatrie. Westf Ärzteblatt 6/87: 365 - 368

JNNERHOFER, P., MÜLLER, G. T. (1974): Elternarbeit in der Verhaltenstherapie. Sonderheft I der „Mitteilungen der GVT" München

INTERNATIONALE Gesellschaft für Heimerziehung (1977): Zwischenbericht Kommission Heimerziehung der obersten Landesjugendbehörden und der BAG der Freien Wohlfahrtspflege Frankfurt/M

JANSSEN, P. L. (1983): Behandlungsmodelle der stationären Psychosomatik und Psychotherapie. Prax Psychoth Psychosomatik 28: 1 - 8

JANSSEN, P. L. (1987): Psychoanalytische Therapie in der Klinik. Stuttgart, Klett-Cotta

JELLONSCHEK, H. (1984): Erwiderung. Z system Ther 24: 41 - 43

JONES, M. (1976): Prinzipien der therapeutischen Gemeinschaft. Stuttgart, Huber

JONES, M. (1983): Therapeutic Community as a System for Change. In: GUNDERSON, J. G., WILL, O. A., MOSHER, L. R. (Hg): Principles and Practice of Milieu Therapy. New York, Jason Aronson: 177 - 184

JOSHI, P. K., MAISAMI, M., COYLE, J. T. (1986): Perspective Study of Intake Procedures in a Child Psychiatry Clinik. J Clin Psychiatry 47: 111 - 113

JORASCHKY, P. (1988): Familientheoretische Konzepte zur Pathogenese der Schizophrenie - Eine Übersicht. In: KASCHKA, W. P., JORASCHKY, P., LUNGERSHAUSEN, E. (Hg): Die Schizophrenien. Berlin, Springer: 147 - 156

JORASCHKY, P., ENGELBRECHT-PHILIPP, G., ARNOLD, S. (1988): Grenzstörungen als Dysfunktionalitätsmaß bei Familien mit einem schizophrenen Jugendlichen. In: KASCHKA, W. P., JORASCHKY, P., LUNGERSHAUSEN, E. (Hg): Die Schizophrenien. Berlin, Springer: 173 - 186

KAIMER, P. (1988): Nachdenken über Therapie. Z system Ther 6: 116 - 120

KAMMERER, E., GRÜNEBERG, B., GÖBEL, D. (1984): Stationäre kinderpsychiatrische Therapie im Elternurteil. Prax Kinderpsychol Kinderpsychiat 33: 141 - 148

KAMMERER, E., GÖBEL, D. (1985): Stationäre jugendpsychiatrische Therapie im Urteil der Patienten. Prax Kinderpsychol Kinderpsychiat 34: 123 - 133

KAUFMANN, L. (1976): Langzeit-Therapie mit einer psychotischen Familie. Ein kasuistischer Beitrag. Familiendynamik 2: 134 - 152

KEENEY, B. P. (1983): Aesthetics of Change. New York, Guilford

KEENEY, B. P. (1987): Konstruieren therapeutischer Wirklichkeiten. Dortmund, modernes lernen

KEMP, J. C. (1971): Family Therapy within the Milieu of a Residential Treatment Center. Child Welfare 50: 229 - 235

KERNBERG, O. F. (1981): Für eine integrative Theorie der Klinikbehandlung. In: KERNBERG, O. F.: Objektbeziehungen und Praxis der Psychoanalyse. Stuttgart, Klett-Cotta: 256 - 297

KEUPP, H. (1972): Sind psychische Störungen Krankheiten? In: KEUPP, H. (Hg): Der Krankheitsmythos in der Psychopathologie. München, Urban und Schwarzenberg: 1 - 43

KEUPP, H. (1974): Modellvorstellungen von Verhaltensstörungen: „Medizinisches Modell" und mögliche Alternativen. In: KRAIKER, C. (Hg): Handbuch der Verhaltenstherapie. München, Kindler

KIESLER, D. J. (1966): Some Myths of Psychotherapy Research and the Search for a Paradigm. Psychol Bull 65: 110 - 136

KISKER, K. P. (1962): Schizophrenie und Familie. Nervenarzt 33: 13 - 21

KITSCHENER, K. S. (1984): Intuition, critical evaluation and ethical principles. The foundation of ethical decisions in counseling psychology. Counseling psychology 12: 43 - 55

KNÖLL, H., ZAUNER, J. (1970): Die Beteiligung des Stationsteams an der analytischen Kinderbehandlung in der Klinik. Prax Kinderpsychol Kinderpsychiat 19: 33 - 37/auch in: HAU, T. F. (1975)

KNOKE, M. (1988): Psychoanalytisch orientierte Langzeittherapie in der Klinik. In: SCHEPANK, H., TRESS, W. (Hg): Die stationäre Psychotherapie und ihr Rahmen. Berlin, Springer: 129 - 132

KOCH, B. (1982): Die Schwester als Bezugsperson in der stationären Psychotherapie. Die Schwester/Der Pfleger 21: 578 - 581

KÖGLER, M. (1982): Integrierte Psychotherapie in der stationären Kinderpsychiatrie. Prax Kinderpsychol Kinderpsychiat 31: 41 - 47

KÖGLER, M., LEIPERSBERGER, H. (1985): Integrierte Psychotherapie in der stationären Kinder- und Jugendpsychiatrie - Die Bedeutung der Gruppenversammlung. Prax Kinderpsychol Kinderpsychiat 34: 9 - 15

KÖHLE, K. (1979): Klinisch-Psychosomatische Krankenstationen. In: UEXKÜLL, Th. VON (Hg): Lehrbuch der Psychosomatischen Medizin. München, Urban und Schwarzenberg: 299 - 326

KÖNIG, K., SACHSSE, U. (1981): Die zeitliche Limitierung in der klinischen Psychotherapie. In: HEIGL, F., NEUN, H. (Hg): Psychotherapie im Krankenhaus. Göttingen: Vandenhoeck und Ruprecht: 168 - 172

KOLLMAR-MASUCH, R. (1987): Hat der Lehrer in der stationären Kinder- und Jugendpsychiatrie eine Chance? München, minerva

KORET, S. (1973): Family Therapy as a Therapeutic Technique in Residential Treatment. Child Welfare 52: 235 - 246

KOSARZ, P., SCHWARZ, D. (1988): Konzepte, Entwicklungen und Rahmenbedingungen verhaltenstherapeutischer Kliniken. In: SCHEPANK, H., TRESS, W. (Hg): Die stationäre Psychotherapie und ihr Rahmen. Berlin, Springer: 151 - 156

KOUKOU, M., LEHMANN, D. (1980): Psychophysiologie des Träumens und der Neurosentherapie: Das Zustands-Wechsel-Modell, eine Synopsis. Fortschr Neurol Psychiat 48: 324 - 350

KOSSEN, J., KÖTTGEN, Ch., LUDEWIG, K., MEYER-KÖNIG, E., SPRENGEL, Ch. (1977): Aufbau einer Station für jugendliche psychiatrische Patienten - Erster Erfahrungsbericht nach einem Jahr. Prax Kinderpsychol Kinderpsychiat 26: 218 - 225

KOWERK, H. (1986): Ein Ansatz zu einer systemischen Betrachtungsweise von Familientherapie unter stationären Bedingungen. Z system Ther 4: 4 - 9

KREBS, E. (1984): Familienorientierung in der Heimerziehung. Die konzeptionelle Weiterentwicklung des therapeutisch-pädagogischen Jugendheims „Haus Sommerberg" in Rösrath. Prax Kinderpsychol Kinderpsychiat 33: 28 - 34

KRIZ, J. (1987): Zur Pragmatik klinischer Epistemologie. Z system Ther 5: 51 - 56

KRÖGER, F., BERGMANN, G., PETZOLD, E. (1986): Individuelle Aufnahmesituation und systemisches Symptomverständnis. Z system Ther 4: 10 - 18

KUHN, T. S. (1962): Die Struktur wissenschaftlicher Revolutionen. Frankfurt, Suhrkamp

KUHN, W. (1980): Lehrbuch der Physik III D. Braunschweig, Westermann

KUIPERS, L., BERKOWITZ, R., EBERLEIN-FRIES, R., LEFF, J. (1983): Familienerfahrungen mit der Schizophrenie: Möglichkeiten der Modifikation. Nervenarzt 54: 139 - 143

LAING, R.D., ESTERSON, A. (1965): Sanity, Madness and the Family. New York, Basic Books

LANG, H. (1985): Struktural-analytische Überlegungen zur Psychotherapie Schizophrener. Nervenarzt 56: 472 - 478

LANG, H., STIERLIN, H. (1974): The Role of the Father in the Family - Therapy of a Schizophrenic. Amsterdam, Excerpta Medica: 59 - 65

LANGENAKENS, M., VAN DER LINDEN, J. (1978): Einführung der Arbeit mit Familien in einem Therapieheim für Kinder mit Lern- und Beziehungsstörungen. In: CROLLA-BAGGEN, M., VAN DE VEN, P., STAPS, T. (Hg): Partner- und Familienbehandlung. Freiburg, Lambertus: 124 - 132 (1975: Interventie in interaktie - aspecten van gezinstherapie. Nijmegen)

LANSKY, M. R. (1977): Establishing a Family Oriented Inpatient Unit. Journal of Operational Psychiatry 8: 66 - 74

LAUTERBACH, M. (1988): Systemische Therapie in einem psychiatrischen Krankenhaus. Z system Ther 6: 219 - 225

LEHMANN, H. (1989): Psychiatrische Tageskliniken: Heute notwendiger denn je. Dt. Ärzteblatt 86 (39): B 1921 - 1923

LEHMKUHL, U., MAHLKE, W., MÜLLER-KÜPPERS, M. (1984): Ein Versuch, eine kinder- und jugendpsychiatrische Station neu zu gestalten. In: REMSCHMIDT, H. (Hg): Psychotherapie mit Kindern, Jugendlichen und Familien, Bd 2. Stuttgart, Enke: 207-210

LEMPP, R. (1983): Kinder- und Jugendpsychiatrie in einem Klinikum. Prax Kinderpsychol Kinderpsychiat 32: 161 - 166

LEMPP, R. (1984): Psychische Entwicklung und Schizophrenie. Stuttgart, Huber

LEMPP, R. (1988a): Das Pädagogische in der Therapie - das Therapeutische in der Pädagogik. In: TÖLLE, R. (Hg): Der Pädagoge in der Psychiatrie. Münster

LEMPP, R. (1988b): Gibt es eigentlich psychotische Symptome? Acta Paedopsychiat. 51: 172 - 177

LEMPP, R. (1989a): Das Arzt-Patienten-Verhältnis im modernen Krankenhaus. Dt Ärztebl 86: B 1422 - B 1424

LEMPP, R. (1989b): Anmerkungen zu Kurt Ludewig und Hellmut Hartmann. In: ROTTHAUS, W. (Hg): Psychotisches Verhalten Jugendlicher. Therapie in der Kinder- und Jugendpsychiatrie, Band 8. Dortmund, modernes lernen: 60 - 68

LENNARD, H. L., GRALNICK, A. (1988): Das psychiatrische Krankenhaus. Berlin, Springer

LETULLE, L. J. (1979): Family therapy in residential treatment for children. Social Work 24: 49 - 51

LIBERMAN, R. T. (1983): Research on the Psychiatric Milieu. In: GUNDERSON, J. G., WILL, O. A., MOSHER, L. R. (Hg): Principles and Practice of Milieu Therapy. New York, Jason Aronson: 67 - 85

LIDZ, Th. (1976): Skizze einer Theorie schizophrener Störungen. Familiendynamik 2: 90 - 112

LIEB, H. (1988): Vorbereitung stationärer Therapie durch ambulante Vorgespräche. In: ZIELKE, M., STURM, J., MARK, N. (Hg): Die Entzauberung des Zauberbergs. Dortmund, modernes lernen

LINEHAN, M. M. (1987): Dialectical behavior therapy of borderline personality disorder. Bull Menninger Clinic 51: 261 - 276

LINEHAN, M. M. (1988): Dialectical behavior therapy in groups: treating borderline personality disorders and suicidal behavior. In: BRODY, C. M. (ed): Women in groups. New York, Springer

LINKE, J. (1983): Familienbeziehungsarbeit in der Heimerziehung. Sozialpädagogik 25: 173 - 181

LOHMER, M. (1988): Stationäre Psychotherapie bei Borderline-Patienten. Berlin, Springer

LUDEWIG, K. (1985): Aspekte, Probleme, Lösungen - Bedenken einer systemischen Therapieausbildung - eine persönliche Sicht? Z system Ther 3: 132 - 140

LUDEWIG, K. (1986): Von Familien, Therapeuten und Beschreibungen. Familiendynamik 11: 16 - 28

LUDEWIG, K. (1987a): Vom Stellenwert diagnostischer Maßnahmen im systemischen Verständnis von Therapie. In: SCHIEPEK, G. (Hg): Systeme erkennen Systeme. Weinheim, PVU

LUDEWIG, K. (1987b): Therapie und Erziehung - Widerspruch oder Ergänzung. In: ROTTHAUS, W. (Hg): Erziehung und Therapie in systemischer Sicht. Therapie in der Kinder- und Jugendpsychiatrie, Bd 5. Dortmund, modernes lernen: 90 - 100

LUDEWIG, K. (1987c): 10 + 1 Leitsätze bzw. Leitfragen. Grundzüge einer systemisch begründeten klinischen Theorie im psychosozialen Bereich. Z system Ther 5: 178 - 191

LUDEWIG, K. (1988a): Nutzen, Schönheit, Respekt - Drei Grundkategorien für die Evaluation von Therapien. System Familie 1: 103 - 114

LUDEWIG, K. (1988b): Problem - „Bindeglied" klinischer Systeme. In: REITER, L., BRUNNER, E. J., REITER-THEIL, S. (Hg): Von der Familientherapie zur systemischen Perspektive. Berlin, Springer: 231 - 250

LUDEWIG, K. (1989): „Realität", Realitäten - „Normale", Verrückte. Reflexionen zur Realität von Zuordnungskategorien am Beispiel der Schizophrenie. In: ROTTHAUS, W. (Hg): Psychotisches Verhalten Jugendlicher. Therapie in der Kinder- und Jugendpsychiatrie, Bd 8. Dortmund, modernes lernen 16 - 41

LUDEWIG, L., SCHWARZ, R., KOWERK, H. (1984): Systemische Therapie mit Familien mit einem „psychotischen" Jugendlichen. Familiendynamik 2: 108 - 125

LUDEWIG, K., VON VILLIEZ, Th. (1984): Warum systemische Therapeuten Systeme wie die Psychiatrie nicht vermeiden sollten. Z system Therapie 2: 29 - 38

LUDEWIG, K., VON VILLIEZ, Th. (1984): Viele Wege führen von Mailand . . . Eine Erwiderung. Z system Ther 5: 51 - 55

LUHMANN, N. (1984): Soziale Systeme. Frankfurt: Suhrkamp

LUHMANN, N. (1987): Sozialisation und Erziehung. In: Rotthaus, W. (Hg): Erziehung und Therapie in systemischer Sicht. Therapie in der Kinder- und Jugendpsychiatrie, Bd 5. Dortmund, modernes lernen: 77 - 89

LUTHMAN, S., KIRSCHENBAUM, M. (1977): Familiensysteme. Wachstum und Störungen. München, Pfeiffer

MACHETANZ, E. (1986): Probleme der geschlossenen Unterbringung in der Kinder- und Jugendpsychiatrie. In: LAUX, G., REIMER, F. (Hg): Klinische Psychiatrie, Bd II. Stuttgart, Hippokrates: 324 - 332

MADANES, C. (1982): Strategic Family Therapy in the Prevention of Rehospitalisation. In: HARBIN, H. T. (Hg): The Psychiatric Hospital and the Family. New York, Spectrum: 49 - 78

MAIN, T. F. (1958): Mothers with Children in Psychiatric Hospital. Lancet 2: 845 - 847

MAIN, T. F. (1981a): Das Krankenhaus - eine therapeutische Institution. In: HILPERT, H., SCHWARZ, R., BEESE, F. (Hg): Psychotherapie in der Klinik. Berlin, Springer: 40 - 45 (1946 The hospital as a therapeutic institution. Bulletin of the Menninger Clinic 10: 66 - 70)

MAIN, T. F. (1981b): Das Konzept der therapeutischen Gemeinschaft: Wandlungen und Wechselfälle. In: HILPERT, H., SCHWARZ, R., BEESE, F. (Hg): Psychotherapie in der Klinik. Berlin, Springer: 46 - 66

MARTIN, D. V. (1962): Adventure in psychiatry. London: Cassirer

MARTIN, D. V. (1972): The therapeutic community treatment of neurosis. In: SHOENBERG, E. (Hg): A hospital looks at itself. London, Cassirer: 51 - 63

MARTIN, M., REMSCHMIDT, H. (1983): Ein Nachsorge- und Rehabilitationsprojekt für jugendliche Schizophrene. Z Kinder- Jugendpsychiat 11: 234 - 242

MASSON, D. (1981): Hopital de jour et thérapie familiale. Thérapie familiale 2: 351 - 366

MASSON, D. (1982): Contexte et thérapie. Information Psychiatrique 58: 1039 - 1048

MASSON, O., MASSON, D. (1981): Familientherapie bei Kinder- und Adoleszenten-Psychosen. Familiendynamik 6: 352 - 365

MATTEJAT, F. (1985): Pathogene Familienmuster. Stuttgart, Enke

MATTEJAT, F. (1988): Indikationen und Konzepte der Familientherapie. In: NISSEN, G. (Hg): Allgemeine Therapie psychiatrischer Erkrankungen im Kindes- und Jugendalter. Stuttgart, Huber

MATURANA, H. (1987): Kognition. In: SCHMIDT, S. J. (Hg): Der Diskurs des Radikalen Konstruktivismus. Frankfurt/M, Suhrkamp

MATURANA, H., VARELA, F. (1987): Der Baum der Erkenntnis. München, Scherz

MAXMEN, J. S., TUCKER, G. F., LEBOW, M. D. (1974): Rational hospital psychiatry: the reactive enviroment. New York, Bruner und Mazel

MEBIUS, M., PFEIFFER, B. C. (1985): 'Primary Nursing' in den USA. Deutsche Krankenpflegezeitschrift 8: 517 - 519

MENEGHINI, V., DUPLAIN, J., HERZKA, H. S. (1983): Ergotherapie in der Kinderpsychiatrie. Acta paedopsychiat 49: 171 - 184

MINUCHIN, S., BARCAI, A. (1973): Therapeutisch induzierte Familienkrise. In: SAGER, C. J., KAPLAN, H. S. (Hg): Handbuch der Ehe-, Familien- und Gruppentherapie. München, Kindler

MINUCHIN, S. (1974): Structural family therapy. In: CAPLAN (Hg): Child and Adolescent Psychiatry. Soziocultural and Community Psychiatry. American Handbook of Psychiatry 2. Ed. Vol II. New York, Basic Books: 178 - 192

MISCHEL, W. (1973): On the empirical dilemmas of psychodynamic approaches: issues and alternatives. J. Abnormal Psychology 82: 335 - 344

MÖHLEN, K., HEISING, G. (1980): Integrative stationäre Psychotherapie. Gruppenpsychotherapie Gruppendynamik 15: 16 - 31

MONFOORT, A. VON, OPPENOORTH, W. (1986): Klinische Gezinsbehandeling. In: BOECKHORST, F. u.a. (Hg): Handboek Gezinstherapie. Deventer, van Loghum Slaters, G 4

MOOS, R. H. (1974): Word Atmosphere Scale: Manual. Palo Alto, Consulting Psychologists Press

MOOS, R. H. (1975): Evaluating correctional and community settings. New York: Wiley

MORRISON, J. K. (1978): The client as consumer and evaluation of community mental health services. Am J Community Psychology 6: 147 - 155

MORRISON, J. K., LAYTON, S., NEWMAN, J. (1982): Ethical Conflict in Clinical Decision Making: A Challange for Family Therapists. In: HANSON, J. C. (ed): Values, Ethics, Legalities and the Family Therapist. Rockeville, Maryland, Aspen

MÜHLIG, W. G. (1989): Arbeitstherapie/Arbeitstraining, Belastungserprobung in der Westf. Klinik für Psychiatrie Münster. Spektrum 18: 191 - 192

MÜLLER, Ch. (1981): Der Behandlungsplan als Herausforderung in der institutionellen Psychiatrie. In: BATTEGAY, R. (Hg): Herausforderung und Begegnung in der Psychiatrie. Berlin, Springer

MÜLLER, Ch. (1985): Der Schizophrene und seine Familie. In: STIERLIN, H., WYNNE, L. C., WIRSCHING, M. (Hg): Psychotherapie und Sozialtherapie der Schizophrenie. Berlin, Springer: 209 - 222

MÜLLER, M. (1930): Über Heilungsmechanismen in der Schizophrenie. Abhandl Neurol Psychiatr Psychol Grenzgeb. Berlin, Karger

MÜLLER, P. (1983): Was sollen wir Schizophrenen raten: Medikamentöse Langzeitprophylaxe oder Intervallbehandlung. Nervenarzt 54: 477 - 485

MÜLLER-KÜPPERS, M. (1962): Zur beruflichen Stellung des Kinderpsychiaters und seiner Mitarbeiter unter besonderer Berücksichtigung der stationären Kinderpsychiatrie. Prax Kinderpsychol Kinderpsychiat 11: 247 - 251

MÜLLER-KÜPPERS, M. (1967): Arbeits- und Führungsstil einer kinder- und jugendpsychiatrischen Abteilung. Jahrbuch für Jugendpsychiatrie und ihre Grenzgebiete 6: 201 - 215

MÜLLER-KÜPPERS, M., SPECHT, F. (HG): Recht-Behörde-Kind. Stuttgart, Huber

MÜLLER-KÜPPERS, M., LEHMKUHL, U., MAHLKE, W. (1987): Die Kinderpsychiatrische Klinik als Wohn- und Lebensraum. Prax Kinderpsychol Kinderpsychiat 36: 139 - 144

NEEDHAM, J. (1988): Pflegeplanung in der Psychiatrie. Basel, Recom

NIESSEN, H. Th. (1980): Kindzentrierte Heimplatzsuche. In: FÄRBER, H., ROTTHAUS, W. (Hg): Kinder- und Jugendpsychiatrie Viersen. Entwicklung - Stand - Perspektiven. Viersen

NISSEN, G. (1975): Kinderpsychiatrie und Sonderpädagogik. Z Heilpädagogik 26: 870 - 873

NISSEN, G., EGGERS, Ch., MARTINIUS, J. (1984): Kinder- und jugendpsychiatrische Pharmakotherapie in Klinik und Praxis. Berlin, Springer

OLBRICH, R. (1983): Expressed Emotion (EE) und die Auslösung schizophrener Episoden: eine Literaturübersicht. Nervenarzt 54: 113 - 121

ONKEN, M. (1988): Klinik-Strukturen und systemisches Denken. In: KELLER, Th. (Hg): Sozialpsychiatrie und systemisches Denken. Bonn, Psychiatrie: 156 - 163

ORVIN, G. H. (1974): Intensive Treatment of the Adolescent and his Family. Arch Gen Psychiatry 31: 801 - 806

PAUL, G. (1989): Die Stellung der Tagesklinik in der kinder- und jugendpsychiatrischen Versorgung. In: REINHARD, H. G. (Hg): Die kinder- und jugendpsychiatrische Tagesklinik. Düsseldorf, Acta Paedopsychiatrica: 105 - 112

PENN, P. (1983): Zirkuläres Fragen. Familiendynamik 8: 198 - 220

PENN, P. (1986): „Feed-Forward" - Vorwärtskoppelung: Zukunftsfragen, Zukunftspläne. Familiendynamik 11: 206 - 222 (Family Process 24 (1983): 299 - 310)

PERLMANN, H. H. (1969): Soziale Einzelhilfe als problemlösender Prozeß. Freiburg, Lambertus

PLEYER, K. H. (1983): Die Frage der Verantwortlichkeit als zentrales Problem in der stationären Therapie. In: ROTTHAUS, W. (Hg): Systemische Familientherapie im ambulanten und stationären Bereich. Therapie in der Kinder- und Jugendpsychiatrie, Band 1. Dortmund, modernes lernen: 126 - 142

PLEYER, K. H. (1987): Erziehung und Therapie in der Institution - Die Wirkungen sind ihre Ursache, die Lösungen das Problem? In: ROTTHAUS, W. (Hg): Erziehung und Therapie in systemischer Sicht. Therapie in der Kinder- und Jugendpsychiatrie, Bd 5. Dortmund, modernes lernen: 105 - 119

PLEYER, K. H., ROTTHAUS, W. (1980): Zur Verbesserung der Kooperation im Stationsteam. In: FÄRBER, H., ROTTHAUS, W. (Hg): Kinder- und Jugendpsychiatrie Viersen. Entwicklung - Stand - Perspektiven. Viersen: 60 - 67

PLOEGER, A. (1972): Die therapeutische Gemeinschaft in Psychotherapie und Sozialpsychiatrie. Stuttgart, Thieme

PLOYÉ, P. M. (1981): Über einige Schwierigkeiten bei der psychoanalytisch orientierten Einzeltherapie von Klinikpatienten. In: HILPERT, H., SCHWARZ, R., BEESE, F. (Hg): Psychotherapie in der Klinik. Berlin, Springer: 183 - 204

POHLEN, M. (1973): Das Münchener Kooperationsmodell. Der Nervenarzt 44: 470 - 483

POHLEN, P. (1981): Über das Verhältnis von Therapiezielen und Konzeptualisierungen therapeutischer Prozesse. In: HEIGL, F., NEUN, H. (Hg): Psychotherapie im Krankenhaus. Göttingen, Vandenhoeck und Ruprecht: 90 - 104

POHLEN, M., BAUTZ, M. (1972): Eine empirische Untersuchung über die therapeutische Funktion des Schwesternpersonals in einem neuen klinischen Organisationsmodell. Z Psychother med Psychol 22: 161 - 176

PRIGOGINE, I., STENGERS, I. (1981): Dialog mit der Natur. München, Piper

RAPAPORT, D. (1967): Collected Papers. New York

RAPOPORT, R. N. (1960): Community as doctor. London, Tavistock

RAU, H., WOLF, Ch. (1980): Zusammenarbeit mit Eltern in Einrichtungen der öffentlichen Jugendhilfe - Darstellung einer speziellen Familienbehandlung. Prax Kinderpsychol Kinderpsychiat 29: 8 - 13

REDL, F. (1978): Erziehung schwieriger Kinder. München, Piper

REDL, F., WINEMAN, D. (1984): Kinder, die hassen. München, Piper

REE, A. VAN DER, TROMP, J. (1985): Klinische gezinstherapie: problemen en aanbevelingen. In: BOECKHORST, F. u.a. (Hg): Handboek Gezinstherapie. Deventer, van Loghum Slaters, G 3

REINHARD, H. G. (Hg) (1989): Die kinder- und jugendpsychiatrische Tagesklinik. Düsseldorf, Acta Pädopsychiatrica

REITER, L., STROTZKA (1988): Indikation und Kontraindikation zur Familientherapie. In: DATLER, REINELT (Hg): Psychotherapie als Hilfe für das Kind. München, Reinhardt

REITER, L., STEINER, E. (1986): Paradigma der Familie: Turings Maschine oder autopoietisches System? Familiendynamik 11: 234 - 248

REITER, L., BRUNNER, E. J., REITER-THEIL, S. (Hg) (1988): Von der Familientherapie zur systemischen Perspektive. Berlin, Springer

REITER-THEIL, S. (1986): Die Diskussion ethischer Fragen in der Familientherapie. In: REITER, L. (Hg): Theorie und Praxis der systemischen Familientherapie. Wien, Facultas: 29 - 38

REITER-THEIL, S. (1988): Therapie und Ethik in systemischer Perspektive. Zur Entwicklung eines allgemeinen Orientierungsrahmens. In: REITER, L., BRUNNER, E. J., REITER-THEIL, S. (Hg): Von der Familientherapie zur systemischen Perspektive. Berlin, Springer: 21 - 40

REMSCHMIDT, H. (1979): Struktur und Organisationsprobleme kinder- und jugendpsychiatrischer Einrichtungen. In: REMSCHMIDT, H. (Hg): Kinder- und Jugendpsychiatrie. Praktische Einführung für Krankenpflege, pädagogische und soziale Berufe. Stuttgart, Thieme

REMSCHMIDT, H. (1988): Der Krankheitsbegriff in der Kinder- und Jugendpsychiatrie. In: REMSCHMIDT, H., SCHMIDT, M. H.: Kinder- und Jugendpsychiatrie in Klinik und Praxis. Band I Stuttgart, Thieme: 143 - 152

REMSCHMIDT, H., MARTIN, M., ALBRECHT, G., GERLACH, G., RÜHL, D. (1988): Der Voraussagewert des Initialbefundes für den mittelfristigen Rehabilitationsverlauf bei jugendlichen Schizophrenen. Nervenarzt 59: 471 - 476

REY, Y. (1983): Systéme institutionnel, systéme thérapeutique. Thérapie Familiale 4: 171 - 177

RICE, A. K. (1971): Führung und Gruppe. Stuttgart, Klett

RICHARDS, J., GLASERSFELD, E. v. (1984): Die Kontrolle von Wahrnehmung und die Konstruktion von Realität. DELFIN III: 4 - 25

RICHTER, H. E. (1968): Familientherapie. Psychotherapie Psychosomatik 16: 303 - 318

RINSLEY, D. B., HALL, D. D. (1962): Psychiatric hospital treatment of Adolescents. Archives of General Psychiatry 7: 78 - 86

ROGERS, C. (1987): Eine Theorie der Psychotherapie, der Persönlichkeit und der zwischenmenschlichen Beziehungen. Köln, GwG

RÖPCKE, B., BUNK, D., KAUFMANN, R., MEYER-DIETRICH, A.: Stationäre Therapie in der Kinder- und Jugendpsychiatrie. Unveröff Manuskript

ROTTHAUS, W. (1980): Psychotherapeutische Handlungsstrategien in der kinder- und jugendpsychiatrischen Klinik. In: FÄRBER, H., ROTTHAUS, W. (Hg): Kinder- und Jugendpsychiatrie Viersen: Entwicklung - Stand - Perspektiven. Viersen: 74 - 77

ROTTHAUS, W. (1983): Indikationen und Kontraindikationen für die Familientherapie in der Kinder- und Jugendpsychiatrie. In: VAN ANDEL, H., PITTRICH, W. (Hg): Fortschritte der Kinder- und Jugendpsychiatrie. Münster, LWL: 67 - 75

ROTTHAUS, W. (1984a): Stärkung elterlicher Kompetenz bei stationärer Therapie von Kindern und Jugendlichen. Prax Kinderpsychol Kinderpsychiat 33: 88 - 94

ROTTHAUS, W. (1984b): Das Jammern über die Institution als Alibi. Z system Therapie 2: 39 - 40

ROTTHAUS, W. (1985): Das Symptom des Jugendlichen - abnorme Reaktion oder angemessenes Verhalten? In: ROTTHAUS, W. (Hg): Psychotherapie mit Jugendlichen. Psychotherapie in der Kinder- und Jugendpsychiatrie, Bd 3. Dortmund, modernes lernen: 45 - 58

ROTTHAUS, W. (1986a): Systemische Therapie in der Kinder- und Jugendpsychiatrie unter stationären Bedingungen. Z system Therapie 4: 28 - 36

ROTTHAUS, W. (1986b): Der systemische Berater oder Therapeut im Spannungsfeld zwischen Familie und anderen beratenden Institutionen. In: GERLICHER, K., JUNGMANN, J., SCHWEITZER, J. (Hg): Dissozialität und Familie. Therapie in der Kinder- und Jugendpsychiatrie, Bd 4. Dortmund, modernes lernen: 11 - 21

ROTTHAUS, W. (1987a): Erziehung und Therapie in systemischer Sicht. Therapie in der Kinder- und Jugendpsychiatrie, Bd 5. Dortmund, modernes lernen

ROTTHAUS, W. (1987b): Das schwierige Verhältnis von Erziehung und Psychotherapie aus der Sicht eines Kinder- und Jugendpsychiaters. In: ROTTHAUS, W. (Hg): Erziehung und Therapie in systemischer Sicht. Therapie in der Kinder- und Jugendpsychiatrie, Bd 5. Dortmund, modernes lernen: 9 - 21

ROTTHAUS, W. (1987c): Verantwortung und Hierarchie - Einige Erfahrungen mit systemischen Denken. Krim Päd 15: 28 - 30

ROTTHAUS, W. (1988): Was ist kinder- und jugendpsychiatrische Therapie? Unveröff Vortrag auf der Tagung des Berufsverbandes am 24.06.88

ROTTHAUS, W. (1989a): Die Auswirkungen systemischen Denkens auf das Menschenbild des Therapeuten und seine therapeutische Arbeit. Prax Kinderpsychol Kinderpsychiat 38: 10 - 16

ROTTHAUS, W. (1989b): Familientherapie oder systemische Therapie - ein Plädoyer für begriffliche Klarheit. Z Kinder- Jugendpsychiat 17: 37 - 41

ROTTHAUS, W. (Hg) (1989c): Psychotisches Verhalten Jugendlicher. Therapie in der Kinder- und Jugendpsychiatrie, Bd 8. Dortmund, modernes lernen

ROTTHAUS, W. (1990a): Wir haben alles versucht, aber nichts hilft . . . Erfahrungen mit systemischem Handeln in einer Landesklinik. In: WISCHKA, B., BECKERS, C. (Hg): Psychologie im System Strafvollzug. Lingen, Kriminalpädagogischer

ROTTHAUS, W. (1990b): Der Handlungsspielraum für stationäre Therapie in der Kinder- und Jugendpsychiatrie - Welche Grenzen werden durch Finanzierung und Rechtsgrundlagen gesetzt? Veröff in Vorb.

ROTTHAUS, W. (1990c): Organisation und Kooperation in einer Anstalt. Krim Päd. 18

RUFF, W., PIESCHL, E. (1986): Vom Pflegedienst zum Psychotherapieassistenten - Erfahrungen mit einem Fortbildungsmodell. Psychother med Psychol 36: 227 - 231

RUPP, P. (1980): Die Schule - integrierter Bestandteil der kinder- und jugendpsychiatrischen Klinik. In: FÄRBER, H., ROTTHAUS, W. (Hg): Kinder- und Jugendpsychiatrie Viersen. Entwicklung - Stand - Perspektiven. Viersen

SCHARFETTER, C. (1981): Ich-Psychopathologie des schizophrenen Syndroms. Prax Psychoth Psychosom 26: 21 - 31

SCHECHTER, M. D., LIEF, H. L. (1980): Indications and Contraindications for Family and Marital Therapy: An Illustrative Case. In: HOFLING, Ch., LEWIS, J. M. (Hg): The Family. Evaluation and Treatment. New York: 240 - 270

SCHIEPEK, G. (1988): Beitrag zu einer Diskussion im Vorfeld systemischer Methodologie I. Z system. Ther. 6: 74 - 80

SCHIEPEK, G., KAIMER, P. (1988): Von der Verhaltensanalyse zur selbstreferentiellen Systembeschreibung. Familiendynamik 13: 240 - 269

SCHLEIFFER, R. (1986): Kommentar. Z system Ther 4: 37 - 40

VON SCHLIPPE, A. (1984): Familientherapie im Überblick. Paderborn, Junfermann

VON SCHLIPPE, A. (1988): Der systemische Ansatz - Versuch einer Präzisierung. Z system Ther 6: 81 - 89

SCHMIDT, M. H. (1989a): Auswirkungen teilstationärer Behandlung im integrierten Modell in einer kinder- und jugendpsychiatrischen Klinik. In: REINHARD, H. G. (Hg): Die kinder- und jugendpsychiatrische Tagesklinik. Düsseldorf, Acta Pädopsychiatrica: 121 - 127

SCHMIDT, M. H. (1989b): Überlegungen zur teilstationären Behandlung im Fachgebiet Kinder- und Jugendpsychiatrie. In: REINHARD, H. G. (Hg): Die kinder- und jugendpsychiatrische Tagesklinik. Düsseldorf, Acta Pädopsychiatrica: 153 - 155

SCHMIDT, L. G. (1982): Die Stationsgruppe in einer psychiatrischen Klinik. Psychiatr Praxis 9: 138 - 144

SCHMIDT, S. J. (1987a): Kommunizieren - Verstehen - Verändern. Kann die Psychotherapie vom Konstruktivismus etwas lernen? In: ROTTHAUS, W. (Hg): Erziehung und Therapie in systemischer Sicht. Therapie in der Kinder- und Jugendpsychiatrie, Bd 5. Dortmund, modernes lernen: 61-76

SCHMIDT, S. J. (1987b): Der radikale Konstruktivismus: Ein neues Paradigma im interdisziplinären Diskurs. In: SCHMIDT, S. J. (Hg): Der Diskurs des Radikalen Konstruktivismus. Frankfurt/M, Suhrkamp: 11-88

SCHMID-KITSIKIS, E., ZUTTER, A. M., BURNAND, Y., BURGERMEISTER, J. J., TISSOT, R., AJURIAGNERRA, J. DE (1975): Quelques aspects des activités cognitives du schizophrne. Annales medico-psychologiques 133: 197 - 236

SCHNEIDER, W., BASLER, H. D. (1988): Der Stellenwert der Psychotherapiemotivation bei der Indikationsstellung zur Psychotherapie. In: ZIELKE, M., STURM, J., MARK, N. (Hg): Die Entzauberung des Zauberbergs. Dortmund, modernes lernen: 137 - 150

SCHÖNFELDER, T. H. (1979): Familientherapeutische Aspekte in der Kinder- und Jugendpsychiatrie. Acta Pädopsychiatrica 44: 169 - 177

SCHÖNFELDER, T. H. (1981): Erfahrungen mit einer Adoleszentenstation. In: LEMPP, R. (Hg): Adoleszenz. Bern, Huber: 98 - 112

SCHRAML, W. J. (1971): Probleme der stationären Kinderpsychotherapie. In: BIERMANN, G. (Hg): Handbuch der Kinderpsychotherapie, Bd 2. München, Reinhardt: 788 - 798

SCHUBERT, M. T., TATZER, E. (1987): Familien mit behinderten Kindern und ihre Helfer - zwischen Kompetenz und Resignation. In: ROTTHAUS, W. (Hg): Erziehung und Therapie in systemischer Sicht. Therapie in der Kinder- und Jugendpsychiatrie, Bd 5. Dortmund, modernes lernen: 139 - 146

SCHWARZ, F. (1980): Einzel- und Familientherapie bei schizophrenen Psychosen. Nervenarzt 51: 644 - 653

SCHWARZ, J. R. (1989): Nervensystem und Erkennen. In: ROTTHAUS, W. (Hg): Psychotisches Verhalten Jugendlicher. Therapie in der Kinder- und Jugendpsychiatrie, Bd. 8. Dortmund, modernes lernen: 69 - 81

SCHWARZ, R., HILPERT, H. (1981): Der psychotherapeutisch tätige Arzt im Krankenhaus. In: HILPERT, H., SCHWARZ, R., BEESE, F. (Hg): Psychotherapie in der Klinik. Berlin, Springer: 125 - 144

SCHWEERS, G. (1988): Sozialarbeit/Sozialpädagogik in der Rehabilitation psychisch Kranker und Behinderter. Unveröff Manuskript. Essen (Okt. 1988)

SCHWEITZER, J. (1984a): Systemische Jugendpsychiatrie. Familiendynamik 9: 96-107

SCHWEITZER, J. (1984b): Nische oder Neubau? Zu den Grenzen der Koevolution von Psychiatrie und Systemischer Therapie. Z system Ther 2: 47 - 50

SCHWEITZER, J. (1986): Schritte zu einem systemorientierten stationären Therapiekonzept - ein Kommentar. Z system Ther 4: 19 - 21

SCHWEITZER, J. (1987): Therapie dissozialer Jugendlicher. Ein systemisches Behandlungsmodell für Jugendpsychiatrie und Jugendhilfe. Weinheim, Juventa

SCHWENDY, A. (1988): Kontrolle im sozialpsychiatrischen Bereich. dgsp - Rundbrief 40: 12 - 14

SELVINI-PALAZZOLI, M. (1983): Über die Familientherapie hinaus. Familiendynamik 8: 166 - 181

SELVINI-PALAZZOLI, M. (1986): Towards a general Model of psychotic Family Games. J Marital and Family Therapy 12: 339 - 349

SELVINI-PALAZZOLI, M. (1988): Vorwort. In: SORRENTINO, A. M.: Behinderung und Rehabilitation. Dortmund, modernes lernen: 9 - 14

SELVINI-PALLAZZOLI, M., BOSCOLO, L., CECCHIN, G., PRATA, G. (1977a): Paradoxon und Gegenparadoxon. Stuttgart, Klett-Cotta

SELVINI-PALAZZOLI, M., BOSCOLO, L., CECCHIN, G., PRATA, G. (1977): Die erste Sitzung einer systemischen Familientherapie. Familiendynamik 2: 197 - 207

SELVINI-PALAZZOLI, M., CECCHIN, G., PRATA, G. (1981): Hypothetisieren - Zirkularität - Neutralität: Drei Richtlinien für die Leitung der Sitzung. Familiendynamik 6: 105 - 122

SELVINI-PALAZZOLI, M., BOSCOLO, L., CECCHIN, G., PRATA, G., (1983): Das Problem des Zuweisenden. Z system Ther 3: 11 - 21

SEYWERT, F. (1984): Urgences Psychiatriques et Pensé Systémique. Annales Medico-Psychologique 142: 769 - 780

SIEBERT, E. (1985): Teamsupervision in stationären Einrichtungen. In: ROTTHAUS, W. (Hg): Psychotherapie mit Jugendlichen. Therapie in der Kinder- und Jugendpsychiatrie, Bd 3. Dortmund, modernes lernen: 181 - 190

SIMON, F. B. (1985): Die Grundlagen der systemischen Familientherapie. Nervenarzt 56: 455 - 464

SIMON, F. B. (1988a): Unterschiede, die Unterschiede machen. Klinische Epistemologie: Grundlage einer systemischen Psychiatrie und Psychosomatik. Heidelberg, Springer

SIMON, F. B. (Hg) (1988b): Lebende Systeme. Heidelberg, Springer

SIMON, F. B., ALBERT, B., KLEIN, C. (1977): Gefahren paradoxer Kommunikation im Rahmen der therapeutischen Gemeinschaft. Psychiatr Prax 4: 38 - 43

SIMON, F. B., ALBERT, B., RECH, Ch. (1982): Communication Therapy in an Institutional Setting. Int Journal of Family Psychiatry 3: 91 - 104

SIMON, F. B., STIERLIN, H. (1984): Die Sprache der Familientherapie. Stuttgart, Klett-Cotta

SIMON, F. B., STIERLIN, H. (1987): Schizophrenie und Familie. Spektrum der Wissenschaft. Mai: 38 - 48

SIMON, F. B., WEBER, G. (1988): Das Invalidenmodell der Sozialpsychiatrie. In: KELLER, Th. (Hg): Sozialpsychiatrie und systemisches Denken. Bonn, Psychiatrie: 58 - 64

SOHNI, H. (1984): Analytisch orientierte Familientherapie in der Kinder- und Jugendpsychiatrie - Grundlagen, Indikationen, Ziele. Prax Kinderpsychol Kinderpsychiat 33: 9 - 18

SORRENTINO, A. M. (1988): Behinderung und Rehabilitation. Dortmund, modernes lernen

SPRENGEL, Ch. (1976): Die schulische Betreuung der Patienten auf der jugendpsychiatrischen Station der Universitätsklinik Eppendorf. Hamburger Lehrerzeitung 4: 146 - 150

STANTON, A., SCHWARTZ, M. (1954): The Mental Hospital. New York, Basic Books

STANTON, M. D., TODD, T. C. (1982): Grundsätze und Techniken für den Einbezug der Familie in die Behandlung von Drogenabhängigen. Familiendynamik 7: 228 - 264

STEINER, E. (1987): Selbstorganisierende Systeme: Ein neues theoretisches Fundament für die Familientherapie? DELFIN 4: VIII 49 - 58

STEINER, E., REITER, L. (1986): Zum Verhältnis von Individuum und sozialem System: Hierarchie, strukturelle Koppelung oder Interpenetration. Familiendynamik 11: 325 - 342

STEWART, R. P. (1981): Building an Alliance between the Families of Patients and the Hospital: Model and Process. J Nat Association Private Psychiatric Hospitals 12: 63 - 68

STIERLIN, H. (1976): Einzel- versus Familientherapie schizophrener Patienten: ein Ausblick. Familiendynamik 2: 112 - 123

STIERLIN, H. (1979): On Psychotherapeutic Goals, Strategies and the Relational Reality of the Schizophrenic. In: MÜLLER, Chr. (Hg): Excerpta Medica, Amsterdam: 171 - 184

STIERLIN, H. (1981): Die „Beziehungsrealität" Schizophrener. Psyche 35: 49 - 65

STIERLIN, H. (1985): Überlegungen zur Familientherapie bei schizophrenen Störungen. In: STIERLIN, H., WYNNE, L. C., WIRSCHING, M. (Hg): Psychotherapie und Sozialtherapie der Schizophrenie. Berlin, Springer: 223 - 230

STIERLIN, H. (1988): Prinzipien der systemischen Therapie. In: SIMON, F. (Hg): Lebende Systeme. Berlin, Springer: 54 - 65

STIERLIN, H., RÜCKER-EMBDEN, J., WETZEL, N., WIRSCHING, M. (1977): Das erste Familiengespräch. Stuttgart, Klett-Cotta, 2. erw. Aufl 1980

STREECK, U. (1976): Zur sozialen Situation von Patienten in einer psychotherapeutischen Klinik. Gruppenther Gruppendyn 11: 193 - 205

STREECK-FISCHER, A. (1986): „Rahmensetzende" und „bündnisbildende" therapeutische Funktionen in der klinischen Psychotherapie von Kindern und Jugendlichen. Prax Kinderpsychol Kinderpsychiat 35: 50 - 55

STRUCK, J. (1989): Anforderungen an ein zeitgemäßes System der Hilfen für junge Menschen - Grenzen der Jugendhilfe. Veröff in Vorb.

STRUNK, P. (1987): Möglichkeiten und Grenzen der Familientherapie bei psychiatrischen Störungen im Kindes- und Jugendalter. Z Kinder- Jugendpsychiatrie 15: 245 - 256

STRUNK, P. (1989): Planendes Denken zwischen Diagnostik und Therapiebeginn. Vortrag auf der XXI. Wissenschaftlichen Tagung der Deutschen Gesellschaft für Kinder- und Jugendpsychiatrie, München

STRUNK, P., BERGER, M. (1981): Kinderpsychotherapie in der Kinderpsychiatrischen Klinik. In: BIERMANN, G. (Hg): Handbuch der Kinderpsychotherapie, Bd IV. München, Reinhardt: 706 - 714

STURM, J., ZIELKE, M. (1988): Verhaltenstherapie im Spannnungsfeld zwischen therapeutischer Strategie und sozialer Wirklichkeit. In: ZIELKE, M., STURM, J., MARK, N. (Hg): Die Entzauberung des Zauberbergs. Dortmund, modernes lernen: 27 - 49

SULZ, S. K. D. (1987): Psychotherapie in der klinischen Psychiatrie. Stuttgart, Thieme

SWENSON, C. (1986): Modification of destructioness in the longterm inpatient treatment of severe personality disorders. Int J Therapeutic Communities 7: 153 - 163

TAMBÉL, J., HAMBÜCHER, M., LANGE, J. M., VOYÉ, H. (1985): Die Schule für Kranke. Informationen über die Schule für Kranke. Anregungen und Hilfen zu ihrer inhaltlichen und organisatorischen Gestaltung. Soest, Landesinstitut für Schule und Weiterbildung

TANGARI, A. (1974): Family Involvement in the Treatment of Psychiatric Inpatients. Hospital and Community Psychiatry 25: 792 - 794

TEXTOR, M. R. (1985): Integrative Familientherapie. Berlin, Springer

TIENARI, P., SORRI, A., LAHTI, I., NAARALA, M., WAHLBERG, K. E., TOJOHLA, J., MOHRING, J. (1985a): Interaction of genetic and psychosocial factors in schizophrenia. Acta psychiat scand Suppl 319 ad Vol 71: 19 - 30

TIENARI, P., SORRI, A., NAARALA, M., LAHTI, J., TOJOHLA, J., BOSTRÖM, Ch., WAHLBERG, K. E. (1985b): Die finnische Adoptionsstudie. Kinder schizophrener Mütter, die von anderen Familien adoptiert wurden. In: Stierlin, H., Wynne, L. C., Wirsching, M. (Hg) Psychotherapie und Sozialpsychiatrie der Schizophrenie. Berlin, Springer: 25 - 38

TORNOW, H. (1983): Familientherapie in stationären und teilstationären Behandlungseinrichtungen für Kinder und Jugendliche. In: SCHNEIDER, K. (Hg): Familientherapie in der Sicht psychotherapeutischer Schulen. Paderborn, Junfermann: 402 - 407

TRAPMANN, H. (1987): Erziehung in und Therapie mit Stieffamilien. In: ROTTHAUS, W. (Hg): Erziehung und Therapie in systemischer Sicht. Therapie in der Kinder- und Jugendpsychiatrie, Bd 5. Dortmund, modernes lernen: 120 - 138

TRESS, W., SCHMITT, G., ROTH-THEISSEN, H. (1988): Die Funktion der Pflegekräfte. In: SCHEPANK, H., TRESS, W. (Hg): Die stationäre Psychotherapie und ihr Rahmen. Berlin, Springer: 169 - 174

TRETTER, F. (1989): Systemwissenschaft in der Medizin. Dt Ärzteblatt 86 (43): B 2214 - 2222

TRIESCHMANN, A. E., WHITTAKER, J. K., BRENDTRO, L. K. (1981): Erziehung im therapeutischen Milieu. Freiburg, Lambertus

TRIMBORN, W., BRODTHAGE, H., HOFFMANN, S. O., STEMMER, Th. (1981): Die Bearbeitung von Trennung und Entlassung im Rahmen der stationären Psychotherapie. In: HEIGL, F., NEUN, H. (Hg): Psychotherapie im Krankenhaus. Göttingen, Vandenhoeck und Ruprecht: 157 - 167

TROMMEL, M. J. VAN (1983): The intake procedure placed within a systemic context. J Strategic Systemic Therapies 2: 74 - 86

TROMMEL, M. J. VAN (1984): Warum systemische Therapeuten irreleitende Vermengungen vermeiden sollten - Ein Kommentar. Z system Ther: 44 - 46

TROMMEL, M. J. VAN (1987): Entwicklungen in der Anwendung kybernetischer Systemtherapie. Z system Ther 5: 153 - 161

TROMMEL, M. J. VAN (1988): The Person of the Therapist as an Interventive Instrument. Unveröff Manuskript

TROST, A. (1989): Individuation und Ablösung im geschützten Raum - Erfahrungen mit systemischer Arbeit auf einer Langzeitstation für Jugendliche mit schizophrener und Borderline-Symptomatik. In: ROTTHAUS, W. (Hg): Psychotisches Verhalten Jugendlicher. Therapie in der Kinder- und Jugendpsychiatrie, Bd 8. Dortmund, modernes lernen: 184 - 210

ULLMANN, L. P., KRASNER, L. (1969): A psychological approach to abnormal behavior. Englewood Cliffs, Prentice Hall

ULRICH, G., GAEBEL, W. (1987): Zur Psychophysiologie schizophrener Aufmerksamkeitsstörung - Konzepte, Befunde und Arbeitshypothesen. Fortsch Neurol Psychiat 55: 273 - 278

VAUGHN, C. E., LEFF, J. P. (1976): The measurement of expressed emotion in the family of psychiatric patients. Br J Soc Clin Psychol 15: 157 - 165

VESTER, F. (1988): Wir leben in einem vernetzten System. In: FETZER, G. (Hg): Das Heyne Jubiläums Lesebuch. München, Heyne: 554 - 565

VUGT, G. VAN, BESEMS, Th. (1985): Gestalttherapie mit geistig Behinderten. In: ROTTHAUS, W. (Hg): Psychotherapie mit Jugendlichen. Therapie in der Kinder- und Jugendpsychiatrie, Bd 3. Dortmund, modernes lernen: 251 - 276

WATTENBERG, H. W. (1985): Arbeitstherapie im Jugendstrafvollzug. Eine Bestandsaufnahme. Frankfurt, Fischer

WATTENBERG, H. W. (1987): Rahmenbedingungen für die Arbeitstherapie im Jugendstrafvollzug am Beispiel der Arbeitstherapie im Rudolf-Sieverts-Haus der Jugendanstalt in Hameln. Beschäftigungstherapie Rehabilitation 26: 372 - 376

WATZLAWICK, P., BEAVIN, J. H., JACKSON, D. D. (1969): Menschliche Kommunikation. Stuttgart, Huber

WATZLAWICK, P., WEAKLAND, J. H., FISCH, R. (1974): Lösungen. Stuttgart, Huber

WATZLAWICK, P. (Hg) (1984): Die erfundene Wirklichkeit. München, Piper

WATZLAWICK, P. (1985): Kurzbehandlungen schizophrener Störungen. In: STIERLIN, H., WYNNE, L. C., WIRSCHING, M. (Hg): Psychotherapie und Sozialtherapie der Schizophrenie. Berlin, Springer: 247 - 261

WATZLAWICK, P. (1989): Ist Psychotherapie, was wir „Psychotherapie" nennen? Psychother med Psychol 39: 323 - 327

WEBER, G. (1983): Systemische Familientherapie in der Praxis. Prax Psychother Psychosom 28: 293 - 304

WEBER, G., SIMON, F. B. (1987): Systemische Einzeltherapie. Z system Ther 5: 192 - 206

WEBER, G., SIMON, F. B., STIERLIN, H., SCHMIDT, G. (1987): Die Therapie der Familien mit manisch-depressivem Verhalten. Familiendynamik 12: 139 - 161

WEDEKIND, E. (1986): Begleitende Familientherapie in der Heimerziehung dissozialer Jugendlicher. In: GERLICHER, K., JUNGMANN, J., SCHWEITZER, J. (Hg): Dissozialität und Familie. Therapie in der Kinder- und Jugendpsychiatrie, Bd 4. Dortmund, modernes lernen: 109 - 128

WEISS, Th. (1988): Familientherapie ohne Familie. Kurztherapie mit Einzelpatienten. München, Kösel

WELTER-ENDERLIN, R. (1983): Der systemorientierte Ansatz in ambulanten und stationären Diensten. Prax Psychother Psychosom 28: 283 - 292

WILMER, H. (1958): Towards a definition of the therapeutic community. Am J Psychiatry 114: 824 - 834

WIMMER, G., WILKENING, B. (1989): Therapieangebote für jugendliche Patienten. Beschäftigungstherapie Rehabilitation 28: 34 - 49

WITHERSTY, D. J. (1977): Family involvement on a psychiatric impatient service. Am J Psychiatry 134: 93 - 94

WREDE, A. (1986): Die Theorie lebender Systeme von H. MATURANA und einige Schlußfolgerungen für „professionelle Beeinflusser". Z system Ther 4: 89 - 97

WYNNE, L. C. (1975): Einige Indikationen und Kontraindikationen für exploratorische Familientherapie. In: BOSZORMENYI-NAGY, I., FRAMO, J. L. (Hg): Familientherapie. Reinbeck

WYNNE, L. C. (1981): Die Familien Schizophrener. Familiendynamik 6: 334 - 351

WYNNE, L. C., SINGER, M. T. (1965): Denkstörung und Familienbeziehung bei Schizophrenen. Psyche 19: 81 - 106

ZAUNER, J. (1972): Analytische Psychotherapie und soziales Lernen in Klinik und Heim. Prax Kinderpsychol Kinderpsychiat 21: 166 - 170

ZAUNER, J. (1974a): Über teamzentrierte Fortbildung. Gruppenpsych Gruppendyn 8: 244 - 259

ZAUNER, J. (1974b): Psychopharmaca und klinische Psychotherapie. Z Psychosomat Med Psychoanal 20: 138 - 147 / auch in: HAU, T. F. (1975)

ZAUNER, J. (1978): Das Problem der Regression und die Rolle des Durcharbeitens im Realitätsraum der psychotherapeutischen Klinik. In: BEESE, F. (Hg): Stationäre Psychotherapie. Göttingen, Vandenhoeck und Ruprecht: 42 - 51

ZAUNER, J. (1981): Beziehungsstrukturen in therapeutischen Institutionen von Kindern und Jugendlichen. Förderung oder Hemmung des Behandlungsprozesses. In: BIERMANN, G. (Hg): Handbuch der Kinderpsychotherapie, Bd IV. München, Reinhardt

ZAUNER, J. (1985): Psychotherapie Jugendlicher. In: ROTTHAUS, W. (Hg): Psychotherapie mit Jugendlichen. Therapie in der Kinder- und Jugendpsychiatrie, Bd 3. Dortmund, modernes lernen: 124 - 146

ZAUNER, J., STIEBER, A. (1976): Klinische Psychotherapie von Jugendlichen. In: BIERMANN, G. (Hg): Handbuch der Kinderpsychotherapie. Erg Bd. München, Reinhardt: 73 - 92

ZECH, P. (1982): Konflikte und Konfliktdiagnostik in der stationären Kinderpsychotherapie. Prax Kinderpsychol Kinderpsychiat 31: 47 - 50

ZIELKE, M. (1979): Indikation zur Gesprächspsychotherapie. Stuttgart, Kohlhammer

ZIELKE, M. (1988): Die Entzauberung des Zauberbergs. In: ZIELKE, M., STURM, J., MARK, N. (Hg): Die Entzauberung des Zauberbergs. Dortmund, modernes lernen: 11 - 25

ZIELKE, M., STURM, J., MARK, N. (1988) Der Gesamtbehandlungsplan einer verhaltenstherapeutischen Klinik. In: ZIELKE, M., STURM, J., MARK, N. (Hg): Die Entzauberung des Zauberbergs. Dortmund, modernes lernen: 235 - 267

ZIMMERMANN, F. (1985): Systemisches Denken und Handeln im Jugendheim. Sozialarbeit 11/85: 9 - 13

ZIMMER-HÖFLER, D. (1984): Der Einbezug der Familie in therapeutischen Einrichtungen für Drogenabhängige und drogengefährdete Jugendliche in den USA. Familiendynamik 9: 126 - 136

ZULAUF, U. (1989): Konzepte und Erfahrungen der Tagesklinik in Zürich. In: REINHARD, H. G. (Hg): Die kinder- und jugendpsychiatrische Tagesklinik. Düsseldorf, Acta Paedopsychiatrica: 144 - 152

ZYGMOND, M. J., BOORHEM, H. (1989): Ethical Decision Making in Family Therapy. Fam. Proc 28: 269 - 280

Sachverzeichnis

Anhang: Beispiele schriftlicher Therapieverträge

1.

Department of Psychological Medicine, The Hospital for Sick Children, Great Ormant Street, London
(HILDEBRAND u.a. 1981)

Vertrag

Ich/Wir, die Unterzeichner, als Eltern von . . . . wünschen, daß er/sie aufgenommen wird in „The Mildred Creak Unit". Wir haben die Einrichtung besichtigt, und man hat uns erklärt, wie dort gearbeitet wird. Wir haben verstanden, daß ein oder zwei Mitarbeiter der Einrichtung uns vor dem Aufnahmetermin zu Hause besuchen werden.

Wir sind damit einverstanden, daß wir mindestens einen Nachmittag oder Abend in der Woche in der Einrichtung verbringen, und werden einmal in der Woche zu Familientreffen kommen. Wir haben verstanden, daß die ganze Familie zu diesen Sitzungen kommen soll, es sei denn, der Therapeut macht andere Vorschläge, und daß diese Familiensitzungen durch einen Einwegspiegel oder über Video von anderen Mitarbeitern der Einrichtung beobachtet werden.

Wir haben zur Kenntnis genommen, daß die Einrichtung von Montagmorgen bis Freitagnachmittag geöffnet ist und daß . . . . die Wochenenden zu Hause verbringen wird.

Wir akzeptieren diese Bedingungen und haben zur Kenntnis genommen, daß die Mitarbeiter der **Mildred Creak Unit** sich für den Fall, daß wir diese Bedingungen nicht erfüllen können, das Recht der Entlassung ausbedingen.

. . . .
(Unterschriften)

317

2.

Hill End Hospital, St. Albans,
Hertfordshire, England
(BYNG-HALL 1974)

Vertrag

Frau und Herr Smith haben entschieden, daß Harry stationär aufgenommen werden soll, weil Vater es nicht mehr aushalten kann und die Mutter zu besorgt ist, als daß sie die Situation noch weiter ertragen könnte. Harry wird im Krankenhaus bleiben, bis die Lage sich geändert hat.

Diese Vereinbarungen werden nur geändert bei einem ähnlichen Familientreffen wie dem heutigen, das von jedem der hier anwesenden Personen einberufen werden kann.

. . . .

(Unterschriften)

3.

Crossroads Community Growth Center
(BLOUNT 1985)

Anfangsbefund und Behandlungsvertrag

Name des Patienten: . . . .

Datum: . . . .

Beschreibung des Problems, das im Zentrum der Behandlung stehen soll:

Unser Ziel ist es, Rogers Unfähigkeit zu lindern, allein zu leben, ohne Theodors und Margrets (seiner Eltern) Fähigkeiten zu überanstrengen, harmonisch zusammenzuleben.

Andere Probleme, die beachtet werden müssen:

Theodors Verhalten zyklischer Depressivität scheint zeitweilig gebessert, könnte aber jederzeit wieder auftreten. Theodor hat zudem Herzbeschwerden; deshalb ist Streß zu vermeiden.

Wichtige anamnestische Daten:

Theodors zyklische Depressionszustände führten dazu, daß die Familie den ererbten Bauernhof verloren hat und Margret eine Arbeitsstelle annehmen mußte. Die Spannung zwischen den Ehepartnern war über Jahre sehr groß. Als Roger so alt war, daß er zum College gehen sollte, wendeten sich die Dinge gegen ihn, und er blieb schließlich zu Hause. Einige Jahre lang verbrachte er die Sommer damit, Äpfel zu pflücken und in seinem Auto zu leben; die Winter verbrachte er damit, zu Hause zu leben und mit seiner Mutter zu kämpfen. Er wurde schließlich stationär in einer psychiatrischen Abteilung für zwei Wochen aufgenommen, kurz bevor es zum ersten Kontakt mit „Crossroads" kam.

Art und Weise, in der das Problem das tägliche Tun der betroffenen Leute stört (beachten Sie die folgenden Gebiete und fügen Sie andere wichtige hinzu: Auftreten, Orientierung — zeitlich, örtlich und zur Person —, Sprache, Denken, Aufmerksamkeit, Konzentration, Gedächtnis, intellektuelle Funktionen, emotionaler Zustand, spezielle Erfahrungen und Einsichten):

319

Roger: Ständiges Nachdenken über Dinge in seinem Kopf, unfähig einen Job zu behalten.

Margret: Schwierigkeit, Ordnung im Haus zu halten ohne Depression und Ärger.

Theodor: Schwierigkeiten mit dem Tagesrhythmus (Schlafen am Tag und Wachen in der Nacht). Furcht, seine Pläne vor den Familienmitgliedern zu offenbaren.

Peter: Fühlt sich unglücklich und schuldig wegen seiner Unfähigkeit, seiner Familie zu helfen. Einige soziale Hemmungen.

Adam: Gefühle der emotionalen Distanz von den Familienmitgliedern, Erleben einer persönlichen Rigidität.

William: Erleben eines drohenden Schicksalsschlages, Vorausahnung, Furcht.

Welche speziellen Geschehnisse werden anzeigen, daß eine erste Verbesserung der Situation eingetreten ist?

Roger würde in die G. gehen (therapeutische Wohngemeinschaft) und die von den Mitarbeitern empfohlene Zeit dort aushalten. Margret würde fähig sein, Roger nach Hause einzuladen zu einem Besuch, und die übrigen Familienmitglieder würden berichten, daß sie durch diesen Besuch nicht in Spannung geraten ist.

Welche spezifischen Änderungen würden anzeigen, daß der Behandlungsvertrag erfüllt ist?

Roger würde einen Job ein Jahr lang einhalten, ohne daß er länger als einen Monat unbeschäftigt ist, und würde eigenständig irgendwo leben. Roger würde einen Schlüssel für das Haus von Theodor und Margret haben. Dies würde zeigen, daß Margret Vertrauen haben kann in Roger als einer selbständig lebenden Person. Theodor und Margret würden keine großen Schwierigkeiten zwischen sich und irgendeinem ihrer Söhne berichten.

Formulierung des Klinikers:

Theodors Depression und sein ökonomisches Scheitern, dem Margrets Tüchtigkeit und ökonomischer Erfolg gegenübersteht, haben zu einer frauengeleiteten Familie geführt, was Kernpunkt der Kontinuität der Familie H. über Jahre war. Seine Auseinandersetzung mit Margret und sein gleichzeitiges Nicht-erfolgreich-Sein bestärkten sie für Jahre in ihrer starken Rolle. Schließlich hat Roger dem Vater die Gelegenheit gegeben, sich zurückzuziehen, während er jetzt Margrets starke Rolle bestätigte, indem er die

Rolle des Streiters mit seiner Mutter übernahm. Die Therapie muß die Gefahr beachten, daß Rogers Brüder aus ihrem erfolgreichen Leben abgezogen werden könnten, um das Loch zu füllen, wenn Rogers Verhalten sich bessert.

Diagnose der Person, die am meisten durch das Problem betroffen ist. (Dies ist notwendig für die Kostenerstattung.)
1. Diagnose: 309.24
2. Diagnose: keine
Körperliche Beschwerden: keine
Ernsthaftigkeit der psychischen Stressoren: stark
Höchster Zustand angepaßten Verhaltens im letzten Jahr: gering

Verhaltens- und Behandlungsplan:

Familiengespräche alle 6 Wochen, um den Fortschritt zu beobachten, auf den sich die Familie augenblicklich einläßt. Diese Treffen können häufiger oder seltener stattfinden, je nach dem, wie die Bedingungen sich ändern. Ihr Hauptziel wird darin bestehen, die Familie vor dem Versuch zu bewahren, sich schnell zu ändern, damit keiner unter einen unnötig starken Streß gerät.

Medizinischer Behandlungsplan:

Keiner in „Crossroads". Roger wird die Medikamente weiternehmen, die ihm von Dr. B. verschrieben sind, und wird diese Behandlung solange durchführen, wie sein Arzt es für angemessen hält.

Angeboten von: . . . .
               (Arzt)   (Psychiater)

           . . . .
           (Psychologe)   (Sozialarbeiter)

Angenommen von:

Ich versichere, daß ich diesen Behandlungsvertrag gelesen und mit einem Kliniker diskutiert habe. Die möglichen Nebenwirkungen irgendeiner Medikation und die möglichen Schwierigkeiten, die bei einer Änderung (auch bei einer Besserung) des identifizierten Problems auftreten können, sind mir erklärt worden.

. . . .

. . . .

4.

Kinder- und Jugendpsychiatrie Viersen
Horionstr. 14, 4060 Viersen 12

T h e r a p i e v e r t r a g

zwischen den Familienmitgliedern . . . .
. . . . der Familie . . . .
und der Station K . . . ., Frau/Herrn . . . .
und Frau/Herrn . . . .   (Arzt, Psychologe)
          (Pate)
der Kinder- und Jugendpsychiatrie Viersen.

Die/der Jugendliche und ihre/seine Familie haben sich zur stationären Aufnahme entschlossen.

Der Aufenthalt von . . . . soll folgenden Zielen dienen:

1. . . . .

2. . . . .

3. . . . .

4. . . . .

Frau und Herr . . . . nehmen ihre Tochter/ihren Sohn wieder in den Haushalt auf, wenn sie/er

. . . .

. . . .

. . . .

. . . .

Familie . . . . wird alle 2—3 Wochen zu Familiengesprächen in die Kinder- und Jugendpsychiatrie kommen. Darüber hinaus kann jede Seite zusätzliche Gespräche verlangen. Die Tochter/der Sohn wird jedes Wochenende von Samstagfrüh bis Sonntagabend nach Hause beurlaubt.

Änderungen dieses Vertrages können grundsätzlich nur in einem gemeinsamen Gespräch vereinbart werden (d.h. auch das Vertragsende = die Entlassung).

Viersen 12, den . . . .

. . . .

5.

Vertragsbeispiel für ambulante Therapie von
HARE-MUSTIN, MARECEK, KAPLAN, LESS-LEVINSON 1979

(Es handelt sich um ein Vertragsbeispiel, das einem Modell angeglichen wurde, welches von der Health-Research-Group, einer Ralph Nader-Gruppe, vorgeschlagen wurde.)

Ich, Alice Bryant, bestätige, daß ich mich mit Frau Dr. J. Smith jeden **Dienstag** vom **4. Oktober** bis zum **6. Dezember** um **15.00 Uhr** treffen will. Während dieser **zehn** 45-Minuten-Sitzungen wollen wir unsere wechselseitigen Anstrengungen auf drei Ziele ausrichten:

1. Mich zu befähigen, mit meinem Verlobten Diskussionen zu führen, ohne meinen Gleichmut zu verlieren.

2. Zu meiner Zufriedenheit zu erklären, warum ich es vermeide, meine Eltern zu besuchen.

3. Meine Furcht zu überwinden, neuen Menschen zu begegnen.

Ich werde **35 Dollar** pro Sitzung zahlen dafür, daß ich die Ressourcen von Frau Dr. Smith, ihre Ausbildung und ihre Erfahrung als Therapeutin nutze. Dieser Betrag ist **nach jeder Sitzung** zu zahlen.

Wenn ich nicht zufrieden bin mit dem Fortschritt, den ich im Hinblick auf diese Ziele mache, kann ich alle kommenden Verabredungen absagen unter der Voraussetzung, daß ich Frau Dr. Smith **3 Tage** zuvor auf meine Absicht, den Vertrag zu kündigen, hinweise. In diesem Fall muß ich die Sitzungen, die ich nicht wahrnehme, nicht bezahlen. Wenn ich jedoch zu einer Sitzung nicht erscheine, ohne mindestens 24 Stunden vorher dies bekanntzugeben, muß ich die Kosten dieser Sitzung tragen, es sei denn, daß ein unvorhersehbarer und unvermeidbarer Unfall oder eine solche Krankheit eingetreten sind.

Nach Ablauf von zehn Sitzungen werden Frau Dr. Smith und ich diesen Vertrag neu verhandeln. Wir werden erörtern, ob die angeführten Ziele sich während der Zeit, in denen die zehn Sitzungen stattfanden, geändert haben. Im übrigen habe ich verstanden, daß diese Absprache nicht garantiert, daß ich diese Ziele erreichen werde. Auf jeden Fall bin ich bereit, Frau Dr. Smith dafür zu zahlen, daß ich Zugang zu ihren Fähigkeiten als Therapeutin erhalte und sie bereit ist, diese Fähigkeiten als Therapeutin so gut wie möglich zur Verfügung zu stellen.

Ich lege ferner fest, daß diese Absprache Teil der Akte wird, die auf Wunsch von beiden Partnern eingesehen werden kann, jedoch von keiner anderen Person ohne meine schriftliche Zustimmung. Der Therapeut wird mein Recht respektieren, die Vertraulichkeit aller Informationen zu wahren, die von mir während der Therapie dem Therapeuten gegeben werden. Ich gebe/gebe nicht/meine Erlaubnis, daß Frau Dr. Smith die Sitzung auf Tonkassette aufnimmt, um sie noch einmal anzuhören. Sie wird jedoch ohne meine schriftliche Zustimmung nichts veröffentlichen oder in irgendeiner anderen Weise weitergeben, dessen Bekanntwerden mir in irgendeiner Weise Schaden könnte.

. . . .
(Unterschrift des Klienten)   (Unterschrift des Therapeuten)

Datum: . . . .

Raum für Notizen:

Raum für Notizen:

Raum für Notizen:

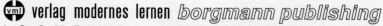